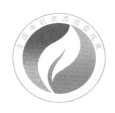

主编　郝近大　黄璐琦

中国中药材及
原植（动）物彩色图谱

COLOR ATLAS OF THE ORIGINAL HERBAL PLANTS AND ANIMALS IN CHINA

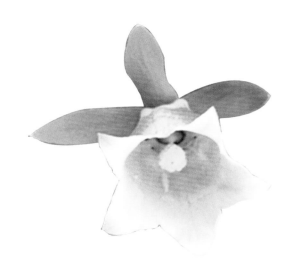

广东省出版集团 | 广东科技出版社
GUANGDONGSHENG CHUBAN JITUAN | 全国优秀出版社

·广州·

图书在版编目（CIP）数据

中国中药材及原植（动）物彩色图谱/郝近大等主编. —广州：
广东科技出版社，2014.2
ISBN 978-7-5359-5901-0

Ⅰ. ①中… Ⅱ. ①郝… Ⅲ. ①中药材—图谱 Ⅳ. ①R282-64

中国版本图书馆CIP数据核字（2013）第198373号

策　　划：周　良
责任编辑：丁嘉凌　周　良
封面设计：林少娟
责任校对：吴丽霞　黄慧怡　蒋鸣亚
责任印制：任建强
出版发行：广东科技出版社
　　　　　（广州市环市东路水荫路11号　邮政编码：510075）
http://www.gdstp.com.cn
E-mail：gdkjjyxb@gdstp.com.cn（营销中心）
E-mail：gdkjzbb@gdstp.com.cn（总编办）
排　　版：广州市友间文化传播有限公司
经　　销：广东新华发行集团股份有限公司
印　　刷：广州市岭美彩印有限公司
　　　　　（广州市荔湾区花地大道南海南工商贸易区A幢　邮政编码：510385）
规　　格：889mm×1 194mm　1/16　印张41.75　字数1 000千
版　　次：2014年2月第1版
　　　　　2014年2月第1次印刷
定　　价：398.00元

郝近大 简介

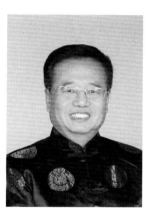

郝近大，男，为国家首批全国名老中医药学专家学术继承人，现任中国中医科学院中药资源中心研究员，博士生导师。中国药学会常务理事兼学术委员会委员、药学史专业委员会主任委员，北京药学会理事兼中药专业委员会副主任委员，中国癌症研究基金会鲜药研究学术委员会副理事长兼秘书长。长期从事中药材品种及资源调查、鲜品中药保鲜技术的研究及药学史等方面的研究。曾获2001年度北京市科技进步三等奖、2008年度中国药学会科技进步三等奖、2009年度中华中医药学会科技进步二等奖等。已发表专著有《本草纲目彩色图谱》《鲜药研究与应用》《鲜药图谱》等20余部。发表中医药方面的科学论文100余篇。

黄璐琦 简介

黄璐琦，男，中国中医科学院副院长、中国中医科学院中药资源中心主任，全国中药资源普查试点工作专家指导组组长。曾担任国家973计划项目首席科学家，主要从事中药资源学和分子生药学研究，以第一完成人获国家科学技术进步二等奖3项和中国专利优秀奖1项。

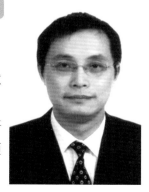

内容简介

　　本书参照《中华人民共和国药典》一部2010年版的中药材品种，收录每个品种相关的药材与原植（动、矿）物彩色图片1 200余幅，并辅以简要的文字说明。本书的特色，对于全草类药材除干品图片外，拍摄有鲜品药材图片，便于应用者对比查找；而对于个体较小的种子类药材，配有微性状照片，并标明放大倍数或实际长度，便于读者根据这些细微特征鉴别应用。

前　言

随着中医药事业的不断发展，不论是在国内还是在国外对于中药材的需求量也呈快速上升的趋势。同时，随着中医药学科的分化与发展，中医药业内不但既知医又懂药的专家越来越少，甚至是专业的中药研究工作者，对于中药材及其原植（动）物的认知基本功也是日趋生疏，特别是在国家提倡中医药现代化研究发展的今天，人们直观认知中药材的本领正在逐渐下降。

在科学发展的今天，各种显微鉴别、粉末鉴定、化学分析乃至遗传分子鉴别技术等都已成功地应用。但是，对于广大中医药临床、药剂、购销流通及生产部门的人员来说，性状鉴别（传统经验鉴别方法）仍是一种简便、快捷、实用、可靠的中药材鉴别手段。特别是面对大量的药材商品，只有在掌握了传统经验鉴别的基础上，才能发现问题，提出疑点，进而才有可能利用现代手段加以分析鉴定。所以说，性状鉴别（传统经验鉴别）在现代及将来的中药材商品流通过程中，都将是一种实用性极强的常用鉴别方法。

我国幅员广阔，中药材品种繁多，商品药材在各地流通过程中，历来就有"同物异名"及"同名异物"现象；同时，由于药材是一种商品，在某些药材供应短缺或价格昂贵时，自然就有造假者、掺伪者流通于市。因此，学习和掌握中药材的鉴别经验与技术就显得十分重要。但市场上的伪品、劣质品层出不穷，造假的手段和技术也是五花八门，难以一一识别，而唯一有效的途径就是严格把握正品。只要我们熟悉和正确把握每种药材正品品种的性状特征，就可以将那些各种名目的掺伪造假及同名异物品种拒之于门外。

本人多年来一直从事中药材品种的本草考证研究工作，师从我国著名生药本草学家谢宗万先生，亲耳聆听先生讲授常用中药材传统鉴别经验。本书中一些常用品种的性状鉴别描述大都来自谢老的传授，书中部分药材品种也是经谢老亲手鉴定的，这是应当永远铭记的！

　　编纂这样一部涉及近600种中药材的图谱，其工作量是巨大的，特别是对于每个品种的基原和药材图片，需要一支齐心合力团队的合作。本书编纂启动后，恰逢第四次全国中药资源普查工作开始，得到项目组组长黄璐琦教授的认可与支持，并认定本书为"第四次全国中药资源普查系列成果之一"。本书中的图片，除靠自己平时工作的积累之外主要是通过各位同仁、同事全力的支持与合作。安徽中医学院的周建理教授，为本书专门几次赴亳州药材市场，搜集冷僻药材标本，针对细小种子类药材特征难于分辨的特点，专门提供了微性状摄影照片；安徽高等医学专科学校的刘晓龙教授拍摄并提供了多种原植物图片；大连市食品药品检验所的陈代贤主任提供了高质量的药材图片，并且也都为本书的编辑提出合理的建议；同时还得到中国医学科学院药用植物研究所王秋玲、余丽莹、吴双等提供的部分原植物照片，在此谨对这些为本书作出贡献的专家学者致以深深的敬意和感谢。

　　同时也应指出的是，本书中的某些品种的照片因拍摄于野生环境下，其画面质量会有不同程度的瑕疵，尚有个别品种的药材图或原植物图未能拍摄到，敬希广大读者批评指正。

中国中医科学院中药资源中心研究员

郝近大谨识

2013年8月于北京

编写说明

1. 为了能让读者利用性状特征即传统经验鉴别法来辨识、鉴定中药材及其原植（动）物，本图谱对于目前国内常用的近600种中药材品种在收载药材图片的基础上，同时收录其原植（动）物图片，并辅之简明扼要的文字说明。药材品种基本上是参照《中华人民共和国药典》一部2010年版。

2. 本书的编排顺序也参照《中华人民共和国药典》一部2010年版，按照药材正名的笔画多少排序。同时书末附有药材拉丁名索引和基原拉丁名索引。

3. 药材图片基本上是以个子药材为主，个别也有饮片者，其中一些全草类药材尚配有新鲜药材的图片，而对于一些个体细小难于分辨的种子类药材，还提供了微性状照片。

中药材微性状鉴别法是以现代电脑及光学技术与我国传统的中药性状鉴定技术结合的新产物。它的最大特点是在普通光学显微镜的摄影中加入了最新的电脑景深合成技术，克服了普通光学显微镜景深小的缺点，可以在凹凸不平的药材表面上直接获得清晰的微观性状特征图像。它还省去了普通的光学显微镜要制薄片、打粉末、透化、装片等复杂的操作，通常只需清除一下药材表面的灰尘就可直接观察。具有简单、快速、低成本、易操作等特点。在中药材的快速检验方面有十分广阔的应用前景。

4. 本书中的图片说明分为几种形式：药材图与正名一致者不加任何说明；药材为多来源者，对图片分别加以说明；新鲜药材及微性状图片均加说明；来源图片均以其原植（动）物名加以说明。

5. 各种中药材的文字说明包含的项目：

（1）正名：该种药材的汉语名称、汉语拼音名及该药材的拉丁名，均以《中华人民共和国药典》一部2010年版为准。

（2）来源：包括该种药材原植（动）物的科名、拉丁学名及入药部位，均以《中华人民共和国药典》一部2010年版为准。

（3）生境分布：收录原植（动）物在自然环境下的天然生长条件及对气候、土壤等条件的要求，并收录其在国内的大致分布区域。

（4）道地产区：对于大多数药材来说，道地产区目前仍是一个尚无统一定论的问题。本书依据传统中药业的习惯，并参照《中国道地药材学》等专业著作，除公认的道地药材外，大多数品种是以近年来的主要产区认定为其"道地产区"的。文中注明到县级区域的，应为传统公认的道地产区。

（5）性状特征：参照《中华人民共和国药典》一部2010年版的相关内容，并结合作者多年从事中药材传统经验鉴别的实际工作经验而编写。

（6）品质优劣：收录传统药业对于药材品质优劣的认定习惯。

（7）采收加工：收录药材的传统加工方法，主要参照《全国中草药汇编》第三版。

（8）性味归经：收录该种药材的性味及归经，以《中华人民共和国药典》一部2010年版为准。

（9）功能主治：收录该种药材的功能及适用病症，以《中华人民共和国药典》一部2010年版为准。

（10）贮藏：收录药材的传统贮藏方法和习惯，主要参照《中国药材商品学》。

6. 本书中的计量单位均为国际同用公制单位，如长度单位用cm表示厘米，mm表示毫米。

7. 对图片的标注，原植（动）物图直接标注该种植（动）物的中文名；药材图则标注该种药材名并加"药材"二字。

目　录

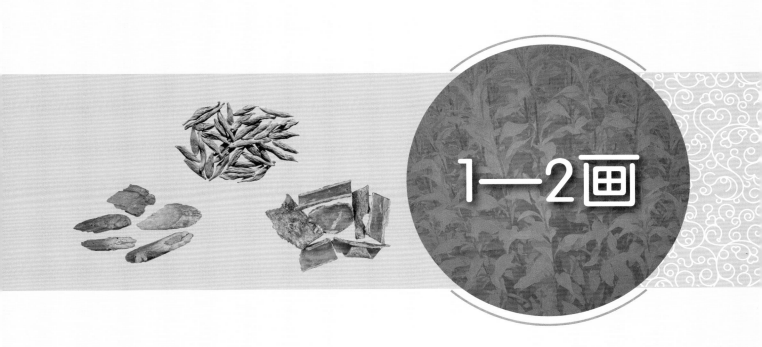

1—2画

一枝黄花

Yizhihuanghua

SOLIDAGINIS HERBA

来　　源　为菊科植物一枝黄花*Solidago decurrens* Lour. 的干燥全草。

生境分布　生长于山坡、路旁。分布于江苏、浙江、江西、湖南、湖北、广西、广东、四川、贵州等地。

道地产区　主产于江苏、浙江、江西等地。

性状特征　本品长30~100cm。根茎短粗，簇生淡黄色细根。茎圆柱形，直径0.2~0.5cm；表面黄绿色、灰棕色或暗紫红色，有棱线，上部被毛；质脆，易折断，断面纤维性，有髓。单叶互生，多皱缩、破碎，完整叶片展平后呈卵形或披针形，长1~9cm，宽0.3~1.5cm，先端稍尖或钝，全缘或有不规则的疏锯齿，基部下延成柄。头状花序直径约0.7cm，排成总状，偶有黄色舌状花残留，多皱缩扭曲，苞片3层，卵状披针形。瘦果细小，冠毛黄白色。气微香，味微苦辛。

品质优劣　本品是以色绿、枝叶完整、花多、气味香者为佳。

采收加工　秋、冬季采收，洗净，鲜用或阴干。

性味归经　辛、苦，凉；有小毒。归肺、肝经。

功能主治　清热解毒，疏风散热。适用于喉痹，乳蛾，咽喉肿痛，疮疖肿毒，风热感冒。孕妇忌服。

贮　　藏　置阴凉通风干燥处保存。

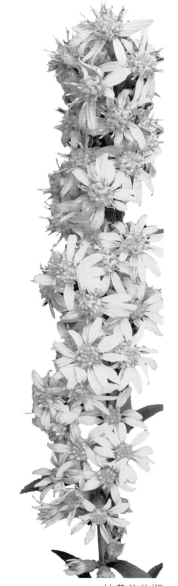

一枝黄花花期

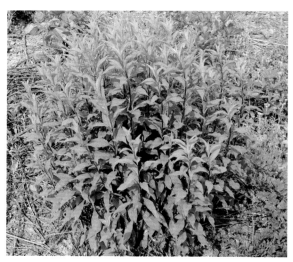

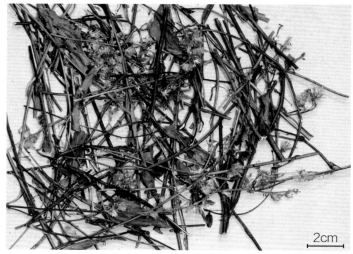

2cm

一枝黄花药材

丁公藤

Dinggongteng

CAULIS ERYCIBES

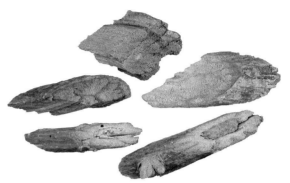

丁公藤药材

来　　源　为旋花科植物丁公藤*Erycibe obtusifolia* Benth. 或光叶丁公藤*Erycibe schmidtii* Craib的干燥藤茎。

生境分布　生于山地丛林中，常攀援于树上。分布于广东、海南、广西。

道地产区　主产于广东省。

性状特征　茎呈圆柱形，直径1～3cm。商品多为斜切片或短段。直径2～5cm，斜片厚1～2.5cm，短段长3～5cm，粗茎外表面灰黄色、灰褐色或棕褐色，粗糙，并有不规则细密的纵裂纹，皮孔多数，黄白色，点状或呈疣状突起。小枝外表面黄绿色或深黄色，具明显的断续纵棱，皮孔细点状，类白色，粗茎切面灰黄色或淡黄色，皮部菲薄，木部宽广，有异型维管束排列成数个环轮或形成不规则花纹，各维管束的木质部黄白色，微突起，导管孔密集，髓小。质坚硬，不易折断。气微，味淡。

品质优劣　本品是以茎枝粗壮、坚硬较重、不易折断者为佳。

采收加工　全年均可采，洗净，切成段，隔水蒸2～4h，取出晒干。

性味归经　辛、温；有小毒。归肝、脾、胃经。

功能主治　祛风除湿，消肿止痛。适用于风湿痹痛，半身不遂，跌仆肿痛。

贮　　藏　本品易受潮发霉、虫蛀，应置阴凉干燥处保存。

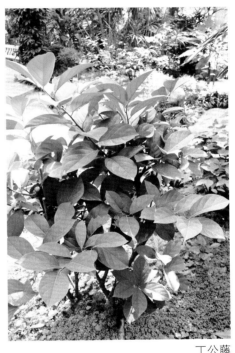

丁公藤

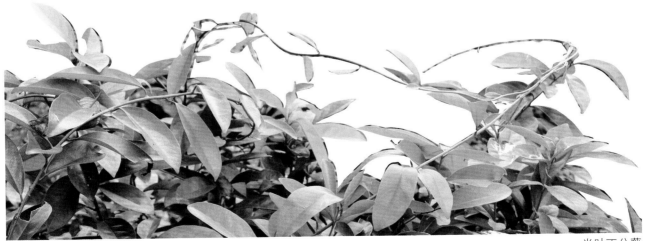

光叶丁公藤

丁香

Dingxiang

FLOS CARYOPHYLLI

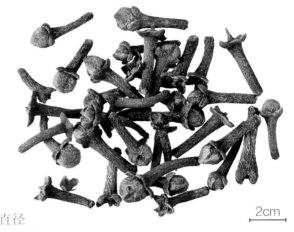

来　　源　为桃金娘科植物丁香*Eugenia caryophyllata* Thunb. 的干燥花蕾。

生境分布　栽培和野生于热带地区。原产于非洲摩洛哥，现我国广东也有种植。

道地产区　主产于非洲及亚洲的斯里兰卡、印度尼西亚，现我国广东、海南也有出产。

性状特征　本品略呈研棒状，长1～2cm。花冠圆球形，直径0.3～0.5cm，花瓣4，复瓦状抱合，棕褐色至褐黄色，花瓣内为雄蕊和花柱，搓碎后可见众多黄色细粒状的花药。萼筒圆柱状，略扁，有的稍弯曲，长0.7～1.4cm，直径0.3～0.6cm，红棕色或棕褐色，上部有4枚三角状的萼片，十字状分开。质坚实，富油性。气芳香浓烈，味辛辣，有麻舌感。

2cm

公丁香药材

采收加工　定植后5～6年，花蕾开始呈白色，渐次变绿色，最后呈鲜红色时采集，除去花梗，晒干。

性味归经　辛，温。归脾、胃、肺、肾经。

功能主治　祛风除湿，消肿止痛。用于风湿痹痛，半身不遂，跌仆肿痛。

贮　　藏　本品易散气走油，应置干燥、阴凉、密闭处保存。

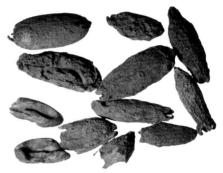

母丁香药材

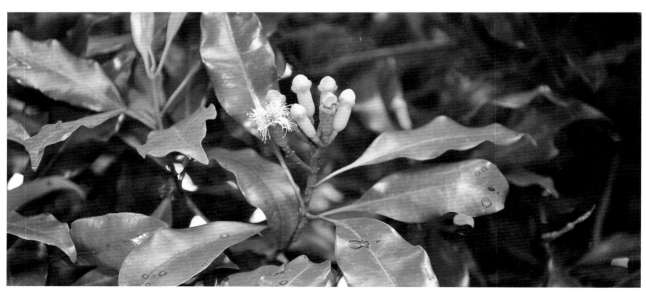

丁香

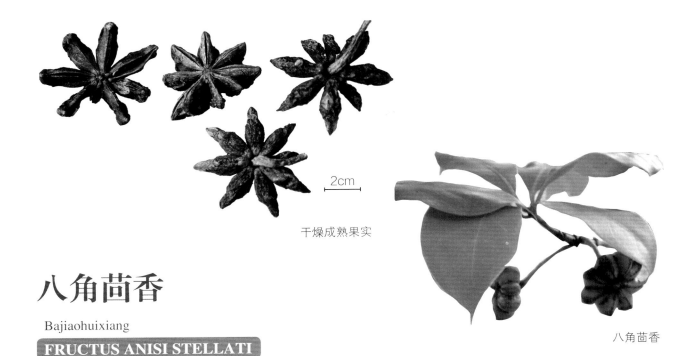

2cm

干燥成熟果实

八角茴香

Bajiaohuixiang

FRUCTUS ANISI STELLATI

八角茴香

来　　源　为木兰科植物八角茴香 *Illicium verum* Hook. f. 的干燥成熟果实。

生境分布　生于温暖湿润的山谷中。分布于福建、广西、广东、贵州、云南等地。多为人工栽培。

道地产区　主产于广西、广东、云南。

性状特征　干燥果实，常由8个（少数有6～13个）蓇葖荚集成聚合果，放射状排列，中轴下有一钩状弯曲的果柄。蓇葖果呈小艇形，长5～20mm，高5～10mm，宽约5mm，顶端钝尖而平直，上缘开裂。果皮外表面红棕色，多数有皱纹，内表面淡棕色，有光泽，内含种子1粒。种子扁卵形，长7mm，宽4mm，厚2mm；种皮棕色或灰棕色，光亮，一端有小种脐，旁有明显珠孔，另一端有合点，种脐与合点之间有淡色的狭细种脊。种皮质脆，内含白色种仁，富含油

质。味微甜，有特殊香气。

品质优劣　药材是以个大、色红、油多、香浓者为佳。

采收加工　春果在4月间果实老熟落地时拾取，晒干。秋果在10～11月采收，采后在沸水锅中煮沸，搅拌5～10min后，捞出，晒干或烘干。

性味归经　辛，温。归肝、肾、脾、胃经。

功能主治　温阳散寒，理气止痛。用于寒疝腹痛，肾虚腰痛，胃寒呕吐，脘腹冷痛。

贮　　藏　本品有特异芳香气，易散失，应密闭置阴凉干燥处保存，防止受潮、日晒或风吹。

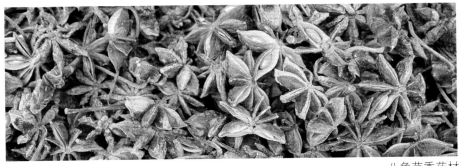

八角茴香药材

人参

Renshen

GINSENG RADIX ET RHIZOMA

来　　源　为五加科植物人参*Panax ginseng* C. A. Mey.的干燥根及根茎。

生境分布　生于山坡密林中。分布于我国东北诸省，辽宁和吉林有大量栽培。

道地产区　主产于吉林的抚松、集安、靖宇、安图，辽宁的桓仁、宽甸、新宾、凤城以及黑龙江的东宁、宁安等地。

性状特征

1．生晒参　主根呈纺锤形或圆柱形，长3～15cm，直径1～2cm。表面灰黄色，上部或全体有疏浅断续的粗横纹及明显的纵皱，下部有支根2～3条，并着生多数细长的须根，须根上常有不明显的细小疣状突起。根茎（芦头）长1～4cm，直径0.3～1.5cm，多拘挛而弯曲，具不定根（芋）和稀疏的凹窝状茎痕（芦碗）。质较硬，断面淡黄白色，显粉性，形成层环纹棕黄色，皮部有黄棕色的点状树脂道及放射状裂隙。香气特异，味微苦、甘。

2．生晒山参　主根与根茎等长或较短，呈人字

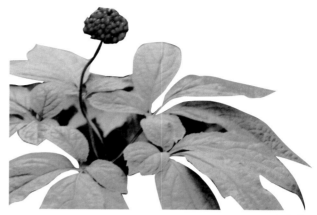

人参花

形、菱形或圆柱形，长2～10cm。表面灰黄色，具纵纹，上端有紧密而深陷的环状横纹，支根多为2条，须根细长，清晰不乱，有明显的疣状突起，习称"珍珠疙瘩"。根茎细长，上部具密集的茎痕，不定根较粗，形似枣核。

品质优劣　生晒参以根大饱满、表面色黄白、皮细纹深、质硬、气味浓者为佳。红参以身长、芦长、腿长、色棕红、皮细光泽、半透明、无黄皮者为佳。

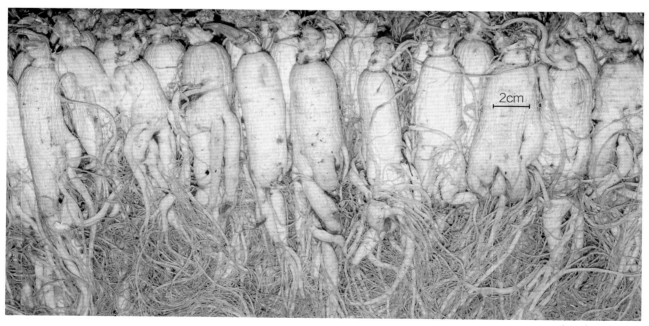

2cm

生晒参（人参）

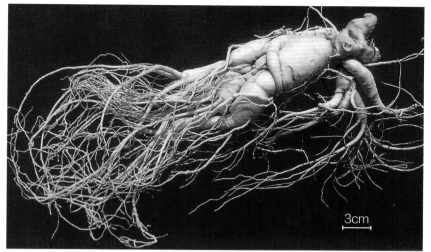

3cm

鲜品人参

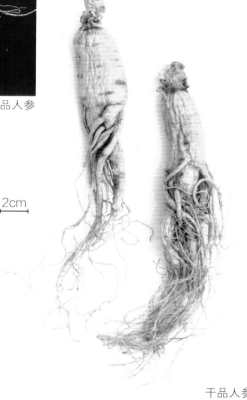

2cm

干品人参

采收加工

1. 山参　随时可采，一般以果实成熟后（9月份）采收最佳。采收时应注意拨开泥土挖取，避免支根或须根受损伤，挖出后将山参用青苔和树皮裹好后带回，称为"鲜山参"或"野参水子"。现在鲜山参一般均晒干或冷冻干燥，称"生晒山参"或"活性山参"。

2. 园参　栽种5~6年后，于秋天白露至秋分季节采挖，除去地上部分及泥土，为"鲜人参"或"园参水子"。鲜人参进行加工，其加工品主要有以下几类。

（1）生晒参类：取洗净的鲜参，除去支根，晒干，称"生晒参"；鲜参不除去支根晒干，称"全须生晒参"。主要产品还有：白干参（又称"泡光参"，系选鲜参无分枝，刮去外皮者）、皮尾参（系年份不足，枝条短小，厚皮者）、白参须等。

（2）红参类：将刷洗干净的鲜参，除去不定根（芋）和支根，蒸3h左右，取出晒干或烘干；鲜参的支根及须根用此法加工，即为红参须（红直须、红弯须、红混须）。主要产品还有：边条红参、大力参（亦有归入其他类的）等。

（3）白参（糖参）类：将刷洗干净的鲜参，置沸水中浸烫3~7min，用特制的竹针沿参体平行与垂直方向刺小孔，再浸入浓糖液中2~3次，每次10~12h，取出晒干或烘干。主要产品有：白参、白糖参、糖参须。白参类的商品较少。

（4）活性参类：将刷洗干净的鲜参，采用真空冷冻的方法干燥，称为"活性人参"。

性味归经　甘、微苦，微温。归脾、肺、心、肾经。

功能主治　大补元气，复脉固脱，补脾益肺，生津养血，安神益智。用于体虚欲脱，肢冷脉微，脾虚食少，肺虚喘咳，津伤口渴，内热消渴，气血亏虚，久病虚羸，惊悸失眠，阳痿宫冷。

贮　藏　本品易虫蛀、变色，应置阴凉干燥处，密闭保存。

人参叶

Renshenye

FOLIUM GINSENG

来　　源　同"人参"。

生境分布　同"人参"。

道地产区　主产于吉林、辽宁。

性状特征　在商品中，人参叶常扎成小把，呈束状或扇状，长12～35cm。掌状复叶带有长柄，暗绿色，3～6枚轮生。小叶通常5枚，偶有7枚或9枚，呈卵形或倒卵形。基部的小叶长2～8cm，宽1～4cm；上部的小叶大小相近，长4～16cm，宽2～7cm。基部楔形，先端渐尖，边缘具细锯齿及刚毛，上表面叶脉生刚毛，下表面叶脉隆起。

品质优劣　以纸质、易碎、气清香、味微苦而甘者为佳。

采收加工　秋季采收，连同叶柄一起剪下，扎成小把，呈束状或扇状，晾干或烘干。

性味归经　苦、甘，寒。归肺、胃经。

功能主治　补气，益肺，祛暑，生津。用于气虚咳嗽，暑热烦躁，津伤口渴，头目不清，四肢倦乏。

贮　　藏　置阴凉干燥处，防潮保存。

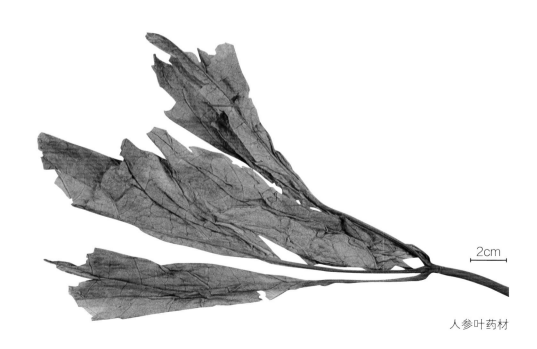

2cm

人参叶药材

儿茶

Ercha

CATECHU

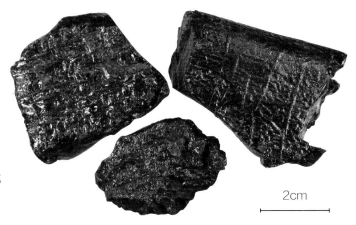

2cm

儿茶药材

　来　　源　为豆科植物儿茶*Acacia catechu*（L. f.）Willd.的去皮枝、干的干燥煎膏。

　生境分布　多为人工栽培，分布于云南南部及海南岛等地。

　道地产区　主产于云南西双版纳及海南。

　性状特征　本品呈方形或不规则块状。表面黑色或棕褐色，平滑而稍有光泽，质脆，断面不整齐，内部棕红色。无臭，味涩，先苦后甜。

　采收加工　一般于12月至翌年3月，采收干枝，剥去外皮，劈成小块，置土钵或铜锅中加水煎煮，收集煎液过滤，滤液浓缩至糖浆状，冷却，倒入特制的模型中，即成儿茶膏。

　性味归经　苦、涩，微寒。归肺、心经。

　功能主治　活血止痛，止血生肌，收湿敛疮，清肺化痰。用于跌仆伤痛，外伤出血，吐血，衄血，疮疡不敛，湿疹，湿疮，肺热咳嗽。

　贮　　藏　置干燥处，防潮保存。

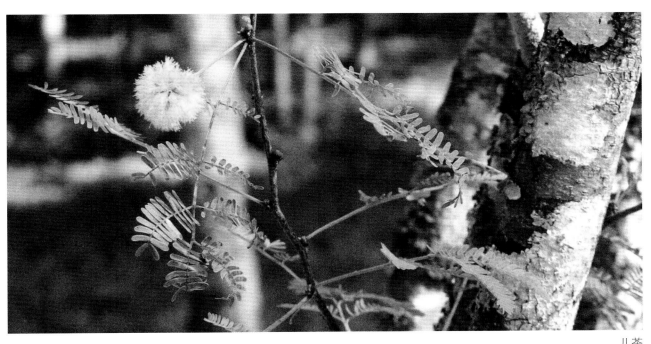

儿茶

九里香

Jiulixiang

FOLIUM ET CACUMEN MURRAYAE

来　源　为芸香科植物九里香*Murraya exotica* L.和千里香*Murraya paniculata*（L.）Jack的干燥叶和带叶嫩枝。

生境分布　生于山坡较旱的疏林中或栽培为绿化树。分布于我国福建、台湾、湖南、广东、广西、贵州、云南等地。

道地产区　主产于福建、台湾、湖南等地。

性状特征　本品为奇数羽状复叶，有小叶3~7枚；小叶互生，小叶片多卷缩或破碎，完整者展平后椭圆形或近菱形，长2~7cm，两面深绿色，有透明腺点，小叶柄短或近无柄。质脆易碎。聚伞花序有时存在，花冠直径约4 cm。气香，味苦辛、麻舌。

品质优劣　以叶多，叶两面深绿色，有腺点，气香浓，味辛麻烈者为佳。

采收加工　根、叶四季可采，根晒干，叶阴干。

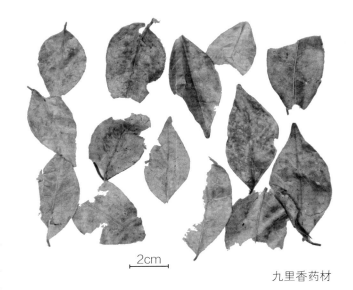

2cm

九里香药材

性味归经　辛、微苦，温；有小毒。归肝、胃经。

功能主治　行气止痛，活血散瘀。用于胃痛，风湿痹痛；外治牙痛，跌仆肿痛，虫蛇咬伤。

贮　藏　置阴凉干燥处贮存。

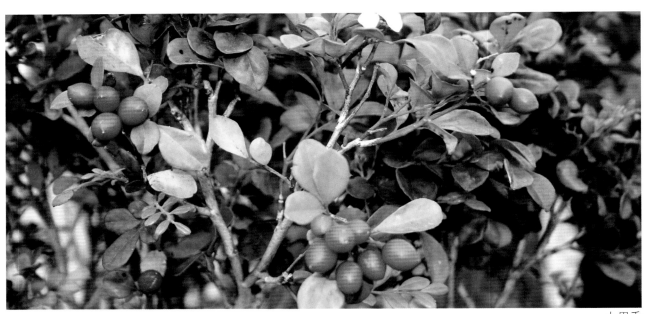

九里香

九香虫

Jiuxiangchong

ASPONGOPUS

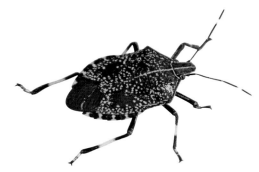

来　　源　为蝽科昆虫九香虫*Aspongopus chinensis* Dallas的干燥体。

生境分布　此虫以成虫越冬，隐藏于石隙间。分布于安徽、江苏、浙江、江西、福建、台湾、湖北、湖南、广西、广东、四川、云南、贵州等地。

道地产区　主产于安徽、江苏、浙江等地。

性状特征　全体椭圆形而扁，长1.7~2.2cm，宽1.0~1.2cm。体紫黑色，带铜色光泽。头小，略呈三角形，黑色，背部有膜质半透明的翅两对，棕色或棕褐色。触角黑色5节，第1节较粗，圆筒形，长度约为第2节之半，其余4节较细长而扁，第2节长于第3节，第2、第3节长度比例为在（4∶3）~（5∶3），为本种的一个重要特征。腹部有环节，足3对，褐色，以后足最长。

品质优劣　以表面棕褐色或棕黑色、有光泽者为佳。

采收加工　春、冬两季均可捕捉，放在罐内，加酒，盖紧，将其闷死，或置沸水中烫死，晒干或烘干。

性味归经　咸，温。归肝、脾、肾经。

功能主治　理气止痛，温中助阳。用于胃寒胀痛，肝胃气痛，肾虚阳痿，腰膝酸痛。

贮　　藏　本品受潮易发霉、虫蛀，应置阴凉干燥处，密闭保存。

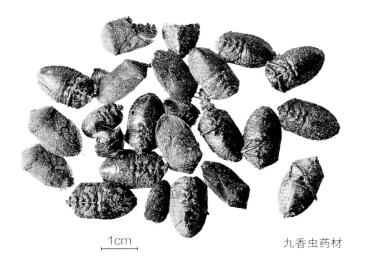

1cm

九香虫药材

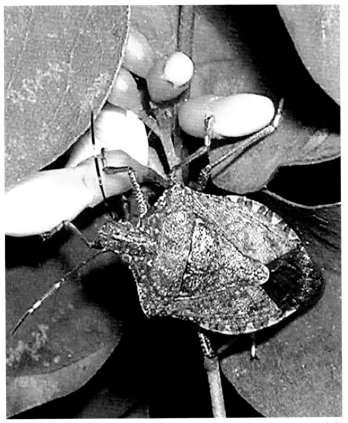

九香虫

刀豆

Daodou

SEMEN CANAVALIAE

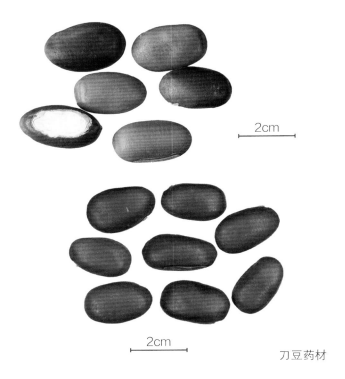

2cm

2cm

刀豆药材

来　　源　为豆科植物刀豆*Canavalia gladiata*（Jacq.）DC.的干燥成熟种子。

生境分布　生于气候较暖的地区。栽培或野生，分布于陕西、河北、河南、山西、山东、江苏、安徽、浙江、江西、福建、台湾、湖北、湖南、广东、广西、四川、贵州、云南等地。

道地产区　主产于江苏、南京、苏州、南通、湖北、安徽。

性状特征　商品分刀豆和洋刀豆两种，以刀豆为主流商品。本品呈扁卵形或扁肾形，长2～3.5cm，宽1～2cm，厚0.5～1.2cm。表面淡红色至红紫色，微皱缩，略有光泽。边缘具眉状黑色种脐，长约2cm，上有白色细纹3条。质硬，难破碎。种皮革质，内表面棕绿色而光亮；子叶2，黄白色，油润。气微，味淡，嚼之有豆腥味。

品质优劣　药材是以粒大、饱满、色淡红者为佳。

采收加工　在播种当年8～11月分批采摘成熟果实，剥取种子，晒干或炕干。

性味归经　甘，温。归胃、肾经。

功能主治　温中，下气，止呃。用于虚寒呃逆，呕吐。

贮　　藏　本品易虫蛀，应置干燥通风处保存。

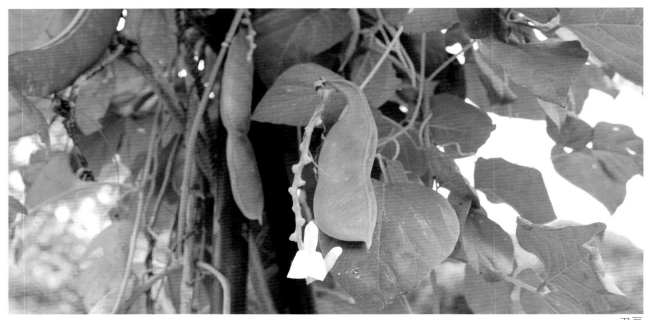

刀豆

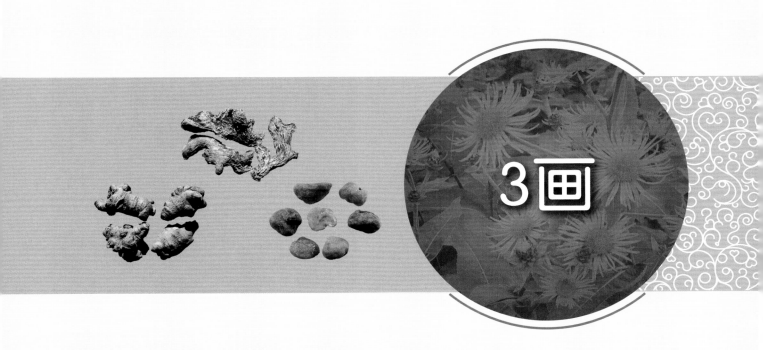

3回

三七

Sanqi

RADIX ET RHIZOMA NOTOGINSENG

来　　源　为五加科植物三七*Panax notoginseng*（Burk.）F. H. Chen的干燥根及根茎。

生境分布　生于山坡丛林下。分布于广西西南部、云南东南部，一般为栽培；江西、湖北及其他省近年也有栽培。

道地产区　主产于云南文山、广南、西畴、砚山、马关等县及广西的田东、田阳、靖西、德宝、睦边、隆林等地。

性状特征　根呈纺锤形、圆锥形、类圆柱形或不规则的块状，长2～6cm，直径0.3～2cm。外皮呈光亮的黑棕色（铁皮）或黄棕色（铜皮）。顶部有根茎痕或残茎，周围有乳状突起。侧面有断续的纵皱纹，并有支根的分歧及横向皮孔。侧面及底部有切断支根的痕迹。质坚，体重，难折断。断面灰黑色或灰棕色，具光泽，中央木质部颜色较深，呈放射状纹理。味先苦而后觉微甘。

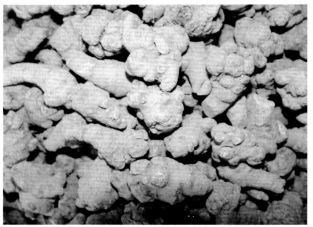

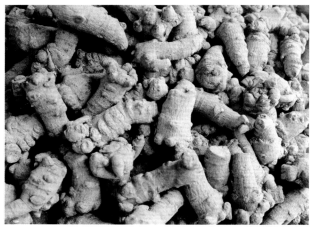

三七药材

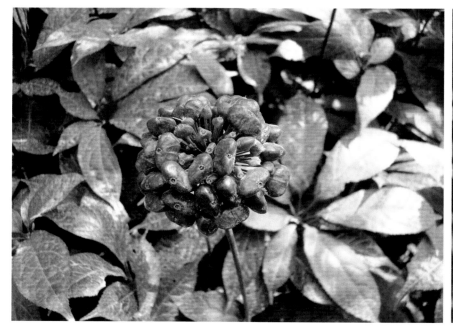

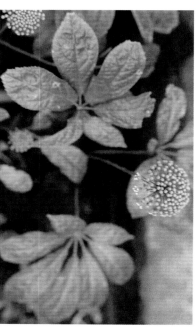

三七

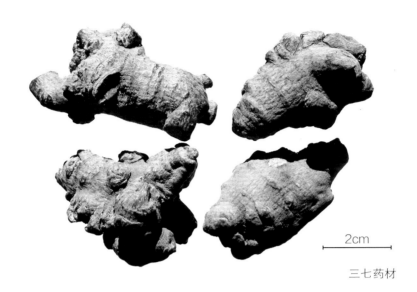

三七药材

本品的特征可用"乳包、钉头、铜皮、铁骨、菊花心"十一个字概括。"乳包"是指顶端及周围的瘤状突起物；"钉头"是底部切断支根的痕迹；"铜皮"是指灰黄色的外皮；"铁骨"是指质地坚硬难折断；而"菊花心"是形容断面的放射纹理。具此五个特点者即为三七正品。

品质优劣 药材是以个大肥实，体重皮细，灰绿色有光泽者，断面灰黑带绿，无裂隙者为佳。

采收加工 7~8月开花前或摘取花茎后的10~11月，采收栽培3~7年的三七根，习称"春三七"；12月至翌年1月（摘除果实后20~30天）采收，习称"冬三七"。采收前10天左右，剪去地上茎，选择晴天挖出根部，将根洗净泥土，称"鲜三七"。剪下须根，晒干，习称"三七须"或"绒根"。除去须根后晒2~3天，待其发软时，剪下支根和茎基（习称"羊肠头"），晒干，分别为商品"筋条"和"剪口"。主根（头子）再晒至半干，用手搓揉，用力宜轻而匀，以防破皮、变黑或变形；再经暴晒、搓揉3~5次，增加光滑度，直至全干，称为"毛货"。如遇阴雨天，可在40~45℃烘烤干燥至含水量13%以下。将毛货置麻袋中加粗糠或稻谷往返冲撞使表面棕黑色光亮，即为成品。夏季采花，阴干或熏蒸晒干。

性味归经 甘、微苦，温。归肝、胃经。

功能主治 散瘀止血，消肿定痛。用于咯血，吐血，衄血，便血，崩漏，外伤出血，胸腹刺痛，跌仆肿痛。

贮藏 本品如能保持干燥，一般不易霉蛀，应置阴凉干燥处密闭保存。在贮存过程中应注意检查，发现受潮应及时晾晒；若发霉可晒后撞刷去之；为防蛀，少量药材可与冰片同贮，大宗商品可用硫黄、氯化苦或磷化铝熏。

三白草

Sanbaicao

HERBA SAURUR

来　　源　为三白草科植物三白草*Saururus chinensis*（Lour.）Baill.的干燥地上部分。

生境分布　生于潮湿地及近水边处。分布于中南、西南和陕西、江苏、福建等地。

道地产区　主产于江苏、浙江、湖南、广东。

性状特征　本品茎呈圆柱形，有纵沟4条，其中1条较宽广；断面黄色，纤维性，中空。单叶互生，叶片卵形或卵状披针形，长4～15cm，宽2～10cm；先端渐尖，基部心形，全缘，基出脉5条；叶柄较长，有纵皱纹。总状花序于枝顶与叶对生，花小，棕褐色。蒴果近球形。气微，味淡。

采收加工　全草四季均可采收，洗净晒干。

性味归经　甘、辛，寒。归肺、膀胱经。

功能主治　利尿消肿，清热解毒。用于水肿，小便不利，淋沥涩痛，带下；外治疮疡肿毒，湿疹。

贮　　藏　置阴凉干燥处，防潮保存。

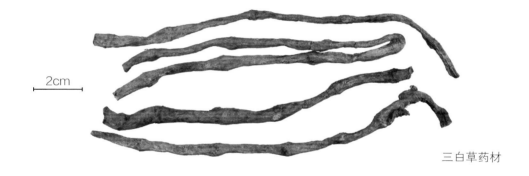

2cm

三白草药材

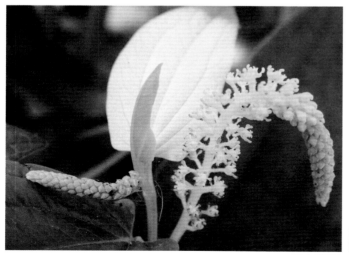

三白草花

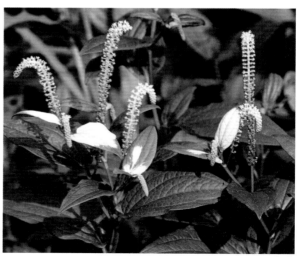

三白草

三棱

Sanleng

RHIZOMA SPARGANII

来　　源　为黑三棱科植物黑三棱*Sparganium stoloniferum* Buch.–Ham.的干燥块茎。

生境分布　生于池沼及水沟中。分布于我国东北、黄河流域、长江中下游各地及西藏。

道地产区　主产于江苏、河南、山东、江西、安徽等地。

性状特征　干燥品呈圆锥形，长3～5.5cm，直径2～3.5cm，厚1～2.5cm。外表灰黄色，稍弯曲，上圆下尖，有刀削的痕迹，或有密集的点状须根痕，横向排列成环，侧面有时呈脊状外突出，凹凸不平，全形多呈棱状。质坚硬而重，入水则下沉，极难折断。断面平坦结实，黄白色或灰白色，内侧颜色较深。外皮与中央分为两层，中央有不明显的维管束小点。无臭，味甘淡，微有麻辣感。

品质优劣　药材是以个匀、体重、质坚实、去净外皮、表面黄白色、嚼之微有麻辣感者为佳。

采收加工　秋、冬两季采挖，除去地上茎及须根，削去外皮，晒干或趁鲜切片晒干。

性味归经　辛、苦，平。归肝、脾经。

功能主治　破血行气，消积止痛。用于癥瘕痞块，痛经，瘀血经闭，胸痹心痛，食积腹痛。

贮　　藏　本品易被虫蛀，发霉。应置于干燥处保存。梅雨季节前应复晒。为防蛀，可用硫黄、氯化苦或磷化铝熏。如发现生霉，可擦洗干净，晾晒至干。严重霉变内心发黑者，不可再供药用。

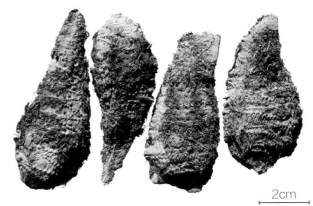

2cm

三棱药材

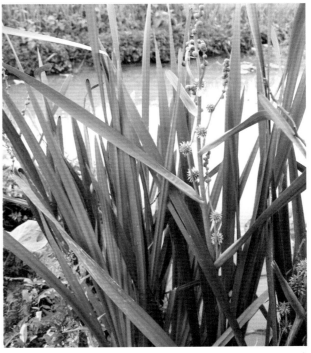

黑三棱

三颗针

Sankezhen

BERBERRISIS RADIX

来　源　为小檗科植物拟豪猪刺
Berberis soulieana Schneid.、小黄连刺*Berberis
wilsonae* Hemsl.、细叶小檗*Berberis poireii*
Schneid.或匙叶小檗*Berberis vernae* Schneid.等
同属数种植物的干燥根。

生境分布　均生于干燥的山坡或石灰岩
地区向阳坡地灌木丛中。豪猪刺和小黄连刺分
布于陕西、甘肃、江西、湖北、四川、贵州及
云南等地。细叶小檗、匙叶小檗分布于我国东
北、河北、山西、内蒙古及宁夏等地。

道地产区　主产于广东、广西。

性状特征　本品呈类圆柱形，稍扭曲，
有少数分枝，长10～15cm，直径1～3 cm。根
头粗大，向下渐细。外皮灰棕色，有细皱纹，
易剥落。质坚硬，不易折断，切面不平坦，鲜
黄色，切片近圆形或长圆形，稍显放射状纹
理，髓部棕黄色。气微，味苦。

品质优劣　以茎枝粗大均匀、质坚硬、
不易折断，切面不平坦，鲜黄色者为佳。

采收加工　春、秋两季采挖，除去泥沙
和须根及泥土，晒干或切片晒干。

性味归经　苦、寒；有毒。归肝、胃、
大肠经。

功能主治　清热燥湿，泻火解毒。用于
湿热泻痢，黄疸，湿疹，咽痛目赤，聤耳流
脓，痈肿疮毒。

贮　藏　置于干燥通风处贮存。

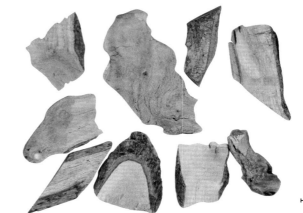

2cm

三颗针药材

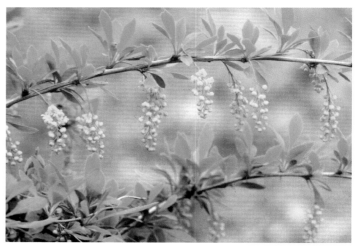

细叶小檗（三棵针）

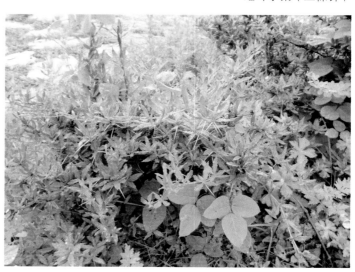

三棵针（拟豪猪刺）

干姜

Ganjiang

RHIZOMA ZINGIBERIS

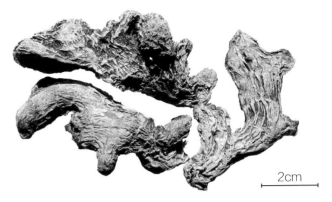

2cm

干姜药材

来　　源　为姜科植物姜*Zingiber officinale* Rose.的干燥根茎。

生境分布　栽培于肥厚的土质上，除东北地区外，全国大部分地区均有栽培。

道地产区　以四川所产者味辣、粉性足而质量佳。尤以四川犍为产的干姜质量最好，称为"犍干姜"；贵州长顺、湖北来凤、广东新会、广西、福建、江西、浙江、山东、陕西等地也有出产。

性状特征

1. 干姜　呈扁平块状，具指状分枝，长3～7cm，厚1～2cm。表面灰黄色或浅灰棕色，粗糙，具纵皱纹及明显的环节。分枝处常有鳞叶残存，分枝顶端有茎痕或芽。质坚实，断面黄白色或灰白色，粉性或颗粒性，内皮层环纹明显，维管束及黄色油点散在。气香、特异，味辛辣。

2. 干姜片　为不规则纵切片或斜切片，具指状分枝，长1～6cm，宽1～2cm，厚0.2～0.4cm。外皮灰黄色或浅黄棕色，粗糙，具纵皱纹及明显的环节，切面灰黄色或灰白色，略显粉性，可见较多的纵向纤维，有的呈毛状。质坚实，断面纤维性。气香、特异，味辛辣。

品质优劣　药材是以色白、粉质多、味辛辣者为佳。

采收加工　夏、秋两季采挖，除去茎叶、须根，洗净晒干。

性味归经　辛，热。归脾、胃、肾、心、肺经。

功能主治　温中散寒，回阳通脉，温肺化饮。用于脘腹冷痛，呕吐泄泻，肢冷脉微，寒饮喘咳。

贮　　藏　商品常用苇席或麻袋包装，置于干燥通风处保存。

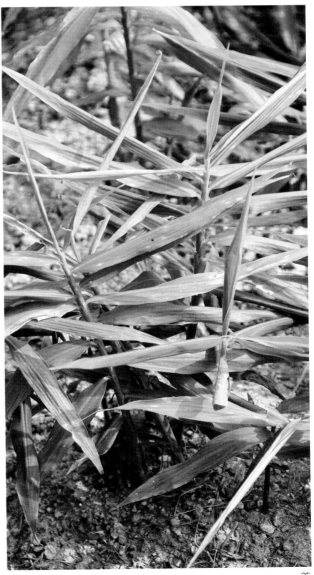

姜

干漆

Ganqi

RESINA TOXICODENDRI

来　　源　为漆树科植物漆树*Toxicodendron vernicifluum*（Stokes）F. A. Barkl.的树脂经加工后的干燥品。

生境分布　漆树生于向阳避风的山坡。除新疆外，在全国各地均有分布。

道地产区　主产于四川、湖北、陕西等地。

性状特征　本品呈不规则块状，黑褐色或棕褐色，表面粗糙，有蜂窝状细小孔洞或呈颗粒状。质坚硬，不易折断，断面不平坦。具特殊臭气。

采收加工　夏季收集割破树皮后流出有臭气的渗出物，即是生漆，干燥后即为干漆。

性味归经　辛，温；有毒。归肝、脾经。

功能主治　破瘀通经，消积杀虫。用于瘀血经闭，癥瘕积聚，虫积腹痛。

贮　　藏　密闭保存，防火。

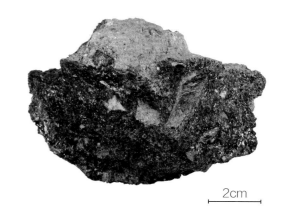

2cm

干漆药材

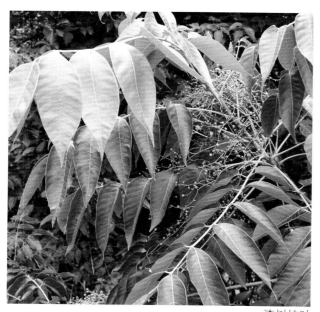

漆树枝叶

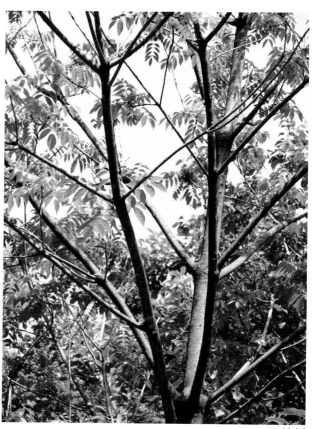

漆树

土木香

Tumuxiang

RADIX INULAE

来　　源　为菊科植物土木香*Inula helenium* L. 的干燥根。

生境分布　生于河边、田边、河谷等潮湿处。分布于我国东北、华北及西北地区，河北、浙江、四川等地有栽培。

道地产区　主产于河北、新疆、甘肃、陕西、四川、河南。

性状特征　呈圆锥形，略弯曲，长5~20cm。表面黄棕色或暗棕色，有纵皱纹及须根痕。根头粗大，顶端有凹陷的茎痕及叶鞘残基，周围有圆柱形支根。质坚硬，不易折断，断面略平坦，黄白色至浅灰黄色，有凹点状油室。气微香，味苦、辛。

品质优劣　药材是以粗壮、坚实香气浓郁者为佳。

采收加工　霜降后叶枯时采挖，除去茎叶、须根及泥土，截段，较粗的纵切成瓣，晒干。

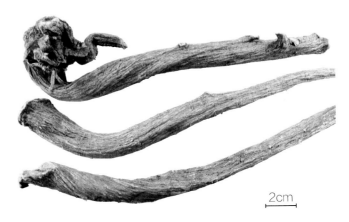

2cm

土木香药材

性味归经　辛、苦，温。归肝、脾经。

功能主治　健脾和胃，行气止痛，安胎。用于胸胁、脘腹胀痛，呕吐泻痢，胸胁挫伤，岔气作痛，胎动不安。

贮　　藏　本品易生虫、发霉、走油，应置阴凉干燥处保存；若受潮，可晾晒。

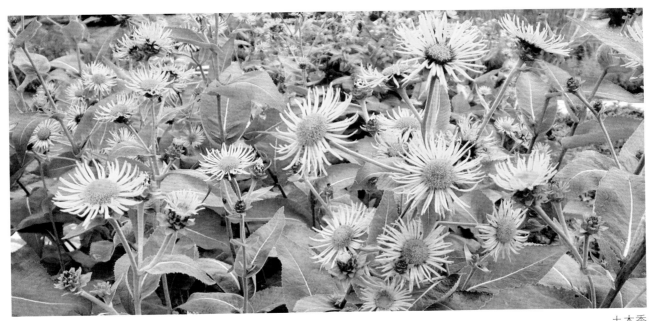

土木香

21

土贝母

Tubeimu

RHIZOMA BOLBOSTEMATIS

来　　源　为葫芦科植物土贝母*Bolbostemma paniculatum*（Maxim.）Franquet 的干燥块茎。

生境分布　生于山坡草丛或平地。分布于河北、山东、甘肃、宁夏、河南和云南等地，亦有栽培。

道地产区　主产于河南信阳、长葛，陕西大荔山阴及山东等地。

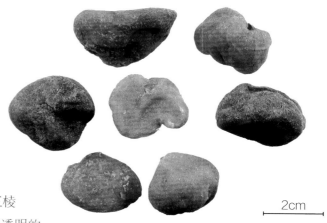

2cm

土贝母药材

性状特征　商品呈不规则块状，多角状或三棱形，高0.5～1.5cm，直径0.7～2cm。暗棕色至半透明的红棕色，表面凹凸不平，多裂纹，基部常有一突起的芽状物。质坚硬，不易折断，断面角质样，光亮而平滑。气微，味微苦。

品质优劣　以个大、质坚实、红棕色、断面角质样者为佳。

采收加工　秋冬采挖，洗净，蒸透，晒干，用时打碎。

性味归经　苦，微寒。归肺、脾经。

功能主治　解毒，散结，消肿。用于乳痈，瘰疬，痰核。

贮　　藏　置于干燥通风处。

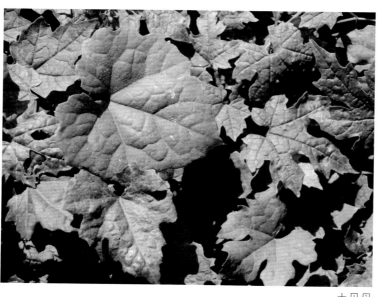

土贝母　　　　　　　　　土贝母（新鲜鳞茎）

土荆皮

Tujingpi

CORTEX PSEUDOLARICIS

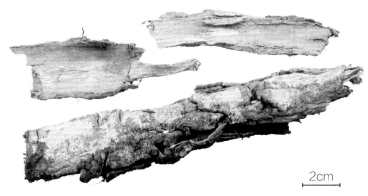

来　　源　为松科植物金钱松*Pseudo-larix kaempferi* Gord. 的干燥根皮或近根树皮。

生境分布　常生长于山林林缘及杂木林中，但大多栽培作行道树或于庭院内种植。主要分布于江苏、安徽、浙江等地。

道地产区　主产于江苏、安徽、浙江等地。

性状特征　商品药材呈不规则的长条状或稍扭曲而卷成槽状，长短及宽度不一，厚2～5mm，外表面粗糙，深灰棕色，具纵横皱纹，并有横向灰白色皮孔，栓皮常呈鳞片状剥落。内表面黄棕色至红棕色，平坦，有细致的纵向纹理。质坚韧，折断面裂片状。树皮呈板片状，栓皮较厚，外表面龟裂状，内表面较粗糙。气微，味苦涩。

2cm

土荆皮药材

品质优劣　以片大而整齐、黄褐色者为佳。

采收加工　立夏前后采收根皮和近根树皮，晒干平叠。

性味归经　辛，温；有毒。归肺、脾经。

功能主治　杀虫，疗癣，止痒。用于疥癣瘙痒。

贮　　藏　置于干燥通风处保存。

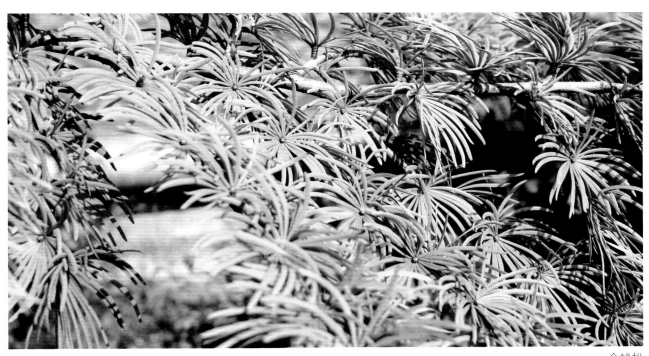

金钱松

土茯苓

Tufuling

RHIZOMA SMILACIS GLABRAE

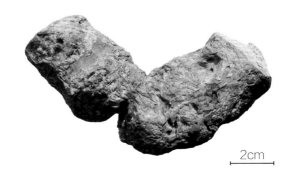

土茯苓药材

来　　源　为百合科植物光叶菝葜*Smilax glabra* Roxb. 的干燥根茎。

生境分布　生于山坡林下、路旁丛林及山谷向阳处。分布于我国华东、中南、西南及陕西等地。

道地产区　主产于广东、湖南、湖北、江苏、浙江、四川、陕西、安徽等地。

性状特征　商品药材略呈圆柱形，稍扁或呈不规则条块，有结节状隆起，具短分枝，长5～22cm，直径2～5cm。表面黄棕色或灰褐色，凹凸不平，有坚硬的须根残基，分枝顶端有圆形芽痕，有的外皮现不规则裂纹，并有残留的鳞叶。质坚硬。切片呈长圆形或不规则，厚1～5mm，边缘不整齐；切面类白色至淡红棕色，粉性，可见点状维管束及多数小亮点；质略韧，折断时有粉尘飞扬，水湿润后有黏滑感。气微，味微甘、涩。

品质优劣　商品土茯苓大多为红土茯苓。唯四川与陕西部分地区所产者为土茯苓。江苏、上海等地习用鲜土茯苓。商品均以外皮淡棕色、内心粉白色、筋少、粉性足者为佳。

采收加工　全年可采挖，洗净浸漂，切片晒干或放水中煮数分钟后，切片晒干。

性味归经　甘、淡，平。归肝、胃经。

功能主治　解毒，除湿，通利关节。用于梅毒及汞中毒所致的肢体拘挛，筋骨疼痛；湿热淋浊，带下，痛肿，瘰疬，疥癣。

贮　　藏　本品易受潮发霉，应置干燥通风处保存。若受潮应及时晾晒干。

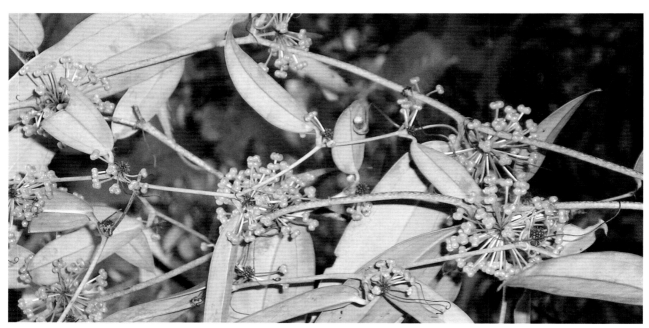

光叶菝葜

土鳖虫

Tubiechong

EUPOLYPHAGA SEU STELEOPHAGA

背面

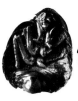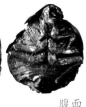

腹面

|← 1cm →|

冀地鳖药材

来　　源　为鳖蠊科昆虫地鳖*Eupolyphaga sinensis* Walker 或冀地鳖*Steleophaga plancyi*（Boleny）的雌虫干燥体。

生境分布　常潜伏在山野的树根烂草昼伏夜出。

1. 地鳖　生活于腐殖质多的林地下或潜伏于屋内、外的墙脚、柴堆、杂物等阴湿松土中，粮仓底下、老旧厨房、灶脚或油坊阴湿处。

2. 冀地鳖　我国大部分地区均有分布。主要分布于河北、陕西、甘肃、青海、山东、河南、江苏、浙江、湖南等地。

道地产区　地鳖主产于江苏、安徽、河南、湖北、湖南、四川等地。冀地鳖主产于河北、北京、山东、浙江等地。

性状特征

1. 地鳖　卵圆形，长约3cm，身体背腹扁平，背部紫褐色至黑色，有光泽。头小咀嚼式口器，触角丝状，长而多节，复眼肾形，前胸如盾状，盖于头上，第8、第9两腹板缩藏于第7腹板之内。足3对，有细毛，多刺。跗节5，具2爪。质松脆，易碎。气腥臭，味微咸。

2. 冀地鳖　呈长椭圆形，长2.5～4cm，背部黑棕色，无光泽，通常在边缘带有淡黄褐色斑块及黑色小点。

品质优劣　药材均以完整、个头均匀、体肥、体表紫褐者为佳。

采收加工　宜在夏、秋虫子发育繁殖旺季进行，其中以9～10月为主要采收季节；各地亦可根据当地气候以及各虫态的生长发育进度，灵活掌握。

将采收到的虫体中的杂质去掉，然后禁食1天，以消化尽体内的食物，排尽粪尿，使其空腹，这样既容易加工保存，又有利于提高药用价值。再将饿过1天的虫体用清水冲洗，除去体表的污泥杂质，接着把冲洗干净的虫体放入开水中烫泡3～5min，烫透后捞出用清水洗净，摊放在竹帘或平板上，在阳光下暴晒3～5天，达到干而具有光泽，虫体平整而不碎为好。

性味归经　咸，寒；有小毒。归肝经。

功能主治　破血逐瘀，续筋接骨。用于跌打损伤，筋伤骨折，血瘀经闭，产后瘀阻腹痛，癥瘕痞块。

贮　　藏　本品易被虫蛀，并易发霉、变色。应置干燥通风处密闭保存。箱内可撒放一些花椒，可附虫蛀。夏季也可用硫黄、氯化镁熏，也可起到放虫的效果。

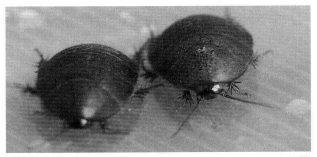

地鳖

大叶紫珠

Dayezizhu

CALLICARPAE MACROPHYLLAE FOLIUM

来　　源　为马鞭草科植物大叶紫珠 *Callicarpa macrophylla* Vahl 的干燥叶或带叶嫩枝。

生境分布　生于海拔110～2 000m的林边旷地、山坡、丘陵、路旁杂草丛或向阳灌木丛中。分布于福建、广东、广西、贵州、云南等地。

道地产区　主产于福建、广东、广西。

性状特征　叶多卷曲皱缩，完整者展平后呈长椭圆形至椭圆状披针形，长10～24cm，宽5～10cm，先端渐尖，基部楔形或钝圆，边缘有锯齿，上面灰绿色或棕绿色，有短柔毛，下面有灰白色茸毛，两面可见不甚明显的棕黄色腺点；叶柄长1～2cm，密生灰白色柔毛。气微，味微苦、涩。

品质优劣　药材是以叶片完整、两面腺点明显者为佳。

采收加工　夏、秋两季采叶，洗净鲜用或晒干研末备用。

性味归经　辛、苦，平。归肝、肺、胃经。

功能主治　散瘀止血，消肿止痛。用于衄血，咯血，吐血，便血，外伤或拔牙出血，跌仆肿痛。

贮　　藏　置于通风干燥处保存。

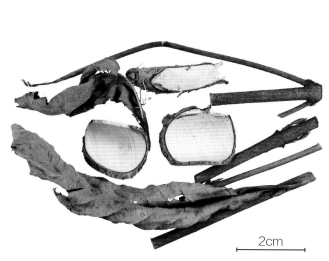

2cm

大叶紫珠药材

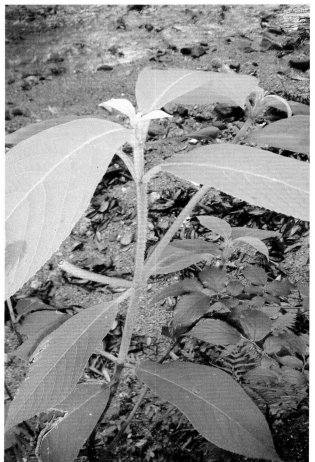

大叶紫珠

大血藤

Daxueteng

CAULIS SARGENTODOXAE

来　　源　为木通科植物大血藤*Sargentodoxa cuneata*（Oliv.）Rehd. et Wils.的干燥藤茎。

生境分布　生于深山疏林、大山沟畔肥沃土壤的灌木丛中；有栽培。分布于我国黄河流域、秦岭及以南各地。

道地产区　主产于湖北黄冈、孝感，四川邛崃、大邑、灌县、什邡，江西南昌、修水、武宁、瑞昌，河南信阳、商城，江苏常州、宜宾等地。

性状特征　商品呈圆柱形，略弯曲，长30～60cm，直径1～3cm。表面灰棕色，粗糙，有多数颗粒状突起的皮孔及少数明显的横裂纹，外皮常呈鳞片状剥落，剥落处显暗红棕色，有的可见膨大的节及略凹陷的枝痕或叶痕。质硬、体轻，折断面裂片状。断面皮部红棕色，较疏松，有数处向内嵌入木部，有棕黑色或黑色斑纹（分泌细胞），木部黄白色，有多数细孔状导管，髓射线棕红色，呈放射状排列。气微，味微涩。

品质优劣　药材是以条均匀、径粗、质坚韧、断面纹理明显、色棕红、气香者为佳。

采收加工　全年均可采收，通常秋、冬两季采收。用刀把直径3cm以上的茎藤砍下，去净细枝及叶，洗净，切段，长30～60cm，或切片，晒干。将原药材入清水中，浸2～3h，洗净泥污，捞出至蒲包里湿润，夏、秋两季润8～12h，冬、春两季润16～24h，每天淋水1～2次，待软先切尺余长段，再横切成片，晒干，筛去灰屑即可。栽培品于4～5年后可采收。

性味归经　苦，平。归大肠、肝经。

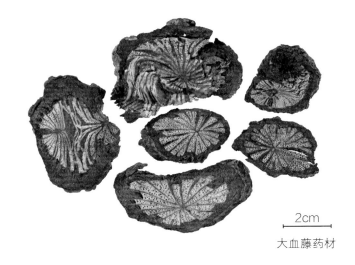

2cm

大血藤药材

功能主治　清热解毒，活血，祛风止痛。用于肠痈腹痛，热毒疮疡，经闭，痛经，跌仆肿痛，风湿痹痛。

贮　　藏　置于通风干燥处，防霉变及虫蛀，防灰尘。

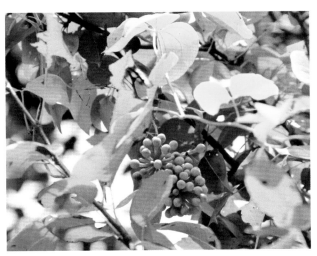

大血藤

大豆黄卷

Dadouhuangjuan

SOJAE SEMEM GERMINATUM

来　　源　为豆科植物大豆 *Glycine max* （L.） Merr. 的成熟种子经发芽干燥的炮制加工品。

道地产区　全国大部分地区均有出产。

性状特征　商品药材呈肾形或椭圆形。长0.8~1.2cm，直径5~8mm，种皮黄色或黑色，微有皱缩。靠一侧有明显的种脐，种脐周围色较深，中央显白色。在种脐上端，有一黄色弯曲的胚根，长约1cm。种皮脆而易碎，裂开时，可见两瓣黄色的子叶，显油质。无臭，有豆腥味。

2cm

大豆黄卷药材

品质优劣　以身干、粒大饱满、显皱纹、有短芽者为佳。

采收加工　通常在10月间种子成熟后采收。选择肥壮饱满的种子，于冷水中泡涨后，用湿布盖好，或放入麻袋、蒲包内，置于温暖处，经常翻动和洒少量的水，促其发芽。待芽长约1cm时，用清水洗净晒干。

性味归经　甘，平。归脾、胃、肺经。

功能主治　解表祛暑，清热利湿。用于暑湿感冒，湿温初起，发热汗少，胸闷脘痞，肢体酸重，小便不利。

贮　　藏　置于密闭干燥处保存，防生霉及虫蛀。

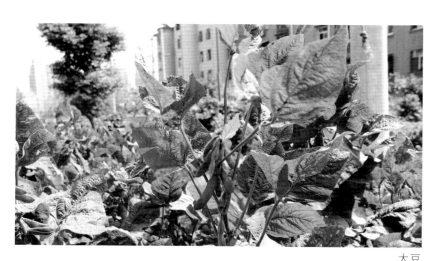

大豆

黑大豆

大皂角

Dazaojiao

GLEDITSIAE SINENSIS FRUCTUS

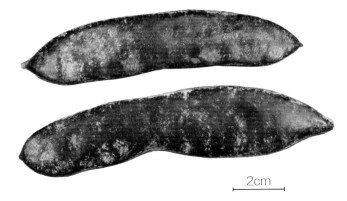

2cm

大皂角药材

来　　源　为豆科植物皂荚 *Gleditsia sinensis* Lam. 的干燥成熟果实。

生境分布　生于山坡树林，多为栽培。分布于我国东北、华北、华东、中南及四川、贵州等地。

道地产区　主产于河北、山西、河南、山东等地。

性状特征　商品药材呈扁长条状或剑鞘状，略弯曲，于种子处稍隆起，长12～25cm，宽2～4cm，厚1～1.5cm；表面紫红色或深棕色，被灰白色蜡粉，擦去后有光泽，顶端锐，基部渐狭，有短果柄或果柄痕，两侧有明显的纵棱线，摇之有响声；质硬，断面黄色，纤维性。种子多数，卵圆形，长1～1.4cm，直径约8mm，黄棕色，光滑。气特异，具强烈刺激性，易引起喷嚏，味辛辣。

品质优劣　本品以肥厚、饱满、坚实者为佳。

采收加工　秋季采摘成熟果实，晒干。

性味归经　辛、咸，温；有小毒。归肺、大肠经。

功能主治　祛痰开窍，散结消肿。用于中风口噤，昏迷不醒，癫痫痰盛，关窍不通，喉痹痰阻，顽痰喘咳，咳痰不爽，大便燥结；外治痈肿。

贮　　藏　置于干燥通风处贮存，防虫蛀。

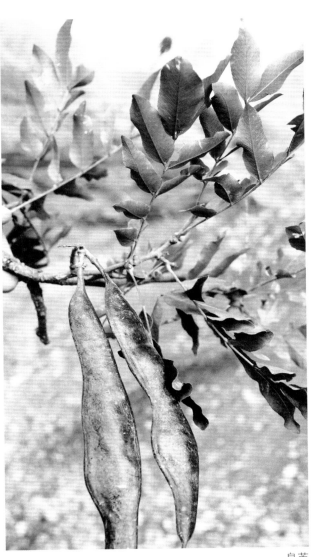

皂荚

大青叶

Daqingye

FOLIUM ISATIDIS

来　　源　为十字花科植物菘蓝*Isatis indigotica* Fort.的干燥叶。

生境分布　全国各省区均有引种、栽培，分布于江苏、河北、安徽、浙江、河南、湖北等地。

道地产区　主产江苏南通、常州、如皋、泰州，安徽阜阳、六安，河北安国、唐县、定县，河南等地。

性状特征　商品大青叶多皱缩卷曲或呈不规则团块，有的已破碎。完整叶片展平后呈长椭圆形至长圆状倒披针形，状如牛舌。长3～20cm，宽2～6cm，上表面暗灰绿色，有的可见颜色较深而稍突起的小点，全缘或略锯齿状，先端钝，基部狭窄下延，至叶柄叶呈翼状。叶柄长4～10cm，本品光滑无毛。质脆，易碎，气微，味微酸，苦，涩。

品质优劣　道地药材是以叶大而无柄、叶片完整、色暗灰绿者为佳。

采收加工　于夏、秋两季分2～3次采收，除去泥土杂质，晒干即成。

性味归经　苦，寒。归心、胃经。

功能主治　清热解毒，凉血消斑。用于温病高

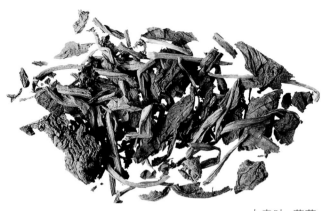

大青叶–菘蓝

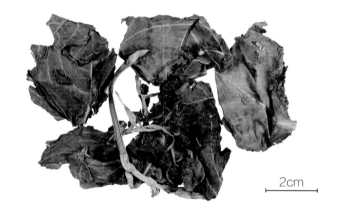

2cm

大青叶干药材

热，神昏，发斑发疹，痄腮，喉痹，丹毒，痈肿。

贮　　藏　本品易受潮发霉，应置于干燥通风处保存。如受潮湿，应及时摊开晾晒至干。

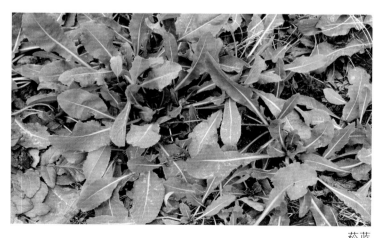

菘蓝

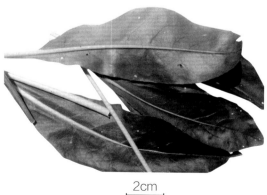

2cm

大青叶鲜药材

大青盐

Daqingyan

HALITUM

来　　源　为卤化物类石盐族湖盐结晶体，主含氯化钠（NaCl）。

生境分布　多形成于干涸含盐盆地和现代盐湖中，为盐湖中化学沉积而成。

道地产区　主产于青海及内蒙古。

性状特征　商品多呈方块形或不规则多棱状，状似冰糖。青白色或暗白色，半透明，表面常有小形孔洞（骸晶结构）。质硬，可砸碎，断面洁净而光亮。气微，味咸。可溶于水。

品质优劣　药材是以颗粒大、方形有孔洞、色暗白、洁净而无杂质者为佳。

采收加工　全年均可采，一般多在6~8月进行，自盐湖中取出，晒干。

性味归经　咸，寒。归心、肾、膀胱经。

功能主治　清热，凉血，明目。用于吐血，尿血，牙龈肿痛出血，目赤肿痛，风眼烂弦。

贮　　藏　置于通风干燥处保存，防潮湿。

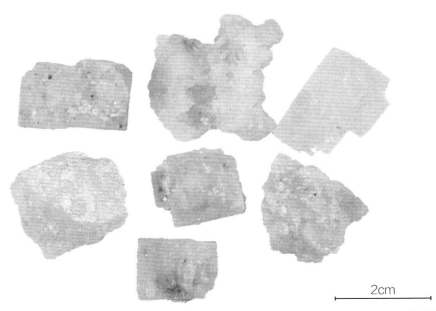

2cm

大青盐

大枣

Dazao

FRUCTUS JUJUBAE

来　　源　为鼠李科植物枣*Ziziphus jujuuba* Mill.的干燥成熟果实。

生境分布　生于海拔1 700m以下的山区、丘陵或平原。分布于全国各地。

道地产区　主产河南、河北、山东、山西、陕西、新疆等地。

性状特征　商品中有大枣、小枣两类，但目前以大枣为多。果实呈椭圆形或短圆形。长2～3.5cm，直径1.5～2.5cm。表面暗红色略带光泽，有不规则皱纹。顶端有一小突点，基部凹陷，有果柄或果柄痕。外果皮薄，中果皮棕黄色或淡褐色，肉质，柔软，富糖性而油润。果核纺锤形，两端尖锐，坚硬。果肉气微香，味甜。

品质优劣　药材是以身干、个大、红色、肉厚、油润者为佳，习惯认为加工熏制的胶枣质量最佳。

采收加工　秋季果实成熟时采收，晒干。

性味归经　甘，温。归脾、胃、心经。

功能主治　补中益气，养血安神。用于脾虚食少，乏力便溏，妇人脏躁。

贮　　藏　放置干燥处，防虫蛀。

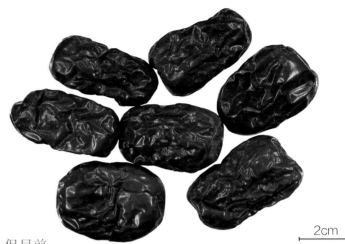

2cm

大枣药材

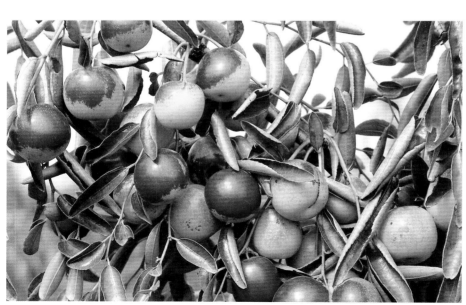

枣

大黄

Dahuang

RADIX ET RHIZOMA RHEI

来　　源　为蓼科植物掌叶大黄*Rheum palmatum* L.、唐古特大黄*Rheum tanguticum* Maxim. ex Balf.或药用大黄*Rheum officinale* Baill.的干燥根及根茎。

生境分布　生于高寒山区、土壤湿润的草坡上。分布于甘肃、青海、宁夏、四川及西藏等地。

道地产区　掌叶大黄主产于甘肃、青海、西藏、四川等地，多为栽培。产量占大黄的大部分。唐古特大黄主产于青海、甘肃、西藏及四川、贵州、云南、湖北、陕西等地，栽培或野生，产量较少。药用大黄主产于陕西、湖北、四川等地。

性状特征　大黄药材商品规格多样复杂，传统规格与现代商品也有所不同。现主要根据产地不同归纳出不同的商品类型。

1. 西宁大黄型

（1）西宁大黄：以青海贵德、湟源、湟中等县所产者为道地药材，以其在加工干燥后向西宁集散，故名西宁大黄。体重质坚，内色呈槟榔纹朱砂斑点，习称"高粱碴"，多锦纹，其个多呈圆形，削成蛋状，习称"蛋吉"。取粉末以水试之有黏性，苦而不涩。

（2）凉黄（凉州大黄）：为野生于甘肃祁连山、武威（凉州）、永登一带的大黄，系不经去皮加工的原皮大黄，形如狗头，故又名"狗头大黄"，外皮横纹显著，均穿孔用毛绳穿入。本品高粱碴、锦纹特征明显，有香气，苦而不涩，质量最佳，但产量较少。此外，岷县大黄（产甘肃岷县，外皮横纹较少，顶端下凹，锦纹不明显）、河州大黄（产甘肃临夏，古称河州）亦属此类。

2. 铨水大黄型

（1）铨水大黄：产于甘肃礼县、铨水、西固

的大黄，统称为铨水大黄，产武都者名阶州大黄，多系栽培。以铨水产量最大，其个多呈长形将其切为竖形片状者称"片吉"，将长形大黄横切成段者称"中吉"（个较大）、"苏吉"（个较小）等。集散于天水，品质优良，且有出口。

（2）文县大黄：产甘肃文县、成县的家种品，外皮无横纹，断面锦纹不明显，色不鲜黄，无香气及油性。清水大黄（甘肃清水县家种品）与庄浪大

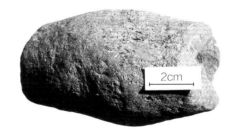

2cm

唐古特大黄药材

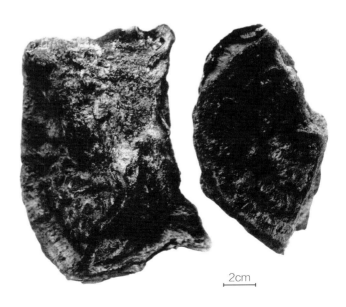

2cm

药用大黄药材

黄（产甘肃庄浪之水洛城）亦属铨水大黄型。

3．雅黄（马蹄大黄）型

（1）雅黄：产四川九龙、汉原场，个形大而松。雅安产者个形小，体轻，质次，多横切成段，外形如马蹄状，外皮横纹不多，内心糟朽如丝瓜络，色带茶黄，无高粱碴，星点大，气不香，味苦，涩味较小。

（2）南川大黄：为重庆南川移栽品。此外，云南马蹄黄（粗者呈圆轮形，直径6～17cm）、羊蹄黄（小者呈圆柱形、长圆锥形，直径3～5cm）及陕西汉中、安康，湖北西北山区的野生大黄，在外形上也多切成马蹄形，亦名马蹄大黄。

品质优劣　上述大黄不论何种规格，均以削尽外皮（凉州大黄除外）体质充实，个头匀整，色泽黄亮，砸开后内呈槟榔纹朱砂斑点而无虚糠，锦纹明显，气香，体重者为优。俗称"十大九糠"，言大黄大多个大多糠，因其在加工过程中水分不易外泄，且受冰冻，故而变糠。所以大黄以体质充实、干燥、断面显锦纹、稍有油性、气清香、味苦而微涩者为佳。

采收加工　栽培2～3年后，与野生品一样，在秋末冬初茎叶枯萎时，挖取地下部分，除去粗皮，切片晒干或烘干备用。

性味归经　苦，寒。归脾、胃、大肠、肝、心包经。

功能主治　泻下攻积，清热泻火，凉血解毒，逐瘀通经，利湿退黄。用于实热积滞便秘，血热吐衄，目赤咽肿，痈肿疔疮，肠痈腹痛，瘀血经闭，产后瘀阻，跌打损伤，湿热痢疾，黄疸尿赤，淋证，水肿；外治烧烫伤。酒大黄善清上焦血分热毒。用于目赤咽肿，齿龈肿痛。熟大黄泻下力缓，泻火解毒。用于火毒疮疡。大黄炭凉血化瘀止血。用于血热有瘀出血症。

贮　　藏　本品极易被虫蛀、变色，应防潮，置于干燥通风处保存。若受潮湿，色泽发黑，并易发生虫蛀。在日光或空气影响下，色泽变暗，品种变劣，故应密封、避光存放。

大宗商品为防蛀，可在入夏之前用氯化苦或磷化铝熏。大黄片可置于石灰缸内，密闭保存，以防潮霉蛀，并不宜多晒久晒，防止变色。

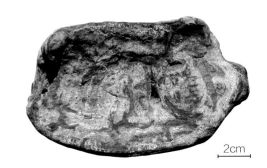

2cm

掌叶大黄药材

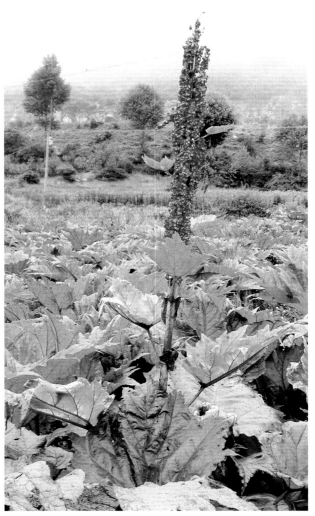

掌叶大黄

大蒜

Dasuan

ALLII SATIVI BULBUS

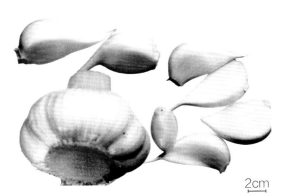

2cm

大蒜鲜药材

来　　源	为百合科植物大蒜*Allium sativum* L. 的鳞茎。
生境分布	人工栽培。我国南北各地均产。
道地产区	主产于我国北方各地。
性状特征	商品呈鳞茎类球形，直径3～6cm，完整独体

或由6～10个小鳞茎着生在扁平木质鳞茎盘上抱合而成，外包
1～3层白色或淡紫红色膜质鳞叶，中央有干缩的花葶残基。
小鳞茎瓣长卵圆形，顶端略尖，背面略隆起，外被膜质鳞
叶，内为白色肥厚的肉质鳞叶。气特异，味辛辣。

品质优劣	以外皮紫色、独体或蒜瓣大、味辛辣浓烈者为佳。
采收加工	春、夏两季采收，扎把，悬挂通风处，阴干备用。
性味归经	辛，温。归脾、胃、肺经。
功能主治	解毒消肿，杀虫，止痢。用于痈肿疮疡，疥癣，肺痨，

顿咳，泄泻，痢疾。

贮　　藏	置阴凉干燥处贮存。

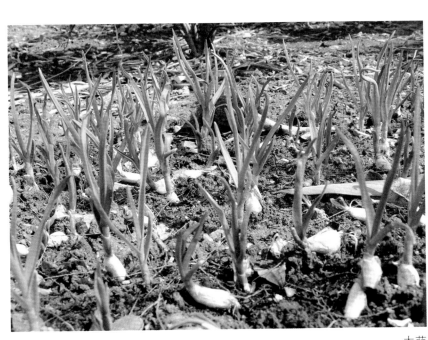

大蒜

大蓟

Daji

HERBA CIRSI JAPONICI

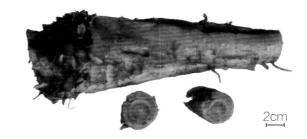

2cm

大蓟鲜药材

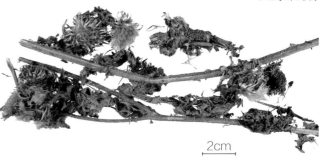

2cm

大蓟干药材

来　　源　为菊科植物蓟*Cirsium japonicum* Fisch.ex DC.的干燥地上部分或根。

生境分布　野生于山坡、路边等处。我国南北各地都有分布。

道地产区　主产于安徽、山东、河北、江苏等地。

性状特征　商品分为大蓟草与大蓟根两种，大蓟根多销往南方各地，北方各地则用全草。

1. 全草　茎圆柱形，直径0.5～1.5cm，表面绿褐色或棕褐色，有纵棱，被灰白色毛；质松脆，断面黄白色，髓部白色，常中空。叶皱缩，多破碎，完整叶片展开后呈倒披针形或倒卵状椭圆形，羽状深裂，边缘具不等长的针刺，上表面灰绿色或黄棕色，下表面色较浅，两面有白色毛。头状花序顶生，圆球形或椭圆形，总苞枯黄色，苞片披针形，4～6层，冠毛羽状，黄白色。气微，味淡。

2. 根　呈长纺锤形或长椭圆形，常簇生而扭曲，长5～15cm，直径0.2～0.8cm。表面灰黄色、灰褐色或暗褐色，有不规则的纵皱纹及细横皱纹。质坚而脆，易折断，断面粗糙，皮部薄，棕褐色，有小裂隙，木部灰黄色或灰白色。气特异，味甘、微苦涩。

品质优劣　全草是以色绿、叶完整者为佳；根是以条粗壮、无须毛，无芦头者为佳。

采收加工　野生品春、夏开花前连根挖出洗净晒干。栽培品在栽后第2年采收。除去杂质，洗净，晒干。

性味归经　甘、苦，凉。归心、肝经。

功能主治　凉血止血，散瘀解毒消痈。用于衄血，吐血，尿血，便血，崩漏，外伤出血，痈肿疮毒。

贮　　藏　本品易被虫蛀、发霉，应置于干燥通风处保存，防受潮。

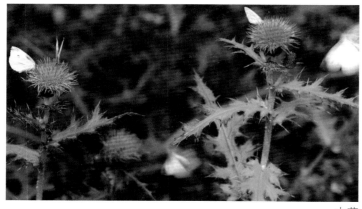

大蓟

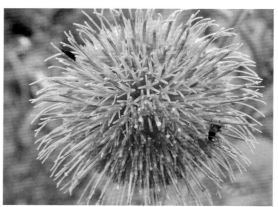

大蓟花

大腹皮

Dafupi

PERICARPIUM ARECAE

来　　源　为棕榈科植物槟榔*Areca catechu* L.的干燥果皮。

生境分布　生于热带地区，常栽植于阳光充足、湿度大的林间地上。我国福建、台湾南部、广东、广西、海南、云南南部等地均有栽培。

道地产区　主产于海南、云南、台湾等地。

性状特征　商品分有大腹皮和大腹毛。

1. 大腹皮　果皮略呈椭圆形或长卵圆形瓢状，外凸内凹，长4～7cm，宽2～4cm，厚0.5～1cm。外果皮深棕色至近黑色，具不规则的纵皱纹及隆起的横纹，顶端有花柱残痕，基部有果梗及残存萼片，中果皮黄白色，纤维状，纵向排列。内果皮凹陷，褐色、深棕色或黄褐色，表面光滑，硬壳状。体轻，质硬。纵向撕裂后可见中果皮纤维。气微，味淡、微涩。

2. 大腹毛　主为中果皮疏松纤维，呈缕状，纵向排列或松散，呈乱丝团状，长4～7cm，厚3～6mm。黄白色、灰黄色或浅棕色，可见附着的外果皮及内果皮碎片。内层纤维较粗，呈棕毛状。内壁凹陷，呈褐色至深棕色，表面光滑呈硬壳状。体轻松，质柔韧，易纵向撕开。气微，味淡。

品质优劣　大腹皮以深褐色、皱皮结实者为佳，大腹毛以色黄白、质柔韧者为佳。

采收加工　从12月到次年2月间，采其果实，将果皮剥下，晒干，捶松即可。

性味归经　辛，微温。归脾、胃、大肠、小肠经。

功能主治　行气宽中，利水消肿。用于湿阻气滞，脘腹胀闷，大便不爽，水肿胀满，脚气浮肿，小便不利。

贮　　藏　置于干燥通风处保存，防受潮。

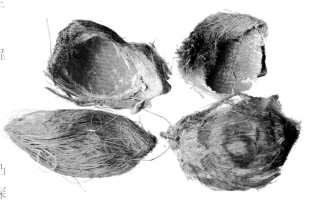

大腹皮

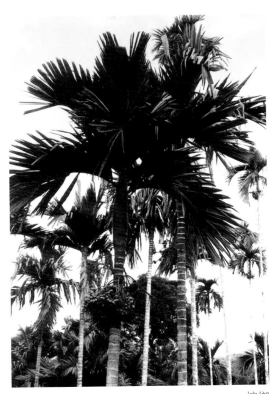

槟榔

山麦冬

Shanmaidong

RADIX LIRIOPES

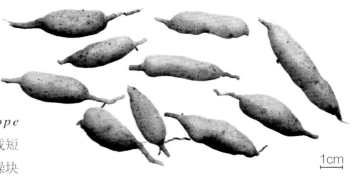

1cm

山麦冬鲜药材

来　　源　为百合科植物湖北麦冬*Liriope spicata*（Thunb.）Lour. var. prolifera Y. T. Ma或短葶山麦冬*Liriope muscari*（Decne.）Baily 的干燥块根。

生境分布　为人工栽培品，喜温暖潮湿气候，在我国长江流域各地有分布。

道地产区　主产于福建、四川、湖北、浙江、江苏。

性状特征

1. 湖北麦冬　块根呈纺锤形，长1.2~4cm，中部直径4~9mm，表面类黄色，半透明。质硬脆，断面黄色，角质样。气微香，味甘。主产于湖北、四川东部。

2. 短葶山麦冬　块根呈长梭形或长圆矩形，长1.5~4.5cm，中部直径4~8mm，表面茎白色，有纵皱纹，断面类白色，略角质样，中柱较细，易折断，气微香，味微甘，易吸湿。

采收加工　夏季采挖，洗净，反复暴晒、堆置，至七八成干，除去须根，干燥。

性味归经　甘、微苦，微寒。归心、肺、胃经。

功能主治　养阴生津，润肺清心。用于肺燥干咳，阴虚痨嗽，喉痹咽痛，津伤口渴，内热消渴，心烦失眠，肠燥便秘。

贮　　藏　本品易被虫蛀、发霉，应置于干燥通风处保存，防止受热受潮，否则易变色发霉。如受潮变软，应立即摊晒至干。

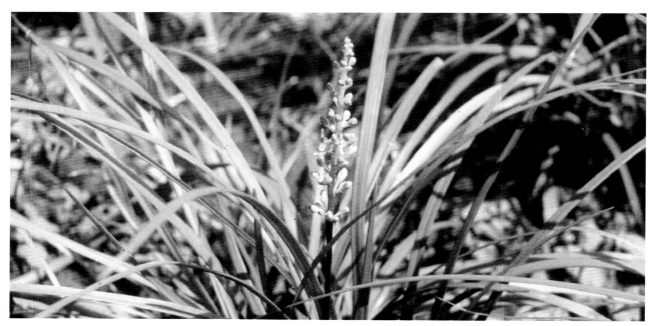

湖北麦冬

山豆根

Shandougen

RADIX ET RHIZOMA SOPHORAE TONKINENSIS

来　　源　为豆科植物越南槐
Sophora tonkinensis Gapnep.的干燥根
及根茎。

生境分布　生于石坡石缝、灌丛
林缘。分布于江西、广西、广东和贵
州等地。

道地产区　主产于广西百色、田
阳、凌云、大新、龙津等地。除广西
外，广东、云南、贵州、江西等地也
有出产。

性状特征　商品呈不规则的结节
状，横向延长，顶端常残存茎基，其
下着生数条根。根呈长圆柱形，常有
分枝，长短不等，一般长10～30cm，
直径0.7～1.5cm；表面棕色至棕褐
色，有不规则的纵皱纹及突起的横向
皮孔。质坚硬，难折断，断面切皮部
浅棕色，似蜡质，木部淡黄色，多少
具裂隙。有豆腥气，味极苦。

品质优劣　药材是以身干、条粗
壮而无须根、质坚者为佳。

采收加工　秋季采挖，除去杂
质、洗净，干燥。

性味归经　苦，寒；有毒。归
肺、胃经。

功能主治　清热解毒，消肿利
咽。用于火毒蕴结，乳蛾喉痹，咽喉
肿痛，牙龈肿痛，口舌生疮。

贮　　藏　置干燥通风处保存。
防止受潮霉变、生虫。

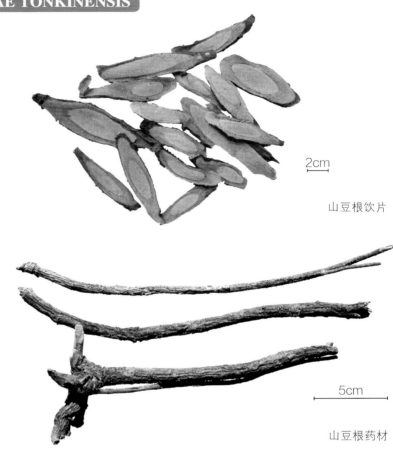

2cm

山豆根饮片

5cm

山豆根药材

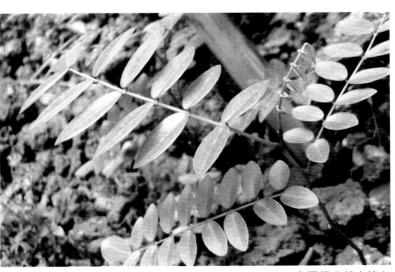

山豆根（越南槐）

山茱萸

Shanzhuyu

FRUCTUS CORNI

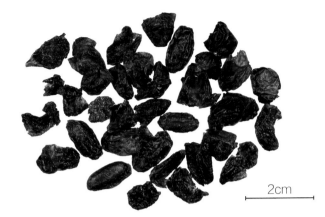

山茱萸药材

来　　源　为山茱萸科植物山茱萸 *Cornus officinalis* Sieb. et Zucc. 的干燥成熟果肉。

生境分布　生于山坡灌木丛中。分布于山西、陕西、甘肃、山东、安徽、浙江、江西、河南、湖南、四川等地。

道地产区　主产于河南、四川，以浙江淳安"淳萸肉"为佳。

性状特征　商品药材果皮常破裂，皱缩，不完整或呈扁筒状，长约1.5cm，宽约0.5cm。新货表面为紫红色，陈旧则变为紫黑色并皱缩。有光泽，基部有时可见果柄痕，顶端有一圆形的宿萼迹。肉质柔软不易碎。气无，味酸而涩苦。

品质优劣　药材是以块大、肉厚质柔软、色紫红、无核者为佳。

采收加工　育苗到结果需培育6～7年，15～20年为盛果期。秋末冬初果皮变红时采摘，用文火烘或置沸水中略烫后，及时除去果核，干燥。

性味归经　酸、涩，微温。归肝、肾经。

功能主治　补益肝肾，收涩固脱。用于眩晕耳

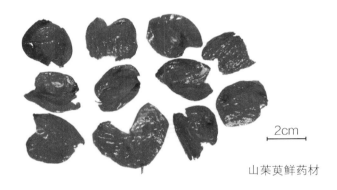

山茱萸鲜药材

鸣，腰膝酸痛，阳痿遗精，遗尿尿频，崩漏带下，大汗虚脱，内热消渴。

贮　　藏　本品易被虫蛀，发霉，应防潮，应置阴凉干燥处保存。不宜过度日晒或风吹，以免干枯丧失油润。为防虫蛀，入夏前可用氯化苦或磷化铝熏。

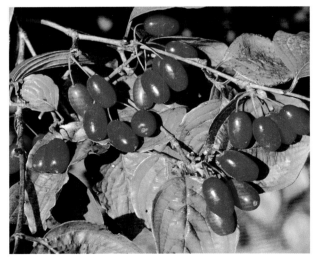

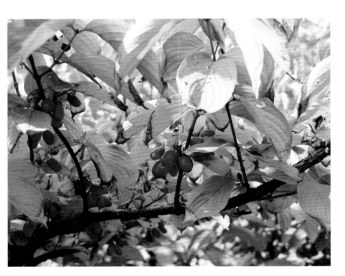

山茱萸

山药

Shanyao

RHIZOMA DIOSCOREAE

来　　源　为薯蓣科植物薯蓣*Dioscorea opposita* Thunb. 的干燥根茎。

生境分布　生于山地向阳处。我国大部分地区均有分布。

道地产区　主产于河南新乡地区的温县、武陟、博爱、沁阳等县，为全国驰名四大怀药之一。

性状特征　商品中由于加工方法不同，有毛山药和光山药之分。两者除销售习惯有所区别外，质量无明显差别。均同等入药。

1. 毛山药　外形不一，多为扁圆形、略弯曲的柱形状体，长15～30cm，直径1.5～6cm。表面灰白色或黄白色，有明显的纵皱及栓皮未除尽的痕迹，或有小疙瘩，两头不齐。质坚脆，易折断，断面白色，粉性足，显颗粒性。气微，味甘淡而微酸。

2. 光山药　呈圆柱形，长9～18cm，直径1.5～3cm，洁白光滑，粗细均匀，两端平齐。质坚硬，不易折断，断面白色，粉质。微臭，味淡微酸，嚼之发黏。

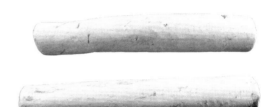

3cm

毛山药药材

2cm

光山药药材

品质优劣　毛山药是以身干、质坚实、粉性足、断面颜色洁白者为佳；道地的光山药药材是以条粗直、体结实质重、色洁白光滑、圆柱形、两头尖、无僵裂者为佳。

采收加工　冬季茎叶枯萎后采挖，切去根头，洗净，除去外皮及须根，干燥，称"毛山药"；也有选择肥大顺直的干燥山药，置清水中，浸至无干心，闷透，切齐两端，用木板搓成圆柱状，晒干，打光，习称"光山药"。

性味归经　甘，平。归脾、肺、肾经。

功能主治　补脾养胃，生津益肺，补肾涩精。用于脾虚食少，久泻不止，肺虚喘咳，肾虚遗精，带下，尿频，虚热消渴。麸炒山药补脾健胃。用于脾虚食少，泄泻便溏，白带过多。

贮　　藏　放置干燥通风处保存。注意防虫蛀、霉变。

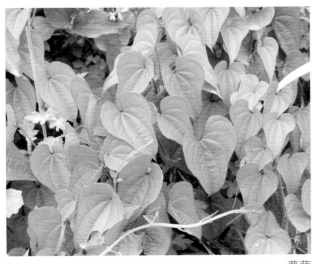

薯蓣

山柰

Shannai

RHIZOMA KAEMPFERIAE

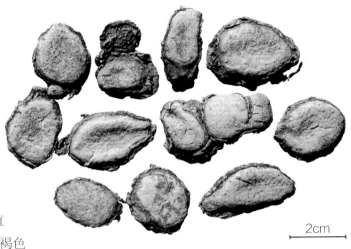

2cm

山柰药材

来　　源　为姜科植物山柰*Kaempferia galanga* L. 的干燥根茎。

生境分布　生于山坡、林下、草丛中，性耐瘠薄干旱土壤。分布于福建、台湾、广东、广西、云南、海南等地。

道地产区　主产于广西、广东。

性状特征　根状茎横切片为圆形或近圆形，直径1～2cm，厚3～6cm，有的2～3个相连。外皮浅褐色或黄褐色，可见根痕及残存的须根。断面类白色，富于粉性，光滑而细腻，有时可见内皮层环纹，中柱常鼓凸，而外皮皱缩，习称"缩皮凸肉"。质坚脆，易折断。气芳香特异，略同樟脑。

品质优劣　药材是以色白、粉性足、气浓厚而辣味强者为佳。

采收加工　于11月苗枯时挖出两年生根状茎，洗去泥沙，剪去须根，切片，晒干。

性味归经　辛，温。归胃经。

功能主治　行气温中，消食，止痛。用于胸膈胀满，脘腹冷痛，饮食不消。

贮　　藏　置阴凉干燥处贮存，防潮防蛀。

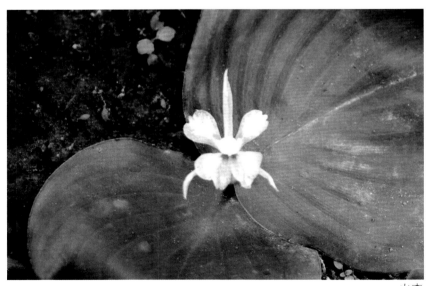

山柰

山楂

Shanzha

FRUCTUS CRATAEGI

来　　源　为蔷薇科植物山里红*Crataegus pinnatifida* Bge. var.major　N. E. Br.或山楂*Crataegus pinnatifida* Bge.的干燥成熟果实。

生境分布

1. 山里红　生于山坡沙地，河边杂林，我国北方常有栽培。分布于我国东北、华北、西北和山东、江苏、河南等地。

2. 山楂　生于山坡林缘、河岸灌丛。我国北方常见栽培。分布于我国东北、华北及陕西、江苏、河南等地。

道地产区　商品分为北山楂（山里红）和南山楂两类。北山楂主产于我国东北及河北、山西；南山楂主产于河南、江苏及陕西。

性状特征

1. 北山楂　即山里红，北京称此为红果、山果子，河北叫棠棣。

果实近球形或梨形，直径1～2.5cm。表面深红色或紫红色，有光泽，布满灰白色斑点。顶端有宿存的花萼，基部有果柄残痕。商品药材多切成片状。山楂片为圆形片状，多卷边或皱缩不平，直径1～2.5cm，厚0.2～0.4cm，外皮红色，具皱纹，有灰白色小斑点，果肉深黄色至浅棕色。中部横切片具3～5粒种子，浅黄色，橘瓣状，背面稍具棱，两侧平滑，或已脱落而中空，有的切片可见短果柄或花萼残迹。气微清香，味酸而微甜。

2. 南山楂　又称药山楂、小叶山楂、牧虎梨等，其原植物多为野生品种。

果实呈类圆球形或扁球形，个体较北山楂为小，直径0.8～1.2cm。表面黄色或棕红色，有细皱纹及小斑点。顶端有宿存花萼，基部有果柄痕。质坚硬，不易破碎，果肉薄，棕红色，有3～5粒种子，种子内侧两面平滑。气微，味酸而微涩。药材商品

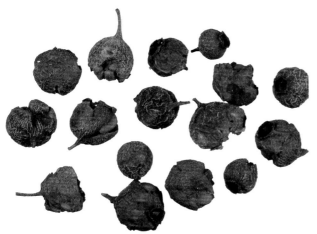

山楂药材

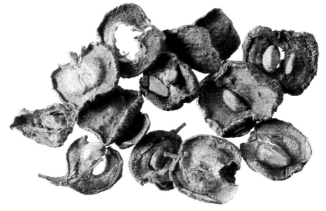

山里红药材

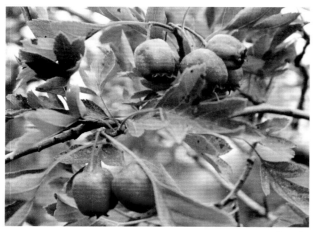

山里红

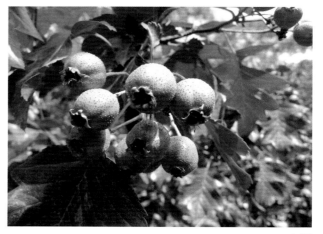

山楂

常切成半圆形或压成扁平破裂的饼状，果肉较薄。

品质优劣 ①北山楂（山里红）是以个大，表面色深红，气清香者为佳。②南山楂是以个均匀，表面红色，肉厚者为佳。

采收加工 定植后3～4年结果，10月采摘，切片晒干或纵切两瓣晒干。

性味归经 酸、甘、微温。归脾、胃、肝经。

功能主治 消食健胃，行气散瘀，化浊降脂。用于肉食积滞，胃脘胀满，泻痢腹痛，瘀血经闭，产后瘀阻，心腹刺痛，胸痹心痛，疝气疼痛，高脂血症。焦山楂消食导滞作用增强。用于肉食积滞，泻痢不爽。

贮藏 置阴凉干燥处，防霉烂、虫蛀、变质。

山楂叶

Shanzhaye

FOLIUM CRATAEGI

来源 同"山楂"。

生境分布 同"山楂"。

道地产区 同"山楂"。

性状特征 本品多已破碎，完整者展开后呈宽卵形，长6～12cm，宽5～8cm，绿色至棕黄色，先端渐尖，基部宽楔形，具2～6羽状裂片，连缘具尖锐重锯齿；叶柄长2～6cm，托叶卵圆形至卵状披针形。气微，味涩、微苦。

采收加工 夏、秋两季采叶，晒干。

性味归经 酸，平。归肝经。

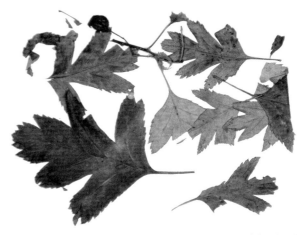

2cm

山楂叶药材

功能主治 活血化瘀，理气通脉，化浊降脂。用于气滞血瘀，胸痹心痛，胸闷憋气，心悸健忘，眩晕耳鸣，高脂血症。

贮藏 置阴凉干燥处，防潮保存。

山银花

Shanyinhua

FLOS LONICERAE

来　　源　为忍冬科植物灰毡毛忍冬*Lonicera macranthoides* Hand.–Mazz.、红腺忍冬*Lonicera hypoglauca* Miq.或华南忍冬*Lonicera confuse* DC.的干燥花蕾或带初开的花。

生境分布　生于溪边、旷野疏林下或灌木丛中。

道地产区　主产于四川、广东、广西、湖南、贵州、云南、安徽、浙江等地。广西山银花主要分布于马山、忻城、都安、田阳、宜山、凌云、资源等地。

性状特征　根据来源不同分述如下：

1. 灰毡毛忍冬　呈棒状而稍弯曲，长3～4.5cm，上部直径约2mm，下部直径约1mm。表面绿棕色至黄白色。总花梗集结成簇，开放者花冠裂片不及全长之半。质稍硬，手捏之稍有弹性。气清香。味微苦甘。

2. 红腺忍冬　长2.5～4.5cm，直径0.8～2mm。表面黄白至黄棕色，无毛或疏被毛，萼筒无毛，先端5裂，裂片长三角形，被毛，开放者花冠下唇反转，花柱无毛。

3. 华南忍冬　长1.6～3.5cm，直径0.5～2mm。萼筒和花冠密被灰白色毛，子房有毛。

品质优劣　药材是以花蕾呈棒状、表面红棕色或灰棕色、气清香者为佳。

采收加工　同"金银花"。

性味归经　甘，寒。归肺、心、胃经。

功能主治　清热解毒，疏散风热。用于痈肿疔疮，喉痹，丹毒，热毒血痢，风热感冒，温病发热。

贮　　藏　本品易被虫蛀、发霉、变色，应置阴凉干燥处密封保存。

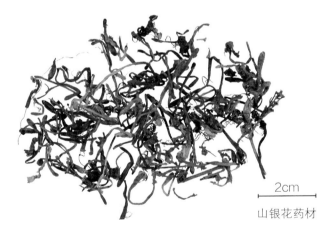

2cm

山银花药材

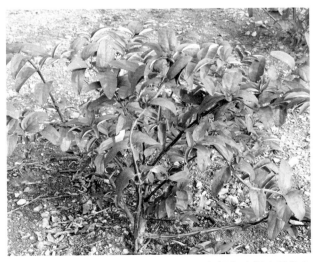

山银花（华南忍冬）

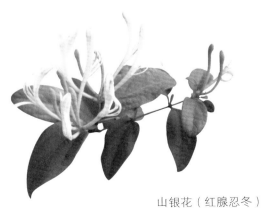

山银花（红腺忍冬）

山慈菇

Shancigu

PSEUDOBULBUS CREMASTRAE SEUPLEIONES

来　　源　为兰科植物杜鹃兰*Cremastra appendiculata* (D.Don) Makino、独蒜兰*Pleione bulbocodioides* (Franch.) Rolfe 或云南独蒜兰*Pleione yunnanensis* Rolfe的干燥假鳞茎。

生境分布

1. 杜鹃兰　生于山坡林下阴湿处。分布于河南、浙江、江西、湖北、湖南、广东、四川、贵州等地。

2. 独蒜兰　生于山坡林下及石岩等阴湿处。分布于我国华东、华南、西南及陕西、甘肃、湖北等地。云南独蒜兰分布于云南、贵州。

道地产区　主产于四川、贵州、云南、湖南、陕西、甘肃等地。

性状特征　在商品药材中一般将杜鹃兰习称"毛慈菇"，独蒜兰和云南独蒜兰习称"冰球子"。

1. 毛慈菇　呈不规则扁球形或圆锥形，顶端渐突起，基部有须根痕。长1.8～3cm，膨大部直径1～2cm。表面黄棕色或棕褐色，有纵皱纹或纵沟，中部有2～3条微突起的环节，节上有鳞片叶干枯腐烂后留下的丝状纤维。质坚硬，难折断，断面灰白色或黄白色，略呈角质。气微，味淡，带黏性。

2. 冰球子　呈圆锥形，瓶颈状或不规则团块，直径1～2cm，高1.5～2.5cm。顶端渐尖，尖端断头处呈盘状，基部膨大且圆平，中央凹入，有1～2条环节，多偏向一侧。撞击外皮者表面黄白色，带表皮者浅棕色，光滑，有不规则皱纹。断面浅黄色，角质半透明。

品质优劣　本品以身干、个大、质坚硬者为佳。

采收加工　夏、秋两季挖取假鳞茎，除去地上枯茎及鳞叶、须根，洗净泥土，分开大小置沸水锅中蒸煮至透

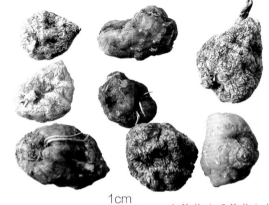

1cm　　　　　　山慈菇（毛慈菇）药材

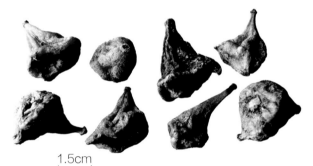

1.5cm　　　　　冰球子（山慈菇）药材

心，晾至半干后再晒干。

性味归经　甘、微辛，凉。归肝、脾经。

功能主治　清热解毒，化痰散结。用于痈肿疔毒，瘰疬痰核，蛇虫咬伤，癥瘕痞块。

贮　　藏　置阴凉干燥处，防霉烂变质。

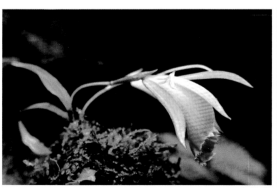
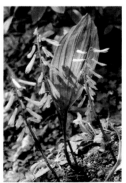

独蒜兰　　　杜鹃兰（山慈菇）

千年健

Qiannianjian

RHIZOMA HOMALOMENAE

来　源　为天南星科植物千年健*Homalo-mena occulta*（Lour.）Schott的干燥根茎。

生境分布　生于山谷溪边，林下阴湿处。分布于广东、海南、广西、云南等地。

道地产区　主产于广东、广西、海南等地。

性状特征　商品药材呈不规则斜片。外表皮粗糙，淡红色至红棕色，具多数扭曲的深纵沟纹，截面具有众多黄色散布的筋脉点（硬质纤维束），有的呈针刺状，俗称"一包针"。质坚而脆，气芳香特异，微辛，微苦。

品质优劣　以红棕色、条粗、香气浓者为佳。

采收加工　秋、冬两季采收，收割根茎，削去茎尖、须根，洗净，晒干。

性味归经　苦、辛，温。归肝、肾经。

功能主治　祛风湿，壮筋骨。用于风寒湿痹，腰膝冷痛，拘挛麻木，筋骨痿软。

贮　藏　置阴凉干燥处，防霉烂变质。

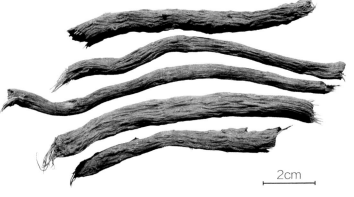

2cm

千年健药材

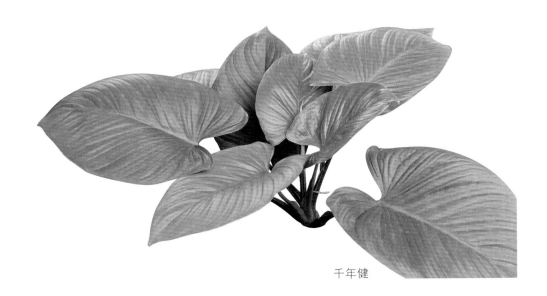

千年健

千里光

Qianliguang

SENECIONIS SCADENTIS HERBA

来　　源　为菊科植物千里光*Senecio scandens* Buch. −Ham.的干燥地上部分。

生境分布　生于河滩、林边、灌木丛、沟边及路旁等处。我国华东、中南、西南及陕西等地均有分布。

道地产区　主产于江苏、浙江、广西、四川等地。

性状特征　全草长50～100cm，商品药材常切成长2～3cm的小段。茎呈圆柱形，稍折曲，直径0.2～0.7cm，上部有分枝，茎部木质，表明深棕色或黄棕色，具细纵棱，密被灰白色柔毛。质坚脆，易折断，断面髓部发达，白色。叶互生，多卷缩破碎，展平后呈椭圆状三角形或卵状披针形，边缘有不规则锯齿、微波状或近全缘，有的深裂，暗绿色或灰棕色，两面被细柔毛，质脆。头状花序多数，排成伞房状，花黄色。瘦果成熟时露出白色冠毛。气微，味苦。

采收加工　夏、秋两季采收，洗净，晒干或鲜用。

性味归经　苦，寒。归肺、肝经。

功能主治　清热解毒，明目，利湿。用于痈肿疮毒，感冒发热，目赤肿痛，泄泻痢疾，皮肤湿疹。

贮　　藏　置阴凉干燥处，防霉烂变质。

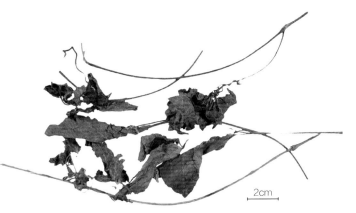

千里光叶

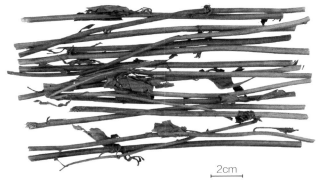

千里光药材

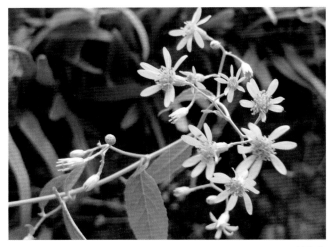

千里光

千金子

Qianjinzi

SEMEN EUPHORBIAE

来　源　为大戟科植物续随子*Euphorbia lathyris* L.的干燥成熟种子。

生境分布　生于山坡向阳处，多为栽培。分布于河南、河北、陕西、江苏、浙江、江西、湖北、湖南、四川、贵州、云南等地。

道地产区　主产于河南、浙江、四川等地。

性状特征　种子呈椭圆形或倒卵圆形，长5～6mm，直径3～4mm。表面灰棕色或灰褐色，有不规则网状皱纹，皱纹的凸起部分深棕色，凹下部分灰黑色，形成暗褐色细斑点状。顶端有圆形微突起的合点，一侧具一纵沟纹（种脊），在种脊处有一灰白色线形种脐，呈斜切面状，长约1mm，基部有类白色突起的种阜，大都已脱落，留有圆形疤痕。种皮薄，质坚脆，内表面灰白色，有光泽。种仁黄白色，胚乳丰富，富有油性。胚直，细小。气微，味辛。

品质优劣　药材是以粒饱满、油性足者为佳。

采收加工　秋季待果实变黑褐色时，挖取全株，打下种子，除去杂质，晒干供用。

性味归经　辛，温；有毒。归肝、肾、大肠经。

功能主治　泻下逐水，破血消癥，外用疗癣蚀疣。用于二便不通，水肿，痰饮，积滞胀满，血瘀经闭；外治顽癣，赘疣。

贮　藏　置阴凉干燥处，防霉烂变质，并防走油。

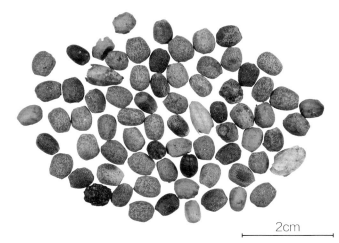

2cm

千金子药材

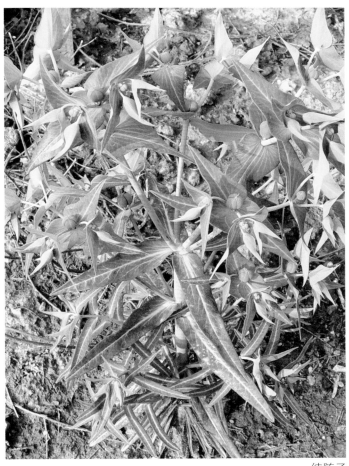

续随子

川木香

Chuanmuxiang

RADIX VLADIMIRIAE

来　　源　为菊科植物川木香*Vladimiria souliei*（Franch.）Ling或灰毛川木香*Vladimiria souliei*（Franch.）Ling var. cinerea Ling的干燥根。

生境分布　川木香生于海拔3 700~3 800m的高山草地。分布于四川西部及西藏。灰毛川木香生于海拔3 500~4 200m的高山山脊或阳坡草地。分布于四川西部及西北部。

道地产区　主产于四川阿坝、甘孜藏族自治州及西藏东部地区。以四川的大金、小金、马尔康、松潘、理县、茂汶、康定、九龙、丹巴等地所产者质量为好。

性状特征　完整的根呈圆柱形，稍弯曲，长10～30cm，直径1.5～3cm。表面黄棕色至暗棕色，粗糙，具支根痕。栓皮已除去者可见到明显的纤维网纹，根头部常被烧黑呈焦黏状（俗称油头）。体轻，质硬脆，难折断。断面不平坦，皮部黄棕色，木部黄白色，可见到点状油室及径向的裂隙，有时中心呈空洞状或腐朽状。油室一般较云木香为少，香气特殊而较弱，味苦，嚼之黏牙。

品质优劣　药材是以根条粗大、坚实、香气浓、含油多者为佳。

采收加工　秋、冬两季挖取根部，去掉泥土、细须及地上茎，过长者横断为二，粗大者纵剖为两半，使呈半圆柱形。产区因日照时间短，现多用火烘干。故根头部往往被烧黑而发黏，俗称糊头。此法对香气有损，仍以晒干为宜。

性味归经　辛、苦，温。归脾、胃、大肠、胆经。

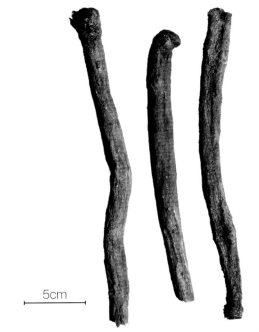

5cm

川木香药材

功能主治　行气止痛。用于胸胁脘腹胀痛，肠鸣腹泻，里急后重。

贮　　藏　本品易被虫蛀、发霉、泛油，应置干燥通风处保存。

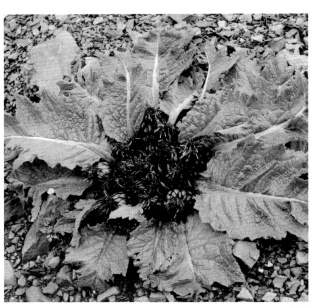

川木香

川木通

Chuanmutong

CAULIS CLEMATIDIS ARMANDII

来　　源　为毛茛科植物小木通*Clematis armandii* Franch.或绣球藤*Clematis montana* Buch.–Ham.的干燥藤茎。

生境分布　小木通生于海拔100~2 400m的山坡、山谷水沟旁、林边或灌木丛中。分布于陕西南部、甘肃、福建西南部、湖北、湖南、广西、广东、四川、贵州、云南、西藏东部。

绣球藤生于海拔1 200~4 000m的山坡、山谷灌木林中、林边或沟旁。分布于陕西南部、甘肃南部、安徽、江西、福建北部、台湾、河南西部、湖北西部、湖南、四川、贵州、云南、西藏南部。

道地产区　主产于四川、陕西、甘肃、湖北、安徽、广西、广东、贵州、云南亦产。

性状特征

1. 小木通　茎呈长圆柱形，长短不一，稍扭曲，直径2~3.5cm。表面棕黄色或黄褐色，有纵向凹沟及棱线，外皮易与木质部剥离，常撕裂呈束状纤维。节处多膨大，有侧枝痕和叶痕。质坚硬，不易折断。断面黄白色，皮部薄，纤维状，木部宽广，与射线相间呈放射状排列，有多层环状排列针眼样的小孔（导管），中心髓部较小，类白色。气微，味淡或微苦。

2. 绣球藤　与小木通相似，其主要区别是：表面灰黑色或灰黄色。横断面木质部灰白色，由若干大小相间放射状排列的木质部束组成，大的木质部束外端又被淡黄色的次生射线纹理分成两束。粗茎的中心常变黑。鲜时切的切面上少数黏附灰黑色或灰黄色胶质物。

品质优劣　药材以条匀、断面色黄白、无黑心者为佳。

采收加工　春、秋两季采收，除去粗皮，晒干，或趁鲜切薄片，晒干。

性味归经　苦，寒。归心、小肠、膀胱经。

功能主治　利尿通淋，清心除烦，通经下乳。用于淋证，水肿，心烦尿赤，口舌生疮，经闭乳少，湿热痹痛。

贮　　藏　置干燥通风处保存。

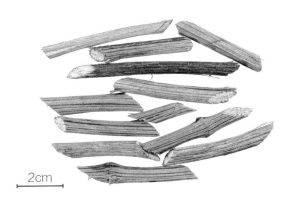

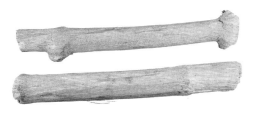

2cm

川木通（小木通）药材

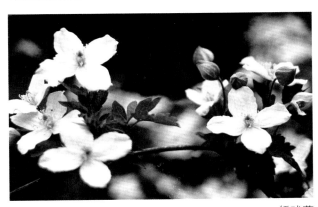

绣球藤

5cm

川木通（绣球藤）药材

川贝母

Chuanbeimu

BULBUS FRITILLARIAE CIRRHOSAE

来　　源　为百合科植物川贝母*Fritillaria cirrhosa* D. Don、暗紫贝母*Fritillaria unibracteata* Hsiao et K. C. Hsia、甘肃贝母*Fritillaria przewalskii* Maxim.或梭砂贝母*Fritillaria delavayi* Franch.的干燥鳞茎。

生境分布

1. 川贝母　生于高山草地或阴湿的小灌丛下。分布于四川、云南、西藏等地。

2. 暗紫贝母　生于海拔3 200～4 500m高山阳光充足、腐殖质多及土壤疏松的草坡及碎石子中。分布于四川西北部阿坝藏族自治州、青海东南部果洛藏族自治州、甘肃西南部甘南藏族自治州。

3. 甘肃贝母　生于海拔2 800～4 400m的灌丛中或草地上。分布于甘肃、青海、四川。

4. 梭砂贝母　生于海拔3 800～4 700m的流沙滩上的岩石缝隙中。分布于青海、四川、云南、西藏等地。

道地产区　主产于四川、青海、甘肃、云南、西藏等地。

性状特征　商品川贝母分为松贝、青贝、炉贝3种。

1. 松贝　鳞茎呈类圆锥形或近球形，高0.3～0.8cm，直径0.3～0.9cm。表面白色，少有淡黄色者。外层鳞叶2瓣，大小悬殊，大瓣鳞叶紧抱小瓣鳞叶，习称"怀中抱月"。顶端闭合，内有类圆柱形，顶端稍尖的心芽和小鳞叶1～2瓣。先端钝圆或稍尖。底部平，微凹入，中心有一灰褐色鳞茎盘，偶有残存须根。质硬而脆，断面白色，富粉性。气微，味微苦。

2. 青贝　鳞茎呈类扁球形。高0.4～1.4cm，直径0.4～1.6cm。外层鳞叶2瓣，大小相近，相对抱合不紧。表面灰黄色，粗糙。顶端开裂，内有心芽和

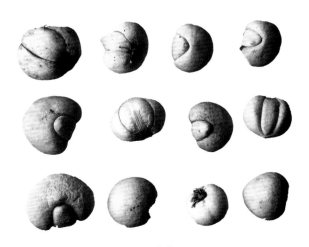

1.5cm

松贝

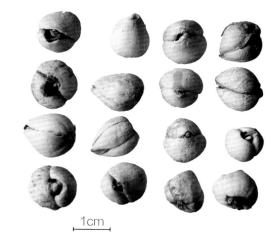

1cm

青贝

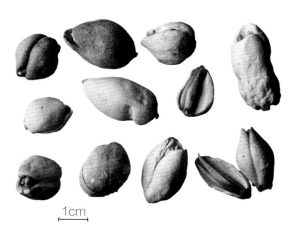

1cm

炉贝

小鳞叶2～3枚及细柱形残茎。

3．炉贝 鳞茎呈长圆锥形或长卵圆形。高0.7～2.5cm，直径0.5～2.5cm。表面类白色或浅棕黄色，有的具棕色斑点，外层鳞叶2瓣，大小相近。顶端开裂而略尖，露出细小的小鳞叶或心芽。基部稍尖或较钝。

品质优劣 药材是以质坚实、粉性足、色白者为佳。

采收加工 7～9月苗枯萎时采挖，将带泥的鲜贝母，摊在烈日下暴晒（阴雨天，用微火烘干）。随时用竹、木器制的工具翻动，当晒至贝母表皮现粉白色时，将泥土筛去，把贝母装入麻袋，轻轻撞去附土及老皮，过筛后再继续晒干。亦有用矾水或盐水淘洗，并晒干的。

性味归经 苦、甘、微寒。归肺、心经。

功能主治 清热润肺，化痰止咳，散结消痈。用于肺热燥咳，干咳少痰，阴虚劳嗽，痰中带血，

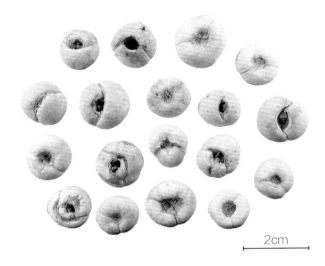

2cm

川贝母

瘰疬，乳痈，肺痈。

贮 藏 本品易被虫蛀、发霉、变色，应防潮，置干燥通风处保存。

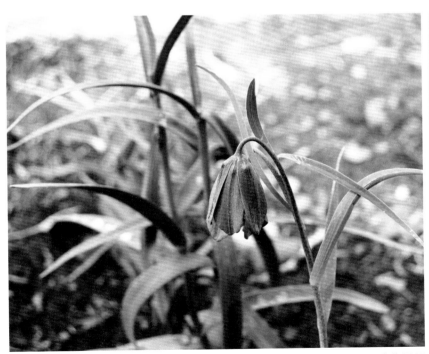

暗紫贝母

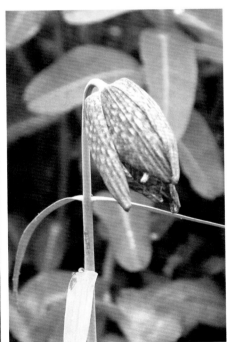

川贝母

川牛膝

Chuanniuxi

RADIX CYATHULAE

来　　源　为苋科植物川牛膝 *Cyathula officinalis* Kuan的干燥根。

生境分布　生于林缘或山坡高草丛中，多为栽培。分布于福建、四川、贵州及云南等地。

道地产区　主产于四川、云南、贵州，陕西、湖北、湖南也有栽培。

性状特征　商品药材呈长圆柱形，略扭曲，根头部多膨大，或有带芦头者数根簇生，其大者形如拐杖，故有拐膝之名。根下部略细或有少数分枝。长30~60cm，直径1~3cm，表面黄棕色或暗棕色，具纵皱纹及须根痕，有横向突起的皮孔。质韧，不易折断，断面可见维管束排列成环，3~8层。无臭，味甜微苦。

品质优劣　药材以根粗壮、质柔韧、分枝少、断面色浅黄者为佳。

采收加工　栽培品于种植3~4年挖根为宜，因年幼者条细，年久者纤维多，质次。野生品于秋季采挖，洗净，捆成小把，晒干或烘干。

性味归经　甘、微苦，平。归肝、肾经。

功能主治　逐瘀通经，通利关节，利尿通淋。用于经闭癥瘕，胞衣不下，跌仆损伤，风湿痹痛，足痿筋挛，尿血血淋。

贮　　藏　本品易被虫蛀、发霉、变色，应防潮，置干燥通风处保存。

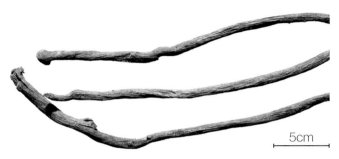

5cm

川牛膝药材

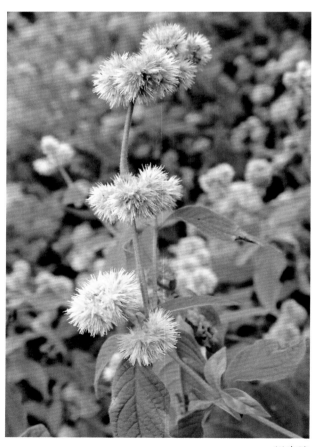

川牛膝

川乌

Chuanwu

RADIX ACONITI

来　　源　为毛茛科植物乌头 *Aconitum carmichaeli* Debx.的干燥母根。

生境分布　生于山地草坡或灌木丛中。分布于辽宁南部、陕西、甘肃、山东、江苏、安徽、浙江、江西、河南、湖北、湖南、广东北部、广西、四川、贵州、云南等地。

道地产区　本品在四川彰明、江油等地栽培已有近千年的历史，现时主产区仍是四川江油、平武一带。

性状特征　商品药材有川乌和川乌片之分。川乌呈圆锥形或不规则圆锥形，长2～3cm，直径1.5～2.5cm，顶端留有顶芽痕，体表灰褐色，有细皱纹，时附有多数锥形的小瘤状凸起，质坚实，不易折断，断面灰白色，粉质。气微，味辛辣而麻舌，因有剧毒，口尝时要特别小心，尝后要注意漱口。

来自母根的川乌，呈瘦长的倒圆锥形，长3～7cm，直径2～3cm，外皮灰棕色，棕褐色，有时微带紫色，周围有钉角，多皱缩。顶端留有一茎秆残基。将川乌削平后观察，可见有五角形、七角形或形状不规则的星状环纹（形成层）。

品质优劣　药材是以个大、坚实沉重、断面肉色、体饱满、有粉质者为佳。

采收加工　栽后第2年7月收获。挖出地下部分，摘除子根（附子），取母根，去净泥沙，洗净晒干。

性味归经　辛、苦，热；有大毒。归心、肝、肾、脾经。

功能主治　祛风除湿，温经止痛。用于风寒湿痹，关节疼痛，心腹冷痛，寒疝作痛及麻醉止痛。

贮　　藏　置干燥通风处保存，防虫蛀。

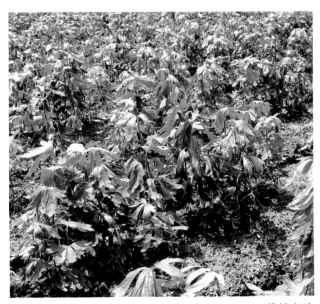

栽培乌头

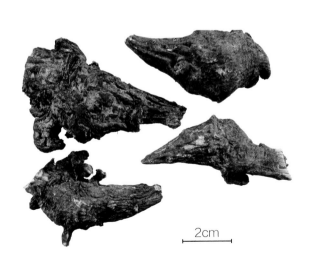

2cm

川乌药材

川芎

Chuanxiong

RHIZOMA CHUANXIONG

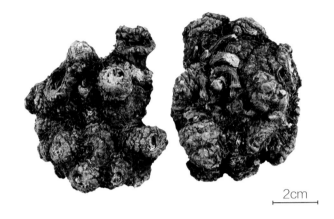

2cm

川芎药材

来　　源　为伞形科植物川芎*Ligusticum chuanxiong* Hort.的干燥根茎。

生境分布　生于肥沃、湿润、排水良好的地方。在我国西南各地及北方大部分地区均有种植。

道地产区　主产于四川省，以灌县最多，其次为崇庆等县，产量大、品质优。

性状特征　根茎为不规则结节状拳形团块，直径1.5~7cm。表面黄褐色或灰黑色，粗糙皱缩，有多数平行隆起的环状轮节，其顶端有凹陷的类圆形茎痕，下侧及轮节上有多数小瘤状根痕。质坚实，不易折断。断面不整齐，黄白色或灰黄色，可见波状环纹或不规则多角形的纹理（形成层），散有黄棕色的小油点（油室）。有浓厚的特异香气，味苦、辛，稍有麻舌感，微回甜。

品质优劣　药材是以个大、质坚、外皮黄褐、内有黄白色菊花心、香气浓、油性大者为佳。

采收加工　温暖地区小满后收获，寒冷地区小暑后收获。去净泥土，晒干或烘干后去须根，润透切片或趁鲜切片，生用或炒用。

性味归经　辛，温。归肝、胆、心包经。

功能主治　活血行气，祛风止痛。用于胸痹心痛，胸胁刺痛，跌仆肿痛，月经不调，经闭痛经，癥瘕腹痛，头痛，风湿痹痛。

贮　　藏　本品易虫蛀、发霉、泛油，置干燥通风处保存。

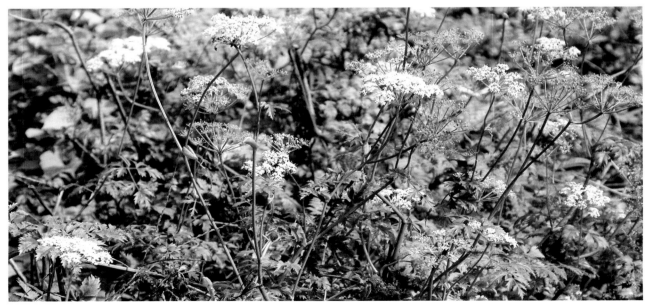

川芎

川射干

Chuanshegan

RHIZOMA IRIDIS TECTORI

来　　源　　为鸢尾科植物鸢尾*Iris tectorum* Maxim.的干燥根茎。

生境分布　　生于林下、山脚及溪边的潮湿地。我国大部分地区有栽培。

道地产区　　主产广东、广西、四川等地。

性状特征　　商品药材呈不规则条状或圆锥形，略扁，有分枝，长3～10cm，直径1～2.5cm。表面灰黄褐色或棕色，有环纹和纵沟。常有残存的须根及凹陷或圆点状突起的须根痕。质松脆，易折断，断面黄白色或黄棕色。气微，味甘、苦。

采收加工　　于秋季地上部枯萎后或早春萌芽前挖取地下根茎，剪去残存茎叶，剪下带芽的根状茎作种用，其余根状茎去泥土，切成片，晒干或烘干。

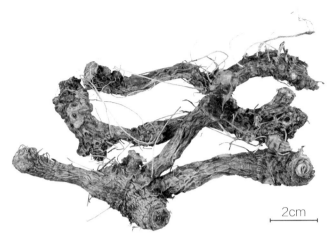

2cm

川射干药材

性味归经　　苦、寒。归肺经。

功能主治　　清热解毒，祛痰，利咽。用于热毒痰火郁结，咽喉肿痛，痰涎壅盛，咳嗽气喘。

贮　　藏　　置通风干燥处保存。

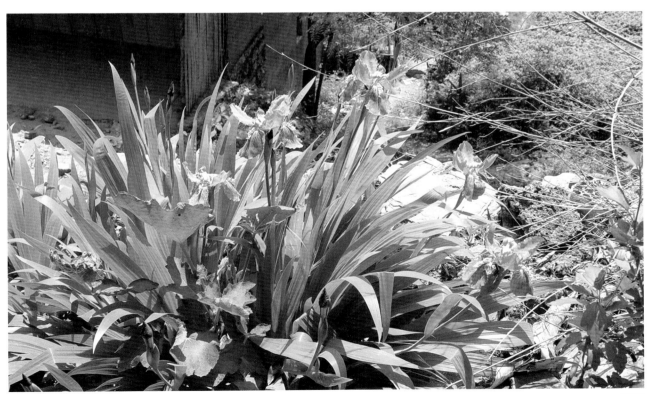

鸢尾

川楝子

Chuanlianzi

FRUCTUS TOOSENDAN

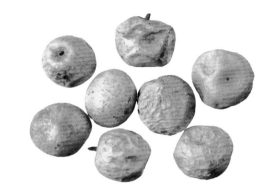

来　　源　为楝科植物川楝*Melia toosendan* Sieb.et Zuee.的干燥成熟果实。

生境分布　生于平坝及丘陵地带或栽培。分布于甘肃、河南、湖北、湖南、四川、贵州、云南等地，以西南三省分布为多。

道地产区　主产于四川温江专区。

性状特征　商品药材呈球形或椭圆形，直径2～3cm。表面棕黄色至红棕色，微有光泽，少数稍有凹陷或皱缩，具深棕色小点。顶端有花柱残痕，基部凹陷有果柄疤痕。果皮革质，与果肉间常有空隙。果肉松软，淡黄色，遇水润湿显黏性。果核球形或卵圆形，淡黄棕色，质坚硬，两端平截具6～8条纵棱，破开后，内有黑棕色长圆形的种子6～8粒。种仁乳白色，长圆形，富油性。气特异，味酸而苦。

品质优劣　药材是以个大、饱满、外皮金黄色、果肉黄白色而厚实、有弹性者为佳。

采收加工　冬季果实成熟呈黄色时采收，晒干。

性味归经　苦，寒；有小毒。归肝、小肠、膀胱经。

功能主治　疏肝泄热，行气止痛，杀虫。用于肝郁化火，胸胁、脘腹胀痛，疝气疼痛，虫积腹痛。

贮　　藏　本品易被虫蛀、发霉、变色，应防潮，置干燥通风处保存。

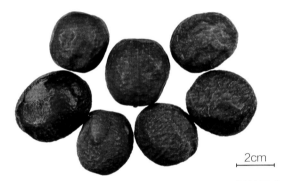

2cm

川楝子药材

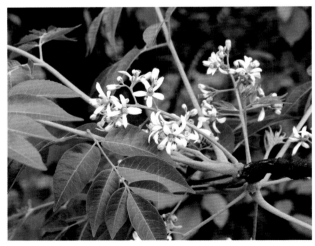

川楝

广东紫珠

Guangdongzizhu

CALLICARPAE CAULIS ET FOLIUM

　　来　　源　为马鞭草科植物广东紫珠 *Callicarpa kwangtungensis* Chun 的干燥茎枝和叶。

　　生境分布　生于海拔1 700m的阴湿林地区。分布于贵州、广西、广东、湖南、湖北、江西，最近在我国云南也有发现。

　　道地产区　主产于广东南部。

　　性状特征　茎呈圆柱形，分枝少，长10～20cm，直径0.2～1.5cm；表面灰绿色或灰褐色，有的具白色花斑，有细皱纹及多数长椭圆形稍突起的白色皮孔；嫩枝可见对生的三角形叶柄痕，腋芽明显。质硬，切面皮部呈纤维状，中部具较大的类白色髓。叶片多已脱落或皱缩、破碎，完整者呈狭椭圆状披针形，顶端渐尖，基部楔形，边缘具锯齿，下表面有黄色腺点；叶柄长0.5～1.2cm。气微，味微苦涩。

　　采收加工　春、夏、秋季采叶及嫩茎，干燥。

　　性味归经　苦、涩，凉。归肝、肺、胃经。

　　功能主治　收敛止血，散瘀，清热解毒。用于衄血，咯血，吐血，便血，崩漏，外伤出血，肺热咳嗽，咽喉肿痛，热毒疮疡，水火烫伤。

　　贮　　藏　置干燥通风处保存。

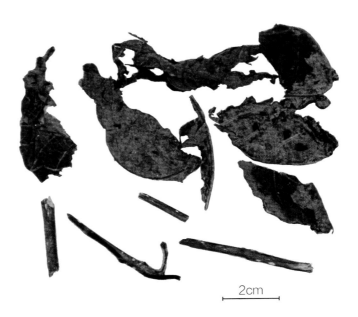

2cm

广东紫珠药材

广枣

Guangzao

FRUCTUS CHOEROSPONDIATIS

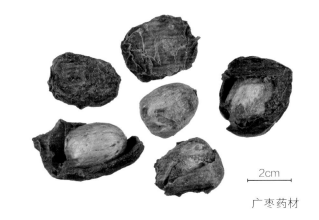

广枣药材

来　源　为漆树科植物南酸枣*Choerospondias axillaris*（Roxb.）Burtt et Hill的干燥成熟果实。

生境分布　生于海拔300～2 000m的山坡、丘陵或沟谷林中，分布于安徽、浙江、江西、福建、湖北、湖南、广东、海南、广西、四川、贵州、云南、西藏等地。

道地产区　主产于四川、湖北、广东、广西和海南等地。

性状特征　本品呈椭圆形或近卵形，长2～3cm，直径1.4～2cm。表面黑褐色或棕褐色，稍有光泽，具不规则的皱褶，基部有果梗痕。果肉薄，棕褐色，质硬而脆。核近卵形，黄棕色，顶端有5（偶有4或6）个明显的小孔，每孔内各含种子1枚。无臭，味酸。

品质优劣　药材是以个大、色黑褐、味酸涩者为佳。

采收加工　秋季采摘成熟果实，晒干。

性味归经　甘、酸，平。归心、肝经。

功能主治　活血行气，养心安神。用于气滞血瘀，胸痹作痛，心悸气短，心神不安。

贮　藏　置干燥通风处保存。

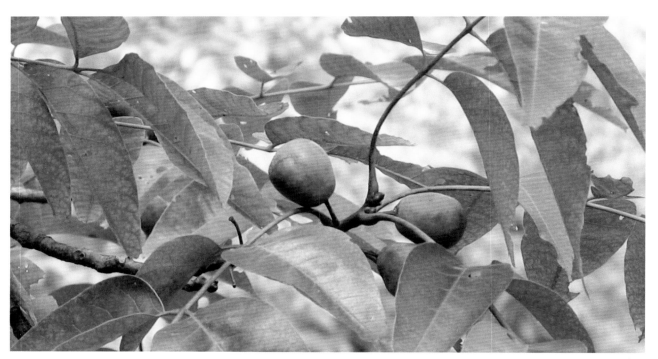

南酸枣

广金钱草

Guangjinqiancao

HERBA DESMODII STYRACIFOLII

来　　源　为豆科植物广金钱草*Desmodium styracifolium*（Osb.）Merr.的干燥地上部分。

生境分布　生于山坡草地或丘陵灌丛中。分布于福建、湖南、广西和广东等地。

道地产区　主产于广西、广东、福建、湖南等地。

性状特征　本品茎呈圆柱形，长可达1m；密被黄色伸展的短柔毛；质稍脆，断面中部有髓。叶互生，小叶1或3，圆形或矩圆形，直径2~4cm；先端微凹，基部心形或钝圆，全缘；上表面黄绿色或灰绿色，无毛，下表面具灰白色紧贴的茸毛，侧脉羽状；叶柄长1~2cm，托叶1对，披针形，长约0.8cm。气微香，味微甘。

采收加工　夏、秋两季采收，洗净晒干或鲜用。

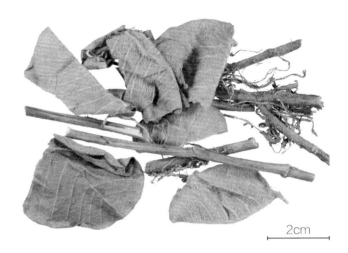

2cm

广金钱草药材

性味归经　甘、淡，凉。归肝、肾、膀胱经。

功能主治　利湿退黄，利尿通淋。用于黄疸尿赤，热淋，石淋，小便涩痛，水肿尿少。

贮　　藏　置干燥通风处保存。

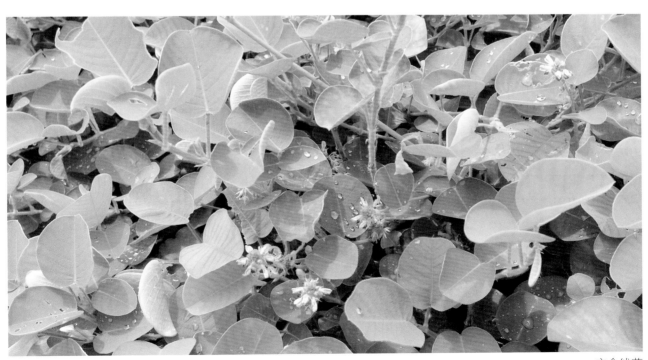

广金钱草

广藿香

Guanghuoxiang

HERBA POGOSTEMONIS

来　　源　为唇形科植物广藿香*Pogostemon cablin*（Blanco）Benth.的干燥地上部分。

生境分布　我国福建、台湾、广东、海南与广西有栽培。原分布于菲律宾等热带地区。

道地产区　主产于海南、广东等地。以广州郊区、肇庆地区、湛江地区质量最优。

性状特征　广藿香为不规则的小段，茎叶混合。茎略呈方形，多分枝，外表灰褐色、灰黄色或带红棕色，被柔毛。茎中有白色髓，叶皱缩多破碎，灰绿色、灰褐色或浅黄棕色，两面均被灰白色茸毛。香气特异，味微苦。广藿香梗为类方形的斜片，周边棕色或灰褐色，中间髓部白色。质脆。易折断。广藿香叶皱缩而破碎，暗绿色，灰褐色或浅黄棕色，两面均被白色茸毛，边缘具大小不规则的钝齿。气特异，味微苦。

品质优劣　道地药材是以叶多、香气浓者为佳。

采收加工　水田栽培6～8月、坡地栽培8～11月收割。选晴天连根拔起，去掉须根及泥沙。采收后，在阳光下摊晒数小时，待叶成皱缩状时即分层重叠堆积，盖上稻草用木板压紧，让其发汗一夜，使枝叶变黄，次日再摊开日晒，然后再堆闷一夜，再摊开暴晒至全干。

性味归经　辛，微温。归脾、胃、肺经。

功能主治　芳香化浊，和中止呕，发表解暑。用于湿浊中阻，脘痞呕吐，暑湿表证，湿温初起，发热倦怠，胸闷不舒，寒湿闭暑，腹痛吐泻，鼻渊头痛。

贮　　藏　本品易散失气味，受潮易霉变，应置干燥通风处保存。防止光照和风吹。贮存期不宜过久。

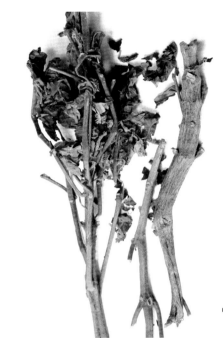

2cm

广藿香药材

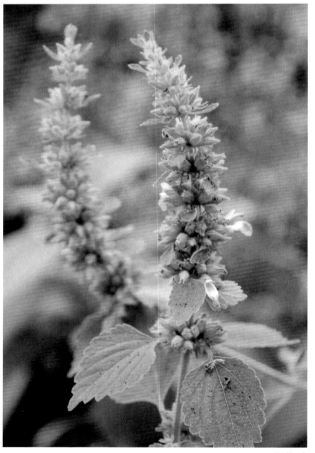

广藿香

女贞子

Nüzhenzi

FRUCTUS LIGUSTRI LUCIDI

来　　源　为木樨科植物女贞*Ligustrum lucidum* Ait.的干燥成熟果实。

生境分布　生于山坡向阳处，在气候温暖地区的湿润地生长较好。有栽培。分布于河北、山西、陕西、甘肃、山东、江苏、浙江、安徽、江西、福建、台湾、河南、湖北、湖南、广西、广东、四川、贵州及云南等地。

道地产区　主产于浙江、江苏。

性状特征　果实呈卵形、肾形或椭圆形。长6~8.5mm，直径4~5.5mm。表面黑紫色或灰黑色，皱缩不平，基部有宿萼和果柄痕。外果皮薄，果肉较松软，易剥离，果核（内果皮）木质黄棕色，有纵棱，破开后内含1粒种子（少数为2粒，中间有隔瓢分开）。种子肾形，外皮紫黑色，内面灰白色，含油性。气无，味甘微苦涩。

品质优劣　药材以粒大、饱满、黑紫色为佳。

采收加工　野生品于果熟时，栽培品于栽后4~5年开始结果时采收，晒干或蒸后晒干。

性味归经　甘、苦、凉。归肝、肾经。

功能主治　滋补肝肾，明目乌发。用于肝肾阴虚，眩晕耳鸣，腰膝酸软，须发早白，目暗不明，内热消渴，骨蒸潮热。

贮　　藏　本品受潮易霉变，应置干燥通风处保存。

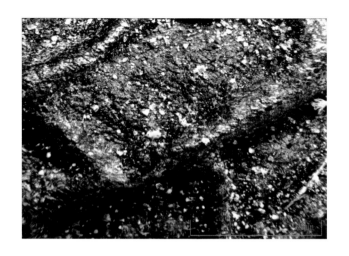

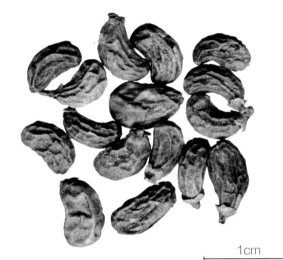

1cm

女贞子药材

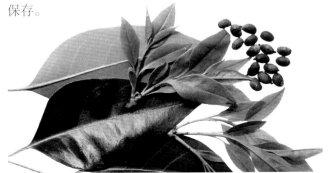

女贞子鲜药材

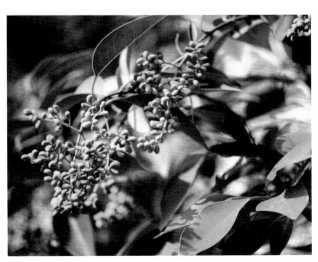

女贞

63

小叶莲

Xiaoyelian

FRUCTUS PODOPHYLLI

来　　源　为小檗科植物桃儿七 *Sinopodophyllum hexandrum*（Royle）Ying的干燥成熟果实。

生境分布　生于山林下阴湿地方。分布于陕西、甘肃、青海、四川、云南和西藏等地。

道地产区　主产于四川、陕西、甘肃。

性状特征　根茎呈不规则结节块状，每一结节类球形，直径0.8～1.2cm，表面棕褐色，有不明显的环节及众多须状根和须根痕。须根圆柱形，直径1～3mm，表面棕黄色，平滑，有细纵纹。质硬，折断面黄色，纤维状，横断面皮部平坦，木质部突起，环状排列，髓部小，约占直径的1／4。气微，味苦。

采收加工　培育3～5年，秋季地上部分枯萎后，挖出根部，洗净泥土，晒至七八成干，再阴干。

性味归经　苦、微辛，温；有小毒。归肝、肾经。

功能主治　活血调经，祛风除湿。用于血瘀经闭，跌打损伤，风湿痹痛。

贮　　藏　置干燥通风处保存。

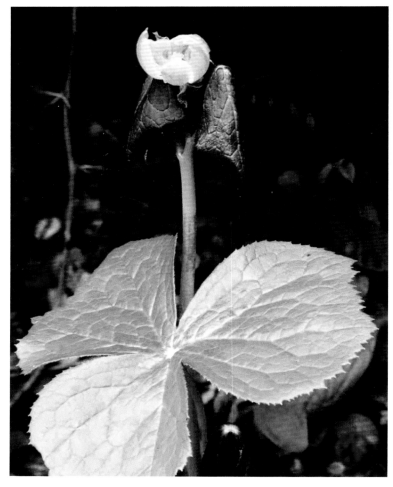

桃儿七

小驳骨

Xiaobogu

GENDARUSSAE HERBA

来　　源　为爵床科植物小驳骨*Gendarussa vulgaris* Nees 的干燥地上部分。

生境分布　生于村旁或路边的灌丛中，亦有栽培。分布于台湾、广东、海南、广西、云南等地。

道地产区　主产于广东、广西。

性状特征　茎圆柱形，多分枝，小枝有四棱线，节处膨大，嫩枝绿色。叶多皱缩，完整叶片狭披针形或披针状线形，长4～14cm，宽1～2cm，先端渐尖，基部楔形，全缘，上面青绿色，下面黄绿色，光亮；中脉粗大，与侧脉均呈深紫色，或有时侧脉半透明。气微，味淡。

采收加工　全年可采。洗净，切断，晒干。

性味归经　辛，温。归肝、肾经。

功能主治　祛瘀止痛，续筋接骨。用于跌打损伤，筋伤骨折，风湿骨痛，血瘀经闭，产后腹痛。

贮　　藏　置干燥通风处保存。

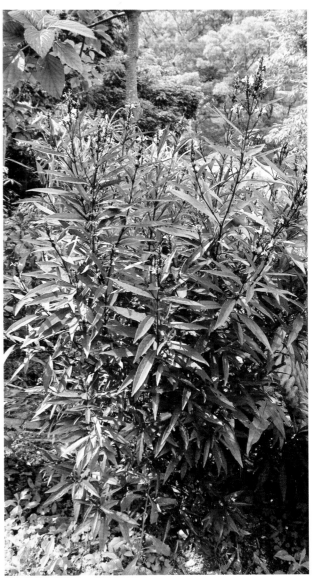

小驳骨

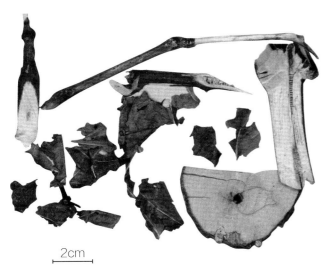

2cm

小驳骨药材

小茴香

Xiaohuixiang

FRUCTUS FOENICULI

来　　源　为伞形科植物茴香*Foeniculum vulgare* Mill.的干燥成熟果实。

生境分布　全国各地普遍栽培。

道地产区　主产于山西省的应县、朔州，内蒙古的托县、五原、临河，甘肃省的民勤、玉门、酒泉，宁夏海原。

性状特征　双悬果呈圆柱形，有的稍弯曲，长4～8mm，直径1.5～2.5mm。表面黄绿色或淡黄色，两端略尖，顶端残留有黄棕色突起的柱基，基部有时有细小的果梗。分果呈长椭圆形，背面有纵棱5条，接合面平坦而较宽。横切面略呈五边形，背面的四边约等长。有特异香气，味微甜、辛。

品质优劣　药材以个大、香气浓郁者佳。

采收加工　秋季果实初熟时采割植株。晒干，打下果实，除去杂质。

性味归经　辛，温。归肝、肾、脾、胃经。

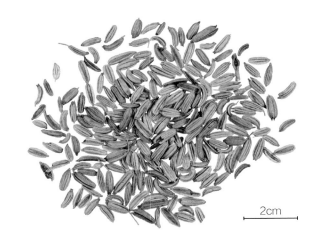

2cm

小茴香药材

功能主治　散寒止痛，理气和胃。用于寒疝腹痛，睾丸偏坠，痛经，少腹冷痛，脘腹胀痛，食少吐泻。盐小茴香暖肾散寒止痛。

贮　　藏　本品具有特异香气，贮存不当易使其气味散失，有损品质。应置阴凉干燥处避光、避风保存。

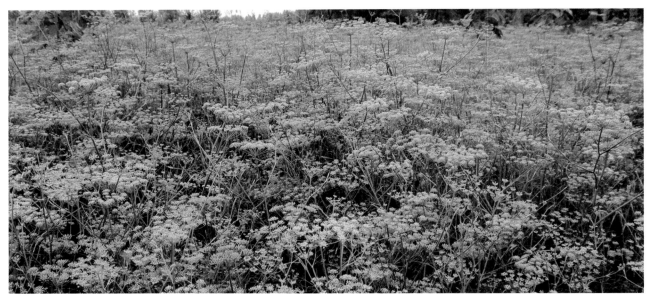

茴香

小通草

Xiaotongcao

MEDULLA STACHYURI MEDULLA HELWINGIAE

来　源　为旌节花科植物喜马山旌节花*Stachyurus himalaicus* Hook. f. et Thoms.、中国旌节花*Stachyurus chinensis* Franch.或山茱萸科植物青荚叶*Helwingia japonica*（Thunb.）Dietr. 的干燥茎髓。

生境分布

1. 喜马山旌节花　生于山坡丛林中。分布于江西、台湾、湖北、湖南、广西、广东、四川、贵州、云南、西藏等地。

2. 中国旌节花　生于山谷、沟边、林中或林缘。分布于陕西、甘肃、安徽、浙江、江西、福建、湖北、湖南、广西、广东、四川、贵州、云南等地。

3. 青荚叶　生于海拔3 300m以下的林中或林缘较湿处。分布于黄河流域以南及台湾等地。

道地产区

1. 喜马山旌节花　主产于江西、湖北、湖南。

2. 中国旌节花　主产于陕西、甘肃、安徽。

3. 青荚叶　主产于河南、陕西及长江流域各地。

性状特征　根据来源不同，商品分为旌节花和青荚叶两种。

1. 喜马山旌节花及中国旌节花　呈圆柱形，长30~50cm，直径0.5~1cm，表面白色或淡黄色，无纹理。体轻，质松软，捏之能变形，有弹性，易折断，断面平坦，无空心，显银白色光泽。水浸后有黏滑感，气微，无味。

2. 青荚叶　表面有浅纵条纹。质较硬，捏之不易变形。水浸后无黏滑感。

采收加工　秋季将嫩树枝砍下，剪去过细或过粗的枝，然后用细木棍，将茎髓捅出，再用手拉平，晒干即成。

性味归经　甘、淡，寒。归肺、胃经。

功能主治　清热，利尿，下乳。用于小便不利，淋证，乳汁不下。

贮　藏　置阴凉干燥处保存。

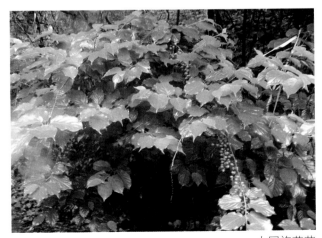

中国旌节花

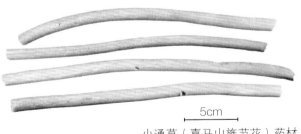

5cm

小通草（喜马山旌节花）药材

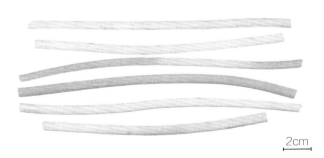

2cm

小通草（青荚叶）药材

小蓟

Xiaoji

HERBA CIRSII

来　　源　为菊科植物刺儿菜*Cirsium setosum*（Willd.）MB.的干燥地上部分。

生境分布　常见的杂草，全国各地均有分布。

道地产区　主产于山东、江苏、四川、甘肃。

性状特征　茎圆柱形，有的上部有分枝，长5～30cm，直径0.2～0.5cm；表面灰绿色或带紫色，具纵棱及白色柔毛；质脆，易折断，断面中空。叶互生，无柄或有短柄；叶片皱缩或破碎，完整者展平后呈长椭圆形或长圆状披针形，长3～12cm，宽0.5～3cm；全缘或微齿裂至羽状深裂，齿尖具针刺；上表面绿褐色，下表面灰绿色，两面均具白色柔毛。头状花序单个或数个顶生；总苞钟状，苞片5～8层，黄绿色；花紫红色。气微，味微苦。

品质优劣　药材以叶片肥厚、茎粗壮者为佳。

采收加工　夏季采收带花全草，去杂质，鲜用或晒干。

性味归经　甘、苦，凉。归心、肝经。

功能主治　凉血止血，散瘀解毒消痈。用于衄血，吐血，尿血，血淋，便血，崩漏，外伤出血，痈肿疮毒。

贮　　藏　置阴凉干燥处保存。

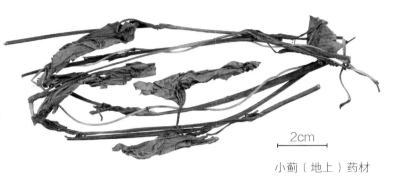

2cm

小蓟（地上）药材

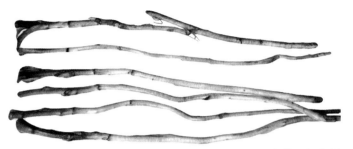

小蓟鲜根药材

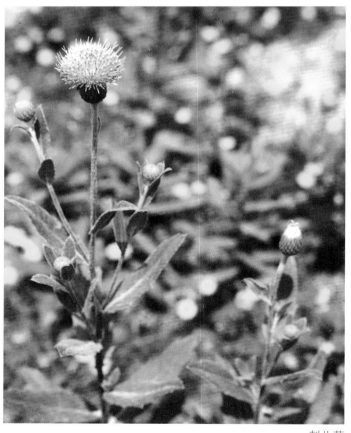

刺儿菜

飞扬草

Feiyangcao

EUPHORBIAE HIRTAE HERBA

来　　源　为大戟科植物飞扬草 *Euphorbia hirta* L. 的干燥全草。

生境分布　生于向阳山坡、山谷、路旁或灌丛下。我国各地均有分布，日本、菲律宾、印度尼西亚、印度等热带与亚热带地区亦有分布。

道地产区　主产于浙江、广西、云南等地。

性状特征　本品茎呈近圆柱形，长15～50cm，直径1～3mm。表面黄褐色或浅棕红色；质脆，易折断，断面中空；地上部分被长粗毛。叶对生，皱缩，展平后叶片椭圆状卵形或略近菱形，长1～4cm，宽0.5～1.3cm；绿褐色，先端急尖或钝，基部偏斜，边缘有细锯齿，有3条较明显的叶脉。聚伞花序密集成头状，腋生。蒴果卵状三棱形。气微，味淡、微涩。

采收加工　夏、秋两季采收。挖取全草，洗净、晒干。

性味归经　辛、酸，凉；有小毒。归肺、膀胱、大肠经。

功能主治　清热解毒，利湿止痒，通乳。用于肺痈乳痈，疔疮肿毒，牙疳，痢疾，泄泻，热淋，血尿，湿疹，脚癣，皮肤瘙痒，产后少乳。

贮　　藏　置阴凉干燥处保存。

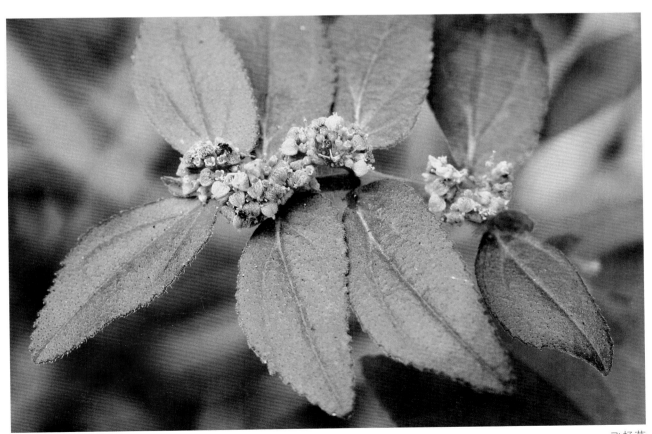

飞扬草

马齿苋

Machixian

HERBA PORTULACAE

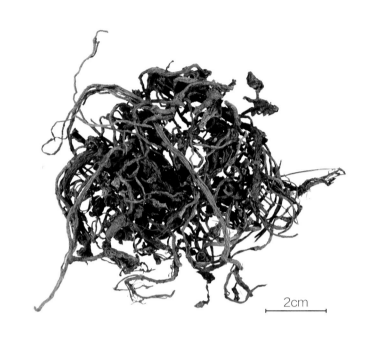

2cm

马齿苋药材

来　　源　为马齿苋科植物马齿苋*Portulaca oleracea* L.的干燥地上部分。

生境分布　生于路旁、田间、园圃等向阳处。分布于全国各地。

道地产区　全国各地均有出产。

性状特征　商品药材多皱缩卷曲，常缩成团。茎圆柱形，长可达30cm，直径0.1～0.2cm，表面黄褐色，有明显纵皱纹。叶对生或互生，易破碎，完整的叶片倒卵形，长1～2.5cm，宽0.5～1.5cm。绿褐色，先端钝平或微缺，全缘。花小，3～5朵生于枝端，花瓣5，黄色。蒴果圆锥形，长约5mm，内含多数小种子。气微，味微酸。

品质优劣　药材是以棵小、质嫩、叶多、青绿色者为佳。

采收加工　夏、秋两季采集，除去泥沙，用沸水略烫或略蒸后晒干或鲜用。

性味归经　酸，寒。归肝、大肠经。

功能主治　清热解毒，凉血止血，止痢。用于热毒血痢，痈肿疔疮，湿疹，丹毒，蛇虫咬伤，便血，痔血，崩漏下血。

贮　　藏　置通风干燥处保存，防霉变。

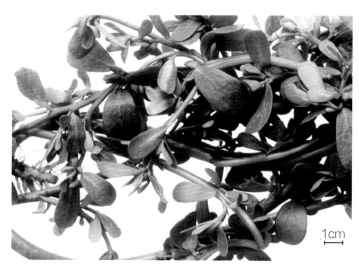

1cm

马齿苋鲜药材

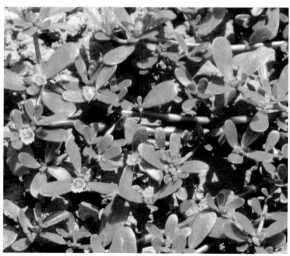

马齿苋

马勃

Mabo

LASIOSPHAERA SEU CALVATIA

来　　源　为灰包科真菌脱皮马勃*Lasiosphaera fenzlii* Reich.、大马勃*Calvatia gigantea*（Batsch ex Pers.）Lloyd或紫色马勃*Calvatia lilacina*（Mont. et Berk.）Lloyd的干燥子实体。

生境分布

1. 脱皮马勃　生于山地腐殖质丰富之处。分布于河北、内蒙古、陕西、甘肃、新疆、安徽、江苏、湖北、湖南、贵州等地。

2. 大马勃（无柄马勃）　秋季生于林地和竹林间。分布于辽宁、河北、山西、内蒙古、甘肃、新疆、安徽、湖北、湖南、贵州等地。

3. 紫色马勃（有柄马勃）　生于旷野的草地上。分布于河北、青海、新疆、江苏、安徽、福建、湖北、广西、广东、海南、四川等地。

性状特征　商品由于来源和形状不同分为：脱皮马勃、大马勃、紫色马勃3种规格。以个大、松泡、质轻、完整、灰褐色，按之如棉絮，有粉尘飞出者为佳。习惯认为浙江长兴，安徽滁县、嘉山等地的产品质最佳，习称"大马勃"。

1. 脱皮马勃　呈扁球形或类球形，无不孕基部，直径15~20cm。包被灰棕色至黄褐色，纸质，常破碎呈块片状，或已全部脱落。孢体灰褐色或浅褐色，紧密，有弹性，用手撕之，内有灰褐色棉絮状的丝状物。触之则孢子呈尘土样飞扬，手捻有细腻感。气似尘土、无味。

2. 大马勃　不孕基部很小或无。残留的包被由黄棕色的膜状外包被和较厚的灰黄色的内包被所组成，光滑，质硬而脆，成块脱落。孢体浅青褐色，手捻有润滑感。

3. 紫色马勃　呈陀螺形，或已压扁呈扁圆形、直径5~12cm，不孕基部发达。包被薄，两层，紫褐色、粗皱，有圆形凹陷、外翻，上部常裂成小块或一部分脱落。孢体紫色。

采收加工　秋季子实体刚成熟时采集，去净泥沙，晒干。

性味归经　辛，平。归肺经。

功能主治　清肺利咽，止血。用于风热郁肺咽痛，音哑，咳嗽；外治鼻衄，创伤出血。

贮　　藏　本品外皮膜极薄，易破碎，破碎后内含孢子易飞散损失，若受潮则易吸潮黏结。故应防潮，防破碎，防尘，置干燥处保存。

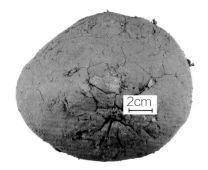

马勃（脱皮马勃）

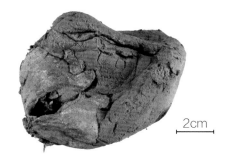

大马勃

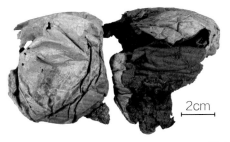

紫色马勃

马钱子

Maqianzi

SEMEN STRYCHNI

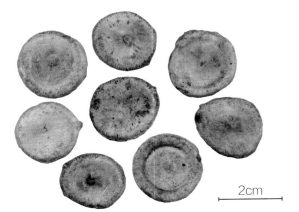

马钱子药材

来　源　为马钱科植物马钱*Strychnos nux-vomica* L.的干燥成熟种子。

生境分布　生于热带、亚热带地区的深山老林内。原主要分布于印度、越南、缅甸、泰国、斯里兰卡等国家，现我国福建、台湾、广东、海南、广西、云南等地有栽培。

道地产区　主产于印度、越南、缅甸等国。

性状特征　干燥成熟的种子呈扁圆形，纽扣状，略弯曲，边缘微隆起，常一面稍凹下，另一面稍突起，直径1～3cm，厚3～6mm，表面灰棕色或灰绿色，密生匍匐的银灰色茸毛，呈辐射状排列，有丝光，底面中央有一稍突出的圆点，边缘有一小突起，在圆点与小突起之间有1条棱线。质坚硬，难破碎，破开后种仁淡黄白色，稍透明，角质状。纵切面可见心形的子叶。无臭，味极苦。毒性剧烈，口尝要特别谨慎。

品质优劣　以个大，肉厚饱满，表面灰棕色微带绿，有细密茸毛，质坚硬无破碎者为佳。进口药材一般个大、肉厚、质坚。

采收加工　在海南栽培8年开花结果，10年后结果量较多，采果期为11月至次年1月，果实变橙红色，将果摘下堆放使果肉变软后，用水洗出种子晒干。

性味归经　苦，温；有大毒。归肝、脾经。

功能主治　通络止痛，散结消肿。用于跌打损伤，骨折肿痛，风湿顽痹，麻木瘫痪，痈疽疮毒，咽喉肿痛。

贮　藏　置干燥处，不易变质。本品有大毒，保管中应注意安全。

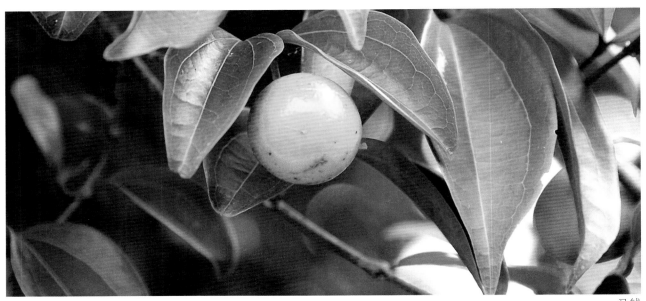

马钱

马兜铃

Madouling

FRUCTUS ARISTOLOCHIAE

来　　源　为马兜铃科植物北马兜铃*Aristolochia contorta* Bge.或马兜铃*Aristolochia debilis* Sieb. et Zucc.的干燥成熟果实。

生境分布　北马兜铃生于林缘、溪流两岸、路旁及灌木丛中，我国东北、华北、西北及山东等地均有分布。马兜铃生于山谷、沟边阴湿处或山被灌丛中，分布于山东、河南及长江流域以南各地。

道地产区　北马兜铃主产于我国东北地区及河北、山东、陕西、山西、河南等地。马兜铃主产于江苏、安徽、浙江、江西、湖北、湖南等。

性状特征　商品药材呈卵圆形，长3~7cm，直径2~4cm。表面黄绿色、灰绿色或棕褐色，有纵棱线12条，由棱线分出多数横向平行的细脉纹。顶端平钝，基部有细长果梗。果皮轻而脆，易裂为6瓣，果梗也分裂为6条。果皮内表面平滑而带光泽，有较密的横向脉纹，果实分为6室，每室种子多数，平叠整齐排列。种子扁平而薄，钝三角形或扇形，长6~10mm，宽8~12mm，边缘有翅，淡棕色，气特异，味苦。

品质优劣　药材是以个大、结实、饱满、色黄绿、不破裂者为佳。

采收加工　秋季果实由绿变黄时摘下晒干，搓碎过筛除去杂质。

性味归经　苦，微寒。归肺、大肠经。

功能主治　清肺降气，止咳平喘，清肠消痔。用于肺热咳喘，痰中带血，肠热痔血，痔疮肿痛。

贮　　藏　置阴凉干燥处保存，防霉烂变质。

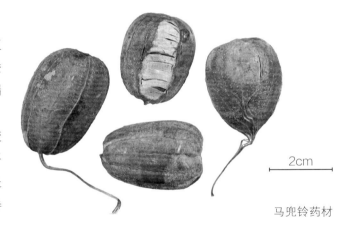

马兜铃药材

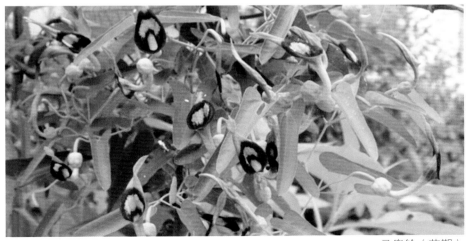

马兜铃（花期）

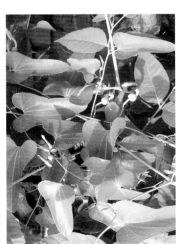

马兜铃（果期）

马鞭草

Mabiancao

HERBA VERBENAE

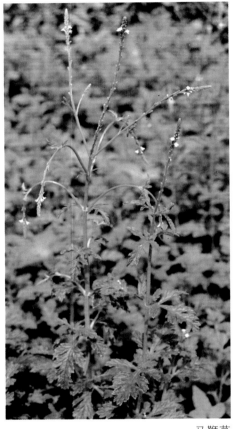

马鞭草

来　　源　为马鞭草科植物马鞭草*Verbena officinalis* L. 的干燥地上部分。

生境分布　生于林边及旷野草地。我国大部分地区有分布。

道地产区　主产于湖北、江苏、贵州、广西等地。

性状特征　茎呈方柱形，多分枝，四面有纵沟，长0.5～1m；表面绿褐色，粗糙；质硬而脆，断面有髓或中空。叶对生，皱缩，多破碎，绿褐色，完整者展平后叶片3深裂，边缘有锯齿。穗状花序细长，有小花多数。无臭，味苦。

品质优劣　药材以干燥、色青绿、带花穗、无根及纯净者为佳。

采收加工　野生品夏、秋两季采收。栽培每年可采全草2～3次，洗净切段，晒干。

性味归经　苦、凉。归肝、脾、肾经。

功能主治　活血散瘀，解毒，利水，退黄，截疟。用于癥瘕积聚，痛经经闭，喉痹，痈肿，水肿，黄疸，疟疾。

贮　　藏　置干燥通风处保存。

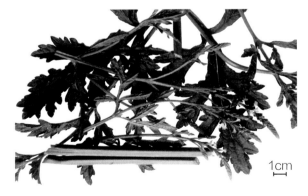

马鞭草鲜药材

1cm

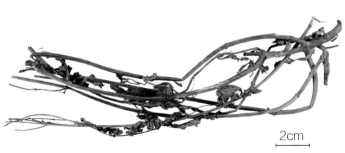

马鞭草药材

2cm

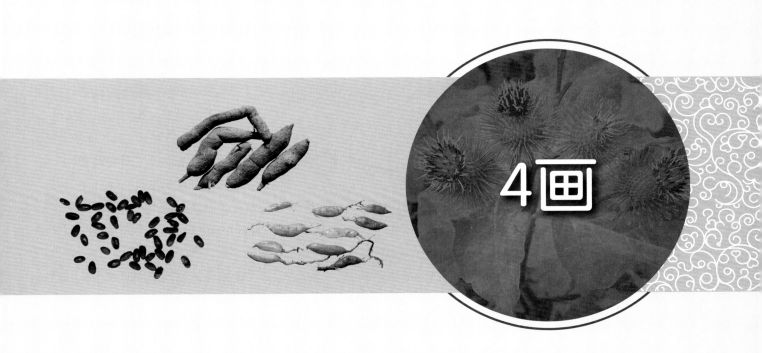

4回

王不留行

Wangbuliuxing

SEMEN VACCARIAE

来　　源　为石竹科植物麦蓝菜*Vaccaria segetalis*（Neck.）Garcke的干燥成熟种子。

生境分布　生于田边或耕地附近的丘陵地，尤以麦田中最为普遍。除华南外，全国各地区都有分布。

道地产区　主产于河北、山东、辽宁、黑龙江。

性状特征　干燥种子，近球形，径约2mm。幼嫩时白色，继变橘红色，最后呈黑色而有光泽，表面布有颗粒状突起，种脐近圆形，下陷，其周围的颗粒状突起较细，种脐的一侧有一带形凹沟，沟内的颗粒状突起呈纵行排列；胚乳乳白色。质坚硬。气无，味淡。

品质优劣　药材是以干燥、子粒均匀、充实饱满、色乌黑、纯净者为佳。

采收加工　夏季果实成熟、果皮尚未开裂时采割植株，晒干，打下种子，除去杂质，再晒干。

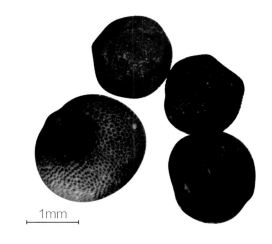

1mm

王不留行药材

性味归经　苦，平。归肝、胃经。

功能主治　活血通经，下乳消肿，利尿通淋。用于经闭，痛经，乳汁不下，乳痈肿痛，淋证涩痛。

贮　　藏　本品易生虫，应防潮，置干燥通风处保存。

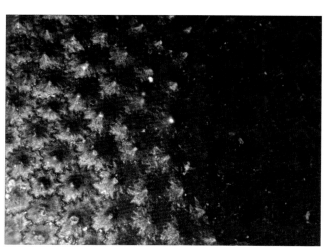

王不留行药材表面微性状

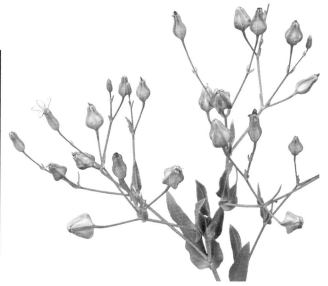

麦蓝菜

天山雪莲

Tianshanxuelian

HERBA SAUSSUREAE INVOLUCRATAE

来　　源　　为菊科植物天山雪莲*Saussurea involucrate*（Kar. et Kir.）Sch. Bip. 的干燥地上部分。

生境分布　　生长于雪线以下海拔3 000～4 000m的悬崖峭壁上。主要分布在新疆、青藏高原和云贵高原一带。四川、云南也有分布。

道地产区　　主产于新疆、青海等地。

性状特征　　本品茎呈圆柱形，长2～48cm，直径0.5～3cm；表面黄绿色或黄棕色，有的微带紫色，具纵棱，断面中空。茎生叶密集排列，无柄，或脱落留有残基，完整叶片呈卵状长圆形或广披针形，两面被柔毛，边缘有锯齿和缘毛，主脉明显。头状花序顶生，10～42个密集成圆球形，无梗。苞叶长卵形或卵形，无柄，中部凹陷呈舟状，膜质，半透明。总苞片3～4层，披针形，外层多呈紫褐色，内层棕黄色或黄白色。花管状，紫红色，柱头2裂。瘦果圆柱形，具纵棱，羽状冠毛2层。体轻，质脆。气微香，味微苦。

采收加工　　6～7月开花时采收，拔起全株，除去泥沙，晾干。

性味归经　　微苦，温。归肝、肾经。

功能主治　　维吾尔医：补肾活血、强筋骨，营养神经，调节异常体液。用于风湿性关节炎，关节疼痛，肺寒咳嗽，肾与小腹冷痛，白带过多等。中医：祛风胜湿，温肾助阳，活血通经。用于风湿痹痛，腰膝酸软，阳痿宫冷，小腹冷痛，月经不调。

贮　　藏　　置阴凉干燥处保存。

2cm

天山雪莲药材

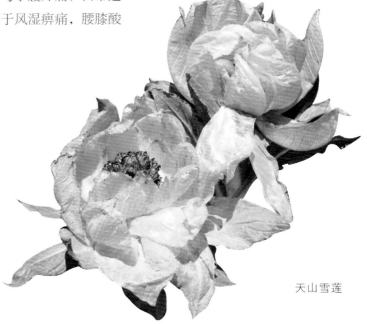

天山雪莲

77

天仙子

Tianxianzi

SEMEN HYOSCYAMI

来　　源　为茄科植物莨菪*Hyoscyamus niger* L. 的干燥成熟种子。

生境分布　多为栽培，村边田埂也有野生。分布于我国东北、华北、西北、西南和华东等地。

道地产区　主产于我国东北、西北及河北、河南、内蒙古各地。

性状特征　本品呈类扁肾形或扁卵形，直径约1mm。表面棕黄色或灰黄色，有细密的网纹，略尖的一端有点状种脐。切面灰白色，油质，有胚乳，胚弯曲。气微，味微辛。

品质优劣　药材是以颗粒饱满、均匀者为佳。

采收加工　夏末秋初果实成熟时，割下或拔起全株，晒干，打下种子，除净杂质。

性味归经　苦、辛，温；有大毒。归心、胃、肝经。

功能主治　解痉止痛，平喘，安神。用于胃脘挛痛，喘咳，癫狂。

贮　　藏　置阴凉干燥通风处保存。

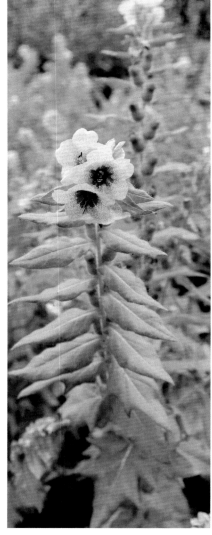

莨菪

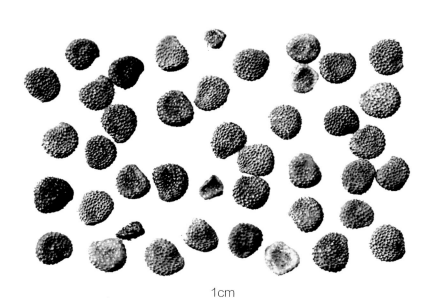

1cm

天仙子药材

天仙藤

Tianxianteng

HERBA ARISTOLOCHIAE

来　　源　为马兜铃科植物马兜铃*Aristolochia debilis* Sieb. et Zucc.或北马兜铃*Aristolochia contorta* Bge.的干燥地上部分。

生境分布　同"马兜铃"。

道地产区　主产于江苏、浙江、安徽。

性状特征　茎细长，淡黄褐色或青褐色，质韧，扭曲，表面有纵直沟纹，叶互生，多皱缩破碎。完整的叶片呈三角状矩圆形，暗绿色、无毛，基部凹入呈心脏形，两侧呈耳状，具3条明显的掌状脉，叶柄细长而扭曲，茎的横断面、皮部与中柱部常脱离，并有数个黄色椭圆形的维管束，髓部白色，中部呈裂隙状。气清香，味淡。

品质优劣　药材是以青绿色、带叶、茎心细者为佳。

采收加工　霜降前叶未落时割取地上部分，打捆晒干。

性味归经　苦，温。归肝、脾、肾经。

功能主治　行气活血，通络止痛。用于脘腹刺痛，风湿痹痛。

贮　　藏　置干燥通风处贮存。

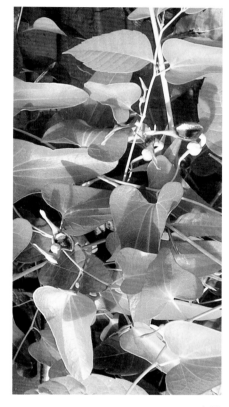

马兜铃

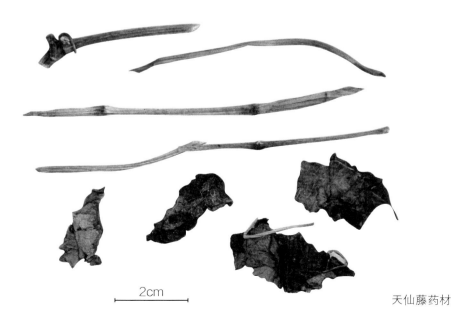

2cm

天仙藤药材

天冬

Tiandong

RADIX ASPARAGI

来　　源　为百合科植物天冬*Asparagus cochinchinensis*（Lour.）Merr. 的干燥块根。

生境分布　生于阴湿的山野林边、山坡草丛中或丘陵地带灌木丛中；也有人工栽培。分布于我国华南、西南、华中及河南、山东等地。

道地产区　以贵州产量大而品质优。

性状特征　本品呈长纺锤形，略弯曲，长5～18cm，直径0.5～2cm。表面黄白色至淡黄棕色，半透明，光滑或具深浅不等的纵皱纹，偶有残存的灰棕色外皮。质硬或柔润，有黏性，断面角质样，中柱黄白色。气微，味甜、微苦。

品质优劣　药材是以个大、饱满、半透明、淡黄色、体糯者为佳。

采收加工　栽种2～3年，立秋以后采挖，洗净泥土，除去须根，用水煮至皮裂，剥去外皮，切段、晒干。

性味归经　甘、苦，寒。归肺、肾经。

功能主治　养阴润燥，清肺生津。用于肺燥干咳，顿咳痰黏，腰膝酸痛，骨蒸潮热，内热消渴，热病津伤，咽干口渴，肠燥便秘。

贮　　藏　本品易发霉或被虫蛀，应置于阴凉干燥处保存。

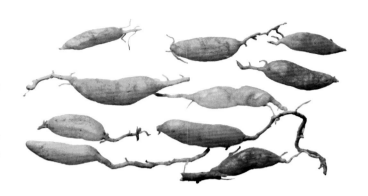

天冬鲜药材

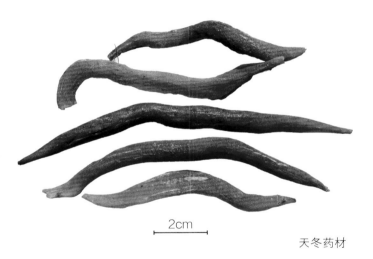

2cm

天冬药材

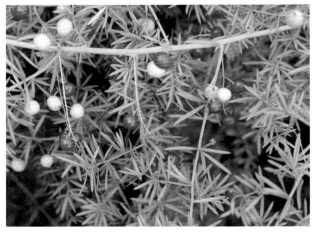

天冬

天花粉

Tianhuafen

RADIX TRICHOSANTHIS

来　　源　为葫芦科植物栝楼*Trichosanthes kirilowii* Maxim.或双边栝楼*Trichosanthes rosthornii* Herms的干燥根。

生境分布

1. 栝楼　生于山坡草丛、林缘溪旁及路边。分布于我国华北、西北、华东和辽宁、河南和湖北等地。各地常有栽培。

2. 双边栝楼　生于山坡林缘、平地或水边。分布于江西、湖北、湖南、广西、广东、贵州、四川和云南等地。常有栽培。

道地产区

1. 栝楼　主产于河南、山东、安徽等地。以河南安阳产量大、质量最好，习称"安花粉"。

2. 双边栝楼　主产于山东、四川等地。

性状特征

1. 栝楼根　呈不规则圆柱形，纺锤形或瓣块状，长8~16cm，直径1.5~6cm。表

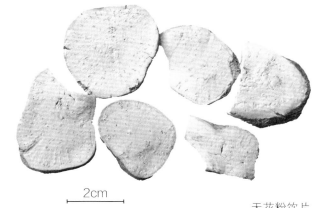

2cm

天花粉饮片

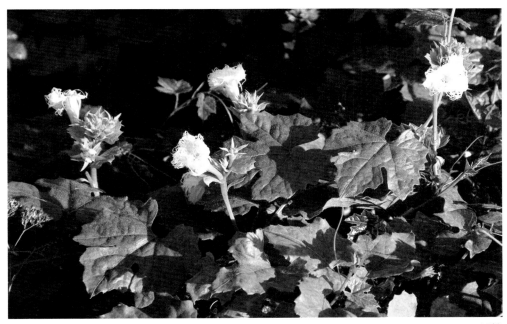

栝楼

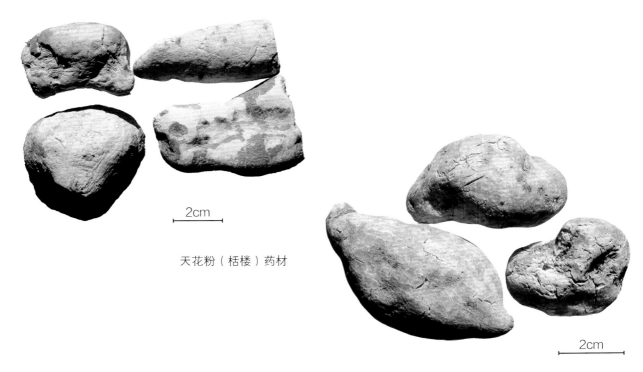

2cm

天花粉（栝楼）药材

2cm

天花粉（双边栝楼）药材

面白色、黄白色或淡黄棕色，有纵皱纹及凹陷的横长皮孔。有的残存黄棕色外皮。质坚实而重，不易折断。纵剖面白色或淡黄色，可见黄色条状的筋脉纹；横断面白色或淡黄色，富粉性。散有黄色筋脉纹点及导管群呈放射状排列。气微，味淡微苦。

2. 双边栝楼根　根似栝楼根，但有时呈藕状，皮色略深，呈灰棕色，有网状皱纹，纤维较多，粉性稍差。去皮的根表面显浅灰黄色或棕黄色，断面淡灰黄色，粉性稍差，筋脉较多。气微，味苦涩。

品质优劣　以上两种药材均是以块大、色白、粉性足、质坚而细腻、筋脉少者为佳。

采收加工　10～11月采挖，挖出后，刮去粗皮，切成10～20cm长段，粗大者可再切对开，晒干。撞去外表的黄色层使成白色。

性味归经　甘、微苦，微寒。归肺、胃经。

功能主治　清热泻火，生津止渴，消肿排脓。用于热病烦渴，肺热燥咳，内热消渴，疮疡肿毒。

贮　藏　置于干燥通风处保存。本品易生虫、发霉。

天竺黄

Tianzhuhuang

CONCRETIO SILICEA BAMBUSAE

来　　源　为禾本科植物青皮竹*Bambusa textilis* McClure或华思劳竹*Schizostachyum chinense* Rendle等杆内的分泌液干燥后的块状物。

生境分布　生长于土壤肥沃湿润的河边冲积地、台地、丘陵下部坡地等处。分布于云南、广东、广西等地。

道地产区　主产于云南、广东。

性状特征　呈不规则多角形的块状或片状。直径1~6cm，表面为灰白色、乳白色、牙白色、灰褐色或灰蓝色。破断面多光亮，用手摸之有滑感。质轻脆，易砸碎。吸水强但不溶解于水，放在水中有气泡产生。用舌舔之黏舌，味甘而微有凉感。

品质优劣　药材是以浸水而吸水性强、口尝黏舌感强者为佳。

采收加工　剖开自然枯死的竹子，取出片状或颗粒状凝块。晾干。自然生者不易得，大部分以人工使竹受暴热后，促使竹沥溢在节中，凝固而成竹

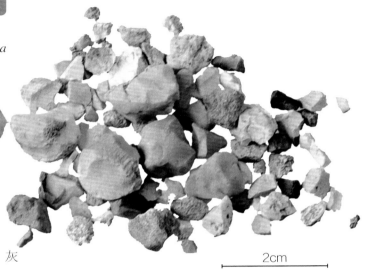

2cm

天竺黄药材

黄，秋、冬两季采收，晾干即得。

性味归经　甘，寒。归心、肝经。

功能主治　清热豁痰，凉心定惊。用于热病神昏，中风痰迷，小儿痰热惊痫、抽搐、夜啼。

贮　　藏　置阴凉干燥处密闭保存。

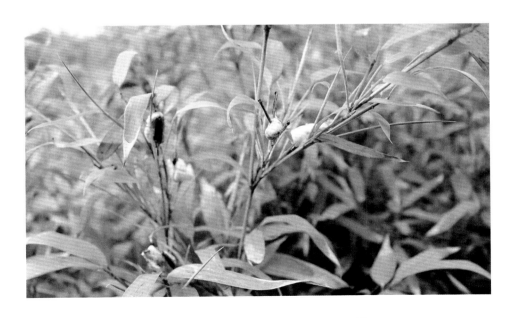

青皮竹

天南星

Tiannanxing

RHIZOMA ARISAEMATIS

来　　源　为天南星科植物天南星*Arisaema erubescens*（Wall.）Schott.、异叶天南星*Arisaema heterophyllum* Bl.或东北天南星*Arisaema amurense* Maxim.的干燥块茎。

生境分布

1. 天南星　生于阳坡或山谷阴湿地方。分布于我国东北及河北、陕西、山东、河南、四川等地。

2. 异叶天南星　生于山野阴湿地方、林下。全国大部分地区有分布。

3. 东北天南星　生于山地阴坡。分布于我国东北、华北等地。

道地产区　主产于四川、河南、贵州、云南、广西等地。

性状特征　干燥的块茎，呈扁圆形块状。直径2～7cm，厚1～2cm。表面乳白色或棕色，皱缩或较光滑，茎基处有凹入痕迹，周

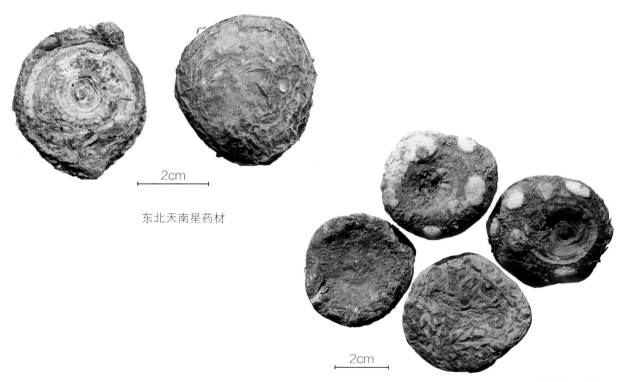

2cm

东北天南星药材

2cm

异叶天南星药材

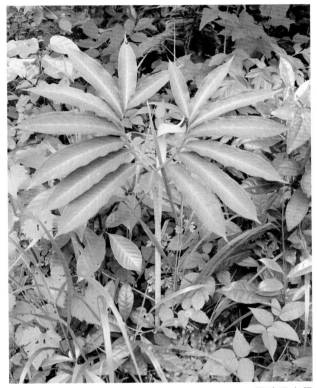

异叶天南星

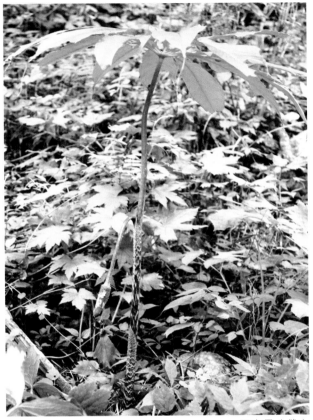

天南星（雌）

围有麻点状须根痕。块茎的周围具球状侧芽的，习称"虎掌南星"，亦有不带侧芽的。质坚硬，不易破碎，断面不平坦，色白，粉性。微有辛气，味辣而麻。未去外皮者不宜入药。

品质优劣 药材是以体大、色白、粉性足、有侧芽者为佳。

采收加工 秋、冬两季茎叶枯萎时采挖，除去须根及外皮，干燥。

性味归经 苦、辛，温；有毒。归肺、肝、脾经。

功能主治 燥湿化痰，祛风止痉，散结消肿。用于顽痰咳嗽，风痰眩晕，中风痰壅，口眼㖞斜，半身不遂，癫痫，惊风，破伤风。生品外用治痈肿，蛇虫咬伤。

贮　藏 置阴凉干燥通风处。本品易生虫、发霉。

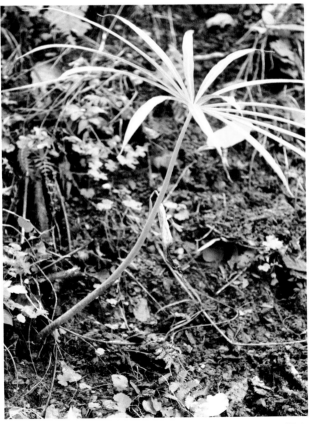

天南星（雄）

天麻

Tianma

RHIZOMA GASTRODIAE

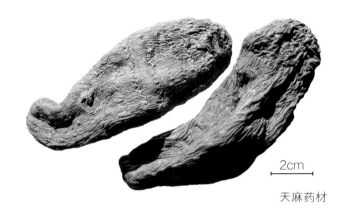

2cm

天麻药材

来　　源　为兰科植物天麻*Gastrodia elata* Bl. 的干燥块茎。

生境分布　生于林下阴湿、腐殖质较厚的地方。分布吉林、辽宁、河北、河南、安徽、湖北、四川、贵州、云南、陕西、西藏等地。

道地产区　主产于云南、四川、贵州等地。

性状特征　商品呈椭圆形或长条形，略扁，皱缩而稍弯曲，长3～15cm，宽1.5～6cm，厚0.5～2cm。表面黄白色至淡黄棕色，有纵皱纹及由潜伏芽排列而成的横环纹多轮，有时可见棕褐色菌素。顶端有红棕色至深棕色鹦嘴状的芽或残留茎基；另端有圆脐形疤痕。质坚硬，不易折断，断面较平坦，黄白色至淡棕色，角质样。气微，味甘。

品质优劣　药材以质地坚实、沉重，有鹦哥嘴，断面明亮，无空心者（冬麻）为佳。

采收加工　春季4～5月间采挖为"春麻"；立冬前9～10月间采挖的为"冬麻"，以冬麻质量为好。挖起后趁鲜洗去泥土，用清水或白矾水略泡，刮去外皮，水煮或蒸透心，切片，摊开晾干。

性味归经　甘，平。归肝经。

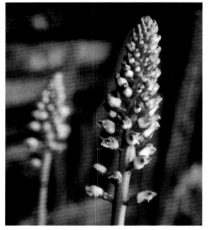

天麻花

功能主治　息风止痉，平抑肝阳，祛风通络。用于小儿惊风，癫痫抽搐，破伤风，头痛眩晕，手足不遂，肢体麻木，风湿痹痛。

贮　　藏　本品易虫蛀发霉，应置干燥通风处保存。

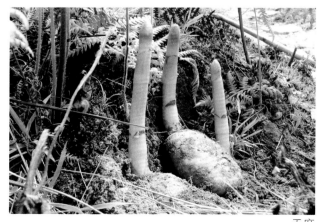

天麻

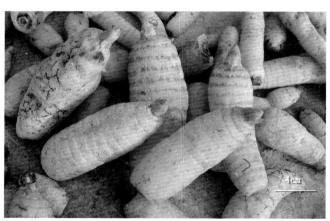

4cm

天麻鲜药材

天葵子

Tiankuizi

RADIX SEMIAQUILEGIAE

来　　源　为毛茛科植物天葵*Semiaquilegia adoxoides*（DC.）Makino的干燥块根。

生境分布　生于疏林下、草丛、沟边路旁或山谷地较阴处。分布于陕西、江苏、安徽、浙江、江西、福建、湖北、湖南、广西、四川、贵州。

道地产区　主产于江苏震泽、苏州，湖南邵阳、长沙，湖北恩施、宣恩等地。

性状特征　本品呈不规则短柱状、纺锤状或块状，略弯曲，长1~3cm，直径0.5~1cm。表面暗褐色至灰黑色，具不规则的皱纹及须根或须根痕。顶端常有茎叶残基，外被数层黄褐色鞘状鳞片。质较软，易折断，断面皮部类白色，木部黄白色或黄棕色，略呈放射状。气微，味甘、微苦辛。

品质优劣　药材是以个大、饱满，断面皮部色白者为佳。

采收加工　移栽后的第3年5月植株未完全枯萎前采挖，较小的块根留作种用，较大的去尽残叶，晒干，加以揉搓，去掉须根，抖净泥土。

性味归经　甘、苦，寒。归肝、胃经。

功能主治　清热解毒，消肿散结。用于痈肿疔疮，乳痈，瘰疬，蛇虫咬伤。

贮　　藏　置于干燥处保存，防虫蛀、发霉。

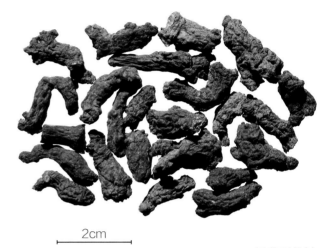

2cm

天葵子药材

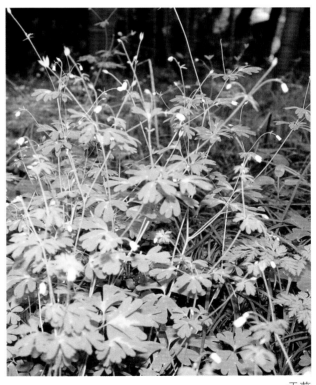

天葵

云芝

Yunzhi

CORIOLUS

来　　源　为多孔菌科真菌彩绒革盖菌*Coriolus versicolor*（L. ex Fr.）Quel 的干燥子实体。

生境分布　常见大型真菌，主要是野生，生于多种阔叶树木桩、倒木和枝上。全国各地森林中均有分布。

道地产区　我国南北各地均有出产。

性状特征　本品菌盖单个呈扇形、半圆形或贝壳形，常数个叠生成覆瓦状或莲座状；直径1～10cm，厚1～4mm。表面密生灰、褐、蓝、紫黑等颜色的茸毛（菌丝），构成多色的狭窄同心性环带；边缘薄；腹面灰褐色、黄棕色或浅黄色，无菌管处呈白色，菌管密集，管口近圆形至多角形，部分管口开裂成齿。革质，不易折断。断面菌肉类白色，厚约1mm；菌管单层，长0.5～2mm，多为浅棕色，管口近圆形至多角形，每1mm有3～5个。气微，味淡。

采收加工　全年均可采收，除去杂质，晒干。

性味归经　甘，平。归心、脾、肝、肾经。

功能主治　健脾利湿，清热解毒。用于湿热黄疸，胁痛，纳差，倦怠乏力。

贮　　藏　置于通风干燥处保存。

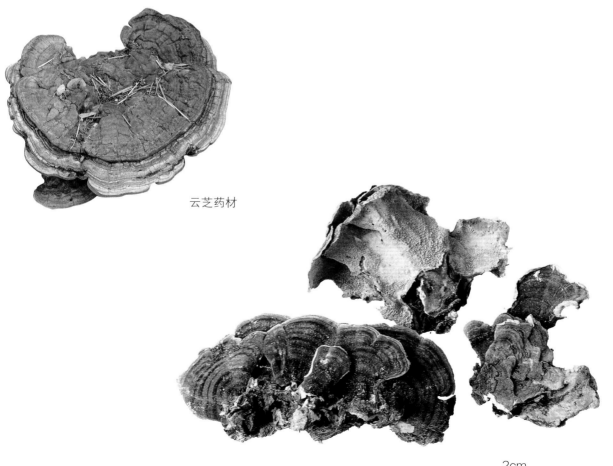

云芝药材

2cm

木瓜

Mugua

FRUCTUS CHAENOMELIS

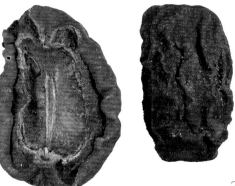

2cm

木瓜药材

来　　源　为蔷薇科植物贴梗海棠*Chaenomeles speciosa*（Sweet）Nakai的干燥近成熟果实。

生境分布　栽培或野生，分布我国华东、华中及西南各地。

道地产区　主产于安徽、湖南、浙江。

性状特征　本品呈卵圆形或长圆形，多纵剖为两瓣，长4～9cm，宽2～5cm；外表面棕红色或紫红色，因干缩而有多数不规则的深褶和皱纹，剖面边缘向内卷曲，果肉红棕色细腻，中心有凹陷的子房室，种子大多已脱落。种子红棕色，三角形略扁平，气微，味酸涩。

品质优劣　药材是以质坚实、味酸者为佳。

采收加工　秋季果实变黄时采下，纵剖为二或四块，内面向上晒干。

性味归经　酸，温。归肝、脾经。

功能主治　舒筋活络，和胃化湿。用于湿痹拘挛，腰膝关节酸重疼痛，暑湿吐泻，转筋挛痛，脚气水肿。

贮　　藏　本品易被虫蛀、发霉，应放置在干燥通风处保存。

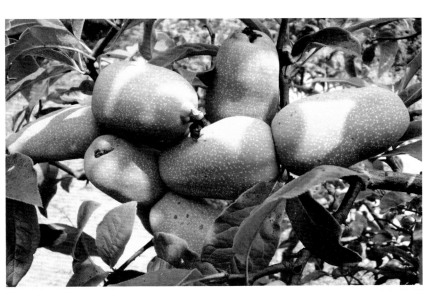

贴梗海棠

木香

Muxiang

RADIX AUCKLANDIAE

来　　源　为菊科植物木香*Aucklandia lappa* Decne.的干燥根。

生境分布　原产印度，国内引种成功并大面积种植。主要分布四川、云南、贵州、广西等地。

道地产区　主产于云南、四川。

性状特征　根圆柱形，长5～15cm，直径0.5～5.5cm。表面黄棕色、灰褐色或棕褐色，栓皮大多已除去，有明纵沟及侧根痕，有时可见网状纹理。质坚硬，难折断，断面稍平坦，灰黄色、灰褐色或棕褐色，散有深褐色油室小点，形成层环棕色，有放射状纹理，老根中央多枯朽。气芳香浓烈而特异，味先甜后苦，稍刺舌。

品质优劣　药材是以条匀、质坚实、粉性足、香气浓郁者为佳。

采收加工　秋季至第2年春初采挖，除去茎叶泥土，切成短段，粗大者纵剖2～4块，晒干。

性味归经　辛、苦，温。归脾、胃、大肠、三焦、胆经。

功能主治　行气止痛，健脾消食。用于胸胁、脘腹胀痛，泻痢后重，食积不消，不思饮食。煨木香实肠止泻。用于泄泻腹痛。

贮　　藏　置阴凉干燥处保存，防潮。

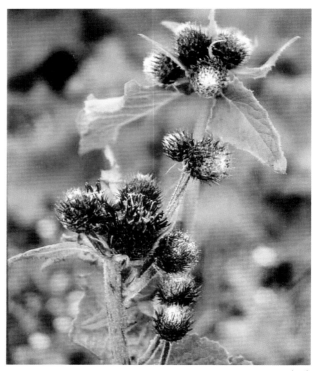

木香

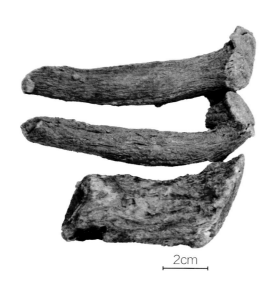

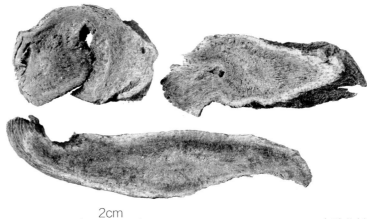

木香药材

木贼

Muzei

HERBA EQUISETI HIEMALIS

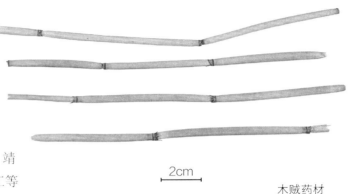

2cm

木贼药材

来　　源　为木贼科植物木贼*Equisetum hiemale* L.的干燥地上部分。

生境分布　喜生于山坡林下阴湿处、河岸湿地。全国大部分地区均有分布。

道地产区　主产于陕西凤县，吉林通化、靖宇，辽宁清原、本溪，湖北兴山、竹溪及黑龙江等地。

性状特征　茎呈长管状，不分枝，长20～60cm，直径0.2～0.6cm，表面灰绿色或黄绿色，有18～30条细纵棱，平直排列，触之粗糙，稍挂手。节明显，节间长2.5～9cm，节上着生筒状鳞叶，上部棕灰色，叶鞘基部和鞘齿具有2圈深棕色或棕黑色较宽的环。中部灰色或淡黄色，鞘片背面有2条棱脊及1条浅沟。体轻质脆，易折断，断面中空，周边有多数近圆形的小空腔，内有灰白色或浅绿色的薄瓤。气微，味甘淡、微涩，嚼之有沙石感。

品质优劣　药材是以茎粗长、色绿、质厚、不脱节者为佳。

采收加工　夏、秋两季采割地上部分，洗净，晒干。

性味归经　甘、苦，平。归肺、肝经。

功能主治　疏散风热，明目退翳。用于风热目赤，迎风流泪，目生云翳。

贮　　藏　置阴凉干燥处保存。

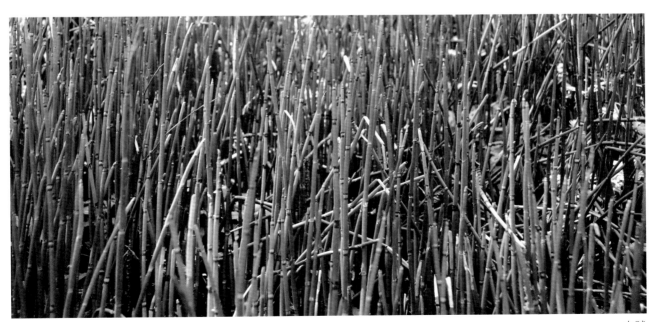

木贼

木通

Mutong

CAULIS AKEBIAE

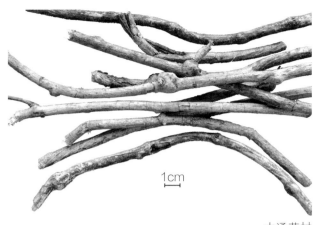

木通药材

来　　源　为木通科植物五叶木通*Akebia quinata*（Thunb.）Decne.、三叶木通*Akebia trifoliata*（Thunb.）Koidz.或白木通*Akebia trifoliata*（Thunb.）Koidz. var. australis（Diels）Rehd.的干燥藤茎。

生境分布　生于山坡、山沟、溪旁等处的乔木与灌木林中。分布于陕西、山东、江苏、安徽、江西、河南、湖北、广东、四川、贵州等地。

道地产区　主产于安徽、浙江、江西、湖南、湖北、四川等地。

性状特征　干燥的药材呈细圆柱形，长30～60cm，直径0.8～2cm。外皮灰棕色或灰黄色，多呈撕裂状，易于木质部剥离，有纵条纹，节部膨大，有叶柄及侧枝脱落的痕迹；木质部淡黄褐色或黄白色。体轻质硬，不易折断，断面呈放射形裂片状，导管孔排列较紧密，可见明显的髓部。气微，味苦。

品质优劣　药材是以藤茎粗壮，断面木质部黄白色、皮部颜色较深，呈棕褐色，可与木质部剥离，去皮处可见明显的纵向棱沟者为佳。

采收加工　藤茎全年可采，切片或切断晒干。

性味归经　苦，寒。归心、小肠、膀胱经。

功能主治　利尿通淋，清心除烦，通经下乳。用于淋证，水肿，心烦尿赤，口舌生疮，经闭乳少，湿热痹痛。

贮　　藏　置阴凉干燥通风处保存。

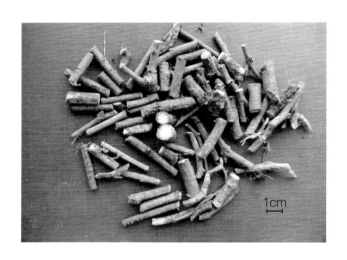

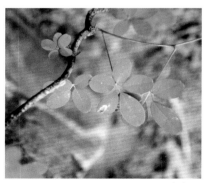

五叶木通

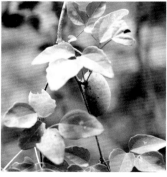

三叶木通

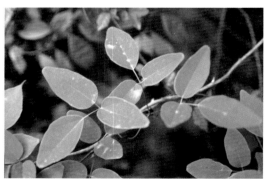

白木通

木棉花

Mumianhua

GOSSAMPINI FLOS

来　　源　为木棉科植物木棉*Gossampinus malabarica*（DC.）Merr.的干燥花。

生境分布　生于低山、次生林、山地阳坡及村边、路旁，分布于广东、广西、四川、贵州和云南等地。

道地产区　主产于广东、广西、四川。

性状特征　本品呈干缩的不规则团块状，长5～8cm；子房及花柄多脱离。花萼杯状，长2～4.5cm，3浅裂或5浅裂，裂片钝圆、反卷，厚革质而脆，外表棕褐色和棕黑色，有不规则细皱纹；内表面灰黄色，密被有光泽的绢毛。花瓣5片，皱缩或破碎，完整者倒卵状椭圆形或披针状椭圆形，外表棕黄色或深棕色，密被星状毛，内表面紫棕色或红棕色，疏被星状毛。雄蕊多数，卷曲；残留花柱稍粗，略长于雄蕊。气微，味淡微甘涩。

品质优劣　以花朵大、完整、色棕黄者为佳。

采收加工　春季采花，晒干或阴干。

性味归经　甘、淡，凉。归大肠经。

功能主治　清热利湿，解毒。用于泄泻，痢疾，痔疮出血。

贮　　藏　置干燥通风处保存。

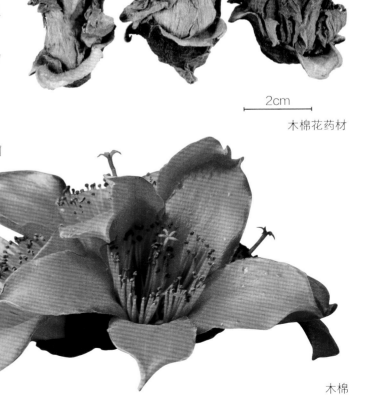

2cm

木棉花药材

木棉

93

木蝴蝶

Muhudie

SEMEN OROXYLI

来　　源　为紫葳科植物木蝴蝶*Oroxylum indicum*（L.）Vent. 的干燥成熟种子。

生境分布　生于海拔1 000m以下的山坡、溪边、山谷或灌木丛中。分布于福建、台湾、广东、海南、广西、四川、贵州、云南等地。

道地产区　主产于云南、广西等地。

性状特征　本品为蝶形薄片，除基部外三面延长成宽大而极薄的翅，长5～8cm，宽3.5～4.5cm。表面浅黄白色，翅半透明，有绢丝样光泽，上有放射状纹理，边缘多破裂。体轻，剥去种皮，可见一层薄膜状的胚乳紧裹于子叶之外。子叶2，蝶形，黄绿色或黄色，长径1～1.5cm。气微，味微苦。

品质优劣　药材是以张大、色白、有光泽、翼柔软如绸者为佳。

采收加工　秋、冬两季采收成熟果实，暴晒至果实开裂，取出种子，晒干。

性味归经　苦、甘、凉。归肺、肝、胃经。

功能主治　清肺利咽，疏肝和胃。用于肺热咳嗽，喉痹，音哑，肝胃气痛。

贮　　藏　置干燥通风处保存。

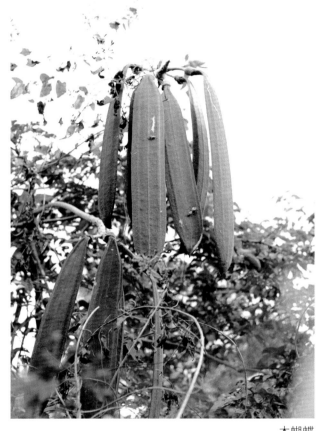

木蝴蝶

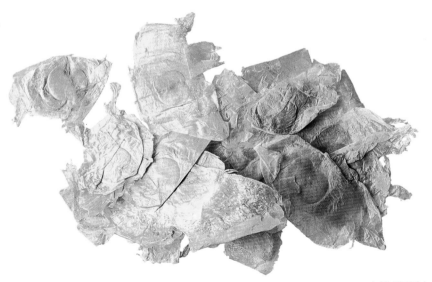

木蝴蝶药材

木鳖子

Mubiezi

SEMEN MOMORDICAE

来　源　为葫芦科植物木鳖*Momordica cochinchinensis*（Lour.）Spreng.的干燥成熟种子。

生境分布　生于海拔450～1 100m山沟、林缘和路旁。分布于安徽、浙江、江西、福建、台湾、广东、广西、湖北、湖南、四川、贵州、云南和西藏。

道地产区　主产于广西、湖北及四川。

性状特征　种子呈扁平圆板状，中间稍隆起或微凹陷，直径2~4cm，厚约0.5cm。表面灰棕色至黑褐色，有网状花纹，在边缘较大的一个齿状突起上有浅黄色种脐。外种皮质硬而脆，内种皮灰绿色，茸毛样。子叶2，黄白色，富油性。有特殊的油腻气，味苦。

品质优劣　药材是以外壳无破裂、饱满、种仁色黄白者为佳。

采收加工　冬初采收果实，沤烂果肉，洗净种子，晒干即可。

性味归经　苦、微甘，凉；有毒。归肝、脾、胃经。

功能主治　散结消肿，攻毒疗疮。用于疮疡肿毒，乳痈，瘰疬，痔瘘，干癣，秃疮。

贮　藏　置干燥处保存。

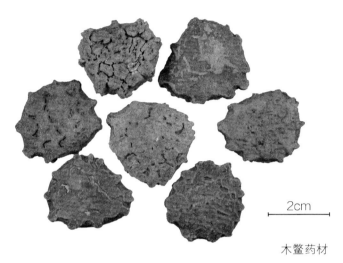

2cm

木鳖药材

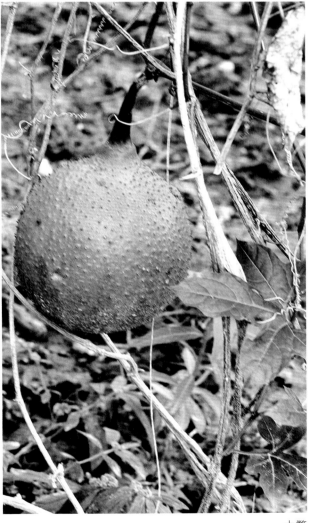

木鳖

五加皮

Wujiapi

CORTEX ACANTHOPANACIS

　　来　　源　为五加科植物细柱五加*Acanthopanax gracilistylus* W. W. Smith的干燥根皮。

　　生境分布　生于山坡、沟谷林边或灌木丛中。主要分布于浙江、河南、湖北、湖南、安徽、四川等地；此外，陕西、甘肃、山东、江苏、江西、贵州、云南等地也有分布。

　　道地产区　主产于湖北、河南、安徽。

　　性状特征　干燥根皮呈卷筒状，单卷或双卷，长7～10cm，筒径约6mm，厚1～2mm。外表面灰褐色，有横向皮孔及纵皱，内表面淡黄色或淡黄棕色。质脆，易折断，断面不整齐，淡灰黄色。气微香，味微苦涩。

　　品质优劣　药材是以粗长、皮厚、气香、无木心者为佳。

　　采收加工　栽后3～4年夏、秋两季采收，挖取根部，除掉须根，剥皮，抽去木心晒干，或切片晒干。

　　性味归经　辛、苦，温。归肝、肾经。

　　功能主治　祛风除湿，补益肝肾，强筋壮骨，利水消肿。用于风湿痹病，筋骨痿软，小儿行迟，体虚乏力，水肿，脚气。

　　贮　　藏　防霉变、虫蛀。置阴凉干燥处保存。

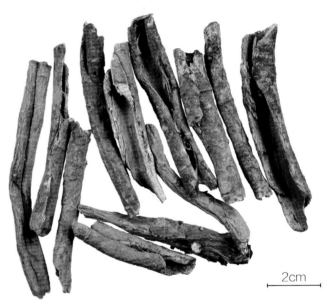

2cm

五加皮药材

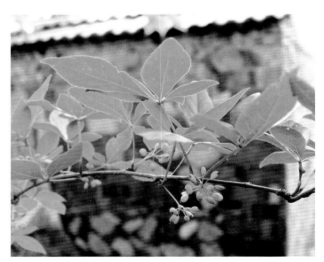

细柱五加

五味子

Wuweizi

FRUCTUS SCHISANDRAE CHINENSIS

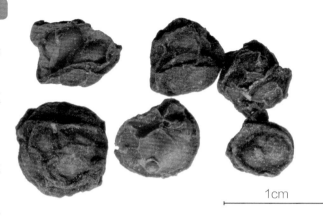

1cm

五味子药材

来　　源　为木兰科植物五味子*Schisandra chinensis*（Turcz.）Baill.的干燥成熟果实。

生境分布　生于阳坡杂木林中，缠绕在其他植物上。分布于我国东北、华北、湖北、湖南、江西、四川等地。

道地产区　主产于辽宁、吉林、黑龙江、河北等地，商品习称"北五味子"。

性状特征　干燥果实略呈球形或扁球形，直径5～8mm。外皮鲜红色，紫红色或暗红色。显油润，有不整齐的皱缩。果内柔软，常数个粘连一起；内含种子1～2枚，肾形，棕黄色，有光泽，坚硬，种仁白色。果肉气微弱而特殊，味酸。种子破碎后有香气，味辛而苦。

品质优劣　药材是以紫红色、粒大、肉厚、有油性及光泽者为佳。

采收加工　秋季果实成熟时采摘，晒干或蒸后晒干，除去果梗及杂质。

性味归经　酸、甘，温。归肺、心、肾经。

功能主治　收敛固涩，益气生津，补肾宁心。用于久嗽虚喘，梦遗滑精，遗尿尿频，久泻不止，自汗盗汗，津伤口渴，内热消渴，心悸失眠。

贮　　藏　本品因含多糖成分和树脂状物质，极易吸湿返潮，发热并导致霉变。应置干燥通风处保存。

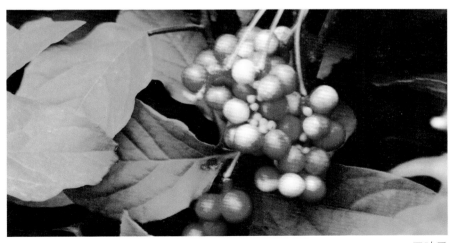

五味子

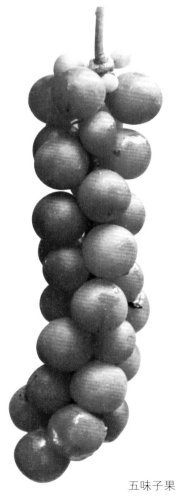

五味子果

五倍子

Wubeizi

GALLA CHINENSIS

来　源　为漆树科植物盐肤木*Rhus chinensis* Mill.、青麸杨*Rhus potaninii* Maxim.或红麸杨*Rhus punjabensis* Stew. var. sinica（Diels）Rehd. et Wils.叶上的虫瘿，主要由五倍子蚜*Melaphis chinensis*（Bell）Baker寄生而形成。

生境分布　盐肤木生于海拔350～2 300m的石灰山灌丛、疏林中。青麸杨生于海拔900～2 500m白山坡疏林或灌丛中。红麸杨生于海拔460～3 000m的石灰山灌丛或密林中。分布四川、贵州、云南、陕西、湖北、广西、湖南、河南、甘肃、广东、安徽、浙江、江西、福建、山西等地。

道地产区　主产于四川、贵州、云南、陕西、湖北、广西等地。

性状特征　商品按外形不同分为"角倍"和"肚倍"。

1. 角倍　呈不规则的囊状，有若干瘤状突起或角状分枝，表面黄棕色至灰棕色，有灰白色软滑的茸毛，破碎后，则见中心为空洞，有黑褐色五倍子蚜虫的尸体及白色的外皮以及粉状排泄物等，壁厚1～2mm，内壁浅棕色平滑。破折面角质样。质坚脆。气特异，味极涩而有收敛性。

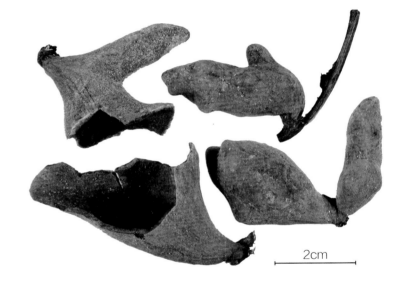

2cm

角倍药材

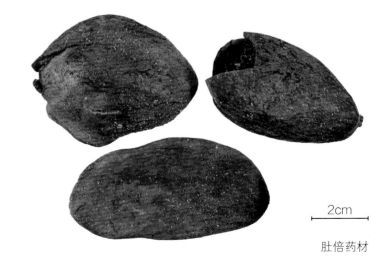

2cm

肚倍药材

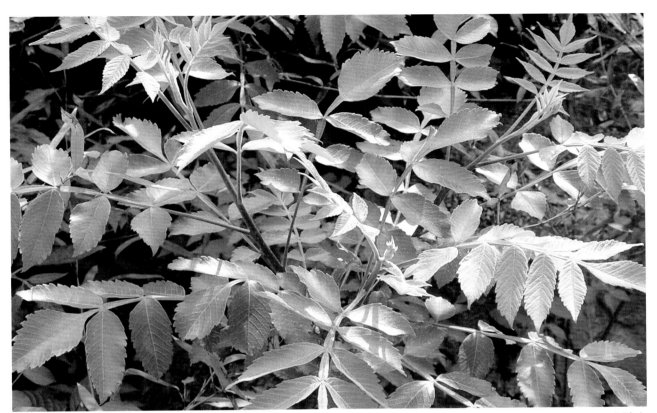

盐肤木

2. 肚倍　呈纺锤形囊状，无突起或分枝。外面
茸毛较少，壁厚2～3mm，折断面角质样，较角倍光
亮。

品质优劣　药材以角倍的产量为大，肚倍的质
量为佳。肚倍以皮厚、色灰棕、完整不碎者为佳。

采收加工　角倍在9～10月间采摘，肚倍在6
月间采，如过期则虫瘿开裂。采摘后，用沸水煮
3～5min，杀死内部之虫，晒干即成。

性味归经　酸、涩，寒。归肺、大肠、肾经。

功能主治　敛肺降火，涩肠止泻，敛汗，止
血，收湿敛疮。用于肺虚久咳，肺热痰嗽，久泻久
痢，自汗盗汗，消渴，便血痔血，外伤出血，痈肿
疮毒，皮肤湿烂。

贮　　藏　贮存时应防潮、防压碎，置于干燥
通风处保存。

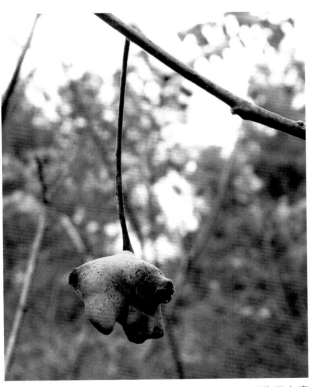

五倍子虫瘿

太子参

Taizishen

RADIX PSEUDOSTELLARIAE

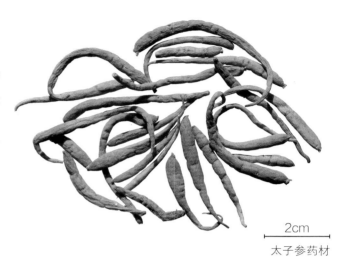

2cm

太子参药材

来　源　为石竹科植物孩儿参*Pseudostellaria heterophylla*（Miq.）Pax ex Pax et Hoffm.的干燥块根。

生境分布　生于山坡林下和岩石缝中。分布于我国东北及河北、陕西、山东、江苏、安徽、河南等地。

道地产区　主产于江苏南京、徐州、淮阴，山东临朐。

性状特征　块根细长纺锤形或细长条形，稍弯曲，长2～8cm，少数可达12cm，直径2～6mm，顶端残留极短的茎基或芽痕，下部渐细呈尾状。表面黄白色至土黄色，较光滑，略具不规则的细纵皱纹及横向凹陷，其间有须根痕。质硬脆，易折断，断面平坦，类白色或黄白色，角质样；晒干者类白色，有粉性。气微，味微甘。

品质优劣　药材是以身干、肥润、黄白色、无须根者为佳。

采收加工　6月太子参地上部分开始枯萎后即可采挖，鲜参用清水洗净，暴晒2～3天，晒干后及时翻动几次，扬去须根，即成生晒太子参。

性味归经　甘、微苦，平。归脾、肺经。

功能主治　益气健脾，生津润肺。用于脾虚体倦，食欲不振，病后虚弱，气阴不足，自汗口渴，肺燥干咳。

贮　藏　置于干燥通风处保存，防潮，防虫蛀。

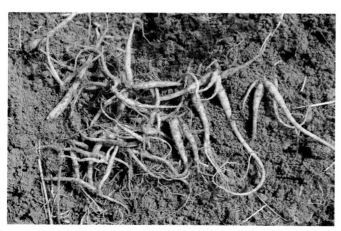

孩儿参鲜根

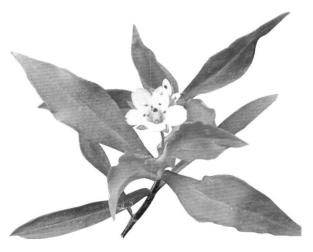

孩儿参

车前子

Cheqianzi

SEMEN PLANTAGINIS

来　　源　为车前科植物车前*Plantago asiatica* L.或平车前*Plantago depressa* Willd.的干燥成熟种子。

生境分布　生长在山野、路旁、花圃、菜圃以及池塘、河边等地。分布全国各地。

道地产区　两种车前在全国大部分地区均有出产，其中车前主产于我国南方各地，而平车前以华北、东北、西北所产者为主。其中大粒车前主产于江西，商品习称为"凤眼前仁"。

性状特征　根据来源不同，分述如下：

1. 车前（大粒车前）　蒴果卵状圆锥形，膜质，熟时周裂。种子5～6粒，少见7～8粒，呈扁平椭圆形或不规则长圆形或三角状长圆形，长2mm，宽1mm。外表棕褐色或黑紫色，略有光泽。一面较凸起，另一面较平坦，近中心处有一灰白色略凹下的小点（种脐）。以放大镜观察，可见紧密网状皱纹。质坚硬，切面可见乳白色胚及胚乳，粉质。无臭，味淡，嚼之带黏性。放入水中，种皮有黏液分泌。

2. 平车前（小粒车前）　蒴果内通常含种子5粒，种子较前者更为细小，呈扁平椭圆形或不规则长圆形，长1～1.5mm，宽不及1mm。其他特征与前种相同。

品质优劣　药材均是以颗粒饱满、大小均匀、外表色黑、纯净者为佳。

采收加工　秋季果实成熟时采收果穗，干燥，打下种子，除去果壳与杂质。

性味归经　甘，寒。归肝、肾、肺、小肠经。

功能主治　清热利尿通淋，渗湿止泻，明目，祛痰。用于热淋涩痛，水肿胀满，暑湿泄泻，目赤肿痛，痰热咳嗽。

贮　　藏　本品易被虫蛀，受潮以易结块。应放置于阴凉干燥通风处保存。

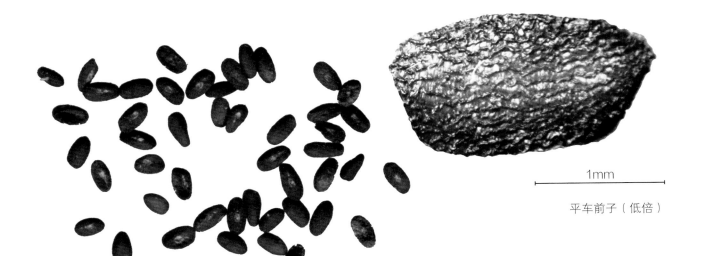

平车前子药材

1mm

平车前子（低倍）

车前草

Cheqiancao

HERBA PLANTAGINIS

来　源　同"车前子"。

生境分布　同"车前子"。

道地产区　同"车前子"。

性状特征

1. 车前　须根丛生。叶在基部密生，具长柄，叶片皱缩，展平后为卵形或宽卵形，长4～12cm，宽2～5cm，先端钝或短尖，基部宽楔形，边缘近全缘，波状或有疏钝齿，具明显基出脉7条，表面灰绿色或污绿色。穗状花序数条，花在花茎上排列疏离，长5～15cm。蒴果椭圆形，周裂，萼宿存。气微香，味微苦。

2. 平车前　主根圆锥状，直而长。叶片长椭圆形或椭圆状披针形，长5～10cm，宽1～3cm，边缘有小齿或不整齐锯齿，基部狭窄，基出脉5～7条。穗状花序顶端花密生，下部花较稀疏。其余与车前相同。

品质优劣　以叶片完整而绿，不带或少带花葶者为佳。

采收加工　于夏季未开花前采集全草，晒干。

性味归经　甘、寒。归肝、肾、肺、小肠经。

功能主治　清热利尿通淋，祛痰，凉血，解毒。用于热淋涩痛，水肿尿少，暑湿泄泻，痰热咳嗽，吐血衄血，痈肿疮毒。

贮　藏　置阴凉干燥通风处保存。

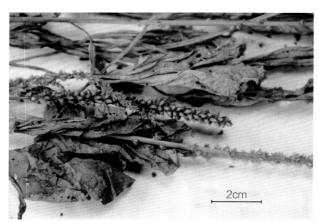

车前草药材

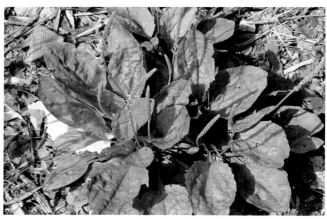

车前草

瓦松

Wasong

HERBA OROSTACHYIS FIMBRIATI

来　　源　为景天科植物瓦松*Orostachys fimbriatus*（Turcz.）Berg.的干燥地上部分。

生境分布　生于海拔1 600m（～3 500m）的山坡石上或屋瓦上。分布于湖北、安徽、江苏、浙江、青海、宁夏、甘肃、陕西、河南、山东、山西、河北、内蒙古、辽宁、黑龙江。

道地产区　主产于湖北、安徽、江苏。

性状特征　茎呈细长圆柱形，长5～27cm，直径2～6mm。表面灰棕色，具多数突起的残留叶基，有明显的纵棱线。叶多脱落，破碎或卷曲，灰绿色。圆锥花序穗状，小花白色或粉红色，花梗长约5mm。体轻，质脆，易碎。气微，味酸。

品质优劣　药材是以叶灰绿色或黄褐色，间带小花者为佳。

采收加工　夏、秋两季花开时采收，用开水泡后晒干或鲜用。

性味归经　酸、苦，凉。归肝、肺、脾经。

功能主治　凉血止血，解毒，敛疮。用于血痢，便血，痔血，疮口久不愈合。

贮　　藏　置阴凉通风干燥处保存。

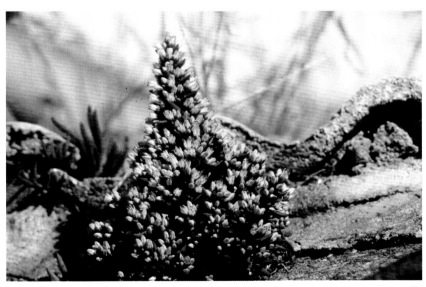

瓦松

瓦楞子

Walengzi

CONCHA ARCAE

来　源　为蚶科动物毛蚶*Arca subcrenata* Lischke、泥蚶*Arca granosa* Linnaeus或魁蚶*Arca inflata* Reeve的贝壳。

生境分布　生活于浅海泥沙底中，尤其喜在有溪水流入的河口附近。分布于我国沿海地区。以山东半岛的羊角沟、河北的塘沽、辽宁的辽河口等处为多。

道地产区　主产于江苏新海连，山东青岛、烟台、蓬莱、荣成、海阳。

性状特征

1. 毛蚶　略呈三角形或扇形，长4～5cm，高3～4cm。壳外面隆起，有棕褐色茸毛或已脱落；壳顶突出，向内卷曲；自壳顶至腹面有延伸的放射肋30～34条。壳内面平滑，白色，壳缘有与壳外面直楞相对应的凹陷，铰合部具小齿1列。质坚。无臭，味淡。

2. 泥蚶　长2.5～4cm，高2～3cm。壳外面无棕褐色茸毛，放射肋18～21条，肋上有颗粒状突起。

3. 魁蚶　长7～9cm，高6～8cm。壳外面放射肋42～48条。

品质优劣　药材是以个整齐、干净无残肉、无泥土者为佳。

采收加工　春、秋两季为产期，在浅海泥沙中拾取或从网笼中取出，洗净泥沙，入沸水煮熟去其肉，晒干即可。

性味归经　咸，平。归肺、胃、肝经。

功能主治　消痰化瘀，软坚散结，制酸止痛。用于顽痰胶结，黏稠难咯，瘿瘤，瘰疬，癥瘕痞块，胃痛泛酸。

贮　藏　用木箱包装，置干燥处保存。

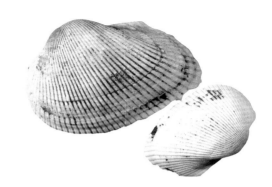

魁蚶

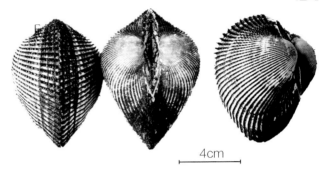

4cm

瓦楞子（魁蚶）

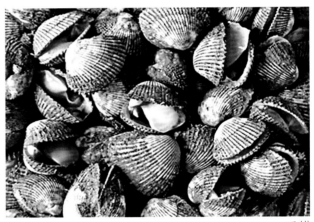

毛蚶

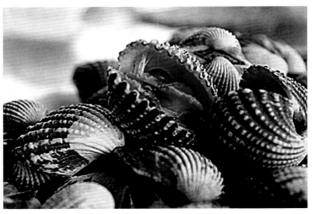

泥蚶

牛黄

Niuhuang

CALCULUS BOVIS

来　　源　为牛科动物牛*Bos taurus domesticus* Gmelin的干燥胆结石。

道地产区　主产于我国华北、东北、西北等地。

性状特征　本品多呈卵形、类球形、三角形或四边形，大小不一，直径0.6～3（～4.5）cm，少数呈管状或碎片。表面黄红色至棕黄色，有的表面挂有一层黑色光亮的薄膜，习称"乌金衣"，有的粗糙，具疣状突起，有的具龟裂纹。体轻，质酥脆，易分层剥落，断面金黄色，可见细密的同心层纹，有的夹有白心。气清香，味苦而后甘，有清凉感，嚼之易碎，不黏牙。

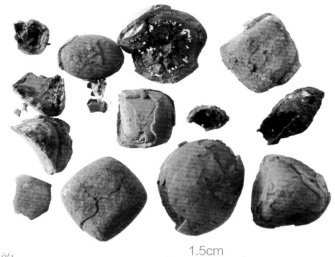

1.5cm

天然牛黄药材

品质优劣　以身干、表面光泽细腻、体轻质松脆、断面层纹薄而整齐、味苦而甘、清香而凉、无杂质者为佳。挂乌金衣者更好。

采收加工　全年均可收集，杀牛时注意检查胆囊有无结石，如发现立即取去，去净附着的薄膜，用灯心草或棉花包好，外用毛边纸或纱布罩好，置于阴凉干燥之处使之干燥即得。切忌风吹、日晒、火烘，以防破裂或变色，影响质量。

性味归经　甘，凉。归心、肝经。

功能主治　清心，豁痰，开窍，凉肝，息风，解毒。用于热病神昏，中风痰迷，惊痫抽搐，癫痫发狂，咽喉肿痛，口舌生疮，痈肿疔疮。

贮　　藏　用玻璃纸包装，或置于干燥的玻璃瓶中，密闭，置干燥处。贵重药材用专用柜存放。

牛蒡子

Niubangzi

FRUCTUS ARCTII

来　源　为菊科植物牛蒡*Arctium lappa* L.的干燥成熟果实。

生境分布　生于路旁、沟旁或山坡草地。全国各地广有分布。有栽培。

道地产区　主产于我国东北、浙江等地，以东北产量大，称作"关力子"，销全国，并出口；浙江桐乡产者质佳，称作"杜大力"，主销江苏、浙江。

性状特征　瘦果长倒卵形，两端平截，略扁，微弯，长5～7mm，直径2～3mm。表面灰褐色或淡灰褐色，具多数细小黑斑，并有明显的纵棱线。先端较宽，有一圆环，中心有点状凸起的花柱残迹；基部狭窄，有圆形果柄痕。质硬，折断后可见子叶两片，淡黄白色，富油性。果实无臭；种子气特异，味苦微辛，稍久有麻舌感。

品质优劣　药材是以粒大、饱满、色灰褐者为佳。

采收加工　7～8月果实呈灰褐色时，分批采

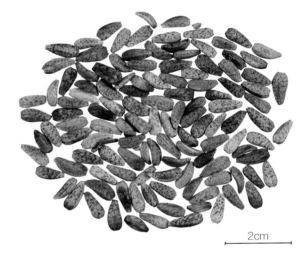

2cm

牛蒡子药材

摘，堆积2～3天，暴晒，脱粒，扬净，再晒至全干。

性味归经　辛、苦，寒。归肺、胃经。

功能主治　疏散风热，宣肺透疹，解毒利咽。用于风热感冒，咳嗽痰多，麻疹，风疹，咽喉肿痛，痄腮，丹毒，痈肿疮毒。

贮　藏　置阴凉通风处保存。

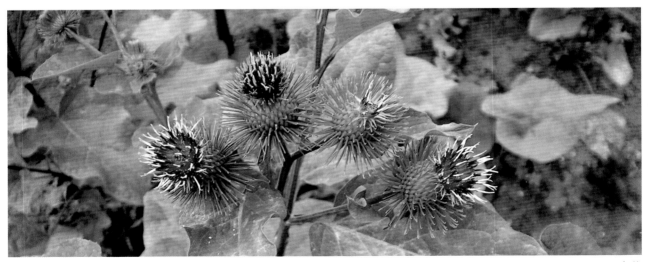

牛蒡

牛膝

Niuxi

RADIX ACHYRANTHIS BIDENTATAE

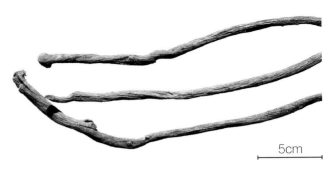

5cm

牛膝药材

来　　源　为苋科植物牛膝*Achyranthes bidentata* Bl.的干燥根。

生境分布　生于屋旁、林缘、山坡草丛中。分布于全国，在一些地区有大量栽培品种。

道地产区　主产于河南武陟、温县、孟县、博爱、沁阳、辉县等地。旧属"怀庆府"，故道地药材称"怀牛膝"，为著名的四大怀药之一。

性状特征　根呈细长圆柱形，稍弯曲，上端稍粗，下端较细，长15～50cm，直径0.4～1cm。表面灰黄色或淡棕色，有略扭曲而细微的纵皱纹、横长皮孔及稀疏的细根痕。质硬而脆，易折断，受潮则变柔软，断面平坦，黄棕色，微呈角质样而油润，中心维管束木部较大，黄白色，外围散有多数点状的维管束，排列成2～4轮。气微，味微甜，稍苦涩。

品质优劣　药材是以身干、皮细、肉肥、条长、色灰黄、味甘者为佳。

采收加工　人工栽培一般当年或第2年即可采收。野生者秋、冬两季可挖其根，洗净，去掉茎秆，晒干。

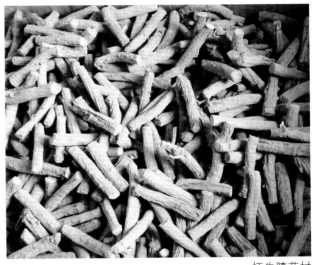

怀牛膝药材

性味归经　苦、甘、酸，平。归肝、肾经。

功能主治　逐瘀通经，补肝肾，强筋骨，利尿通淋，引血下行。用于经闭，痛经，腰膝酸痛，筋骨无力，淋证，水肿，头痛，眩晕，牙痛，口疮，吐血，衄血。

贮　　藏　夏季最好冷藏。以防霉蛀。牛膝体糯质柔，含较多的黏液质，很易吸潮，受潮后色泛红至发黑，也易虫蛀。通常在装箱后即行封钉，以皮纸固封，干后涂桐油，置干燥凉爽处。为防止虫蛀，也可用硫黄熏，熏后晒干，再装箱贮存。受潮的牛膝不宜烘干，最好用石灰吸湿。

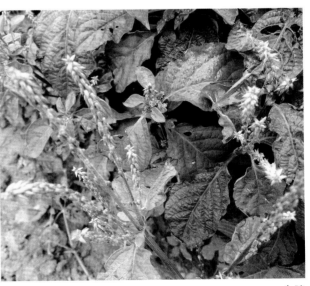

牛膝

毛诃子

Maohezi

FRUCTUS TERMINALIAE BILLERICAE

来　　源　为使君子科植物毗黎勒*Terminalia billerica*（Gaertn.）Roxb. 的干燥成熟果实。

生境分布　生于海拔540～1 350m的山坡阳处及疏林中。分布于云南、西藏等地。

道地产区　主产于云南。

性状特征　药材呈卵形或椭圆形。长2～3.8 cm，直径1.5～3 cm。表面棕褐色，被红棕色茸毛，较细密，具5棱脊及不规则皱纹。质坚硬，果肉厚0.2～0.5 cm，暗棕色或浅绿黄色，果核淡棕黄色。种子1枚，种皮棕黄色，种仁黄白色，有油性。气微，味涩、苦。

采收加工　冬季果实成熟时采收，除去杂质，晒干。

性味归经　甘、涩，平。

功能主治　清热解毒，收敛养血，调和诸药。用于各种热证，泻痢，黄水病，肝胆病，病后虚弱。

贮　　藏　本品易被虫蛀，置干燥处保存。

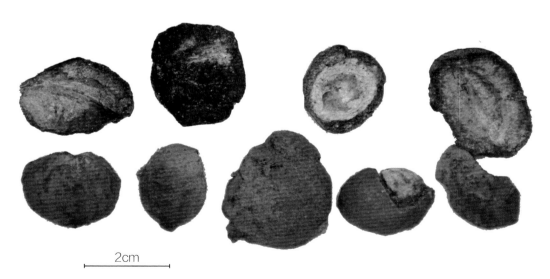

2cm

毛诃子药材

升麻

Shengma

RHIZOMA CIMICIFUGAE

来　　源　为毛茛科植物大三叶升麻*Cimicifuga heracleifolia* Kom.、兴安升麻*Cimicifuga dahurica*（Turcz.）Maxim. 或升麻 *Cimicifuga foetida* L. 的干燥根茎。

生境分布　生于山地林中或林缘。大三叶升麻分布于黑龙江、吉林、辽宁等地；兴安升麻分布于我国东北及河北、山西、内蒙古等地；升麻分布于山西南部、河南西部、陕西、甘肃、青海、四川、云南、西藏等地。

道地产区　大三叶升麻主产于辽宁、吉林、黑龙江等地。商品称"关升麻"；兴安升麻主产于黑龙江、河北、山西、内蒙古等地。以河北、山西产量最大，商品称"北升麻"；升麻主产于四川、青海，陕西、河南、湖北等地也产。以四川产量较大，称"川升麻"。

性状特征　为不规则的长形块状，多分枝，呈结节状，长10～20cm，直径2～4cm，表面黑褐色或棕褐色，粗糙不平，有坚硬的细须根残留，上面有数个圆形空洞的茎基痕，洞内壁显网状沟纹，下面凹凸不平，具须根痕。体轻、质坚硬，不易折断，断面不平坦，有裂隙，纤维性，黄绿色，或淡黄白色。

品质优劣　药材以体大、质坚、外皮黑褐色、断面黄绿色、无须根者为佳。

采收加工　野生品春、秋两季采挖，栽培品于栽后第2年或第3年秋挖出根状茎，晒至八九成干后，烧去外面须根，再用竹筐撞擦干净，晒干；亦有不再撞擦而直接晒干者。

性味归经　辛、微甘，微寒。归肺、脾、胃、大肠经。

功能主治　发表透疹，清热解毒，升举阳气。用于风热头痛，齿痛，口疮，咽喉肿痛，麻疹不透，阳毒发斑，脱肛，子宫脱垂。

贮　　藏　本品易被虫蛀、发霉，应置干燥通风处保存。

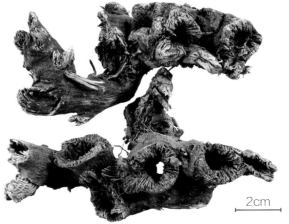

2cm

升麻药材

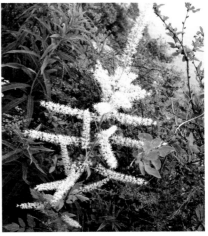

大三叶升麻

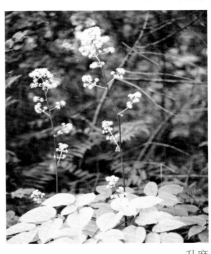

升麻

片姜黄

Pianjianghuang

RHIZOMA WENYUJIN CONCISUM

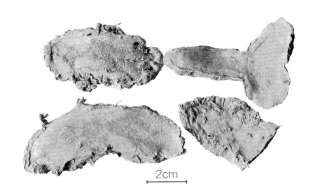

片姜黄药材

来　源　为姜科植物温郁金*Curcuma wenyujin* Y. H. Chen et C. Ling的干燥根茎。

生境分布　生于向阳、湿润的田园及水沟边上。栽培和野生均有。分布于浙江南部。

道地产区　主产于浙江瑞安，主销江苏、浙江、上海、天津等地。

性状特征　完整的药材呈长圆形或卵圆形，稍扁，有的微弯曲，两端渐尖。长3.5～7cm，直径1.2～2.5cm。表面灰褐色或灰棕色，具不规则的纵皱纹，纵纹隆起处其较浅。质坚实，断面灰棕色或灰绿色，具蜡样光泽；内皮层环明显。有特异香气，味微苦。

商品药材多为长圆形或不规则形的片状，大小不一，长3～6cm，宽1～3cm，厚0.1～0.4cm。外皮灰黄色，粗糙皱缩，有时可见环节及须根痕。切面黄白色至棕黄色，有一圈环纹及多数筋脉小点。质脆而坚实。断面灰白色至棕黄色，略粉质。气香特异，味微苦而辛凉。

品质优劣　药材是以个大、质坚实、断面或切片表面呈橙黄色、香气浓者为佳。

采收加工　在12月中旬采挖，取下根端的块根，洗净并去除细根，蒸或煮至透心，切片，晒干或烘干。

性味归经　辛、苦，温。归脾、肝经。

功能主治　破血行气，通经止痛。用于胸胁刺痛，胸痹心痛，痛经经闭，癥瘕，风湿肩臂疼痛，跌仆肿痛。

贮　藏　置阴凉干燥处保存。

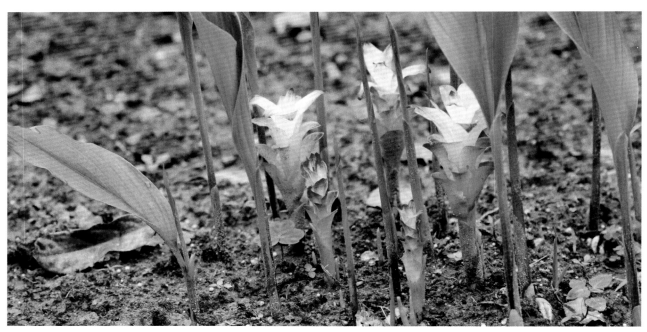

温郁金

化橘红

Huajuhong

EXOCARPIUM CITRI GRANDIS

来　　源　为芸香科植物化州柚*Citrus grandis* 'Tomentosa'或柚*Citrus grandis*（L.）Osbeek的未成熟或近成熟的干燥外层果皮。

生境分布　栽培于丘陵、低山地带、江河湖泊沿岸或平原。江苏、安徽、浙江、江西、台湾、湖北、湖南、广东、广西、海南、四川、贵州、云南等地均有栽培。

道地产区　主产于广东、广西。

品质优劣　药材呈对折的七角或展开的五角星状，单片呈柳叶形。完整者展开后直径15~28cm，厚0.2~0.5cm。外表面黄绿色至黄棕色，有皱纹及小油室；内表面黄白色或淡黄棕色，有脉络纹。质脆，易折断。气芳香，味苦、微辛。

采收加工　8~10月摘取果实，置沸水中略烫，捞起后晒干，用刀将果皮纵割成5~7瓣，将皮剥下，修去部分白色中果皮，晒干或烤干，再以水稍湿润后，对折，用木板压平成形，通常10个为一扎。

性味归经　辛、苦，温。归肺、脾经。

功能主治　理气宽中，燥湿化痰。用于咳嗽痰多，食积伤酒，呕恶痞闷。

贮　　藏　本品易受潮、虫蛀、发霉，受热易走失芳香。应防潮。置阴凉干燥处保存。

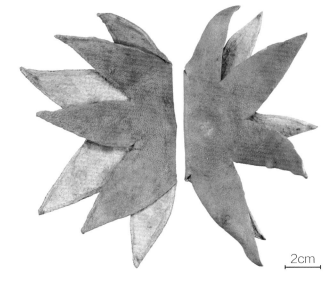

2cm

化橘红药材

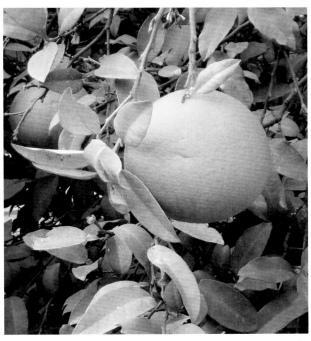

化州柚

月季花

Yuejihua

FLOS ROSAE CHINENSIS

来　　源　为蔷薇科植物月季*Rosa chinensis* Jacq.的干燥花。

生境分布　均为栽培。分布于河北、陕西、山东、江苏、安徽、河南、湖北、湖南、广东、四川、贵州、云南、西藏等地。

道地产区　主产于江苏苏州、南京、无锡，湖北襄阳，山东长清、历城、菏泽等地。以江苏产量大，品质佳。

性状特征　花蕾多呈卵圆形或类球形，花朵多呈圆球形，直径1~1.5cm。花托倒圆锥或倒卵形，长5~7mm，直径3~5 mm，棕紫色，基部较尖，常带有花梗。萼片5枚、先端尖，大多向下反折，短于或等于花冠，背面黄绿色或橙黄色，有疏毛，内面被白色绵毛。花瓣5片或重瓣，覆瓦状排列，少数杂有散瓣，长2~2.5cm，宽1～2.5cm，紫红或淡红色，脉纹明显。雄蕊多数，黄棕色，卷曲，着生于花萼筒上。雌蕊多数，有毛，花柱伸出花托口。体轻，质脆，易碎。气清香，味微苦、涩。

品质优劣　药材以完整、色紫红、半开放、气清香者为佳。

采收加工　全年均可采收，于晴天，采摘微开的花，阴干或低温干燥。

性味归经　甘，温。归肝经。

功能主治　活血调经，疏肝解郁。用于气滞血瘀，月经不调，痛经，闭经，胸胁胀痛。

贮　　藏　本品易虫蛀、发霉、变色。应密封，置阴凉干燥通风处保存。不宜暴晒或高温烘烤。

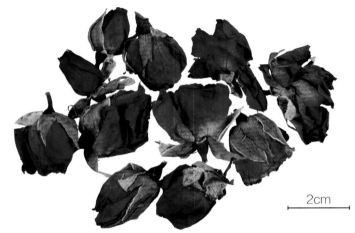

2cm

月季花药材

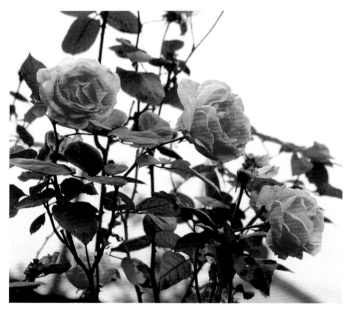

月季

丹参

Danshen

RADIX ET RHIZOMA SALVIAE MILTIORRHIZAE

来　　源　为唇形科植物丹参*Salvia miltiorrhiza* Bge.的干燥根及根茎。

生境分布　生于向阳山坡草丛、沟边、路旁或林边等地。全国大部地区都有分布，野生、栽培均有。

道地产区　全国栽培丹参产量大的有山东、四川、河南、河北、山西、陕西、湖北、安徽等地。商品调查来源有山东临沂、平邑，河南灵宝、卢氏、洛宁、嵩县，山西黄城，四川中江、德阳、成都，河北安国、行唐、承德，陕西蒲城、汉中，辽宁凌源，安徽亳州等地。一般认为川丹参优于鲁丹参。

性状特征　本品根茎短粗，顶端有时残留茎基，根数条，长圆柱形，略弯曲，有的分枝并具须状细根，长10~20cm，直径0.3~1.0cm，表面棕红色或暗棕红色，粗糙，具纵皱纹。老根外皮疏松，多显紫棕色，常呈鳞片状剥落。质硬而脆，断面疏松，有裂隙或略平整而致密，皮部棕红色，木部灰黄色或紫褐色，导管束黄白色，呈放射状排列，气微味苦涩。

品质优劣　栽培品较粗壮，直径0.5~1.5cm，表面红棕色，具纵皱，外皮紧贴，不易剥落。质坚实，断面较平整，略呈角质样。药材以条粗、色紫红、无碎断者为佳。

采收加工　野生品春、秋两季采挖。栽培品于栽种第2、第3年秋季挖根。洗净晒干。

性味归经　苦，微寒。归心、肝经。

功能主治　活血祛瘀，通经止痛，清心除烦，凉血消痈。用于胸痹心痛，脘腹胁痛，癥瘕积聚，热痹疼痛，心烦不眠，月经不调，痛经经闭，疮疡肿痛。

贮　　藏　置干燥通风处保存，一般不易虫蛀，受潮易发霉。应注意翻晒，保持干燥。

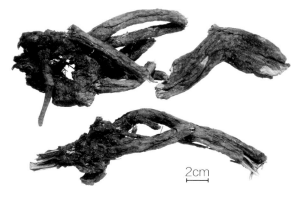

2cm

丹参药材

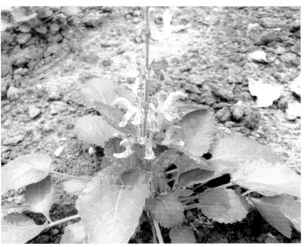

丹参花

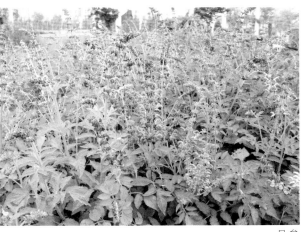

丹参

乌药

Wuyao

RADIX LINDERAE

来　　源　为樟科植物乌药*Lindera aggregata*（Sims）Kosterm.的干燥块根。

生境分布　生于海拔200～1 000m向阳山坡、灌木丛中。亦有栽培。分布于江苏、安徽、浙江、江西、福建、台湾、河南、湖北、湖南、广东等地。

道地产区　主产于浙江、湖南、安徽、广东。以浙江天台所产者质量最佳。

性状特征　商品乌药常有乌药个与乌药片之分。

1. 乌药个　干燥的根呈纺锤形，两头稍尖，略弯曲，中间膨大，或呈连珠状，习称"乌药珠"。长5～15cm，直径1～3cm。表面灰褐色或棕褐色，有须根痕，并有细纵皱纹及横生环状裂纹。质坚硬不易折断，横切面类圆形，断面浅棕色而微红，稍显粉性，中心色较深，外层皮部棕色，甚薄；木质部有放射状纹理及环纹。

2. 乌药片　分为薄片与厚片两种，均为类圆形片状。厚片有时斜切成椭圆形，直径1～2cm，厚约1.5mm；薄片厚约1mm以下。均平整而有弹性。切面黄白色至淡棕色而微红，有放射状纹理及环纹。

品质优劣　乌药个药材是以根呈连珠状、质嫩、粉性大、横断面浅棕色者为佳；乌药片是以平整不卷、色淡、无黑斑、不破碎者为佳。

采收加工　全年可采，以冬、春两季采挖为佳，洗净，趁鲜切片，晒干。

性味归经　辛，温。归肺、脾、肾、膀胱经。

功能主治　行气止痛，温肾散寒。用于寒凝气滞，胸腹胀痛，气逆喘急，膀胱虚冷，遗尿尿频，疝气疼痛，经寒腹痛。

贮　　藏　置阴凉干燥处保存。

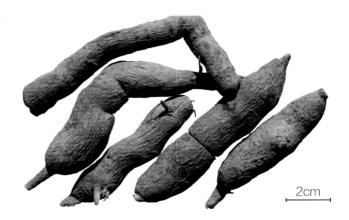

2cm

乌药药材

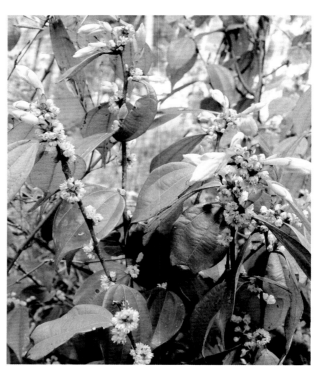

乌药

乌梢蛇

Wushaoshe

ZAOCYS

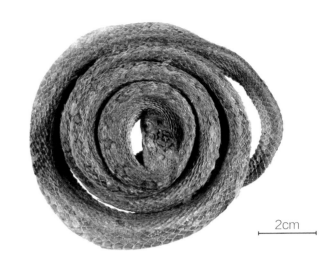

2cm

乌梢蛇药材

来　　源　为游蛇科动物乌梢蛇*Zaocys dhumnades*（Cantor）的干燥体。

生境分布　生活于丘陵地带及田野间，常见于路旁草丛中，或近水边。分布于浙江、江苏、安徽、福建、台湾、河南、湖南、湖北、广东、广西、四川、贵州、云南、陕西、甘肃等地。

道地产区　主产于浙江嘉兴、瑞安、景宁、丽水、青田等县。

性状特征　商品按加工方式不同分为盘蛇和蛇棍两种。

1. 盘蛇　药材多卷成圆盘形，盘径约16cm。表面黑褐色或绿黑色，密被菱形鳞片，背鳞行数成双，背中央2～4行鳞片强烈起棱，形成两条纵贯全体的黑线。头盘在中间，扁圆形，眼大而下凹陷，有光泽。上唇鳞8枚，第4、5枚入眶，颊鳞1枚，眼前下鳞1枚，较小，眼后鳞2枚。脊部高耸成屋脊状。腹部剖开边缘向内卷曲，脊肌肉厚，黄白色或淡棕色，可见排列整齐的肋骨。尾部渐细而长，尾下鳞双行。剥皮者仅留头尾之皮鳞，中段较光滑。

气腥，味淡。

2. 蛇棍　加工时未卷成盘，将蛇体折成长20～30cm的迴形。其他同盘蛇。

采收加工　夏、秋两季捕捉，捉住后摔死，将腹面由颈至肛门剖开，除去内脏，卷成圆盘形，置柴火上熏干。注意翻动，勿使熏焦。

性味归经　甘、平。归肝经。

功能主治　祛风，通络，止痉。用于风湿顽痹，麻木拘挛，脑卒中引至口眼歪斜，半身不遂，抽搐痉挛，破伤风，麻风，疥癣。

贮　　藏　本品易虫蛀、泛油，应密封置阴凉干燥处保存。应防鼠害。

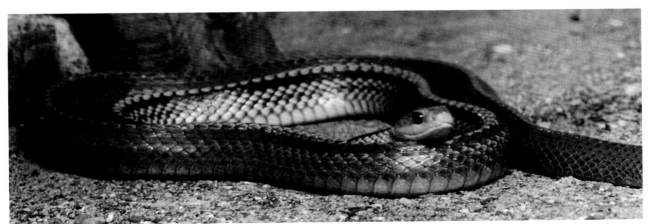

乌梢蛇

115

乌梅

Wumei

FRUCTUS MUME

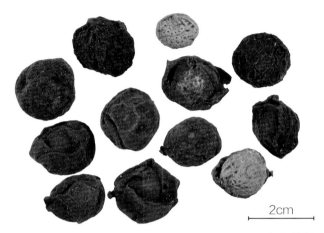

乌梅药材

来　源　为蔷薇科植物梅*Prunus mume*（Sieb.）Sieb. et Zucc.的干燥近成熟果实。

生境分布　多为栽培。分布于陕西、甘肃、新疆、江苏、安徽、浙江、江西、湖南、福建、台湾、广西、广东、四川、贵州和云南等地。

道地产区　主产浙江、福建、四川、湖南、广东等地。以福建及浙江长兴所产者质量最佳。

性状特征　果实呈类球形或不规则扁球形。直径1.5～3cm，表面棕黑色或乌黑色。极为皱缩，凹凸不平，于放大镜下可见密生棕色毛茸，基部有明显凹陷的圆脐即果柄痕，果肉厚，质柔软或略硬，乌黑色或黑棕色，易剥离。果核坚硬，椭圆形，棕黄色，表面有小凹点及黏附物似茸毛，内含浅黄色种子1枚，卵圆形或扁卵形。特异的酸气并具有烟熏样臭气，味极酸而涩。

品质优劣　药材以肉厚、乌黑、味极酸者为佳。

采收加工　栽后6～7年，5、6月果青黄色时采收，用火炕焙2～3昼夜可干，再闷2～3天，使色变黑即得。

性味归经　酸、涩，平。归肝、脾、肺、大肠经。

功能主治　敛肺，涩肠，生津，安蛔。用于肺虚久咳，久泻久痢，虚热消渴，蛔厥呕吐腹痛。

贮　藏　本品易发霉，应置干燥处防潮保存。

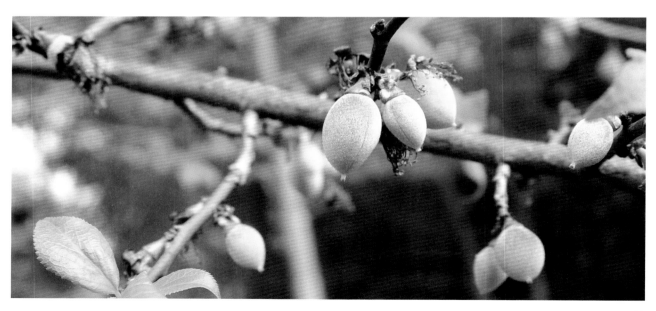

梅

火麻仁

Huomaren

FRUCTUS CANNABIS

来　　源　为桑科植物大麻*Cannabis sativa* L. 的干燥成熟果实。

生境分布　我国各地均有栽培，也有半野生。分布于我国东北、华北、华东、中南等地。

道地产区　主产于山东莱芜、泰安，浙江嘉兴，河北等地。

性状特征　本品呈卵圆形，长4～5.5mm，直径2.5～4mm。表面灰绿色或灰黄色，有微细的白色或棕色网纹，两边有棱，顶端略尖，基部有一圆形果梗痕。果皮薄而脆，易破碎。种皮绿色，子叶2，乳白色，富油性。气微，味淡。

品质优劣　药材是以色黄、粒大均匀、种仁饱满者为佳。

采收加工　秋季果实成熟时采收，除去杂质，晒干。

性味归经　甘，平。归脾、胃、大肠经。

功能主治　润肠通便。用于血虚津亏，肠燥便秘。

贮　　藏　放缸内保存，置阴凉干燥处，不能暴晒。

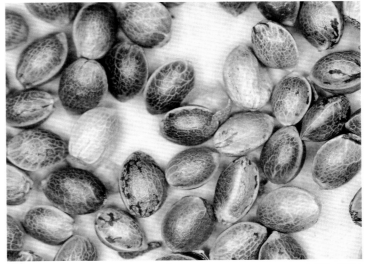

1cm

火麻仁药材

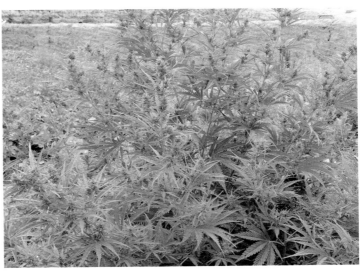

大麻

巴豆

Badou

FRUCTUS CROTONIS

来　源　为大戟科植物巴豆*Croton tiglium* L. 的干燥成熟果实。

生境分布　生于山坡、溪边林中。分布于福建、广东、广西、四川、贵州、海南、台湾、江苏、江西、浙江、云南等地。

道地产区　主产于四川、云南、广西等地。

性状特征　本品呈卵圆形，一般具三棱，长1.8～2.2cm，直径1.4～2cm。表面灰黄色或稍深，粗糙，有纵线6条，顶端平截，基部有果梗痕。破开果壳，可见3室，每室含种子1枚。种子呈略扁的椭圆形，长1.2～1.5cm，直径0.7～0.9cm，表面棕色或灰棕色，一端有小点状的种脐及种阜的疤痕，另端有微凹的合点，其间有隆起的种脊；外种皮薄而脆，内种皮呈白色薄膜；种仁黄白色，油质。气微，味辛辣。

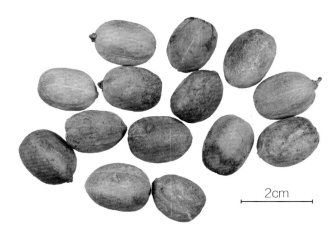

2cm

巴豆药材

品质优劣　药材是以颗粒饱满、种仁色黄者为佳。

采收加工　栽后5～6年结果，8～10月果实成熟，可分批采收，堆置2～3天，摊开，干燥。

性味归经　辛，热；有大毒。归胃、大肠经。

功能主治　外用蚀疮。用于恶疮疥癣，疣痣。

贮　藏　本品易泛油、失润、干枯，应置阴凉干燥处保存。

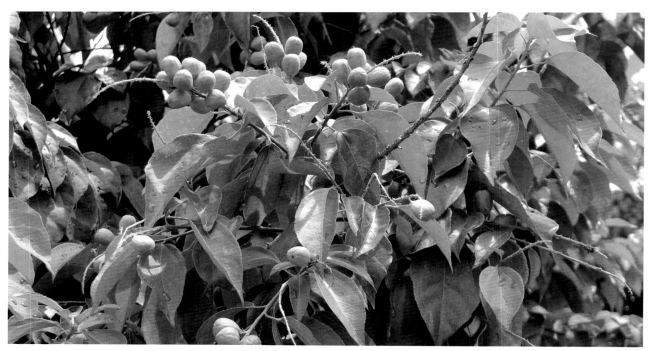

巴豆

巴戟天

Bajitian

RADIX MORINDAE OFFICINALIS

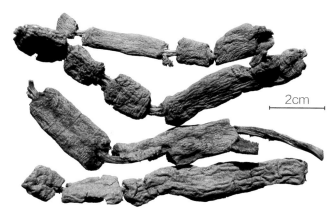

巴戟天药材

来　　源　为茜草科植物巴戟天 *Morinda officinalis* How的干燥根。

生境分布　生于山谷溪边、山地疏林下或栽培。分布于福建、广东、海南、广西等地。

道地产区　主产于广东高要、德庆及广西苍梧、百色等地。在福建南部诸县亦产。

性状特征　根扁圆柱形，略弯曲，似连珠。外表灰黄色或暗黑色，具纵纹及横裂纹，有的皮部横向断离露出木部，质韧，肉厚易剥落。断面皮部厚，紫色或淡紫色，易与木部剥离；木部坚硬，黄棕色或黄白色，直径1～5mm。无臭，味甘而微涩。

品质优劣　药材是以条大、肥壮、连珠状、肉厚、色紫者为佳。

采收加工　栽种5～10年即可采收。在秋、冬两季采挖，挖出后，摘下肉质根，洗去泥沙，在阳光下晒至五六成干，用木棒轻轻打扁，再晒至全干即成。

性味归经　甘、辛，微温。归肾、肝经。

功能主治　补肾阳，强筋骨，祛风湿。用于阳痿遗精，宫冷不孕，月经不调，少腹冷痛，风湿痹痛，筋骨痿软。

贮　　藏　本品易虫蛀、发霉、走油。应置阴凉干燥处保存。本品不宜用硫黄熏，否则影响品质。

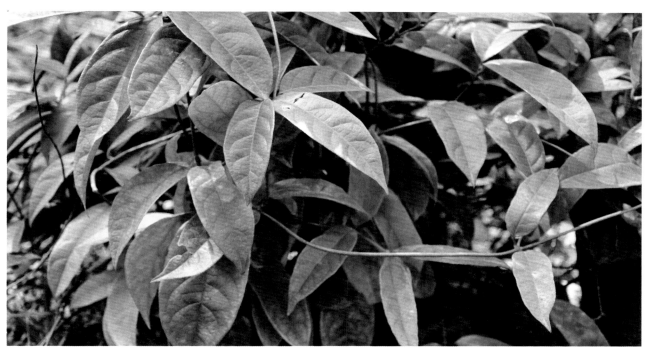

巴戟天

水飞蓟

Shuifeiji

FRUCTUS SILYBI

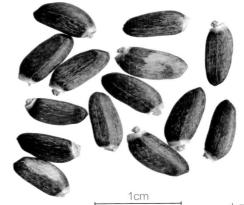

水飞蓟药材

来　源　为菊科植物水飞蓟*Silybum marianum*（L.）Gaertn.的干燥成熟果实。

生境分布　原产南欧至北非。现多分布于欧洲、地中海地区、北非及亚洲中部。我国西北、东北、华北、华东等地有引种栽培。

道地产区　主产于陕西、甘肃、黑龙江和河北等地。

性状特征　瘦果呈长倒卵形或椭圆形，长5～7mm，宽2～3mm，表面深棕色或黑褐色，表面光滑，有细纵花纹。顶端钝圆或稍宽，有一圆环，中间具点状花柱残迹，基部稍窄。质坚硬。剖开后，可见子叶2片，浅黄白色，富油性。气微，味淡。

采收加工　水飞蓟自5月初陆续开花，其果实成熟期存在时间差，一个头状花序从开花至果熟需25～30天，当苞片枯黄向内卷曲成筒、顶部冠毛微张开时，标志着种子已成熟，应及时采收。采收时，用剪刀将果序轻轻钳剪下。然后晒干堆放在一起，剪果序时，留梗10cm左右，有利籽粒后熟增加粒重。一般收获3～5次，最后将收获晒干的果序用玉米脱粒机或小麦脱粒机统一脱粒，再将粒晒干入库。

性味归经　苦，凉。归肝、胆经。

功能主治　清热解毒，疏肝利胆。用于肝胆湿热，胁痛，黄疸。

贮　藏　置阴凉干燥处保存，防虫蛀。

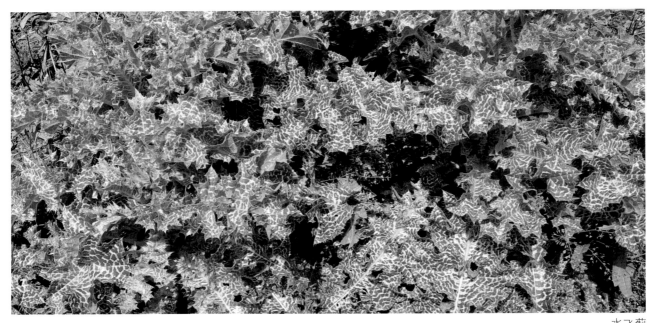

水飞蓟

水牛角

Shuiniujiao

CORNU BUBALI

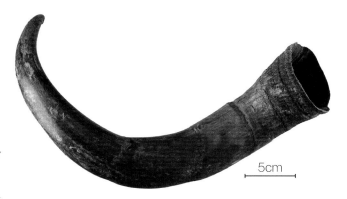

5cm

水牛角药材

来　　源　为牛科动物水牛*Bubalus bubalis* Linnaeus的角。

生境分布　主要分布于热带、亚热带地区。我国大部分地区均饲养，以南方水稻田地区为多。

道地产区　主产于南方水田地区。

性状特征　全角弯曲略如新月形，灰黑色，基部略呈扁柱形，中空，两侧不等，角基最宽处达11cm，向上渐窄，角尖弯而钝圆，坚实；角面除顶端外，具平行的环节，节处稍隆起，节间凹陷。角尖多平滑，有光泽，常露出灰棕纵行角丝，质坚硬，气微腥。

采收加工　在屠宰场宰牛后收集，取角后，水煮，除去角塞，干燥，镑片，或磨粉制片，或制成半浓缩粉供用。

性味归经　苦，寒。归心、肝经。

功能主治　清热凉血，解毒，定惊。用于温病高热，神昏谵语，发斑发疹，吐血衄血，惊风，癫狂。

贮　　藏　置于干燥处保存，防霉。

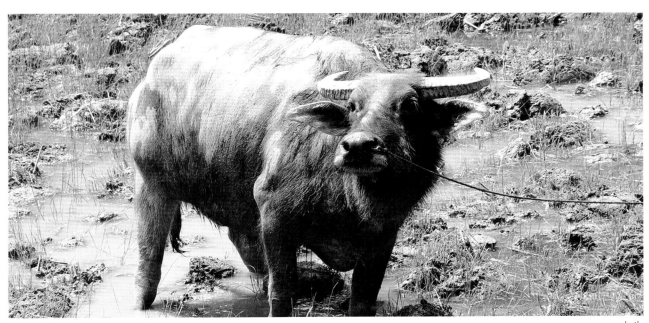

水牛

水红花子

Shuihonghuazi

FRUCTUS POLYGONI ORIENTALIS

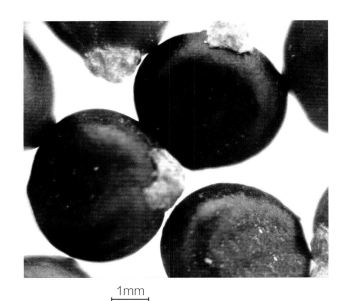

1mm

水红花子药材

来　　源　为蓼科蓼属植物红蓼*Polygonum orientale* L.的干燥成熟果实。

生境分布　生于海拔30～2 700m的沟边湿地、村边路旁。除西藏外，广布于全国各地。

道地产区　主产于黑龙江、吉林、辽宁等地。

性状特征　果实呈扁圆形，直径2～3.5mm，厚1～1.5mm。成熟果皮棕黑色或红棕色，有光泽，顶端有突起的残存花柱稍尖突，基部类圆形，可见有黄白色或浅棕色略突起的果柄痕，偶有残留的黄白色膜质花被。两面微凹，一面中部略有2条纵向浅沟。质坚硬。内有黄白色扁圆形种子1枚，先端突起，另端有棕色圆形种脐，胚乳白色，粉质。气微，味淡。

品质优劣　以粒大、饱满、色棕黑者为佳。

采收加工　秋季果实成熟时割取果穗，晒干，打下果实，除去杂质。

性味归经　咸，微寒。归肝、胃经。

功能主治　散血消癥，消积止痛，利水消肿。用于癥瘕痞块，瘿瘤，食积不消，胃脘胀痛，水肿腹水。

贮　　藏　置阴凉干燥处保存。

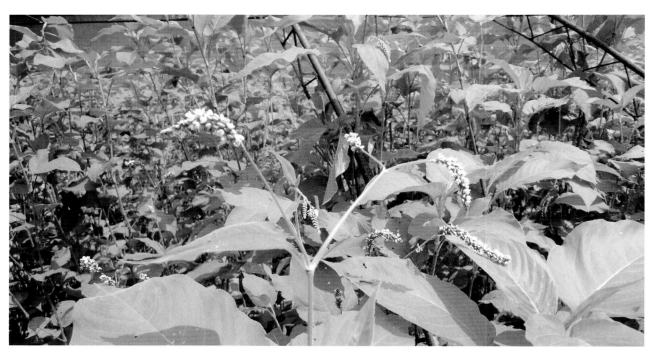

红蓼

水蛭

Shuizhi

HIRUDO

来　源　为水蛭科蚂蟥属动物蚂蟥*Whitmania pigra* Whitman、水蛭*Hirudo nipponica* Whitman或柳叶蚂蟥*Whitmania acranulata* Whitman的干燥全体。

生境分布　蚂蟥生活于湖泊、河、溪流、稻田、池塘水草中，分布于吉林、辽宁、河北、山东、安徽、江苏、江西、湖南、湖北等地。柳叶蚂蟥生活于溪流近岸处，不喜强光，有时吸附在水草的基部或阴影下的流水中或泥面上。分布于河北、安徽、江苏、福建、湖北等地。水蛭生活于稻田、沟渠、浅水、污秽坑塘等处，全国各地均有分布。

道地产区　主产于河北、安徽、江苏、福建等地。

性状特征

1. 蚂蟥　扁平纺锤形，略弯曲，长4～10cm，最宽处0.8～2cm，全体有多数环节。前吸盘不显著，后吸盘较大；背部稍隆起，黑棕色，有黑色斑点排成5条纵线；腹面平坦，棕黄色。质脆易断，断面有光泽，似胶样。气微腥。

2. 水蛭　扁长圆柱形，体多弯曲扭转，长2～5cm，宽2～3mm。

3. 柳叶蚂蟥　狭长而扁，长5～12cm，宽1～5mm。

品质优劣　药材是以条粗、完整、黑棕色、有光泽、无杂质者为佳。

采收加工　9～10月捕捉。可用一个丝瓜络或扎一把草束，浸上动物血，晾干后放入水中诱捕，2～3h后提出，抖下水蛭，拣大去小，反复多次即可将池中大部分成蛭捕尽。捕后将水蛭洗净，用石灰或白酒将其闷死，或用沸水烫死，晒干或低温干燥。

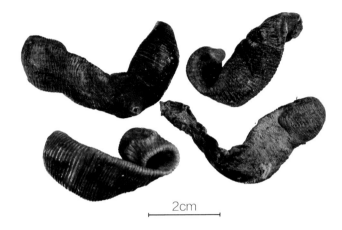

2cm

水蛭药材

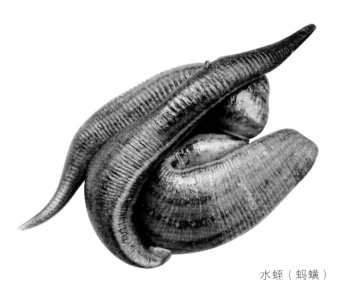

水蛭（蚂蟥）

性味归经　咸、苦，平；有小毒。归肝经。

功能主治　破血通经，逐瘀消癥。用于血瘀经闭，癥瘕痞块，中风偏瘫，跌仆损伤。

贮　藏　本品易虫蛀，应置干燥通风处保存。

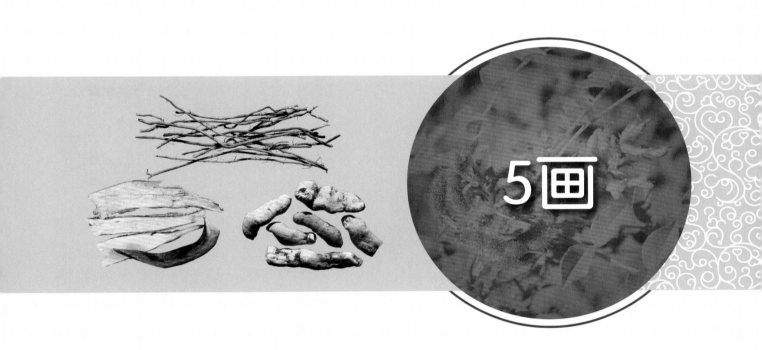

5画

玉竹

Yuzhu

RHIZOMA POLYGONATI ODORATI

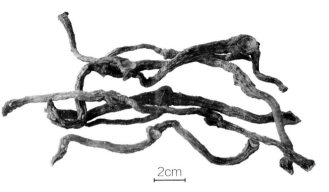

2cm

玉竹药材

来　　源　为百合科植物玉竹*Polygonatum odoratum*（Mill.）Druce的干燥根茎。

生境分布　生于山野阴湿处，林下及灌丛中。分布于我国东北、华北、西北及山东、安徽、河南、湖北、四川等地，也有人工栽培。

道地产区　主产于湖南、河南、浙江。

性状特征　药材根茎多为圆柱状，略扁，"节"不膨大，"节间"长，不分枝，少有分枝，长4～18cm，直径0.3～1.6cm。表面黄白色或淡黄棕色，半透明，具纵皱纹及微隆起的环节，有白色圆点状的须根痕和圆盘状茎痕。干品质硬而脆，受潮后变韧，易折断，断面角质样或显颗粒性。气微，味甘，嚼之发黏。

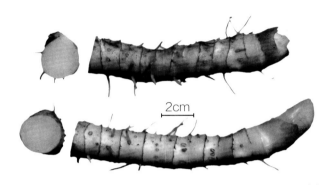

2cm

玉竹鲜药材

品质优劣　药材是以身干、条长、肉厚、黄白色光润、无干姜皮、不泛油者为佳。

采收加工　野生品四季可采；栽培品在种植2～3年后于春、秋两季采挖，去净须根、泥土。稍晾后用手揉搓，反复晒揉2～3次，至内无硬心，晒干。或将挖出的鲜玉竹洗净用蒸笼蒸透，再边晒边揉，反复至软而透明时，晒干即可收藏。

性味归经　甘，微寒。归肺、胃经。

功能主治　养阴润燥，生津止渴。用于肺胃阴伤，燥热咳嗽，咽干口渴，内热消渴。

贮　　藏　本品含黏液质，性柔软，易吸湿还潮、生虫、发霉和走油。应置干燥通风处保存。

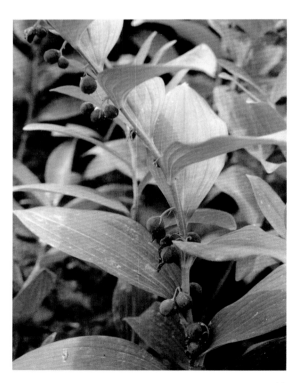

玉竹

功劳木

Gonglaomu

CAULIS MAHONIAE

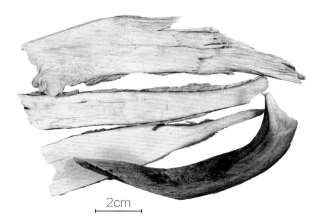

2cm

阔叶十大功劳药材

来　　源　为小檗科植物阔叶十大功劳*Mahonia bealei*（Fort.）Carr. 或细叶十大功劳*Mahonia ortunei*（Lindl.）Fedde的干燥茎。

生境分布

1. 阔叶十大功劳　生于山坡灌木丛中。分布于陕西、安徽、浙江、江西、福建、河南、湖北、湖南、四川等地。

2. 细叶十大功劳　生于山坡林下及灌木丛中。分布于浙江、湖北、四川等地。

道地产区　阔叶十大功劳主产于陕西、安徽、浙江等地。细叶十大功劳主产于浙江、湖北、四川等地。

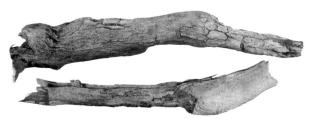

3cm

细叶十大功劳药材

性状特征

1. 阔叶十大功劳木　茎圆柱形，直径0.7~1.5cm，多切成长短不一的段条或块片。表面灰棕色，有众多纵沟、横裂纹及突起皮孔；嫩茎较平滑，节明显，略膨大，节上有叶痕。外皮易剥落后内部鲜黄色。质坚硬，折断面纤维性或破裂状；横断面皮部棕黄色，木部鲜黄色，可见数个同心性环纹及排列紧密的放射状纹理，髓部淡黄色。气微，味苦。

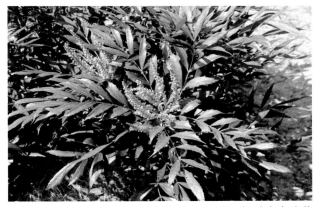

细叶十大功劳

2. 细叶十大功劳木　茎与阔叶十大功劳木相似，一般均需借助原植物加以区别。与上种相比，横向裂纹稍浅，皮孔较小。

采收加工　功劳木于栽后4~5年，秋、冬两季砍收茎秆，晒干或炕干。

性味归经　苦，寒。归肝、胃、大肠经。

功能主治　清热燥湿，泻火解毒。用于湿热泻痢，黄疸尿赤，目赤肿痛，胃火牙痛，疮疖痈肿。

贮　　藏　置阴凉干燥处保存，防虫蛀。

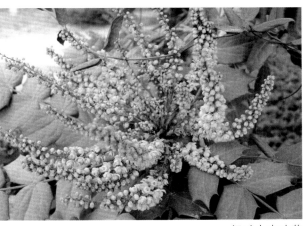

阔叶十大功劳

甘松

Gansong

RADIX ET RHIZOMA NARDOSTACHYOS

来　　源　为败酱科植物甘松*Nardostachys chinensis* Batal. 或匙叶甘松*Nardostachys jatamansi* DC. 的干燥根及根茎。

生境分布　生于高山草原或灌丛下。分布于四川甘肃、云南、青海等地。

道地产区

1. 甘松　主产于四川西北部松潘草原海拔3 500m以上的阴湿地带，现阿坝藏族自治州甘松岭、黄胜关、章腊营、毛儿盖、镇江关、若尔盖等地均产之。甘肃、青海也有分布。

2. 匙叶甘松　原产印度，我国四川阿坝藏族自治州及甘孜自治州、云南与西藏喜马拉雅山均有产。

性状特征

1. 甘松　根茎多须，干燥品成结节状弯曲，宛如虾形，故商品有"虾松"之称。表面棕褐色，全体呈圆锥形，上粗下细，稍弯曲，长6～18cm。上端包被枯死基生叶的残基，多疏松而分散，多层黑棕色，内层棕色至黄色，呈纤维状或狭长片状，或呈膜质包被中央地上茎的残基。根单一或数条交结，分枝或并列，直径0.3～1cm，表面棕褐色，皱缩而有须根。体轻泡，易破碎。有特殊而浓郁的芳香气，味甘而微苦。商品之为"正甘松"。

2. 匙叶甘松　药材形态与甘松香相似，商品也称"正甘松"。以上两者一般均认为系历来药用甘

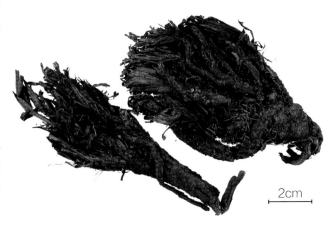

2cm

甘松药材

松香之正品。

品质优劣　两种甘松均以身干、主根肥壮、气味芳香而浓郁、条长、无碎末及泥沙者为佳。

采收加工　春、秋两季皆可采挖，而以秋季产者为佳。挖取后去净泥沙。不可用水洗，以免损失香气；除去残茎及须根，晒干或阴干即可。

性味归经　辛、甘，温。归脾、胃经。

功能主治　理气止痛，开郁醒脾，外用祛湿消肿。内服用于脘腹胀满，食欲不振，呕吐；外治用于牙痛，脚气肿毒。

贮　　藏　置阴凉干燥处贮存。

甘草

Gancao

RADIX ET RHIZOMA GLYCYRRHIZAE

来　　源　为豆科植物甘草*Glycyrrhiza uralensis* Fisch.、胀果甘草*Glycyrrhiza inflata* Bat. 或光果甘草 *Glycyrrhiza glabra* L. 的干燥根及根茎。

生境分布　生于干燥草原及向阳山坡。分布于我国东北、华北及陕西、甘肃、青海、新疆、山东等地。

道地产区　习惯上将产于内蒙古、陕西、甘肃、青海、新疆等地者叫西草，将产于我国东北、河北、山西的叫东草。习惯认为，甘草是以内蒙古梁外（伊盟，黄河以南的杭锦旗一带）、巴盟及甘肃、宁夏的阿拉善旗所产者最佳。

性状特征

1. 甘草　根呈长圆柱形、长30~100cm，直径0.6~3.5cm。表面红棕色、暗棕色或灰褐色，有明显的皱纹、沟纹及横长皮孔，并有稀疏的细根痕，外皮松紧不一，两端切面中央稍下陷。质坚实而重、断面纤维性、黄白色，有粉性，横切面有明显的形成层环纹和放射状纹理，有裂隙。根茎表面有芽痕，横切面中心有髓。气微，味甚甜而特殊。以皮细紧、色红棕、质坚实、断面色黄白、粉性足者为佳。粉甘草为去皮甘草，表面淡黄色，平坦，有刀削及纵裂纹。

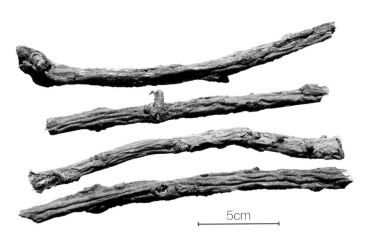

胀果甘草药材

5cm

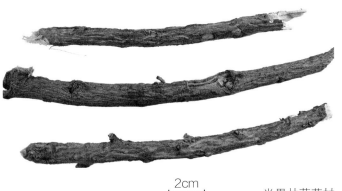

2cm

光果甘草药材

2. 胀果甘草　根茎及根木质粗壮，多灰棕色至灰褐色。质坚硬，易潮。断面淡黄色或黄色，纤维性，粉性少。味甜或带苦。根茎不定芽多而粗大。

3. 光果甘草　根茎及根质地较坚实。表面灰棕色，皮孔细而不明显。断面纤维性，裂隙较少、气微，味甜。

品质优劣　外皮多呈枣红色，微有光泽，粗（直径约2cm）而嫩，皮细而紧，两头原断面中心细小的髓部稍下陷（习称"缩屁股"），质坚脆，易折断，粉性重，断面黄白色而鲜艳，味甜者，质量最佳。

采收加工　野生品秋季采挖，栽培品于播种3～4年后。在秋季采挖，除去残茎，按粗细分别晒干。

性味归经　甘，平。归心、肺、脾、胃经。

功能主治　补脾益气，清热解毒，祛痰止咳，缓急止痛，调和诸药。用于脾胃虚弱，倦怠乏力，心悸气短，咳嗽痰多，脘腹、四肢挛急疼痛，痈肿

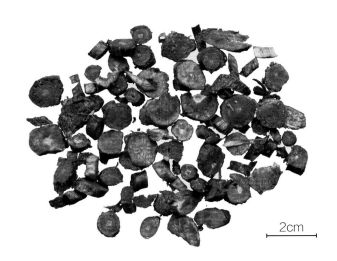

2cm

炙甘草饮片

疮毒，缓解药物毒性、烈性。

贮　藏　本品含有大量淀粉和甘草甜素，保管不当极易虫蛀、发霉，且蔓延十分迅速，应置干燥通风处保存。忌用硫黄熏，以免变色影响品质。

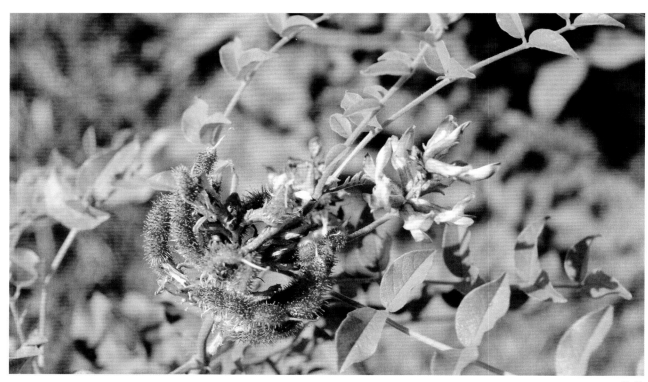

甘草

甘遂

Gansui

RADIX KANSUI

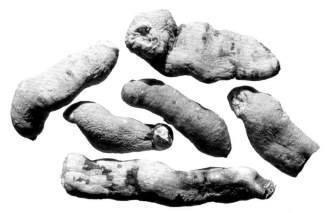

2cm

甘遂药材

来　　源　为大戟科植物甘遂*Euphorbia kansui* T. N. Liou ex T. P. Wang的干燥块根。

生境分布　生于山沟底、山坡、路旁和草丛中。分布于河北、山西、陕西、甘肃、河南、四川等地。

道地产区　主产于陕西、山东。

性状特征　本品呈椭圆形、长圆柱形或连珠形，长1～5cm，直径0.5～2.5cm。表面类白色或黄白色，凹陷处有棕色外皮残留。质脆，易折断，断面粉性，白色，木部微显放射状纹理；长圆柱状者纤维性较强。气微，味微甘而辣。

品质优劣　本品以肥大饱满、表面白色或黄白色、细腻、断面粉性足、无纤维者为佳。

采收加工　春、秋两季采挖，春季在开花前，秋季于地上部分枯萎时挖其根部，放在竹篮中置水里，加入谷壳、石碴等，用力撞去外皮。用硫黄熏后晒干即可。

性味归经　苦，寒；有毒。归肺、肾、大肠经。

功能主治　泻水逐饮，消肿散结。用于水肿胀满，胸腹积水，痰饮积聚，气逆咳喘，二便不利，风痰癫痫，痈肿疮毒。

贮　　藏　本品易虫蛀、发霉，应置干燥通风处保存。因本品有大毒，保管中应注意安全。

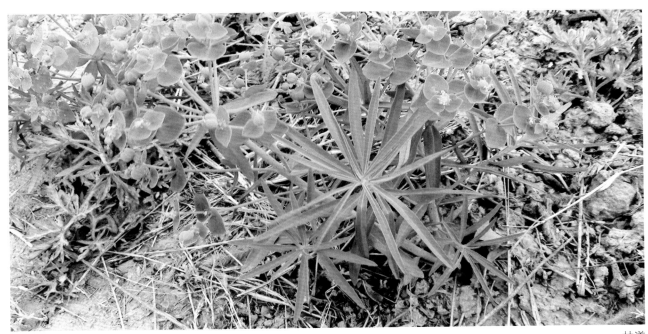

甘遂

艾叶

Aiye

FOLIUM ARTEMISIAE ARGYI

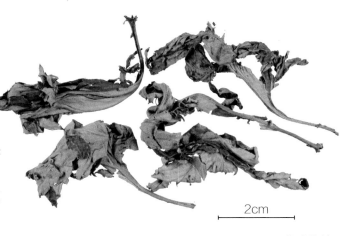

2cm

艾叶药材

来　源　为菊科植物艾*Artemisia argyi* Levl.et Vant.的干燥叶。

生境分布　生长于路旁荒野、草地。我国东北、华北、华东、西南及陕西、甘肃均有分布。

道地产区　主产于湖北、河北、山东、安徽等地。

性状特征　干燥的叶片多皱缩卷曲，破碎不全，有短柄。完整的叶片展平后呈卵状椭圆形，羽状深裂，裂片椭圆状披针形，中裂片又常3裂，边缘具不规则粗锯齿。叶上面灰绿色或黄绿色，有稀疏的蛛丝状短绵毛，密布白色腺点，放大镜下可见许多白色的分泌物颗粒；下面密生灰白色的茸毛。质柔软。气清香，味苦。

品质优劣　药材是以色青、背面灰白色、茸毛多、叶厚、质柔软而韧、香气浓郁者为佳。

采收加工　未开花前采叶片，晒干备用。有人对艾叶最佳采收期做了研究，结果表明最佳采收期应在端午节前后20天内。

性味归经　辛、苦，温；有小毒。归肝、脾、肾经。

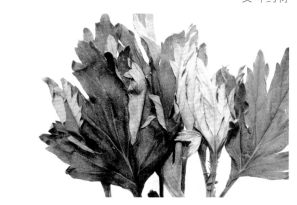

艾叶鲜药材

功能主治　温经止血，散寒止痛，外用祛湿止痒。用于吐血，衄血，崩漏，月经过多，胎漏下血，少腹冷痛，经寒不调，宫冷不孕；外治皮肤瘙痒。醋艾炭温经止血，用于虚寒性出血。

贮　藏　置阴凉干燥处保存。

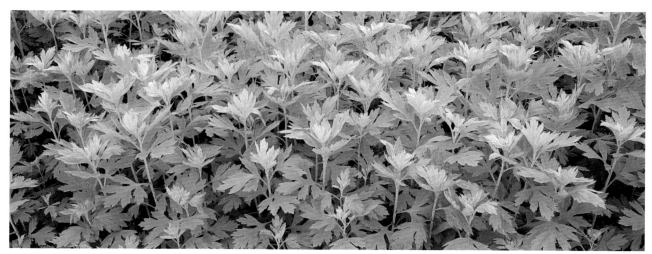

艾

石韦

Shiwei

FOLIUM PYRROSIAE

来　　源　庐山石韦*Pyrrosia sheareri*（Bak.）Ching、石韦*Pyrrosia lingua*（Thunb.）Farwell 或有柄石韦*Pyrrosia petiolosa*（Christ）Ching的干燥叶。

生境分布　生于山坡、石边、石缝的阴湿处或附生于树干上。分布于我国华东、中南、西南等地。

道地产区　习惯认为浙江产的大叶石韦为最佳，主产于浙江天台、临海、杭州、兰溪，湖北孝感、恩施，河南嵩县、洛宁、栾川、芦氏，江苏宜粉、震泽，山西沁源等地。石韦主产于河南、浙江、安徽、湖北、云南、广东、广西等地。有柄石韦全国大部分地区均产。

性状特征

1. 庐山石韦　叶片略皱缩，展平后呈披针形，长10～25cm，宽3～5cm。先端渐尖，基部耳状偏斜，全缘，边缘常向内卷曲；上表面黄绿色或灰绿色，散布有黑色圆形小凹点；下表面密生红棕色星状毛，有的侧脉间布满棕色圆点状的孢子囊群。叶柄具四棱，长10～20cm，直径1.5～3mm，略扭曲，有纵槽。叶片革质。气微，味微涩苦。

2. 石韦（也叫大叶石韦）　叶片披针形或长圆披针形，长8～12cm，宽1～3cm。基部楔形，对称。孢子囊群在侧脉间，排列紧密而整齐。叶柄长5～10cm，直径约1.5mm。

3. 有柄石韦　叶片多卷曲呈筒状，展平后呈长圆形或卵状长圆形，长3～8cm，宽1～2.5cm。基部楔形，对称。下表面侧脉不明显，布满孢子囊群。叶柄长3～12cm，直径约1mm。

品质优劣　商品石韦有大叶石苇、小叶石韦及石韦之分。药材以身干、叶大、质厚、背面色发红、叶完整者为佳。

采收加工　全年均可采收，采收时割取其叶

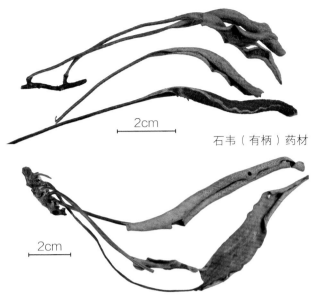

石韦（有柄）药材

石韦（庐山）药材

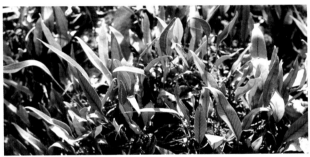

石韦

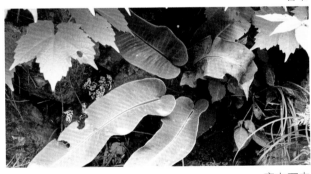

庐山石韦

片，洗净，除去杂质、须根，摊开在通风阴凉处，待五六成干时，扎成小把，再置太阳下晒干。放入竹篓或打绞成捆，放干燥处存放。

性味归经　甘、苦，微寒。归肺、膀胱经。

功能主治　利尿通淋，清肺止咳，凉血止血。用于热淋，血淋，石淋，小便不通，淋沥涩痛，肺热喘咳，吐血，衄血，尿血，崩漏。

贮　　藏　置阴凉干燥处保存。

石吊兰

Shidiaolan

LYSIONOTI HERBA

来　　源　为苦苣苔科植物吊石苣苔*Lysionotus pauciflorus* Maxim.的干燥地上部分。

生境分布　常附生在岩石壁或树干上。分布于我国西南及陕西、湖北、江西各地。

道地产区　主产于我国西南及陕西、湖北、江西各地。

性状特征　茎呈圆柱形，长短不一，直径2~5mm，表面灰褐色或灰黄，有粗皱纹，节略膨大，节间长短不一，有叶痕及不定根，质脆易折，断面不整齐，黄绿色。叶轮生或对生，多已胶落，完整叶片展平后呈长圆形至条形，长12~15mm，宽3~16mm，先端钝尖，叶上半部有疏锯齿，边缘反卷，厚革质；叶面草绿色，叶背黄绿色，主脉下陷，北面凸起。气微，味苦。

品质优劣　药材以叶多、茎细者为佳。

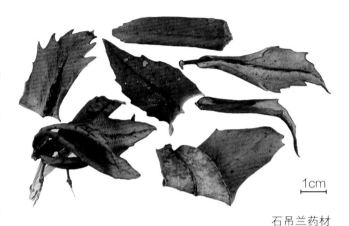

1cm

石吊兰药材

采收加工　春、夏两季采收，洗净，鲜用或晒干。

性味归经　苦，温。归肺经。

功能主治　化痰止咳，软坚散结。用于咳嗽痰多，瘰疬痰核。

贮　　藏　置阴凉干燥处保存。

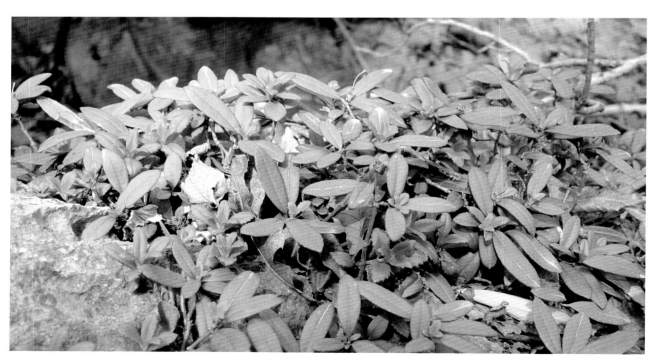

吊石苣苔

石决明

Shijueming

CONCHA HALIOTIDIS

来　　源　为鲍科动物杂色鲍 *Haliotis diversicolor* Reeve、皱纹盘鲍*Haliotis discus hannai* Ino、羊鲍*Haliotis ovina* Gmelin、澳洲鲍*Haliotis ruber*（Leach）、耳鲍*Haliotis asinina* Linnaeus 或白鲍 *Haliotis laevigata*（Donovan）的贝壳。

生境分布　为海洋生物。

道地产区　杂色鲍主产于广东、福建等地；皱纹盘鲍主产于辽宁、山东等地；羊鲍主产于海南、西沙群岛、南沙群岛等地；澳洲鲍主产于南沙群岛、澳大利亚；耳鲍主产于海南、西沙群岛、台湾等地；白鲍产于澳大利亚。

性状特征

1. 杂色鲍　习称"光底海决"，长卵圆形，内面观略呈耳形，长7~9cm，宽5~6cm，高约2cm。表面暗红色，有多数不规则的螺肋和细密生长线，螺旋部小，体螺部大，从螺旋部顶端开始向右排列有20余个疣状突起，末端6~9个开孔，孔口与壳面平。内面光滑，具珍珠样彩色光泽。壳较厚，质坚硬，不易破碎，断面厚0.5~10mm，有较明显的层次。无臭，味微咸。

2. 皱纹盘鲍　习称"毛底海决"，形状与"光底海决"相似。长椭圆形，长8~12cm，宽6~8cm，高2~3cm。表面灰棕色，有多数粗糙而不规则的皱纹，生长线明显，常有苔藓类或石灰虫等附着物，末端4~5个开孔，孔口突出壳面，壳较薄，断面0.5~5mm。

3. 羊鲍　习称"大海决"，形状与"毛底海决"相似。近圆形，较小，长4~8cm，宽2.5~6cm，高0.8~2cm。顶端位于近中部而高于壳面螺旋部与体螺各占1/2，从螺旋部边缘有2行整齐的突起，尤以

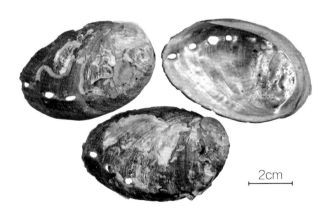

石决明（皱纹盘鲍）药材

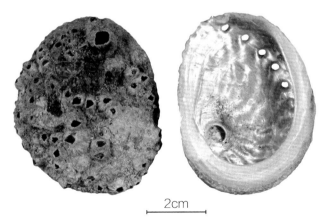

石决明（羊鲍）药材

上部较为明显，末端4~5个开孔，呈管状。

4. 澳洲鲍　呈扁平卵圆形，长13~17cm，宽11~14cm，高3.5~6cm。表面砖红色，螺旋部约为壳面的1/2，螺肋和生长线呈波状隆起，疣状突起30余个，末端7~9个开孔，孔口突出壳面。

5. 耳鲍　狭长，略扭曲，呈耳状，长5~7cm，宽2.5~3.5cm，高约1cm。表面光滑，具翠绿色、紫色及褐色等多种颜色形成的斑纹，螺旋部小，体螺部大，末端5~7个开孔，孔口与壳平，多为椭圆形，壳薄。质较脆，断面0.5~1.5mm。

6. 白鲍　呈卵圆形，长11~14cm，宽8.5~11cm，高3~6.5cm。表面砖红色，光滑，壳顶高于壳面，生长线颇为明显，螺旋部约为壳面的1/3，疣状突起30余个，末端7~9个开孔，孔口与壳平。

品质优劣　药材以体形中等大小、壳厚、无破碎、无臭、无残肉，9孔或者7孔者为佳。

采收加工　一般在夏、秋两季进行采捕，养殖的在养殖2~3年之后，成鲍壳长达5cm以上收获。将捕捉的鲜鲍除肉，取壳洗净，晒干。

性味归经　咸，寒。归肝经。

功能主治　平肝潜阳，清肝明目。用于头痛眩晕，目赤翳障，视物昏花，青盲雀目。

贮　藏　置干燥处保存。

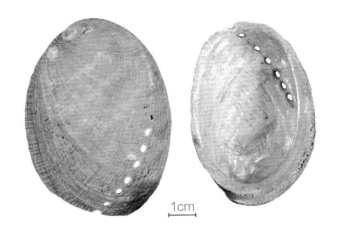

石决明（杂色鲍）药材

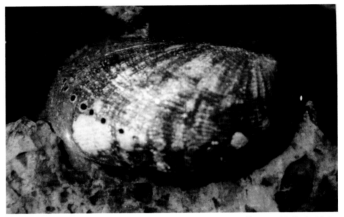

石决明（皱纹盘鲍）

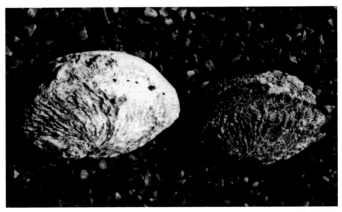

石决明（羊鲍）

石菖蒲

Shichangpu

RHIZOMA ACORI TATARINOWII

来　　源　为天南星科植物石菖蒲*Acorus tatarinowii* Schott 的干燥根茎。

生境分布　喜生于山涧浅水石上或溪流旁的石缝中，分布于黄河流域以南各地及西藏。

道地产区　主产于浙江、江苏、四川等地，以四川、浙江产量大，品正质优。

性状特征　扁圆柱形，多弯曲，常有分枝，长3～20cm，直径0.3～1cm。表面棕褐色或灰棕色，粗糙，有疏密不匀的环节，节间长0.2～0.8cm，具细纵纹，一面残留须根或圆点状根痕；叶痕呈三角形，左右交互排列，有的其上有毛鳞状的叶基残余。质硬，断面纤维性，类白色或微红色，内皮层环明显，可见多数维管束小点及棕色油细胞。气芳香，味苦、微辛。

品质优劣　药材是以条粗、断面色类白、香气浓者为佳。

采收加工　栽后3～4年收获。早春或冬末挖出根茎，剪去叶片和须根，洗净晒干，撞去毛须即成。

性味归经　辛、苦，温。归心、胃经。

功能主治　开窍豁痰，醒神益智，化湿开胃。用于神昏癫痫，健忘失眠，耳鸣耳聋，脘痞不饥，噤口下痢。

贮　　藏　本品受潮易霉变、虫蛀。应置于干燥通风处保存。

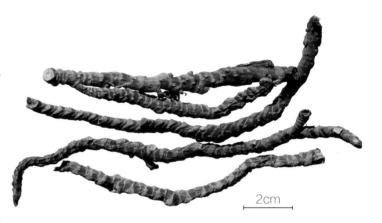

2cm

石菖蒲药材

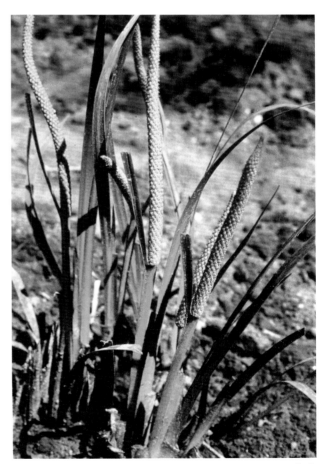

石菖蒲

石斛

Shihu

CAULIS DENDROBII

来　源　为兰科植物金钗石斛*Dendrobium nobile* Lindl.、鼓槌石斛*Dendrobium chrysotoxum* Lindl.或流苏石斛*Dendrobium fimbriatum* Hook.的栽培品及其同属植物近似种的新鲜或干燥茎。

生境分布　生于密林树干或岩石上，广泛分布于我国长江以南及西南各地，并有人工栽培。

道地产区　主产于安徽霍山，广西靖西、凌云、田林、睦边，四川凉山、甘孜、西昌、雅安，贵州罗甸、兴仁、安顺、都匀，云南砚山、巍山、师宗等地。

性状特征　目前的商品石斛常见有以下几种类型。

1. 鲜石斛　呈圆柱形或扁圆柱形，长约30cm，直径0.4～1.2cm。表面黄绿色，光滑或有纵纹，节明显，色较深，节上有膜质叶鞘。肉质多汁，易折断。气微，味微苦而回甜，嚼之有黏性。

2. 金钗石斛　呈扁圆柱形，长20～40cm，直径0.4～0.6cm，节间长2.5～3cm。表面金黄色或黄中带绿色，有深纵沟。质硬而脆，断面较平坦而疏松。气微，味苦。

3. 鼓槌石斛　呈粗纺锤形，中部直径1～3cm，具3～7节。表面光滑，金黄色，有明显凸起的棱。质轻而松脆，断面海绵状。气微，味淡，嚼之有黏性。

4. 流苏石斛　呈长圆柱形，长20～150cm，直径0.4～1.2cm，节明显，节间长2～6cm。表面黄色至暗黄色，有深纵槽。质疏松，断面平坦或呈纤维性。味淡或微苦，嚼之有黏性。

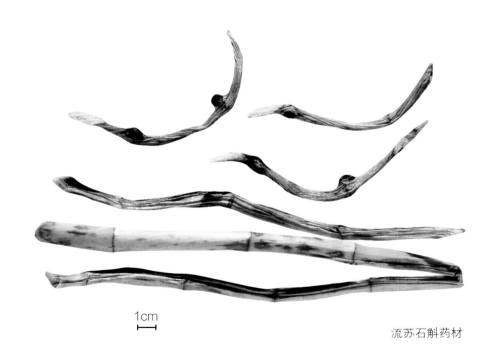

1cm

流苏石斛药材

品质优劣　鲜石斛以青绿色、肥满多叶、嚼之发黏者为佳；干石斛以色金黄、有光泽、质柔者为佳；耳环石斛以色黄绿、饱满、结实者为佳。

采收加工　一年四季均可收割。栽后2～3年采收，生长年限愈长，茎数愈多，单产愈高。新收之石斛，鲜用者，除去须根及杂质，另行保存。干用者，去根洗净，搓去薄膜状叶鞘，晒干或烘干；也可先将石斛置开水中略烫，再晒干或烘干，即为干石斛。

性味归经　甘，微寒。归胃、肾经。

功能主治　益胃生津，滋阴清热。用于热病津伤，口干烦渴，胃阴不足，食少干呕，病后虚热不退，阴虚火旺，骨蒸劳热，目暗不明，筋骨痿软。

贮　藏　干品用纸包裹，并以木盒或铁盒包装。鲜品可植于湿沙内或放冰箱冷藏室。干品受潮易发霉，应密闭置干燥处保存。

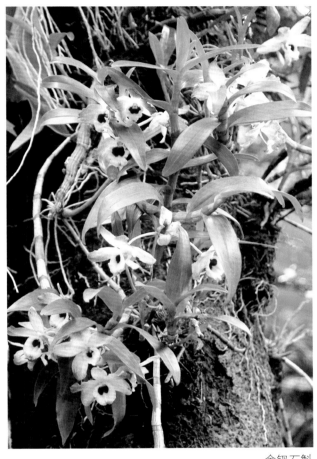

金钗石斛

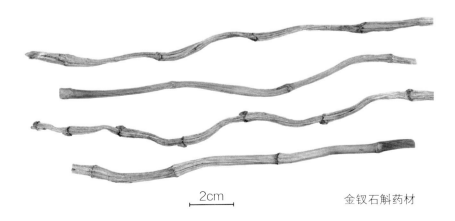

2cm

金钗石斛药材

139

石榴皮

Shiliupi

PERICARPIUM GRANATI

来　　源　为石榴科植物石榴*Punica granatum* L.的干燥果皮。

生境分布　生于向阳山坡或栽培庭院处。全国各地均有栽培。

道地产区　主产于云南、四川、陕西、山东、新疆等地。

性状特征　本品呈不规则的片状或瓢状，大小不一，厚1.5～3mm。外表面红棕色、棕黄色或暗棕色，略有光泽，粗糙，有多数疣状突起。有的有突起的筒状宿萼及粗短果梗或果梗痕。内表面黄色或红棕色，有隆起呈网状的果蒂残痕。质硬而脆，断面黄色，略显颗粒状。气微，味苦涩。

品质优劣　药材是以身干、个大、皮厚、外表整洁者为佳。

采收加工　秋季果实成熟后收集果皮，晒干。根、茎皮全年可采，花、叶夏秋采，晒干备用。

性味归经　酸、涩，温。归大肠经。

功能主治　涩肠止泻，止血，驱虫。用于久泻，久痢，便血，脱肛，崩漏，带下，虫积腹痛。

贮　　藏　本品受潮易霉变、虫蛀。置干燥通风处保存。

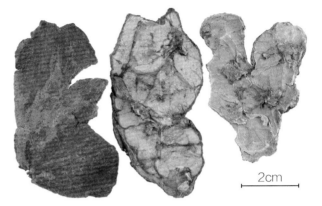

2cm

石榴皮药材

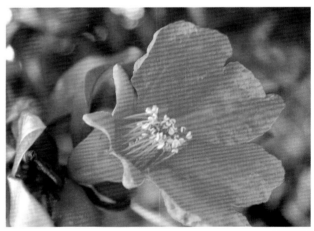

石榴花

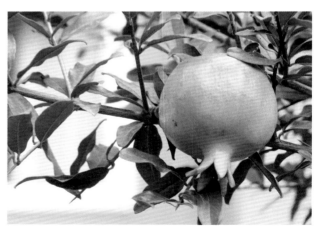

石榴

石膏

Shigao

GYPSUM FIBROSUM

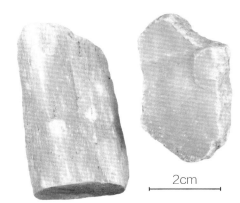

2cm

石膏药材

来　　源　为硫酸盐类矿物硬石膏族石膏，主含含水硫酸钙（$CaSO_4 \cdot 2H_2O$）。

生境分布　石膏主要是由化学沉积作用形成，因此常产在海湾盐湖和内陆湖泊中形成的沉积岩中。常与石灰岩、黏土、岩盐共生。全国多数地区都有石膏矿藏分布，如内蒙古、山西、陕西、宁夏、甘肃、青海、新疆、山东、安徽、河南、湖北、四川、贵州、云南、西藏等地。

道地产区　主产于湖北应城、河南新安、西藏昌都、安徽凤阳。

性状特征　为纤维状的集合体，呈长块状、板块状或不规则块状。白色、灰白色或淡黄色，有的半透明。体重，质软，纵断面具绢丝样光泽。气微、味淡。

品质优劣　药材是以块大、色白、半透明、纵断面如丝者为佳。

采收加工　一般于冬季采挖，由矿中挖出后，去净泥土及杂石。

性味归经　甘、辛，大寒。归肺、胃经。

功能主治　清热泻火，除烦止渴。用于外感热病，高热烦渴，肺热喘咳，胃火亢盛，头痛，牙痛。

贮　　藏　置缸内或箱内保存，防灰尘。

（煅石膏）

Duanshigao

GYPSUM FIBROSUM PRAEPARATUM

来　　源　同"石膏"。

生境分布　同"石膏"。

道地产区　同"石膏"。

性状特征　本品为白色的粉末或酥松块状物，表面透出微红色的光泽，不透明。体较轻，质软，易碎，捏之成粉。气微，味淡。

采收加工　将拣净的石膏块，在无烟炉火中或坩埚内煅至酥松，取出晾凉，打碎即成。

性味归经　甘、辛、涩，寒。归肺、胃经。

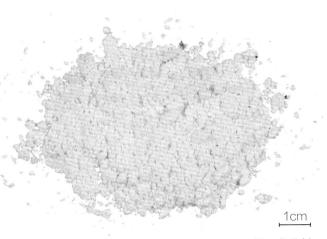

1cm

煅石膏药材

功能主治　收湿，生肌，敛疮，止血。外治溃疡不敛，湿疹瘙痒，水火烫伤，外伤出血。

贮　　藏　同"石膏"。

布渣叶

Buzhaye

MICROCTIS FOLIUM

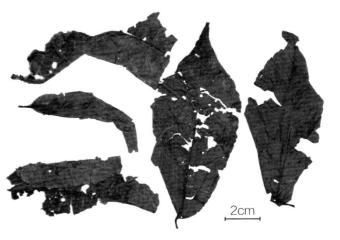

布渣叶药材

来　　源　为椴树科植物破布叶*Microcos paniculata* L.的干燥叶。

生境分布　生于丘陵、山坡、林缘等处灌丛中或平地路旁或疏林下，少有栽培。分布于广东、海南、云南、广西等地。

道地产区　主产于广东、广西等地。

性状特征　叶多褶皱、破碎。完整者展平后呈卵状长圆形或倒卵圆形，长8～18cm，宽4～8cm，黄绿色或黄棕色，先端渐尖，基部钝圆，边缘具细齿。基出脉3条，侧脉羽状，小脉网状。叶柄长7～12mm。叶脉及叶柄有毛茸。气微，味淡、微涩。

品质优劣　药材是以叶大、完整、色绿者为佳。

采收加工　夏、秋两季采收，除去枝梗杂质，阴干或晒干。

性味归经　微酸，凉。归脾、胃经。

功能主治　消食化滞，清热利湿。用于饮食积滞，感冒发热，湿热黄疸。

贮　　藏　置阴凉干燥保存。

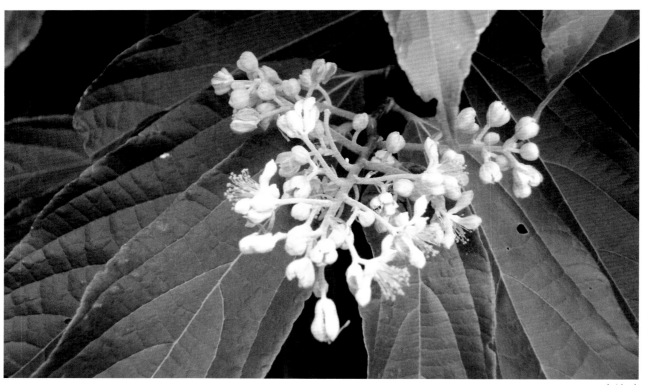

布渣叶

龙胆

Longdan

RADIX ET RHIZOMA GENTIANAE

来　　源　为龙胆科植物条叶龙胆*Gentiana manshurica* Kitag.、龙胆*Gentiana scabra* Bge.、三花龙胆*Gentiana triflora* Pall.或滇龙胆（坚龙胆）*Gentiana rigescens* Franch. 的干燥根及根茎。

生境分布

1. 条叶龙胆　生于海拔110～1 100m的山坡草地或潮湿地区。分布于我国东北及河北、山西、陕西、山东、江苏、安徽、浙江、湖北、湖南、广东、广西等地。

2. 龙胆　生于海拔200～1 700m的山坡草地、路边、河滩灌丛中以及林下草甸。分布于我国东北及内蒙古、河北、陕西、新疆、江苏、安徽、浙江、江西、福建、湖北、湖南、广东、广西等地。

3. 三花龙胆　生于海拔440～950m的草地、林间空地、灌丛中。分布于我国东北及内蒙古、河北。

4. 滇龙胆　生于海拔1 100～3 000m的山坡草地灌丛中、林下及山谷。分布于湖南、广西、四川、贵州、云南等地。

道地产区　条叶龙胆、龙胆、三花龙胆主产于我国东北、华北等地；滇龙胆（坚龙胆）主产于四川、云南、贵州。

性状特征

1. 条叶龙胆　根茎多直生，块状或长块状。根头处具越冬芽1个，长不超过1cm，中有小芽2～3个。根系通常垂直着生有10条以下的须根，稀

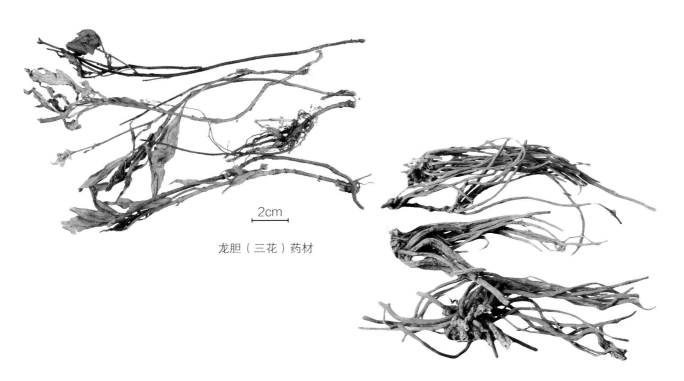

龙胆（三花）药材

2cm

龙胆（条叶）药材

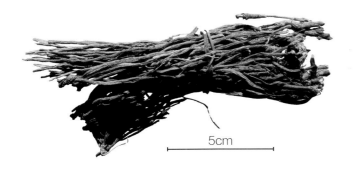

龙胆（滇）药材

有达16根者。根细长圆柱形，长可达15cm，直径1.5～4mm。上下粗细几乎相等，外表黄褐色至暗棕色，具细密的横环纹，以上部较为明显，并有不规则的纵皱，支根痕很少。质脆易折断，断面略平坦，皮部黄白色或淡黄棕色，木部色较浅，外侧有多数裂隙，中央有一淡黄色点状髓部。气微，味极苦。

2. 龙胆　与条叶龙胆的区别点为根茎多横生，顶端有越冬芽1个，稀为2个，长不超过7mm，其中有小芽2个。根茎侧面斜向着生，呈细长圆柱形，根4～30余条，通常在20条以上，长可达20cm，直径1～4mm，上下粗细相差较大，表面灰白色，淡黄褐色或橘黄色。

3. 三花龙胆　与条叶龙胆很相似，其主要区别为：根茎粗壮，长1～5cm，直径0.7～1.5cm，顶端有越冬芽1～5个，粗壮，红紫色，长可达2.5cm，中有小芽2～4个，苞片有脉6～7条。根4～30余条，自根茎处斜出，常多于15条，根细长圆锥形，长可达20cm，直径1～4（～6）mm，自上而下渐变细，表面黄白色，稀为黄褐色，有时外皮脱落，上部环纹不明显，折断面具众多裂隙，质较轻泡。

4. 滇龙胆　根茎极短，呈结节状，留有残茎（常有鳞叶残存）多数，非木质。越冬芽数个乃至十数个。下端着生须根数条乃至30余条，呈细纺锤形，长达20cm，直径1～3.5mm，稍扭曲，表面浅棕色至棕褐色，略呈角质状，具细纵皱和突起的支根痕，并且可见脱落的灰白色膜质套筒状物；质硬脆，易折断，断面近平坦，中间有白色木心。气微，味极苦。

采收加工　春、秋两季采挖根部，以秋季10月中、下旬采挖质量较好，选大的除去茎叶，洗净、干燥。小的可作根用。

性味归经　苦，寒。归肝、胆经。

功能主治　清热燥湿，泻肝胆火。用于湿热黄疸，阴肿阴痒，带下，湿疹瘙痒，肝火目赤，耳鸣耳聋，胁痛口苦，强中，惊风抽搐。

贮　藏　置阴凉干燥处保存。

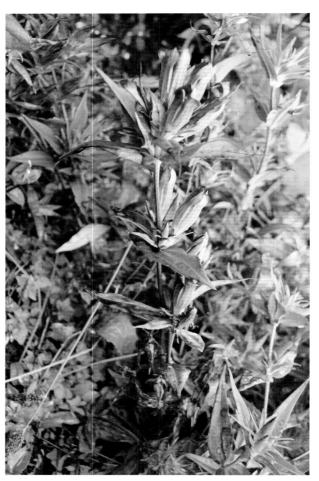

龙胆

龙眼肉

Longyanrou

ARILLUS LONGAN

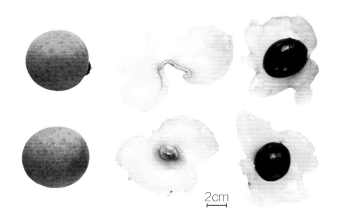

龙眼鲜药材

来　　源　为无患子科植物龙眼*Dimocarpus longan* Lour.的假种皮。

生境分布　多栽培于堤岸和园圃。分布于福建、台湾、广西、广东、四川、贵州、云南等地。广东、广西南部及云南亦见野生或半野林中。

道地产区　主产于福建、广西、广东、云南等地。以福建产品的品质最好，药用以广西产的为多。

性状特征　为纵向破裂的不规则薄片，常黏结成团，长1~1.5cm，宽2~4cm，厚约0.1cm。棕褐色，半透明。外表面（近果皮的一面）皱缩不平；内表面（黏附种子的一面）光亮，有细纵皱纹。质

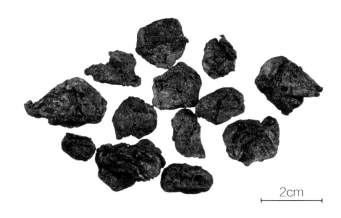

龙眼肉药材

柔润。气微香，味甜。

品质优劣　药材是以片大而厚、柔润性强、色棕褐、半透明、甜味浓者为佳。

采收加工　秋季采收充分成熟的果实。晴天倒于晒席上，晒至半干后再用焙灶焙干，到七八成干时剥取假种皮，继续晒干或烘干，干燥适度为宜。或将果实放开水中煮10min，捞出摊放，使水分散失，再火烤一昼夜，剥取假种皮，晒干。

性味归经　甘、温。归心、脾经。

功能主治　补益心脾，养血安神。用于气血不足，心悸怔忡，健忘失眠，血虚萎黄。

贮　　藏　防潮及虫蛀。置阴凉干燥处保存。

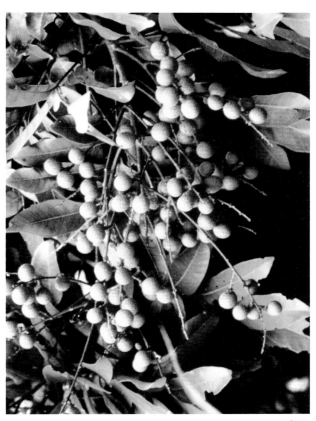

龙眼

龙脷叶

Longliye

SAUROPI FOLIUM

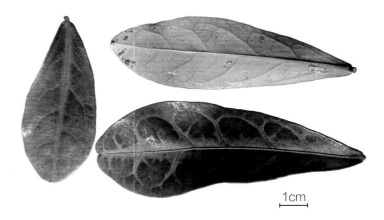

1cm

龙脷叶药材

来　　源　为大戟科植物龙脷叶*Sauropus spatulifolius* Beille的干燥叶。

生境分布　多为栽培或野生于山谷、山坡湿润肥沃的丛林中。分布于广东、广西等地。

道地产区　主产于广东、广西。

性状特征　商品药材多皱缩，展平后叶片呈倒卵状披针形，长5～14cm，宽2.5～4.5cm，先端钝或浑圆，基部楔形或稍圆，全缘。上表面灰绿色至墨绿色，下表面黄绿色。中脉突起，羽状侧脉5～7对，与近叶缘处合成边缘，叶柄短。饮片多为全叶或切碎片，气微，味淡，微甘。

品质优劣　药材是以片大，完整，身厚，色青绿者为佳。

采收加工　全年可采，或夏、秋两季采集，晒干备用或鲜用。

性味归经　甘、淡，平。归肺、胃经。

功能主治　润肺止咳，通　便。用于肺燥咳嗽，咽痛失音，便秘。

贮　　藏　置通风干燥处保存。

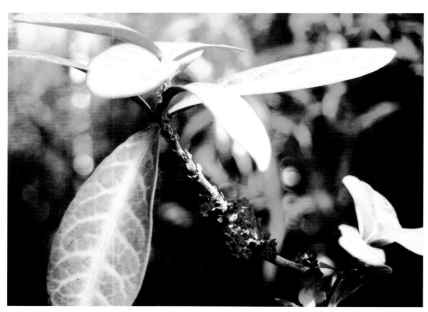

龙脷叶

平贝母

Pingbeimu

BULBUS FRITILLARIAE USSURIENSIS

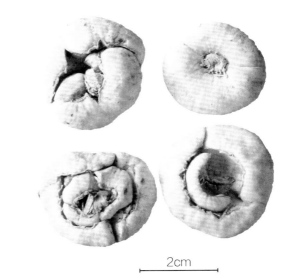

2cm

平贝母药材

来　　源　为百合科植物平贝母*Fritillaria ussuriensis* Maxim. 的干燥鳞茎。

生境分布　生于林中湿润肥沃地上。分布于黑龙江、吉林、辽宁等地。已有大面积人工栽培。

道地产区　主产于我国东北三省，以黑龙江五常、尚志、吉林桦甸、抚松、通化、临江等地所产为主。

性状特征　药材呈扁圆形，高5~8cm，直径1~2cm，乳白色或黄白色，外层两瓣鳞叶肥厚，大小相似，或一片稍大，抱合。顶端略平或稍凹入，长开裂，中央的鳞叶小，底部也略凹陷，质实而脆，断面粉性。味苦微酸。

品质优劣　药材以鳞茎均匀、皮细、坚实、粉质重者为佳。

采收加工　初夏采挖，去残茎及须根，晒干或烘干。

性味归经　苦、甘，微寒。归肺、心经。

功能主治　清热润肺，化痰止咳。用于肺热燥咳，干咳少痰，阴虚劳嗽，咳痰带血。

贮　　藏　同"川贝母"。

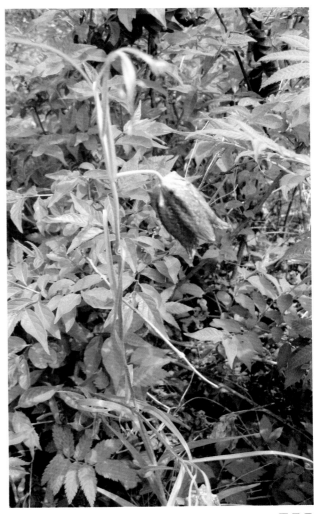

平贝母

北刘寄奴

Beiliujinu

SIPHONOSTEGIAE HERBA

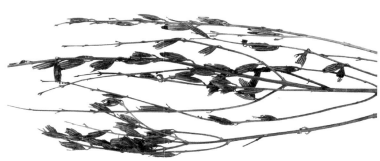

2cm

北刘寄奴药材

来　源　为玄参科植物阴行草 *Siphonostegia chinensis* Benth.的干燥全草。

生境分布　生于山坡及草地上。遍布全国各地。

道地产区　主产于黑龙江、辽宁、吉林、河北、山西等地。

性状特征　全草黑褐色，长30～80cm，密被锈色短毛。茎直立、中空、圆柱形、有棱，上部分多分枝，质脆易折断，断面淡黄白色，纤维性。叶对生，易脱落破碎，完整者呈1～2回羽状分裂，黑绿色，长1～5cm，宽约2cm，小裂片条形或条状披尖形。蒴果狭卵状椭圆形，棕黑色，长5～10mm，有明显的10条丛纹；种子细小多数，表面皱缩。气微、味淡。

品质优劣　药材是以身干、枝叶整齐、无根者为佳。

采收加工　8～9月割取全草，鲜用或晒干。

性味归经　苦，寒。归脾、胃、肝、胆经。

功能主治　活血祛瘀，通经止痛，凉血，止血，清热利湿。用于跌打损伤，外伤出血，瘀血经闭，月经不调，产后瘀痛，癥瘕积聚，血痢，血淋，湿热黄疸，水肿腹胀，白带过多。

贮　藏　置干燥阴凉处保存，防潮防蛀。

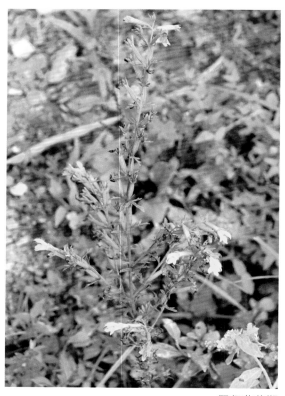

阴行草花期

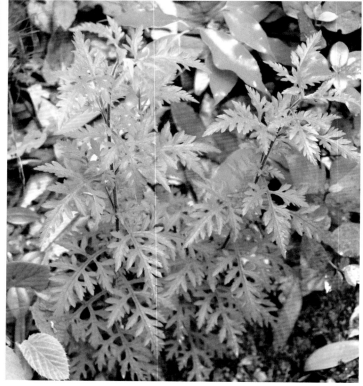

阴行草

北豆根

Beidougen

RHIZOMA MENISPERMI

来　　源　为防己科植物蝙蝠葛*Menispermum dauricum* DC. 的干燥根茎。

生境分布　生于山坡林缘、灌丛中、田边、路旁及石砾滩地，或攀援于岩石上。分布于我国东北、华北、华东及陕西、宁夏、甘肃等地。

道地产区　主产于我国东北、华北及陕西、山东、青海、甘肃等地。

性状特征　商品药材呈细长圆柱形，弯曲，有时可见分枝。长可达50cm，直径3~8mm。表面黄棕色至暗棕色，有纵皱纹及稀疏的细根或凸起的细根痕，外皮易成片剥落。质地韧性较强，不易折断，断面不整齐，显纤维性，木部淡黄色，呈放射状排列，中心有髓，呈类白色。气微，味苦。

品质优劣　药材是以身干、条粗壮而长、外皮黄棕色、断面浅黄色者为佳。

采收加工　春、秋两季采挖，除去须根及泥沙，干燥。

性味归经　苦，寒；有小毒。归肺、胃、大肠经。

功能主治　清热解毒，祛风止痛。用于咽喉肿痛，热毒泻痢，风湿痹痛。

贮　　藏　置阴凉干燥处保存。

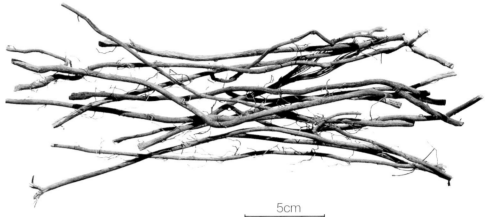

5cm

北豆根药材

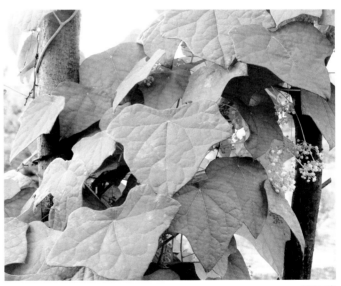

蝙蝠葛

北沙参

Beishashen

RADIX GLEHNIAE

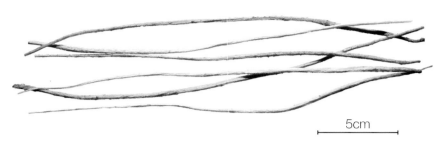

5cm

北沙参药材

来　源　为伞形科植物珊瑚菜*Glehnia littoralis* Fr. Schmidt ex Miq.的干燥根。

生境分布　生于海岸沙地、沙滩，或栽培于肥沃疏松的沙质壤土。分布于山东、辽宁、河北、江苏、浙江、福建、台湾、广东等地。

道地产区　主产于山东省莱阳、河北秦皇岛、辽宁大连、内蒙古赤峰等地。

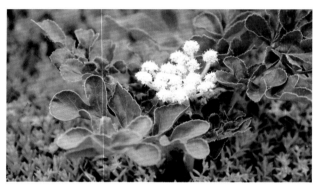

性状特征　根表面淡黄白色，略粗糙，偶有残留外皮；不去外皮的表面黄棕色，有不规则纵沟及裂隙，并有黄棕色横长皮孔及较多点状突起的细根痕。根头渐细，有残留茎基。质坚脆，易折断，断面皮部浅黄白色，形成层环深褐色，木部黄色，放射状。气微香，味微甜。

品质优劣　药材以粗细均匀、长短一致、去净栓皮、色黄白者为佳。

采收加工　春参（2年生参）在第3年7月收，秋参（1年生参）在第2年9月收，刨出根，去须根，洗净，用开水烫后，剥去外皮，晒干或烘干，切段备用。

性味归经　甘、微苦，微寒。归肺、胃经。

功能主治　养阴清肺，益胃生津。用于肺热燥咳，劳嗽痰血，胃阴不足，热病津伤，咽干口渴。

贮　藏　本品易受潮、虫蛀，应置阴凉干燥处保存。

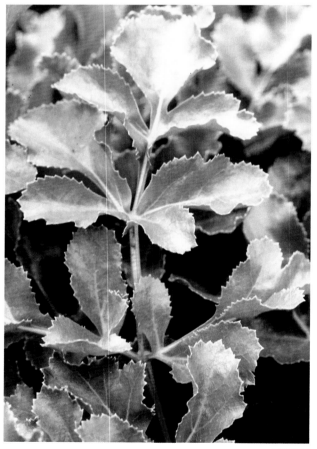

珊瑚菜

四季青

Sijiqing

ILICIS CHINENSIS FOLIUM

来　　源	为冬青科植物冬青*Ilex chinensis* Sims的干燥叶。
生境分布	生于山坡、林缘以及灌丛中或山顶密林中。分布于我国长江以南各地。
道地产区	主产于江苏、浙江、广西、广东和西南等地。

性状特征　本品呈椭圆形或狭长椭圆形，少卵形。长6～12cm，宽2～4cm。先端急尖或渐尖，基部楔形，边缘有疏生的浅圆锯齿，上表面棕褐色至灰绿色，有光泽；下表面色较浅，两面均无毛；叶柄长0.5～1.8cm。革质，气微清香，味苦、涩。

品质优劣　药材以身干、色绿、无枝梗者为佳。

采收加工　叶全年可采，晒干。

性味归经　苦、涩、凉。归肺、大肠、膀胱经。

功能主治　清热解毒，消肿祛瘀。用于肺热咳嗽，咽喉肿痛，痢疾，胁痛，热淋；外治烧烫伤，皮肤溃疡。

贮　　藏　置干燥处保存。

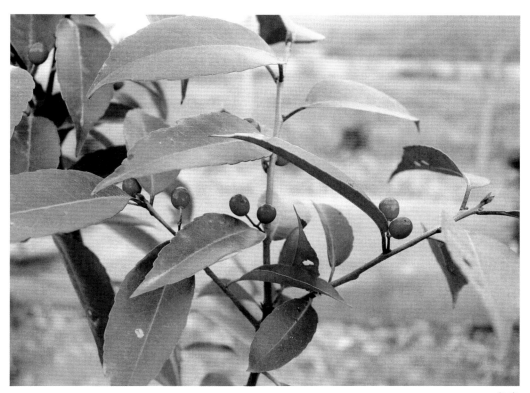

冬青

生姜

Shengjiang

RHIZOMA ZINGIBERIS RECENS

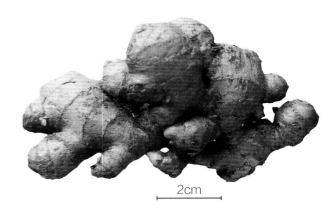

生姜鲜药材

来　源　为姜科植物姜*Zingiber officinale* Rosc.的新鲜根茎。

生境分布　栽培于肥厚的土质上。除我国东北外，其他大部分地区均有栽培。

道地产区　全国大部分地区均产。主产于四川犍为、贵州长顺、湖北来凤、广东新会以及广西、福建、江西、浙江、山东、陕西等地。

性状特征　根茎呈不规则块状，略扁，具指状分枝，长4～18cm，厚1～3cm。表面黄褐色或灰棕色，有环节，分枝顶端有茎痕或芽。质脆，易折断，断面浅黄色，内皮层环纹明显，维管束散在。气香，特异，味辛辣。

品质优劣　药材是以块大、丰满、质嫩者为佳。

采收加工　夏、秋两季采挖，除去茎叶和须根，洗净。采收鲜食生姜在7～8月根据市场行分批采收，出口生姜一般在11月中旬霜降前开始采收，贮藏到翌年3月出售。

性味归经　辛，微温。归肺、脾、胃经。

功能主治　解表散寒，温中止呕，化痰止咳，解鱼蟹毒。用于风寒感冒，胃寒呕吐，寒痰咳嗽，鱼蟹中毒。

贮　藏　置湿沙中，于阴凉潮湿处保存。

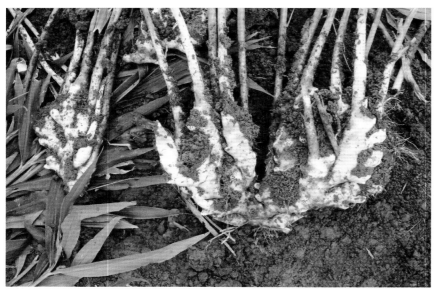

姜根

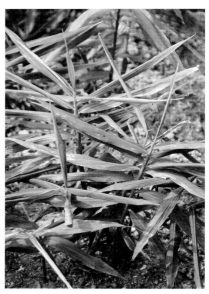

姜苗

仙茅

Xianmao

RHIZOMA CURCULIGINIS

　　来　　源　为石蒜科植物仙茅*Curculigo orchioides* Gaertn.的干燥根茎。

　　生境分布　喜生于山坡、丘陵草丛中及灌木丛边，海拔1 600m以下的林下草地或荒坡上。分布于我国华东、中南、西南、台湾等地。

　　道地产区　主产于四川。

　　性状特征　根茎圆柱形，略弯曲，长3～10cm，直径0.4～1.2cm。表面黑褐色或棕褐色，粗糙，有纵沟及横皱纹与细孔状的粗根痕。质硬脆，易折断，断面稍平坦，略呈角质状，淡褐色或棕褐色，近中心处色较深，并有一深色环。气微香，味微苦、辛。

　　品质优劣　药材是以条粗壮、表面色黑褐色者为佳。

　　采收加工　野生品夏、秋两季采收；栽培品于移栽后2年采收，10月挖根，去须根，晒干或炕干。

　　性味归经　辛，热；有毒。归肾、肝、脾经。

　　功能主治　补肾阳，强筋骨，祛寒湿。用于阳痿精冷，筋骨痿软，腰膝冷痛，阳虚冷泻。

　　贮　　藏　置阴凉干燥处保存。

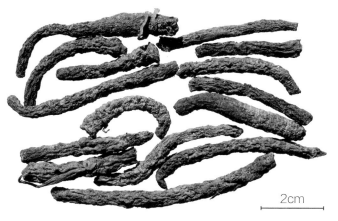

2cm

仙茅药材

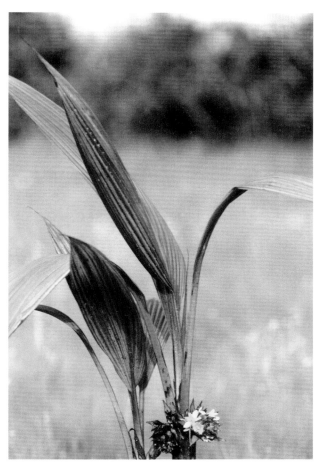

仙茅

仙鹤草

Xianhecao

HERBA AGRIMONIAE

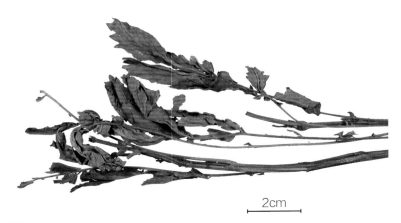

2cm

仙鹤草药材

来　　源　为蔷薇科植物龙牙草 *Agrimonia pilosa* Ledeb.的干燥地上部分。

生境分布　生于山野、草坡、路旁。全国大部分地区均有分布。

道地产区　主产于湖北、浙江、江苏。

性状特征　全体长50～100cm，被白色柔毛。茎下部圆柱形，直径0.4～0.6cm，红棕色，上部方柱形，四面略空。单数羽状复叶互生，暗绿色，褶缩卷曲；质脆，易碎；叶片有大小2种，相间生于叶轴上，顶端小叶较大，完整小叶片展开后呈卵形或长椭圆形，先端尖，基部楔形，边缘有锯齿；托叶2，抱茎，斜卵形。总状花序细长；花直径0.6～0.9cm，花萼下面呈筒状，萼筒上部有钩刺，先端5裂；花瓣黄色。果实长0.7～0.8cm，直径0.3～0.4cm。气微，味微苦。

品质优劣　药材是以质嫩、叶多者为佳。

采收加工　全草：野生品于夏、秋两季采收，栽培品于开花前枝叶茂盛时，割取全草，切段晒干。

性味归经　苦、涩、平。归心、肝经。

功能主治　收敛止血，截疟，止痢，解毒，补虚。用于咯血，吐血，崩漏下血，疟疾，血痢，痈肿疮毒，阴痒带下，脱力劳伤。

贮　　藏　置阴凉干燥通风处保存。

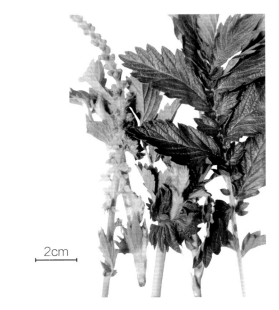

2cm

仙鹤草鲜药材

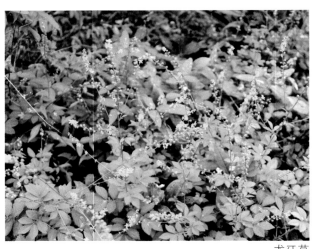

龙牙草

白及

Baiji

RHIZOMA BLETILLAE

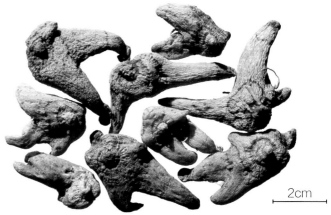

2cm

白及药材

来　　源　为兰科植物白及*Bletilla striata*（Thunb.）Reichb. f. 的干燥块茎。

生境分布　生于山坡草丛中及疏林下；各地亦有栽培。分布于我国华东、华南及陕西、四川、云南等地。

道地产区　以贵州产量最大，质量亦佳。

性状特征　根茎呈不规则扁圆形或菱形，有2～3分枝似掌状，长1.5～5cm，厚0.5～1.5cm。表面灰白色或黄白色，有细皱纹，上面有凸起的茎痕；以茎痕为中心，有数个棕色同心环纹，环纹上残留棕色状的须根痕。质坚硬，不容易折断，断面类白色，半透明，角质样。可见散在的点状维管束。粗粉遇水即膨胀，有显著黏滑感，水浸液呈胶质样。无臭，味苦，嚼之有黏性。

品质优劣　药材是以个大、饱满、色白、半透明、质坚实者为佳。

采收加工　初冬采挖，除去地上茎叶及须根，洗净，放开水内煮至透心（约10min）撞去外皮，晒干或烘干；或趁鲜切片，干燥。栽培品于种后3年时采挖，选出留种块茎后再进行加工。

性味归经　苦、甘、涩，微寒。归肺、肝、胃经。

功能主治　收敛止血，消肿生肌。用于咯血，吐血，外伤出血，疮疡肿毒，皮肤皲裂。

贮　　藏　本品易受潮发霉，应置阴凉干燥通风处保存。

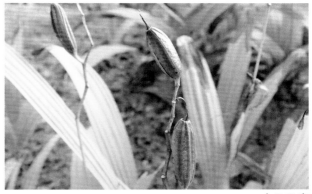

白及果实

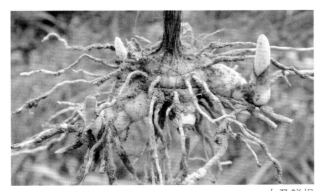

白及鲜根

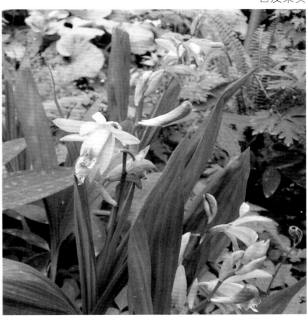

白及

白术

Baizhu

RHIZOMA ATRACTYLODIS MACROCEPHALAE

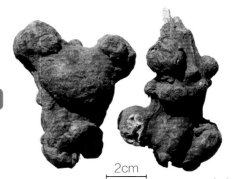

2cm

白术药材

来　　源　为菊科植物白术*Atractylodes macrocephala* Koidz.的干燥根茎。

生境分布　生于山坡林边及灌木林中。分布于长江流域。全国各地多有栽培。

道地产区　本品为浙江特产药材之一。素以产于新昌、嵊县、天台、东阳、磐安、余杭及安徽歙县、黄山、宁国等地者质量最佳。此外，在四川、江西、湖南、湖北、江苏、福建等地也有出产。

性状特征　现时商品按产地加工方法不同，分为白术和冬术两类。

1.白术　根茎肥厚，有若干不规则的瘤状分枝，全体集成拳状团块，大者直径4～5cm，下部两侧膨大似如意头，一段称为"云头"，向上则渐细，有的留有一段木质地上茎，俗称"白术腿"，而全体则呈脚蹄形。外表暗棕色，偶有烧灼痕，质坚实，不易折断，烘术断面淡灰黄色，带角质，肉多孔隙（俗称"骨头渣"）。气清香，味甘、微辛，嚼之有黏性。

白术因药材形态特征的不同而有狮子术、云头术、鸡腿术、狗头术、鸡冠术等名目，其实均为同种。

2.冬术　本品即白术采收后，选择较大根茎直接晒干入药者，所以又称"生晒术"或"晒冬术"。本品外表黄灰色，具浅波纹及皮孔，每一瘤状分枝的顶端常有茎基残迹或芽痕。因是冬季出土，故有冬术之名。晒干后性柔软，肉结实饱满，不呈蜂窝状，断面色红黄而油润，中间略有菊花纹及少数棕黄色油室小点。气清香特殊，味甘微辛辣，略带黏液性。

品质优劣　药材均以个大整齐，表面黄褐色，断面黄白色，质坚实，香气浓郁者为佳。

采收加工　栽种第2年霜降至立冬采挖，除去地上茎和须根，晒干或烘干。

性味归经　苦、甘，温。归脾、胃经。

功能主治　健脾益气，燥湿利水，止汗，安胎。用于脾虚食少，腹胀泄泻，痰饮眩悸、水肿，自汗，胎动不安。土白术健脾，和胃，安胎。用于脾虚食少，泄泻便溏，胎动不安。

贮　　藏　本品易受潮发霉、虫蛀、泛油，应置阴凉干燥通风处保存。

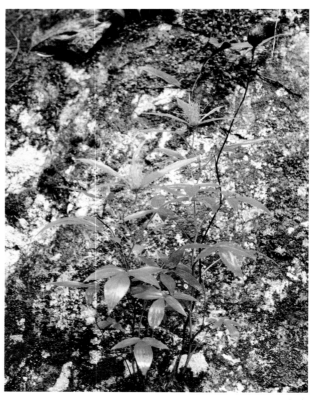

野生白术

156

白头翁

Baitouweng

RADIX PULSATILLAE

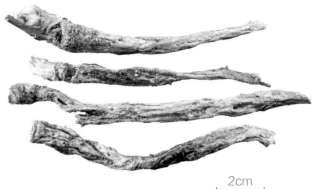

2cm

白头翁药材

来　　源　为毛茛科植物白头翁*Pulsatilla chinensis*（Bge.）Regel的干燥根。

生境分布　生于平原草地、低山草坡或灌丛中。分布于我国东北、华北及陕西、安徽、江苏、湖北、四川等地。

道地产区　主产于我国东北、内蒙古、河北、河南、山东、安徽、江苏等地。

性状特征　干燥的根呈长圆柱形或圆锥形，稍扭曲，长6～20cm，中部直径0.4～1.5cm。外表黄棕色或棕褐色，具不规则的纵槽纹及皱纹，有分枝或具小根除去后的根痕，有时皮部脱落而露出黄色木质部。根头部稍膨大，常留有鞘状叶柄基部，位于外层的呈暗棕色，内层的为黄白色，其背面生有白色茸毛，在根头顶端部分茸毛特多成丛，时而有芽存在。近根头外常呈劈破状，皮部常朽或凹入，朽裂处显网状裂纹。质硬而脆，折断面较平坦，皮部类白色，木部现黄色。臭微弱，味苦涩而收敛。

品质优劣　药材是以根条整齐、坚实、均匀、表面棕褐色，根头部具灰白茸毛者为佳。

采收加工　野生品春、秋两季采根；栽培品于播种第3、第4年3～4月或9～10月采根，一般认为春季质量较好，采收时将根挖出，剪去地上部分，洗净晒干。

性味归经　苦，寒。归胃、大肠经。

功能主治　清热解毒，凉血止痢。用于热毒血痢，阴痒带下。

贮　　藏　本品易受潮发霉、虫蛀，应置阴凉干燥通风处保存。

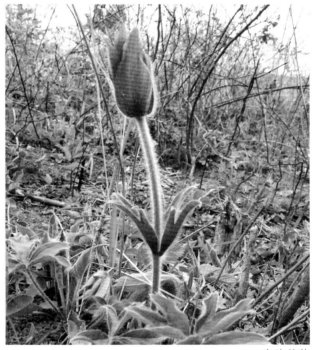

白头翁花

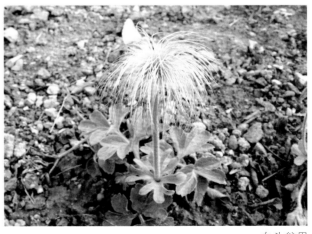

白头翁果

白芍

Baishao

RADIX PAEONIAE ALBA

来　源　为毛茛科植物芍药*Paeonia lactiflora* Pall.的干燥根。

生境分布　浙江、安徽、四川等地大量长期栽培，形成"杭白芍""亳白芍""川白芍"等道地白芍，药材品质最佳。此外，山东、贵州、湖南、湖北、甘肃、陕西、河南、云南等地亦有栽培。

道地产区　杭白芍以产于浙江东阳、临安、余姚等地者为佳；亳白芍主产于安徽亳州、涡阳；川白芍主产于四川的中江、渠县、垫江等县。一般认为，杭白芍质量最佳。

性状特征　商品白芍根据产地不同分有杭白芍、亳白芍和川白芍，但其药材性状基本相同。

根圆柱形，粗细较均匀，大多顺直，长5～20cm，直径1~2.5cm。亳白芍表面粉白色或类白色，较光滑；杭白芍表面棕色或浅棕色，较粗糙，有明显的纵皱纹及细根痕。质坚实而重，不易折断，断面灰白色或微带棕色，角质样，木部有放射状纹理。气微，味微苦、酸。

品质优劣　3种白芍均以条粗长、质坚实、粉性足、无白心或裂隙者为优。

采收加工　栽后3～4年收获，夏季或秋季采挖，以5月份采收者有效成分含量最高。采挖后，除去地上茎及泥土，用竹刀或碗片刮去外皮，放入开水中煮5~15min，至无硬心为限，晒干或切片晒干。

性味归经　苦、酸，微寒。归肝、脾经。

功能主治　养血调经，敛阴止汗，柔肝止痛，平抑肝阳。用于血虚萎黄，月经不调，自汗，盗汗，胁痛，腹痛，四肢挛痛，头痛眩晕。

贮　藏　本品易受潮发霉、虫蛀，应置阴凉干燥通风处保存。

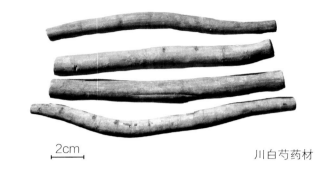

2cm 　　　　　　　　　　　川白芍药材

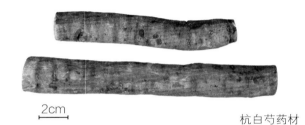

2cm 　　　　　　　　　　　杭白芍药材

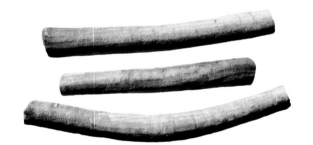

2cm 　　　　　　　　　　　亳白芍药材

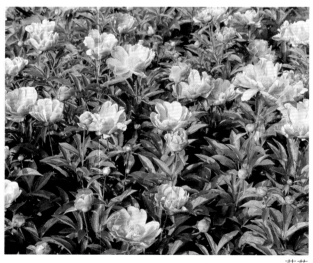

芍药

白芷

Baizhi

RADIX ANGELICAE DAHURICAE

来　　源　为伞形科植物白芷*Angelica dahurica*（Fiseh. ex Hoffm.）Benth. et Hook. f. 或杭白芷*Angelica dahurica*（Fisch. ex Hoffm.）Benth. et Hook. f. var. formosana（Boiss.）Shan et Yuan的干燥根。

生境分布　白芷种植于在我国华北地区河北、河南等地，杭白芷种植于浙江、四川、湖北、湖南等地。

道地产区

1. 白芷　主产于河南禹县、长葛，河北安国、定县，安徽的亳州以及四川等地，在各地多以栽培为主。道地药材分别称"禹白芷""祁白芷""川白芷""亳白芷"等。

2. 杭白芷　主产于浙江杭州一带，均为栽培品。

性状特征　商品根据产地不同主要分为白芷和杭白芷两类。

1. 白芷　国内广大地区生产的白芷为此种。根呈圆锥形，长7～25cm，时有少数侧根，亦可上粗下细。上部较粗，外直径1.5～2cm，有时稍弯曲，状如胡萝卜。顶端即根头部呈钝四棱形或近圆形，有凹陷的茎痕，具多数环状纹理，根外表黄白色或棕色，皮部散有多数棕色油点，皱纹较密。具支根痕及皮孔样的横向突起，俗称"疙瘩丁"，有时较少，有的排列成四纵列，并有侧根断掉的痕迹。质较硬，较轻，断面粉性小，木质部呈圆形，约占横断面的1/3强。气芳香浓郁，味微苦。

2. 杭白芷　根呈圆锥形，上部有方棱，较白芷更为明显，长10～20cm，上部直径达1.5～2.5cm，向下渐细，顶端有凹陷的茎痕，外有横纹环绕，通体有横长的疙瘩丁及纵皱纹，外皮深灰色或灰白色

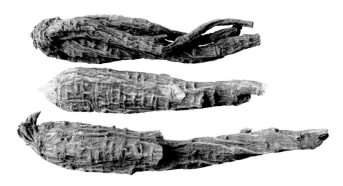

川白芷药材

2cm

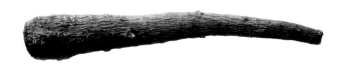
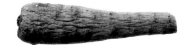

2cm

祁白芷药材

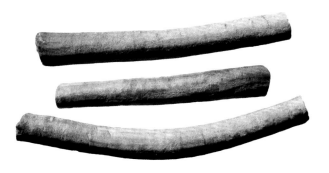

2cm

亳白芷药材

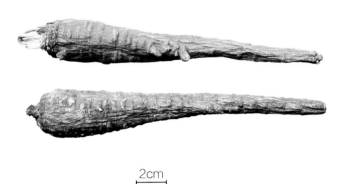

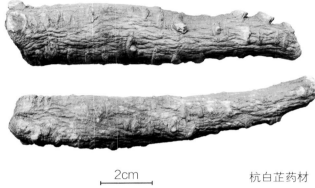

禹白芷药材

杭白芷药材

2cm

2cm

（为浙江地区在加工时用石灰处理所致）。质坚硬而重；断面粉性大，类白色，皮部散布数棕色小点（分泌腔），木质部成类方形，约占横断面1/2强。

品质优劣　各地所产白芷均以根条粗大、体坚实、粉性足、香气浓郁者为佳。

采收加工　秋季下种者在次年秋季叶黄时采收，如在春季下种者则在当年寒露时采收。挖出根后，除去须根，洗净泥土，晒干或趁鲜切片，晒干备用。

性味归经　辛，温。归胃、大肠、肺经。

功能主治　解表散寒，祛风止痛，宣通鼻窍，燥湿止带，消肿排脓。用于感冒头痛，眉棱骨痛，鼻塞流涕，鼻鼽鼻渊，牙痛，带下，疮疡肿痛。

贮　藏　本品属芳香粉性药材，极易虫蛀、发霉变色。贮存过程中必须保持干燥。置于干燥通风处保存。

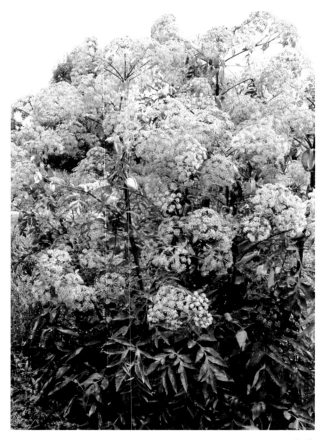

白芷

白附子

Baifuzi

RHIZOMA TYPHONII

来　　源　为天南星科植物独角莲*Typhonium giganteum* Engl.的干燥块茎。

生境分布　生于山涧阴湿地和沟谷近水处。分布于河北、山东、山西、陕西、甘肃、宁夏、四川、贵州、西藏等地都有野生。我国东北各地、山东、江苏、河南、湖北有栽培。

道地产区　以河南省产量多，质佳。主产于河南禹县、长葛，甘肃天水、武都，湖北等地。

性状特征　块茎呈椭圆形或卵圆形，长2~5cm，直径1~3cm。表面稍显粗糙，有环纹及点状根痕。顶端有茎痕及芽痕，有时中部缢缩，表面白色或黄白色。质坚硬，不易折断，断面白色，富粉性。无臭，味淡，麻辣刺舌。有毒。

品质优劣　药材是以身干、个匀、肥壮饱满、色白、质坚、体重、粉性足者为佳。

采收加工　春、秋两季均可采挖块茎，但以秋季采挖为好，9月下旬至10月初，将块茎挖出，个大者除去残茎、须根和泥土，晒干即可。或除去块茎的须根，再刮去外皮，最后用硫黄熏1~2次，晒干，即可。

性味归经　辛、甘，温；有毒。归胃、肝经。

功能主治　祛风痰，止惊搐，解毒散结，止痛。用于中风痰壅，口眼歪斜，语言謇涩，惊风癫痫，破伤风，痰厥头痛，偏正头痛，瘰疬痰核，毒蛇咬伤。

贮　　藏　本品易受潮发霉、虫蛀，应置阴凉干燥通风处保存。

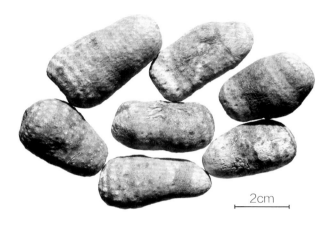

2cm

白附子药材

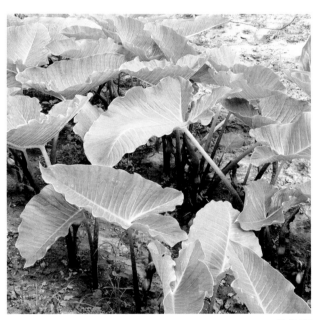

独角莲

白茅根

Baimaogen

RHIZOMA IMPERATAE

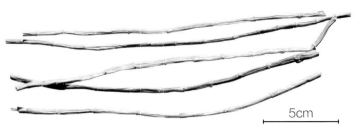

5cm

白茅根药材

来　源　为禾本科植物白茅 *Imperata cylindrica* Beauv. var. major （Nees） C. E. Hubb. 的干燥根茎。

生境分布　喜阳耐旱，多生于路旁、山坡、草地中。分布于全国各地。

道地产区　主产于我国华北地区及广东。

性状特征　呈圆柱形，长30~60cm，直径0.2~0.4cm。表面黄白色或淡黄色，微有光泽，具纵皱纹，节明显，稍突起，节间长短不等，通常长1.5~3 cm。体轻，质略脆，断面皮部白色，多有裂隙，放射状排列，中柱淡黄色，易与皮部剥离。气微，味略甜。

品质优劣　药材以条粗、色白、味甜者为佳。

采收加工　春、秋两季采挖。除去地上部分和鳞片状的叶鞘，洗净，切段或扎把晒干备用。

性味归经　甘，寒。归肺、胃、膀胱经。

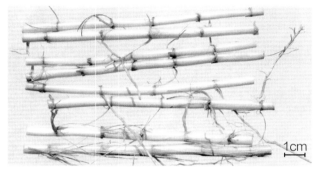

1cm

白茅根鲜药材

功能主治　凉血止血，清热利尿。用于血热吐血，衄血，尿血，热病烦渴，湿热黄疸，水肿尿少，热淋涩痛。

贮　藏　置干燥通风处保存。防潮，易发霉。

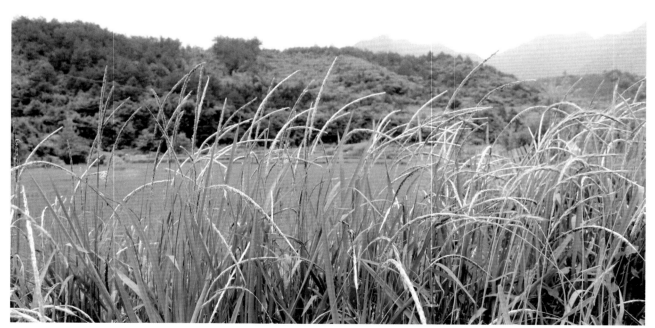

白茅

白矾

Baifan

ALUMEN

来　　源　为硫酸盐类矿物明矾石经加工提炼制成。主含含水硫酸铝钾〔$KAl(SO_4)_2 \cdot 12H_2O$〕。

生境分布　生成于已变化的火山岩中，是由含硫酸的溶液或蒸气与含钾和铝的岩石（尤其是酸性火山岩）起化学反应的结果。分布于我国华中、华北等地。

道地产区　主产于我国华中、华北等地。

性状特征　呈不规则的结晶体，大小不一。无色或黄白色，透明或半透明，有玻璃样光泽，质脆，易砸碎，可溶于水，无臭，味极涩。

品质优劣　药材是以无色、透明度好、有光泽、质脆、易溶于水者为佳。

采收加工　采得的粗矾用水溶解，过滤，收集滤液，加热浓缩，放冷后析出结晶，取出晾干。

性味归经　酸、涩，寒。归肺、脾、肝、大肠经。

功能主治　外用解毒杀虫，燥湿止痒；内服止血止泻，祛除风痰。外治用于湿疹，疥癣，脱肛，痔疮，聤耳流脓；内服用于久泻不止，便血，崩漏，癫痫发狂。枯矾收湿敛疮，止血化腐。用于湿疹湿疮，脱肛，痔疮，聤耳流脓，阴痒带下，鼻衄齿衄，鼻息肉。

贮　　藏　本品受热易熔化，应置阴凉干燥处保存，防受热。

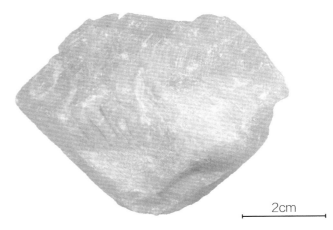

2cm

白矾药材

白果

Baiguo

SEMEN GINKGO

来　源　为银杏科植物银杏*Ginkgo biloba* L.的干燥成熟种子。

生境分布　喜生于向阳、湿润肥沃的壤土及沙壤土中，为我国特产，一般均为人工栽培。栽培地区北至辽宁，南达广东，东起江浙，西达陕西、甘肃，西南到四川、贵州、云南等地。

道地产区　主产广西、四川、河南、山东等地。以广西产品最佳。

性状特征　果实呈倒卵形或椭圆形，略扁，长2～3.5cm，直径1.5～2.2cm，厚约1cm。外壳骨质，极光滑，厚约0.5mm。表面乳白色，久贮变为浅土黄色。顶端有一圆点状突起，其中央为珠孔，基部渐尖，有点状种柄痕。两面凸起形似杏核，两侧边缘各有1条纵棱，偶有3条纵棱，质坚硬，不易破开。内含1枚椭圆形或宽卵形的种仁，仁外面有红褐色或淡棕色的薄膜状内种皮，有光泽。味甘微苦涩。入口嚼之有粉性。

品质优劣　药材是以粒大、壳色白、种仁饱满者为佳。

采收加工　秋后种子成熟后采收，除去肉质外种皮，洗净晒干，用时打碎取种仁。

性味归经　甘、苦、涩，平；有毒。归肺、肾经。

功能主治　敛肺定喘，止带缩尿。用于痰多喘咳，带下白浊，遗尿尿频。

贮　藏　本品易虫蛀、发霉，置干燥通风处保存。

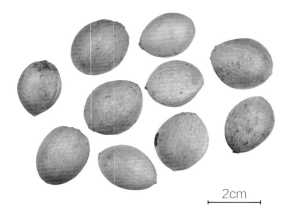

2cm

白果药材

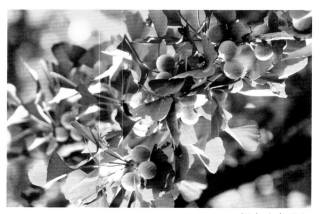

银杏（白果）

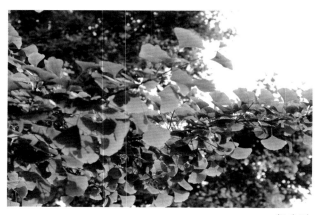

银杏叶

白屈菜

Baiqucai

CHELIDONII HERBA

来　源　为罂粟科植物白屈菜*Chelidonium majus* L.的干燥全草。

生境分布　生于山谷湿润地带、村旁、水沟边。分布于我国东北、华北、西北等地。

道地产区　主产于我国东北、华北及西北等北方各地。

性状特征　根圆锥状，密生须根。茎圆柱形，中空；表面黄绿色，有白粉；质轻易折断。叶互生，多皱缩，破碎，完整者为羽状全裂，裂片先端钝，边缘具不整齐的缺刻，上表面黄绿色，下表面灰绿色，具白色柔毛，尤以叶脉为多。花瓣4片，卵圆形，黄色，常已脱落。蒴果细圆柱形，有众多细小、黑色具光泽的卵形种子。气微，味微苦。

采收加工　花盛期采收，割取上部分，晒干或鲜用。贮放于通风干燥处。亦可鲜用。

性味归经　苦，凉；有毒。归肺、胃经。

功能主治　解痉止痛，止咳平喘。用于胃脘挛痛，咳嗽气喘，百日咳。

贮　藏　置干燥通风处保存。

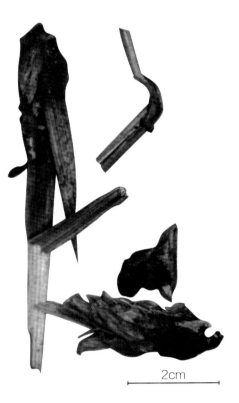

2cm

白屈菜药材

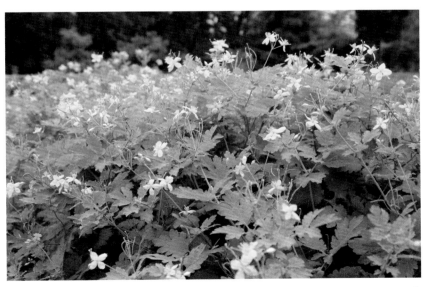

白屈菜

白前

Baiqian

RHIZOMA ET RADIX CYNANCHI STAUNTONII

来　　源　为萝藦科植物柳叶白前*Cynanchum stauntonii*（Decne.）Schhr.ex Lévl.或芜花叶白前*Cynanchum glaucescens*（Decne.）Hand.－Mazz.的干燥根茎及根。

生境分布　生于溪滩、江边沙碛之上或山谷中阴湿处。分布于我国华中、华南、华东等地。

道地产区　两种白前均主产于浙江、江苏、安徽等地，其中以浙江产量为最大。

性状特征

1. 柳叶白前　干燥的药材，根茎细长圆柱形，稍弯曲，一般长4～8cm，有时可达20cm，直径1.5～2.5（～4）mm，表面淡黄色、棕黄色乃至深棕色。有分枝，其上有节，节间长2～4cm。根自节部生出，纤细而弯曲，常相互交织成团，长达10cm以上，直径约0.5mm，表面黄色、黄棕色乃至棕色，有极细而短的纵纹，质脆，断面纤维性。本品无臭、味微甘，根茎嚼之带粉性。

2. 芜花叶白前　干燥的药材，根茎亦呈圆柱形，有时分枝，一般长2～15cm，直径1.5～2.0mm，表面光滑，遗留有交互对生的叶痕。根从节上生出，多已除去，或残留有长0.5～1.0cm的断根。地上茎平直，多分枝，表面灰绿色，有细纵纹，有的还可见有极细的毛茸，与根茎相连处无明显界限。本品微有清香气，味淡或微甘。

品质优劣　两种白前药材均以根茎粗、须根长、纯净、颜色黄白者质量为佳。

采收加工　秋季采集。除去地上部分，洗净、切段晒干；或将带根全草洗净后直接晒干。

性味归经　辛、苦，微温。归肺经。

功能主治　降气，消痰，止咳。用于肺气壅实，咳嗽痰多，胸满喘急。

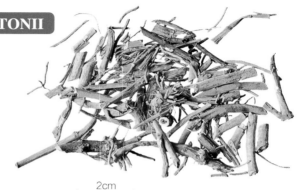

柳叶白前药材

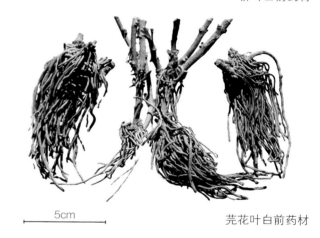

芜花叶白前药材

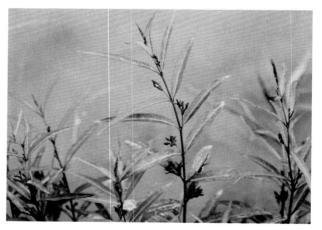

柳叶白前

贮　　藏　本品受潮易发霉、虫蛀，应置干燥通风处保存。

白扁豆

Baibiandou

SEMEN LABLAB ALBUM

来　　源　为豆科植物扁豆*Dolichos lablab* L.的干燥成熟种子。

生境分布　栽培品。原产印度。全国各地均有栽培。

道地产区　主产于安徽合肥、阜阳、六安，陕西大荔、湖南临湘、湘乡、河南商丘、开封、武陵、浙江湖州、建德、山西榆次、长治等地。

性状特征　本品呈扁椭圆形或扁卵圆形，长0.8～1.3cm，宽6～9mm，厚约7mm。表面淡黄白色或淡黄色，平滑，略有光泽，一侧边缘有隆起的白色眉状种阜，剥去后可见凹陷的种脐，紧接种阜的一端有珠孔，另端有种脊。质坚硬。种皮薄而脆，子叶2，肥厚，黄白色。气微，味淡，嚼之有豆腥气。

品质优劣　药材是以质坚硬而肥厚、豆腥气浓者为佳。

采收加工　当年9～10月种子成熟时，摘下荚果，剥出种子，晒干。

性味归经　甘，微温。归脾、胃经。

功能主治　健脾化湿，和中消暑。用于脾胃虚弱，食欲不振，大便溏泻，白带过多，暑湿吐泻，胸闷腹胀。炒白扁豆健脾化湿。用于脾虚泄泻，白带过多。

贮　　藏　本品易被虫蛀，应置干燥通风处保存。

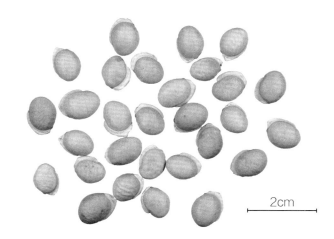

2cm

白扁豆药材

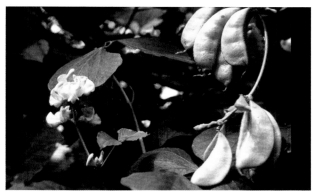

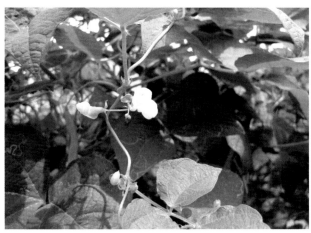

扁豆

167

白蔹

Bailian

RADIX AMPELOPSIS

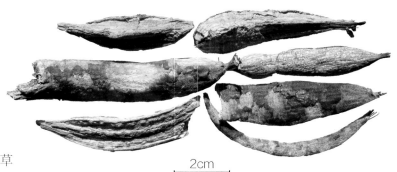

2cm

白蔹药材

来　源　为葡萄科植物白蔹 *Ampelopsis japonica*（Thunb.）Makino 的干燥块根。

生境分布　生于山野、坡地及路旁杂草中。分布于我国东北、华北、华东及河北、陕西、河南、湖北、四川等地。

道地产区　主产于河南、湖北、安徽及江西。此外，在江苏、浙江、四川、广西等地亦有出产。

性状特征　本品纵瓣呈长圆形或近纺锤形，长4~10cm，直径1~2cm。切面常向内卷曲，中部有一突起的棱线；外皮红棕色或红褐色，有纵皱纹、细横纹及横长皮孔，易层层脱落，脱落处呈淡红棕色。斜片呈卵圆形，长2.5~5cm，宽2~3cm。切面类白色或淡红棕色，可见放射状纹理，周边较厚，微翘起或略弯曲。体轻，质硬脆，易折断，折断时有粉尘飞出。气微，味甘。

品质优劣　药材是以身干、根条肥大、断面色粉白、粉性足者为佳。

采收加工　野生品春、秋两季采挖。栽培品播种后，第3年春、秋两季挖根，以春季采摘为好。洗净剥去外皮，纵剖两瓣，晒干。

性味归经　苦，微寒。归心、胃经。

功能主治　清热解毒，消痈散结，敛疮生肌。用于痈疽发背，疔疮，瘰疬，烧烫伤。

贮　藏　本品受潮易发霉、虫蛀，应置干燥通风处保存。

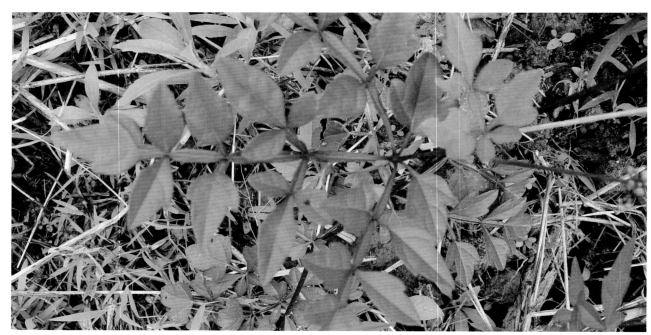

白蔹

白鲜皮

Baixianpi

CORTEX DICTAMNI

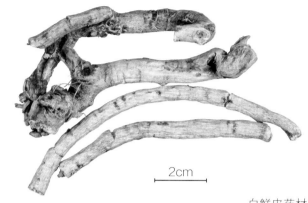

白鲜皮药材

来　　源　为芸香科植物白鲜*Dictamnus dasycarpus* Turcz.的干燥根皮。

生境分布　生于疏林内或灌木丛中，或开阔多石的山坡以及平原草地上。分布于辽宁、河北、江苏、安徽、江西、河南、四川、贵州等地。

道地产区　主产于辽宁、河北、四川、江苏、浙江、安徽等地。

性状特征　干燥根皮，呈卷筒状或双卷筒状，长5~15cm，直径1~2cm，厚2~5mm，外表面灰白色或淡灰黄色，具细纵皱及侧根痕，常有突起的颗粒状小点；内表面类白色，有细纵纹。质脆，折断时有粉尘飞扬，断面不平坦，略呈层片状，剥去外层，迎光可见闪烁的小亮点。有羊膻气，味微苦。

品质优劣　药材是以身干、条大、肉厚、呈卷筒状、无木心、断面分层、色灰白者为佳。

采收加工　北方于春、秋两季采收，南方于夏季采收。挖出后，洗净泥土，剥取根皮，干燥。

性味归经　苦，寒。归脾、胃、膀胱经。

功能主治　清热燥湿，祛风解毒。用于湿热疮毒，黄水淋漓，湿疹，风疹，疥癣疮癞，风湿热痹，黄疸尿赤。

贮　　藏　本品受潮易发霉、虫蛀，应置干燥通风处保存。

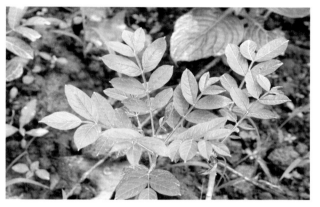

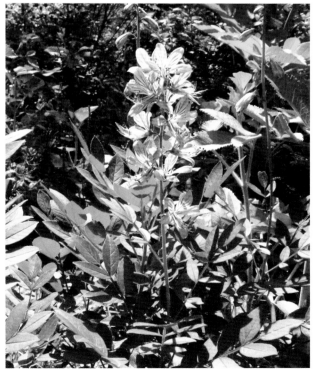

白鲜

白薇

Baiwei

RADIX ET RHIZOMA CYNANCHI ATRATI

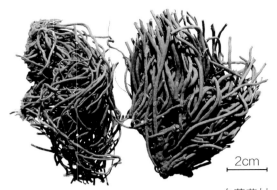

白薇药材

来　　源　为萝摩科植物白薇*Cynanchum atratum* Bge.或蔓生白薇*Cynanchum versicolor* Bge.的干燥根及根茎。

生境分布　白薇生于山坡草丛或林缘灌木丛中。分布于我国东北地区、华东部分地区及河北、广东省。蔓生白薇生于山地。分布于辽宁、河北、山西、山东、安徽、河南等地。

道地产区　白薇主产于山东、安徽、湖北及东北等地产者为佳。蔓生白薇主产于辽宁、河北、山东、山西、河南、安徽。

性状特征

1. 白薇　干燥的药材，根茎短小，略呈结节状，直径0.5～1.2cm，上面具有圆形凹陷的茎痕，直径2～6mm，有时尚可见茎基，直径在5mm以上，下面及两侧簇生多数（数十条乃至百余条）细长的根，形似马尾状。根呈细圆柱形，略弯曲，长

5～20cm，断面略平坦，类白色至黄棕色，皮部发达，木部较小（中央有一黄色木心），仅占直径的1/3。气微，味微苦。

2. 蔓生白薇　与白薇相似，主要区别点在于植物体不具白色汁液，茎上部缠绕，下部直立，叶质地较薄。花小，初黄绿色，后渐变为暗紫色。药材也与前种相似，但根茎较细，直径4～8mm。残存的茎基也较细，直径在5mm以下，根多弯曲。根的数目一般较前者为少。

品质优劣　药材均以身干、根粗壮而长、条匀、色棕黄、断面白色实心者为佳。

采收加工　野生品夏季刚出芽时采挖；栽培品于栽种2～3年后早春或晚秋采挖，除去地上部分，晒干，或趁鲜洗净，切段晒干。

性味归经　苦、咸，寒。归胃、肝、肾经。

功能主治　清热凉血，利尿通淋，解毒疗疮。用于温邪伤营发热，阴虚发热，骨蒸劳热，产后血虚发热，热淋，血淋，痈疽肿毒。

贮　　藏　本品受潮易发霉、虫蛀，应置干燥通风处保存。

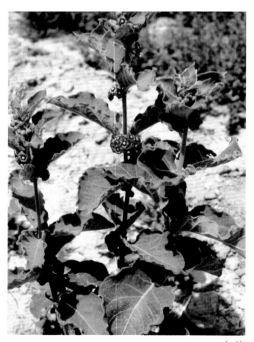

白薇

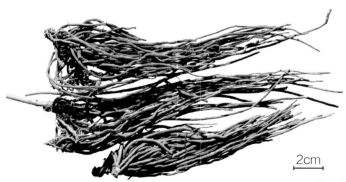

蔓生白薇药材

瓜子金

Guazijin

POLYGALAE JAPONICAE HERBA

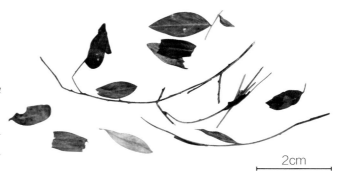

2cm

瓜子金药材

来　　源　为远志科植物瓜子金*Polygala japonica* Houtt.的干燥全草。

生境分布　瓜子金生于山坡或田土坎边。分布于我国华东地区、华中地区、西南部分地区及广西、广东、台湾等地。

道地产区　主产于广东、广西等地。

性状特征　干燥带根全草，长约20cm。根圆柱形而弯曲，长短不一，多折断，粗2～3mm；外表灰褐色、暗黄棕色，有纵皱、横裂纹及结节，支根纤细。茎细，直径不及1mm，自基部丛生，灰褐色或稍带紫色。质脆易断。叶上面绿褐色，下面色浅或稍带红褐色，稍有毛茸。气微，味微辛辣而苦。

品质优劣　药材以全株完整、连根、干燥、纯净者为佳。

采收加工　春末花开时采挖，除去泥沙，晒干。

性味归经　辛、苦，平。归肺经。

功能主治　祛痰止咳，活血消肿，解毒止痛。用于咳嗽痰多，咽喉肿痛；外治跌打损伤，疔疮疖肿，蛇虫咬伤。

贮　　藏　应置干燥通风处保存，防虫蛀。

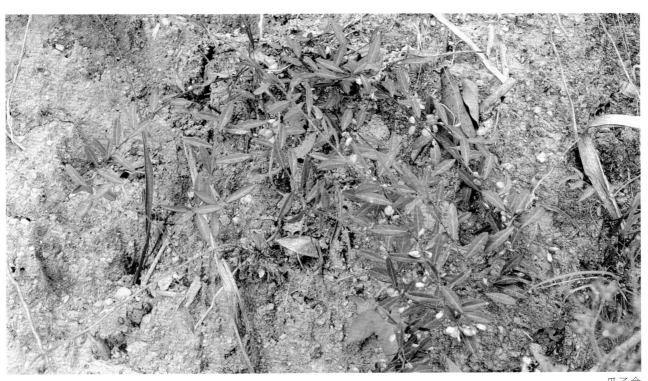

瓜子金

瓜蒌

Gualou

FRUCTUS TRICHOSANTHIS

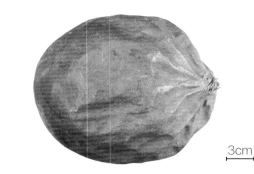

3cm

瓜蒌药材

来　　源　为葫芦科植物栝楼*Trichosanthes kirilowii* Maxim.或双边栝楼*Trichosanthes rosthornii* Harms的干燥成熟果实。

生境分布　栝楼生于山坡草丛、林缘溪旁及路边。分布于我国华北、西北、华东和辽宁、河南和湖北等地。各地常有栽培。双边栝楼生于山坡林缘、平地或水边；分布于江西、湖北、湖南、广西、广东、贵州、四川和云南等地。常有栽培。

道地产区　主产于山东常清、肥城等地。

性状特征　果实卵圆形或类球形，长7～15cm，直径6～10cm；表面深橙黄色至橙红色，皱缩或较平滑，顶端有残存花柱基，基部有果梗残迹；质脆，易破开，果皮稍厚，内表面黄白色，有红黄色丝络；果瓤橙黄色，与多数种子黏结成团。气如焦糖，味微酸甜。

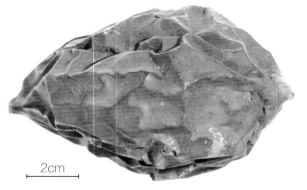

2cm

双边瓜蒌药材

品质优劣　药材是以个整齐、皮厚柔韧、皱缩、杏黄色或红黄色、糖性足、不破皮者为佳。

采收加工　9月下旬至10月上旬，当果实表面有白粉，并变成浅黄色时，分批采摘。采时，用剪刀在距果实15cm果梗处，连茎剪下，悬挂通风干燥晾干。

性味归经　甘、微苦，寒。归肺、胃、大肠经。

功能主治　清热涤痰，宽胸散结，润燥滑肠。用于肺热咳嗽，痰浊黄稠，胸痹心痛，结胸痞满，乳痈，肺痈，肠痈，大便秘结。

贮　　藏　本品易被虫蛀，用缸装最为适宜，或用木箱装，置阴凉干燥处保存。或用小绳串成串，放在透风的架子上存放。

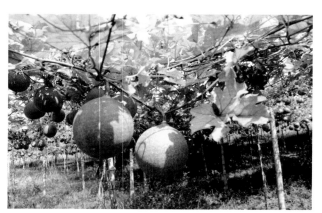

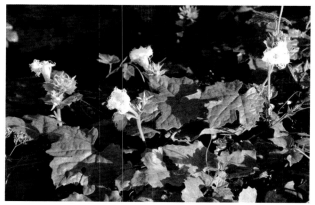

栝楼

瓜蒌子

Gualouzi

SEMEN TRICHOSANTHIS

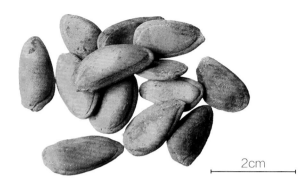

瓜蒌子药材

来　　源　同"瓜蒌"。

生境分布　同"瓜蒌"。

道地产区　同"瓜蒌"。

性状特征　根据来源不同，分述如下：

1. 栝楼　呈扁平椭圆形，长12～15mm，宽6～10mm，厚约3.5mm。表面浅棕色至棕褐色，平滑，沿边缘有1圈沟纹。顶端较尖，有种脐，基部钝圆或较狭。种皮坚硬；内种皮膜质，灰绿色，子叶2，黄白色，富油性，气微，味淡。

2. 双边栝楼　较大而扁，长15～19mm，宽8～10mm，厚约2.5mm。表面棕褐色，沟纹明显而边环较宽，顶端平截。

采收加工　9～11月摘取成熟果实，剖开，取出种子及瓤，浸泡于水中，淘洗去瓤，取出种子，晒干即可。

性味归经　甘，寒。归肺、胃、大肠经。

功能主治　润肺化痰，滑肠通便。用于燥咳痰黏，肠燥便秘。

贮　　藏　应置干燥通风处保存，防霉变、虫蛀。

瓜蒌皮

Gualoupi

PERICARPIUM TRICHOSANTHIS

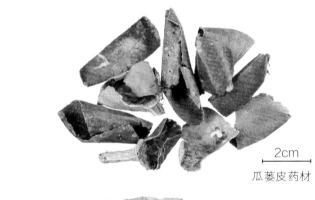

瓜蒌皮药材

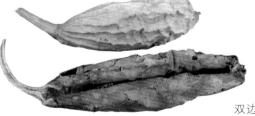

双边瓜蒌皮药材

来　　源　同"瓜蒌"。

生境分布　同"瓜蒌"。

道地产区　同"瓜蒌"。

性状特征　商品常切成2至数瓣，边缘向内卷曲，长6～12cm。外表面橙红色或橙黄色，皱缩，有的有残存果梗；内表面黄白色。质较脆，易折断。具焦糖气，味淡、微酸。

采收加工　9～11月摘取成熟果实，剖开，取出种子及瓤，将果皮洗净，白天晒，晒时将内表面向上；晚上晾，晾时将外表面向上，如此反复进行，至全干即为瓜蒌皮。

性味归经　甘，寒。归肺、胃经。

功能主治　清热化痰，利气宽胸。用于痰热咳嗽，胸闷胁痛。

贮　　藏　置干燥通风处保存，防霉变、虫蛀。

冬瓜皮

Dongguapi

EXOCARPIUM BENINCASAE

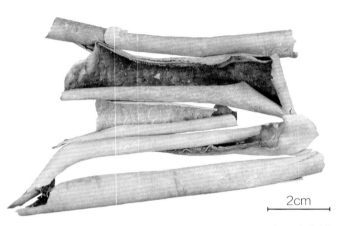

2cm

冬瓜皮药材

来　　源　为葫芦科植物冬瓜*Benincasa hispida*（Thunb.）Cogn.的干燥外层果皮。

生境分布　全国各地均有栽培。

道地产区　主产于河北、河南、安徽、江苏、浙江和四川。

性状特征　本品为不规则的碎片，常向内卷曲，大小不一。外表面灰绿色或黄白色，被有白霜，有的较光滑不被白霜；内表面较粗糙，有的可见筋脉状维管束。体轻质脆。无臭，味淡。

品质优劣　药材是以片薄、条长、色灰绿、有粉霜者为佳。

采收加工　食用冬瓜时取皮，切成宽条，晒干。

性味归经　甘，凉。归脾、小肠经。

功能主治　利尿消肿。用于水肿胀满，小便不利，暑热口渴，小便短赤。

贮　　藏　置干燥通风处保存。

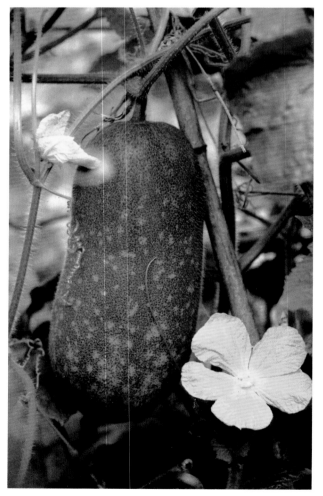

冬瓜

冬虫夏草

Dongchongxiacao

CORDYCEPS

　　来　　源　为麦角菌科真菌冬虫夏草菌 *Cordyceps sinensis*（BerK.）Sacc.寄生在蝙蝠蛾科昆虫幼虫上的子座及幼虫尸体的复合体。

　　生境分布　生于虫草蝙蝠蛾等的幼虫体上，常见于海拔4 000m以上的高寒山区，尤多见于具有积雪、排水良好的高寒草甸。分布于甘肃、青海、四川、云南、西藏等地。

　　道地产区　主产于西藏、青海、云南、四川、甘肃等地。

　　性状特征　本品由虫体及从头部长出的真菌子座组成。虫体似蚕，长3～5cm，直径3～8mm，表面深棕黄色至黄棕色，有环纹20～30个，近头部的环纹较细；头部红棕色，足8对，中部4对较明显；质脆，易折断，断面略平坦，淡黄白色。子座单生，细长圆柱形，长4～7cm，直径约3mm；表面深棕色至棕褐色，有细纵皱纹，上部稍膨大，头部与柄无明显区别；质柔韧，断面类白色。气微腥，味淡。

　　品质优劣　以虫体色泽黄亮，丰满肥大，断面黄白色，子座短小者为佳。

　　采收加工　夏至前后，当积雪尚未融化时入山采集，挖出虫体及子座。在虫体潮湿未干时，除去外层的泥土及膜皮，晒干。或再用黄酒喷之使软，整理平直，每7～8条用红线扎成小把，再集小把成重约200g的大把，即称"把虫草"，再用炭火烘干。

　　性味归经　甘，平。归肺、肾经。

　　功能主治　补肾益肺，止血化痰。用于肾虚精亏，阳痿遗精，腰膝酸痛，久咳虚喘，劳嗽咳血。

　　贮　　藏　置干燥通风处保存，防虫蛀。

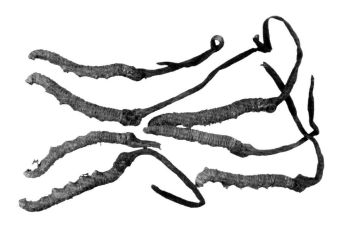

2cm

冬虫夏草

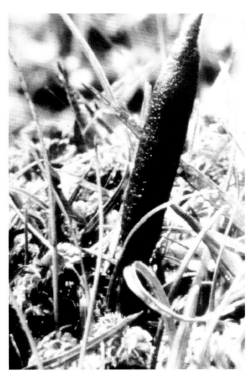

冬虫夏草菌的子座

冬凌草

Donglingcao

RABDOSIAE RUBESCENTIS HERBA

来　　源　为唇形科植物碎米桠*Rabdosia rubescens*（Hemsl.）Hara的干燥地上部分。

生境分布　属阳性耐阴植物，略喜阴；抗寒性强，自然分布于太行山区。

道地产区　主产于河南省济源市太行、王屋山中。

性状特征　茎基部近圆形，上部方柱形，长30~70cm。下部表面灰棕色或灰褐色，外皮纵向剥落；上部表皮红紫色，质硬脆，断面淡黄色。叶对生，叶片皱缩，展平后呈卵形或菱状卵形，长2~6cm，宽1.5~3cm，先端锐尖或渐尖，基部宽楔形，并骤然渐狭下延成假翅，边缘具粗锯齿，齿尖具胼胝体，上面棕绿色，有腺点，下面淡绿色，沿脉有疏柔毛；具叶柄。聚伞状圆锥花序顶生，总梗与小花梗及花序轴密被柔毛；花小；花萼钟形，萼齿5，二唇形，淡褐色，无毛。气微香，味苦、甘。

品质优劣　药材是以叶多、色绿者为佳。

采收加工　茎叶在整个生长季节均可采割，晒干或烘干。

性味归经　苦、甘，微寒。归肺、胃、肝经。

功能主治　清热解毒，活血止痛。用于咽喉肿痛，癥瘕痞块，蛇虫咬伤。

贮　　藏　置干燥通风处保存。

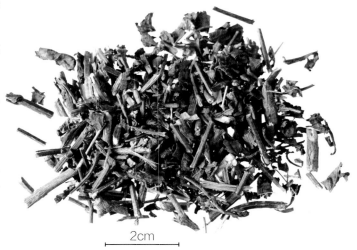

2cm

冬凌草药材

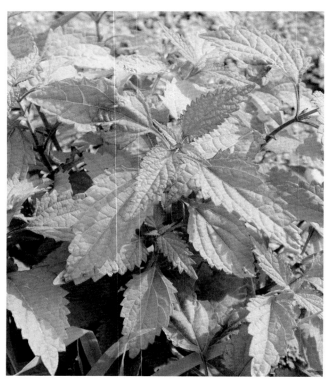

碎米桠

冬葵果

Dongkuiguo

FRUCTUS MALVAE

来　　源　　为锦葵科植物冬葵*Malva verticillata* L.的干燥成熟果实。

生境分布　　生于村边、路旁、田埂草丛中，也有栽培。分布于吉林、辽宁、河北、陕西、甘肃、青海、江西、湖南、四川、贵州和云南等地。

道地产区　　主产于吉林、辽宁、河北、陕西、甘肃、青海。

性状特征　　本品呈扁球状盘形，直径4～7mm，外被膜质宿萼。宿萼呈钟状，黄绿色或黄棕色，有的微带紫色，先端5齿裂，裂片内卷，其外有条状披针形的小苞片3片。果梗细短。果实由分果瓣10～12枚组成，在圆锥形中轴周围排成1轮，分果类扁圆形，直径 1.4～2.5mm，表面黄白色或黄棕色，具隆起的环向细脉纹。种子肾形，棕黄色或黑褐色。气微，味涩。

采收加工　　秋季采挖带根全草，洗净切碎晒干；全草晒干后打碎果实，筛出种子供用。

性味归经　　甘、涩，凉。

功能主治　　清热利尿，消肿。用于尿闭，水肿，口渴；尿路感染。

贮　　藏　　置干燥通风处保存，防虫蛀。

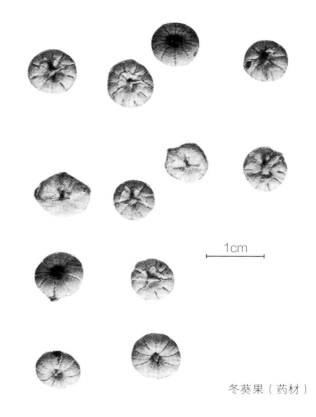

1cm

冬葵果（药材）

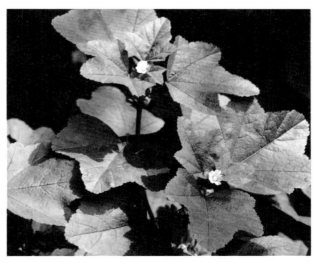

冬葵果

玄参

Xuanshen

RADIX SCROPHULARIAE

来　　源　为玄参科植物玄参*Scrophularia ningpoensis* Hemsl. 的干燥根。

生境分布　生于海拔2 700～3 100m的山坡或岩石上。分布于长江流域及贵州、福建等地。在浙江、湖北等地有大量种植。

道地产区　主产于浙江东阳、杭州、盘安等地。

性状特征　干燥的药材多呈圆柱形，有的弯曲似羊角，中间略肥满而粗，两头略细或上粗下细。长10～20cm，中部直径1.5～3cm。表面灰黄色或棕褐色，有顺纹及抽沟，间有横向裂隙（皮孔）及须根痕。顶端有芦头且均已修齐，下部钝尖。质坚实，不易折断。断面乌黑色，具有淡浅棕色菊花纹（点中维管束），色微有光泽，无裂隙。无臭或微有焦糊气，味甘，微苦咸，嚼之柔润。

品质优劣　药材是以支条肥大、皮细而紧、质坚实、芦头修净、肉色乌黑者为佳。

采收加工　秋季采挖，洗净，晒干。

性味归经　甘、苦、咸，微寒。归肺、胃、肾经。

功能主治　清热凉血，滋阴降火，解毒散结。用于热入营血，温毒发斑，热病伤阴，舌绛烦渴，津伤便秘，骨蒸劳嗽，目赤，咽痛，白喉，瘰疬，痈肿疮毒。

贮　　藏　本品易虫蛀、发霉，应置干燥通风处保存。

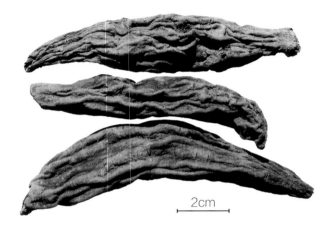

2cm

玄参药材

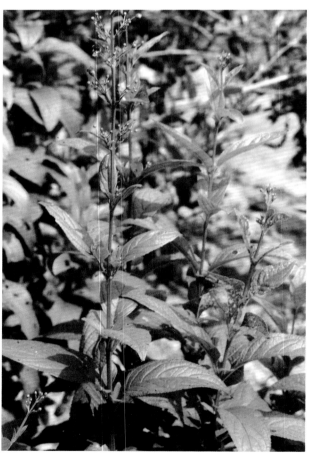

玄参

半边莲

Banbianlian

HERBA LOBELIAE CHINENSIS

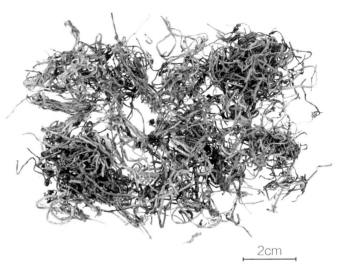

半边莲药材

来　源　为桔梗科植物半边莲*Lobelia chinensis* Lour.的干燥全草。

生境分布　多生于田埂草地、沟边、溪边湿地。分布于我国长江流域各地及南部各地。

道地产区　主产于江苏、浙江、安徽。以安徽安庆地区产量最大。

性状特征　全长15~35cm，常缠结成团。根细小，侧生纤细须根。根茎细长圆柱形，直径1~2mm；表面淡黄色或黄棕色，具细纵纹。茎细长，有分枝，灰绿色，节明显。叶互生，无柄；叶片多皱缩，绿褐色，展平后叶片呈狭披针形或长卵形，长1~2.5cm，宽2~5mm，叶缘具疏锯齿。花梗细长；花小，单生于叶腋；花冠基部连合，上部5裂，偏向一边。气微，味微甘而辛。

品质优劣　药材是以茎叶色绿、根黄者为佳。

采收加工　栽种后可连续收获多年。夏、秋两季生长茂盛，选晴天，带根拔起，洗净，晒干。鲜用，随采随用。

性味归经　辛，平。归心、小肠、肺经。

功能主治　清热解毒，利尿消肿。用于痈肿疔疮，蛇虫咬伤，臌胀水肿，湿热黄疸，湿疹湿疮。

贮　藏　应置干燥通风处保存。

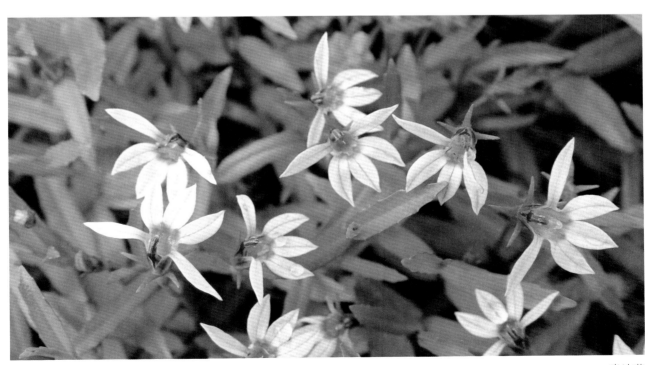

半边莲

半枝莲

Banzhilian

HERBA SCUTELLARIAE BARBATAE

来　　源　为唇形科植物半枝莲*Scutellaria barbata* D. Don的干燥全草。

生境分布　生于山坡草地或阴湿处。分布于我国南部、西南部及中部各地。

道地产区　主产于江苏、江西、福建等地。

性状特征　全草长15～30cm。根纤细。茎四棱形，直径2～5mm，表面黄绿色至暗紫色。叶对生，皱缩或卷摺，展平后呈卵状披针形，长1.5～3cm，宽0.5～1 cm，被疏柔毛，上面深绿色，下面灰绿色；叶柄短或近无柄。枝顶有偏于一侧的总状花序，具残存的宿萼，有时内藏4个小坚果。茎质软，易折断。气微，味苦涩。

采收加工　每年可以收割4～6次。第1次于6月上旬，以后每隔50天左右收割1次。采收时选晴天，自茎基离地面2～3 cm处割下。收割前，清除杂草。割取全草后，晒至七成干时，扎成小把，再晒至全干即成。最好在开花期采收。

性味归经　辛、苦，寒。归肺、肝、肾经。

功能主治　清热解毒，化瘀，利尿。用于疔疮肿毒，咽喉肿痛，跌仆伤痛，水肿，黄疸，蛇虫咬伤。

贮　　藏　应置干燥通风处保存。

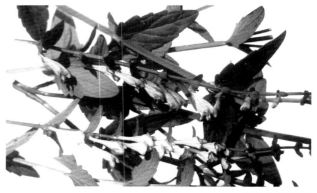

半枝莲鲜药材

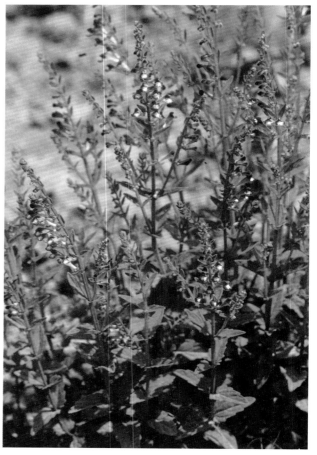

半枝莲

半夏

Banxia

RHIZOMA PINELLIAE

来　源　为天南星科植物半夏*Pinellia ternata*（Thunb.）Breit.的干燥块茎。

生境分布　喜生于潮湿肥沃的沙质土上，多见于房前屋后、山野溪边及林下。我国东北、华北以及长江流域均有分布。

道地产区　主产于湖北、河南、山东。

性状特征　块茎呈类球形，有的稍偏斜，直径0.8~1.5cm。表面白色或浅黄色，顶端中心有凹陷的茎痕，周围密布棕色凹点状的根痕；下端钝圆，较光滑。质坚实，断面白色，富粉性。气微，味辛辣、麻舌而刺喉。

品质优劣　药材是以个大、质坚实、色白、粉性足者为佳。

采收加工　9月下旬采挖，挖出块茎，去净秧苗，放入筐内，浸入河水中用木棒杵去外皮，洗净晒干，即为生半夏。

性味归经　辛，温；有毒。归脾、胃、肺经。

功能主治　燥湿化痰，降逆止呕，消痞散结。用于湿痰寒痰，咳喘痰多，痰饮眩悸，风痰眩晕，痰厥头痛，呕吐反胃，胸脘痞闷，梅核气；生用外治痈肿痰核。姜半夏多用于降逆止呕。

贮　藏　本品一般不易虫蛀、发霉，置阴凉干燥处保存。

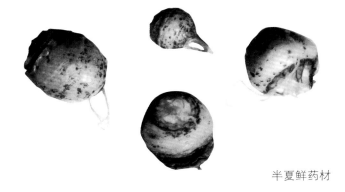

半夏鲜药材

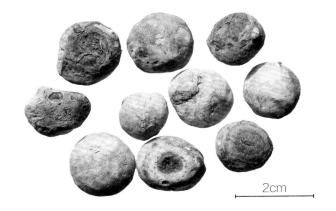

2cm

半夏药材

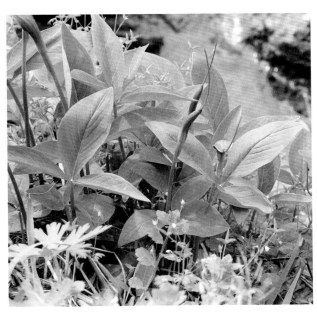

半夏

（法半夏）

Fabanxia

RHIZOMA PINELLIAE PRAEPARATUM

来　　源　同"半夏"。

生境分布　同"半夏"。

道地产区　同"半夏"。

性状特征　本品呈类球形或破碎成不规则颗粒状。表面淡黄白色、黄色或棕黄色。质较松脆或硬脆，断面黄色或淡黄色，颗粒者质稍硬脆。气微，味淡略甘、微有麻舌感。

采收加工　将原药材拣净，如前述半夏浸漂方法漂至口尝微有麻辣味时捞出，另用甘草煎汤，浸泡石灰块，再加适量水，去掉石灰渣。再将浸漂好的半夏放在甘草石灰汤内浸泡，每隔1～2天翻动1次以使均匀，待浸透，至半夏中心已显黄色时捞出。阴干即可（每50kg半夏用白矾1kg、甘草8kg、石灰块1kg）。另外有些地区用凉水浸漂后，再用石灰水浸泡，泡后晒干，有些地区除白矾、甘草和石灰外还分别加入皂角、朴硝、陈皮等辅料。

性味归经　辛，温。归脾、胃、肺经。

功能主治　燥湿化痰。用于痰多咳喘，痰饮眩悸，风痰眩晕，痰厥头痛。

贮　　藏　置阴凉干燥处保存。

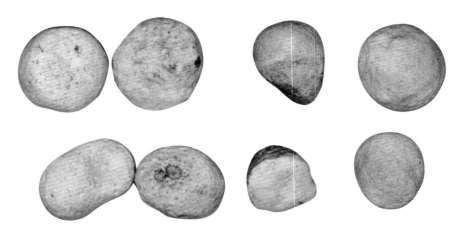

法半夏药材

母丁香

Mudingxiang

FRUCTUS CARYOPHYLLI

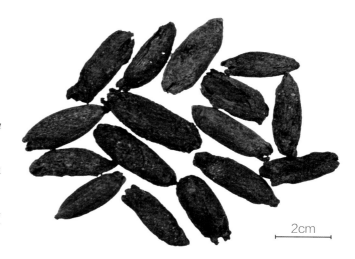

母丁香药材

来　　源　为桃金娘科植物丁香*Eugenia caryophyllata* Thunb.的近成熟果实。

生境分布　栽培和野生于热带地区。原产于非洲摩洛哥，现我国广东、海南等地也有种植。

道地产区　主产于坦桑尼亚、马来西亚、印度尼西亚。我国广东、海南、广西也有出产。

性状特征　本品呈卵圆形或长椭圆形，长1.5～3cm，直径0.5～1cm。表面黄棕色或褐棕色，有细皱纹；顶端有4个宿存萼片向内弯曲成钩状；基部有果梗痕；果皮与种仁可剥离，种仁由两片子叶合抱而成，棕色或暗棕色，显油性，中央具一明显的纵沟；内有胚，呈细杆状。质较硬，难折断。气香、味麻辣。

品质优劣　药材是以个大、粒实、油足、气味浓厚者为佳。

采收加工　每年1～2月份果实近成熟时采收，摘取果实，晒干即可。

性味归经　辛，温。归脾、胃、肺、肾经。

功能主治　温中降逆，补肾助阳。用于脾胃虚寒，呃逆呕吐，食少吐泻，心腹冷痛，肾虚阳痿。

贮　　藏　本品易散气走油，应置阴凉干燥处保存。

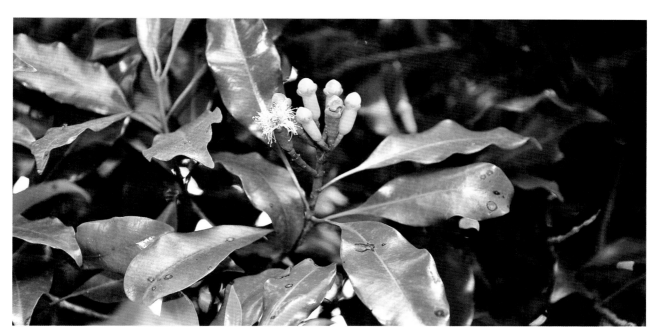

丁香

丝瓜络

Sigualuo

RETINERVUS LUFFAE FRUCTUS

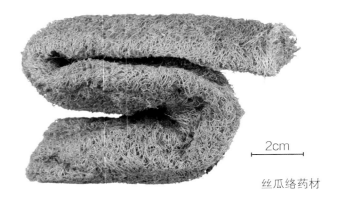

2cm

丝瓜络药材

来　　源　为葫芦科植物丝瓜*Luffa cylindrica*（L.）Roem.的干燥成熟果实的维管束。

生境分布　我国普遍栽培。

道地产区　以浙江慈溪所产者质量最佳，江苏南通、苏州产量最大。

性状特征　本品为丝状维管束交织而成，多呈长棱状或长圆筒形，略弯曲，长30～70cm，直径7～10cm。表面淡黄白色。体轻，质韧，有弹性，不能折断。横切面可见子房3室，呈空洞状。气微，味淡。

品质优劣　以筋细、质韧、洁白、无残皮种子者为佳。

采收加工　夏、秋两季果实成熟，果皮变黄，内部干枯时采摘，除去外皮和果肉，洗净，晒干，除去种子。

性味归经　甘，平。归肺、胃、肝经。

功能主治　祛风，通络，活血，下乳。用于痹痛拘挛，胸胁胀痛，乳汁不通，乳痈肿痛。

贮　　藏　置阴凉干燥处保存。

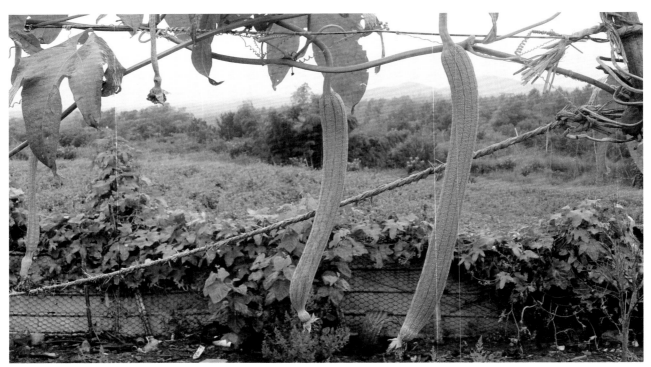

丝瓜

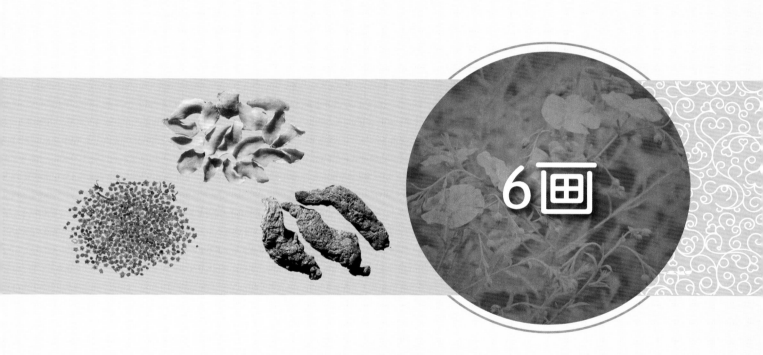

6画

老鹳草

Laoguancao

HERBA ERODII HERBA GERANII

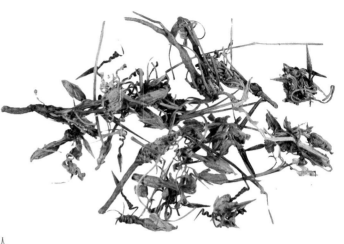

2cm

长嘴老鹳草药材

　　来　　源　为牻牛儿苗科植物牻牛儿苗 *Erodium stephaniahum* Willd.、老鹳草*Geranium wilfordii* Maxim.或野老鹳草*Geranium carolinianum* L.的干燥地上部分。

　　生境分布　牻牛儿苗生于山坡、路旁及杂草丛中，主要分布于我国东北、内蒙古及西北等地。老鹳草生于山坡草地、平原路边和树林下，主要分布于我国东北、西北和西南等地。野老鹳草生于平原和低山荒坡杂草丛中，主要分布于我国西南、华中、华东等地。

　　道地产区　牻牛儿苗主产于河北保定、安国、定州以及山东济南、青岛、济宁、潍坊等地；老鹳草或野老鹳草主产于云南昆明、晋宁，四川灌县、茂汶羌族自治县、康定、绵竹、什邡等地。在商品药材中，习惯将前一种称"长嘴老鹳草"，将后二种称为"短嘴老鹳草"。

　　性状特征

　　1. 长嘴老鹳草　茎长30～50cm，直径0.3～0.7cm，多分枝，节膨大。表面灰绿色或带紫色，有纵沟纹及稀疏茸毛。质脆，断面黄白色，有的中空。叶对生，具细长叶柄；叶片卷曲皱缩，质脆易碎，完整者为2回羽状深裂，裂片披针线形。

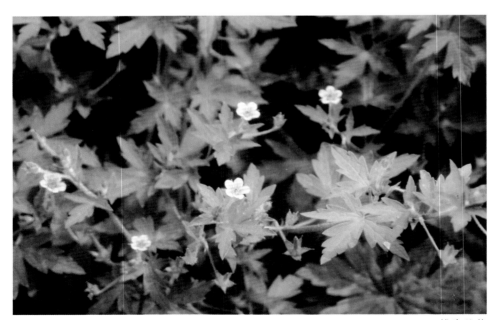

牻牛儿苗

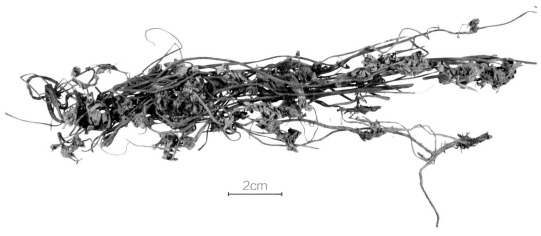

短嘴老鹳草药材

果实长圆形，长0.5～1cm。宿存花柱长2.5～4cm，形似鹳喙，有的裂成5瓣，呈螺旋形卷曲。气微，味淡。

2. 短嘴老鹳草　茎较细，略短。叶片圆形，3深裂或5深裂，裂片较宽，边缘具缺刻。果实球形，长0.3～0.5cm。花柱长1～1.5cm，有的5裂向上卷曲呈伞形。野老鹳草叶片掌状5～7深裂，裂片条形，每裂片3～5深裂。

品质优劣　药材是以灰绿色、果实多、无根及纯净者为佳。

采收加工　夏、秋两季果实将成熟时，割取地上部分或将全株拔起，去净泥土和杂质，晒干。

性味归经　辛、苦，平。归肝、肾、脾经。

功能主治　祛风湿，通经络，止泻痢。用于风湿痹痛，麻木拘挛，筋骨酸痛，泄泻痢疾。

贮　　藏　置阴凉干燥处保存。

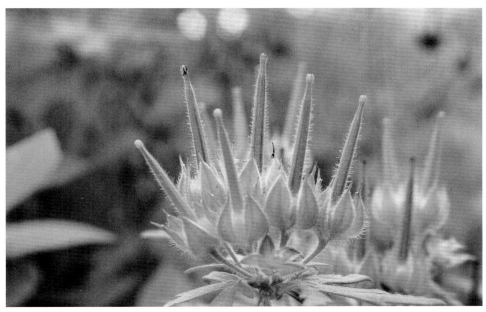

野老鹳草

187

地龙

Dilong

PHERETIMA

来　源　为钜蚓科动物参环毛蚓*Pheretima aspergillum*（E. Perrier）、通俗环毛蚓*Pheretima vulgaris* Chen、威廉环毛蚓*Pheretima guillelmi*（Michaelsen）或栉盲环毛蚓*Pheretima pectinifera* Michaelsen的干燥体。在商品中习惯将前一种称为"广地龙"，后三种统称"土地龙"或"沪地龙"。

生境分布

1. 参环毛蚓　生活于潮湿、疏松的泥土中，行动迟缓。分布于福建、广东、广西。

2. 通俗环毛蚓　生活于潮湿富含有机质处。分布于江苏、浙江、湖北、上海及天津等地。

3. 威廉环毛蚓　分布于江苏、浙江、湖北、上海及天津等地。

4. 栉盲环毛蚓　生活于潮湿多有机质处。分布于江苏南部、浙江、上海及江西等地。

道地产区　广地龙主产于广东，土地龙主产于河北、山东、山西等地。

性状特征

1. 参环毛蚓（广地龙）　呈长条状薄片，弯曲，边缘略卷，长15～20cm，宽1～2cm。全体具环节，背部棕褐色至紫灰色，腹部浅黄棕色；第14～16环节为生殖带，习称"白颈"，较光亮。体前端稍尖，尾端钝圆，刚毛圈粗糙而硬，色稍浅。雄生殖孔在第18环节腹侧刚毛圈一小孔突上，外缘有数环绕的浅皮褶，内侧刚毛圈隆起，前面两边有横排（1排或2排）小乳突，每边10～20个不等。受精囊孔2对，位于7/8至8/9环节间一椭圆形突起上，约占节周5/11。体轻，略呈革质，不易折断。气腥，味微咸。

2. 土地龙　长8～15cm，宽0.5～1.5cm。全体具环节，背部棕褐色至黄褐色，腹部浅黄棕色；第

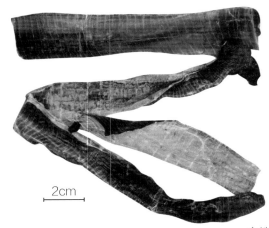

广地龙药材

14～16环节为生殖带，较光亮；第18环节有1对雄生殖孔。通俗环毛蚓的雄交配腔能全部翻出，呈花菜状或阴茎状；威廉环毛蚓的雄交配腔孔呈纵向裂缝状；栉盲环毛蚓的雄生殖孔内侧有一或多个小乳突。受精囊孔3对，在6/7至8/9环节间。

品质优劣　药材是以条大、肥满、肉厚者为佳。

采收加工　广地龙春季至秋季捕捉，土地龙夏季捕捉。及时剖开腹部，除去内脏及泥沙，洗净，晒干或低温干燥。

性味归经　咸，寒。归肝、脾、膀胱经。

功能主治　清热定惊，通络，平喘，利尿。用于高热神昏，惊痫抽搐，头痛眩晕，关节痹痛，肢体麻木，半身不遂，肺热喘咳，水肿尿少。

贮　藏　本品易虫蛀、发霉，应密闭，置干燥通风处保存。少量药材与花椒同贮可防虫蛀。

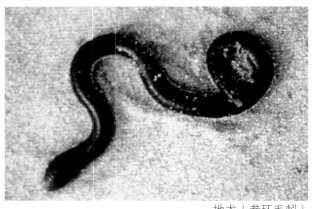

地龙（参环毛蚓）

地枫皮

Difengpi

CORTEX ILLICII

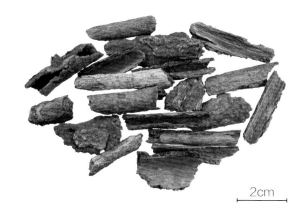

地枫皮药材

来　　源　为木兰科植物地枫皮*Illicium difengpi* K. I. B. et K. I. M. 的干燥树皮。

生境分布　生于石灰岩的石山顶或石山疏林下。分布于广西西南部都安、马山、德保、巴马等县。

道地产区　主产于广西。

性状特征　本品呈卷筒状或槽状，长5～15cm，直径1～4cm，厚0.2～0.3cm。外表面灰棕色至深棕色，有的可见灰白色地衣斑，粗皮易剥离或脱落，脱落处棕色或棕红色，具明显的细纵皱纹。质松脆，易折断，断面颗粒状。气微香，味微涩。

品质优劣　药材是以块整齐而厚，有明显的微香气者为佳。

采收加工　秋季采，选老树，锯树干一边树皮的两端，用刀直划，将皮剥下，留一边树干皮不剥，以免树死。将剥下的树皮放于通风处阴干备用。

性味归经　微辛、涩、温；有小毒。归膀胱、肾经。

功能主治　祛风除湿，通络止痛。用于风湿痹痛，劳伤腰痛。

贮　　藏　置干燥通风处保存。

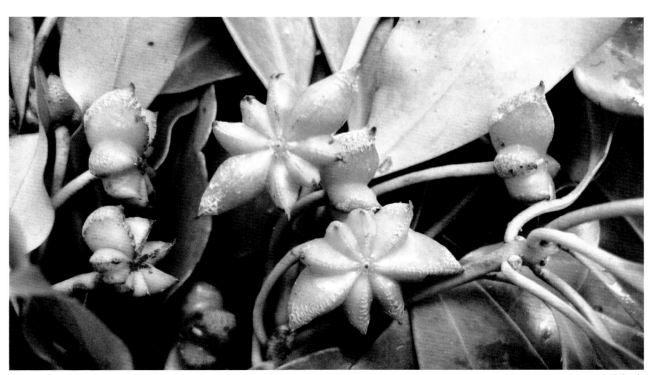

地枫皮

地肤子

Difuzi

FRUCTUS KOCHIAE

来　　源　为藜科植物地肤*Kochia scoparia*（L.）Schrad.的干燥成熟果实。

生境分布　生于村边、屋旁、原野、田间，常为栽培。分布于我国东北三省、河北、山东、山西、河南、江苏、安徽及甘肃等地。

道地产区　主产于河北保定、承德、沧州，北京及天津郊区，山西平遥、榆次，河南郑州、禹州、新乡、山东曲阜、菏泽等地。

性状特征　本品呈扁球状五角星形，直径1～3mm。外被宿存花被，表面灰绿色或浅棕色，周围具膜质小翅5枚，背面中心有微突起的点状果梗痕及放射状脉纹5～10条；剥离花被，可见膜质果皮，半透明。种子扁卵形，长约1mm，黑色。气微，味微苦。

品质优劣　药材是以身干、果实色灰绿、饱满、纯净者为佳。

采收加工　秋季割取全草，晒干打下果实，除去杂质，晒干供用。

性味归经　辛、苦、寒。归肾、膀胱经。

功能主治　清热利湿，祛风止痒。用于小便涩痛，阴痒带下，风疹，湿疹，皮肤瘙痒。

贮　　藏　置干燥通风处保存，防虫蛀。

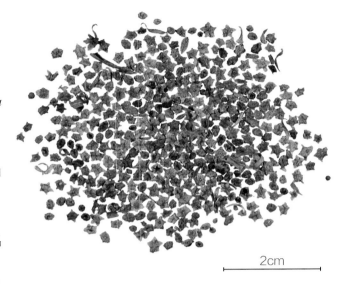

2cm

地肤子药材

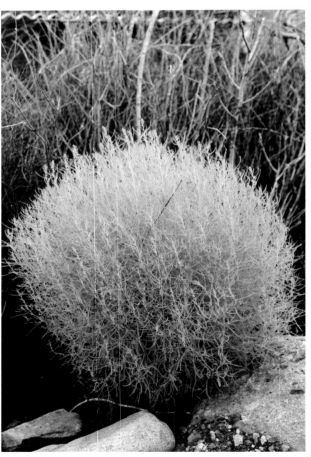

地肤

地骨皮

Digupi

CORTEX LYCII

来　　源　为茄科植物枸杞*Lycium chinense* Mill.或宁夏枸杞*Lycium barbarum* L.的干燥根皮。

生境分布　枸杞子生于原野及山野阳坡，多为栽培。我国南北各地均有分布。主要分布于宁夏、新疆等地，宁夏枸杞均为栽培。

道地产区　商品有南骨皮与北骨皮之分。南骨皮主产于江苏、浙江、安徽、四川；北骨皮主产于山西、河南、宁夏等地。

性状特征　两种植物来源的药材特征基本相似。药材呈筒状或槽状（半筒状），也有呈双筒状和不规则的碎片，长3～10cm，宽0.5～1.5cm。外表面灰黄色至棕黄色，粗糙，有不规则纵裂纹，易成鳞片状剥落；内表面黄白色至灰黄色，较平坦，有细纵纹。体轻，质脆，易折断，断面不平坦，外层黄棕色，内层灰白色。色微，味微甘而后苦。

品质优劣　药材以"槽皮白里无香气"为地骨皮的道地特征。

采收加工　春初或秋后采挖根部，但以第1年11月至翌年4月采收者品质较佳。将根挖出，洗净，剥取根皮，晒干。

性味归经　甘，寒。归肺、肝、肾经。

功能主治　凉血除蒸，清肺降火。用于阴虚潮热，骨蒸盗汗，肺热咳嗽，咯血，衄血，内热消渴。

贮　　藏　置干燥通风处保存，防虫蛀。

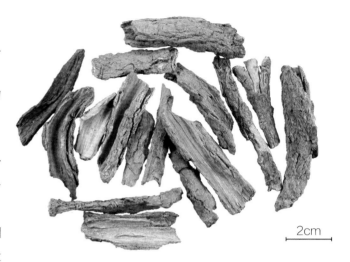

2cm

地骨皮药材

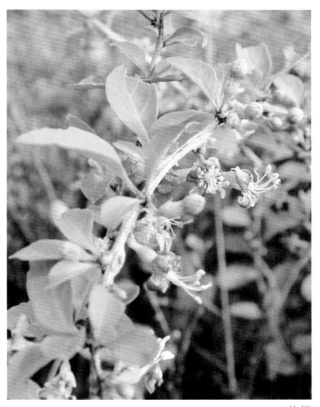

枸杞

地黄

Dihuang

RADIX REHMANNIAE

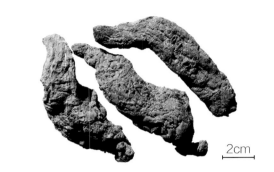

2cm

地黄药材

来　源　为玄参科植物地黄 *Rehmannia glutinosa* Libosch. 的新鲜或干燥块根。

生境分布　生于山坡、田埂、路旁。分布于河南、辽宁、河北、山东、浙江、安徽、湖北、四川等地，多为栽培。

道地产区　我国大部分地区均有栽培，以河南温县、博爱、泌阳、孟县等地产量最大，质地最佳。

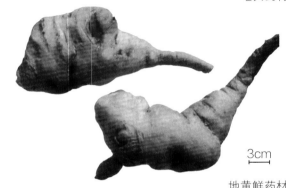

3cm

地黄鲜药材

性状特征

1. 鲜地黄　呈纺锤形或条状，长8～24cm，直径2～9cm。外皮薄，表面浅红黄色，具弯曲的纵皱纹、芽痕、横长皮孔样突起及不规则疤痕。肉质，易断，断面皮部淡黄白色，可见橘红色油点，木部黄白色，导管呈放射状排列。气微，味微甜、微苦。

2. 生地黄　多呈不规则的团块状或长圆形，中间膨大，两端稍细，有的细小，长条状，稍扁而扭曲，长6～12cm，直径2～6cm。表面棕黑色或棕灰色，极皱缩，具不规则的横曲纹。体重，质较软而韧，不易折断，断面棕黑色或乌黑色，有光泽，具黏性。气微，味微甜。

品质优劣　鲜地黄是以个大、饱满、表面呈鲜黄色而液汁充足者为佳。生地黄是以个大、质重、断面乌黑、有黏性、味甜者为佳。

采收加工　栽培品于当年10月上旬至11月上旬刨收，野生品于春、秋两季采挖，除去茎叶，按块状大小分开，将大者放火炕上，盖以麻袋，缓缓烘焙，使内部逐渐干燥而颜色变黑，烘至八成干时，用手搓捻，使成卵形即为生地黄，或称生地、干地黄、干生地。若用鲜地黄，则于挖出后，乘鲜贮藏于沙土中即可。

性味归经　鲜地黄，甘、苦，寒。归心、肝、肾经。生地黄，甘，寒。归心、肝、肾经。

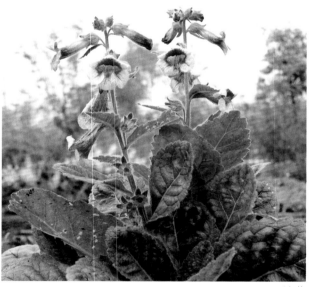

地黄

功能主治　鲜地黄，清热生津，凉血，止血。用于热病伤阴，舌绛烦渴，温毒发斑，吐血衄血，咽喉肿痛。生地黄，清热凉血，养阴生津。用于热入营血，温毒发斑，吐血衄血，热病伤阴，舌绛烦渴，津伤便秘，阴虚发热，骨蒸劳热，内热消渴。

贮　藏　鲜地黄可用湿沙埋藏保鲜；干地黄可用竹席篓或麻袋包装，置于干燥通风处保存。

熟地黄

Shudihuang

RADIX REHMANNIAE PRAEPARATA

来　　源　同"地黄"。

生境分布　同"地黄"。

道地产区　同"地黄"。

性状特征　本品为不规则的块片、碎块，大小、厚薄不一。表面乌黑色，有光泽，黏性大。质柔软而带韧性，不易折断，断面乌黑色，有光泽。无臭，味甜。

品质优劣　药材是以表面乌黑色，质地柔软、有光泽、黏性大、味比生地更甜者为佳。

采收加工　①将洗净的干地黄，放罐内或其他容器内，加适量水，坐水锅内，蒸至表面黑润，取出，晒至近干，切片后再晒至全干。②将洗净的干地黄，加黄酒50%拌匀，放罐内或其他容器内，封严，坐水锅内，加热蒸至水被吸尽，取出晒至外皮稍干，放罐内或其他器皿中贮藏。

性味归经　甘，微温。归肝、肾经。

功能主治　补血滋阴，益精填髓。用于血虚萎黄，心悸怔忡，月经不调，崩漏下血，肝肾阴虚，腰膝酸软，骨蒸潮热，盗汗遗精，内热消渴，眩晕，耳鸣，须发早白。

贮　　藏　熟地黄应置于衬有防潮油纸的木箱内贮存。

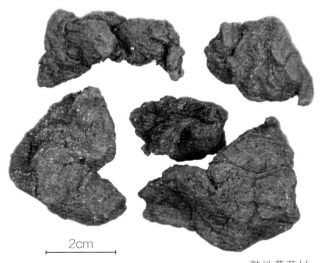

2cm

熟地黄药材

地榆

Diyu

RADIX SANGUISORBAE

来　　源　为蔷薇科植物地榆*Sanguisorba officinalis* L.或长叶地榆*Sanguisorba officinalis* L. var. longifolia（Bert.）Yü et Li的干燥根。

生境分布

1. 地榆　生于海拔30～3 000m的草原、草甸、山坡草地、灌丛中或疏林下。分布于我国东北、华北、西北、华东、西南及华南地区。

2. 长叶地榆　生于海拔100～3 000m的山坡草地、溪边、灌丛、湿地及疏林中。分布于我国华东、中南、西南及黑龙江、辽宁、河北、山西、甘肃等地。

道地产区　地榆主产于黑龙江、吉林、辽宁、内蒙古等地；长叶地榆主产于安徽、浙江、江苏等地。

性状特征　商品药材按植物来源分为地榆和绵地榆（长叶地榆）两类。

1. 地榆　根呈圆柱形或呈长纺锤形，稍弯曲，长短不一，长7～14cm，直径0.5～2cm，表面灰褐色至暗棕紫色，粗糙，有扭曲的纵皱纹及横长的线形皮孔，有时带有支根，顶端连有较粗的根茎，可见茎基及叶柄残基，或根茎已被除去。质坚硬，不易折断，折断面较平坦，呈淡黄色或红棕色，木部色较浅，可见放射状纹理及排列成环状的白色小点，皮部露出柔软的纤维。臭微弱，味涩。

2. 绵地榆　文献有称之为"直穗地榆"者。根较正种地榆更富含纤维性，断面不整齐，故有绵地榆之称。根呈长圆柱形，稍扭曲。长6～25cm，直径0.5～2cm。表面红棕色或棕紫色，有细纵皱纹、横裂纹及支根痕。质坚韧，断面呈黄棕色或红棕色，皮部可见到较多外露的黄色至棕色的纤维。气味与前者相同。

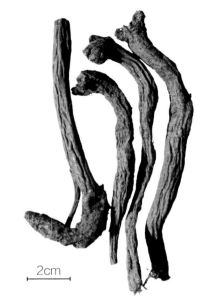

2cm

地榆药材

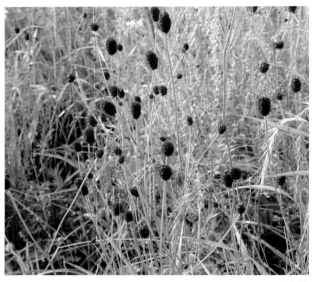

地榆

品质优劣　药材是以粗壮、质坚硬、断面色粉红者为佳。

采收加工　春、秋两季都可采挖，将根部挖出后，除去茎基及须根，洗净晒干或切片晒干。

性味归经　苦、酸、涩，微寒。归肝、大肠经。

功能主治　凉血止血，解毒敛疮。用于便血，痔血，血痢，崩漏，水火烫伤，痈肿疮毒。

贮　　藏　置于阴凉干燥处保存。

地锦草

Dijincao

HERBA EUPHORBIAE HUMIFUSAE

来　　源　为大戟科植物地锦*Euphorbia humifusa* Willd.或斑地锦*Euphorbia maculata* L.的干燥全草。

生境分布　生于路旁、田间。分布于我国南北各地。

性状特征　根据来源不同，分述如下：

1. 地锦　常皱缩卷曲，根细小、茎细，呈叉状分枝，表面带紫红色，光滑无毛或疏生白色细柔毛，质脆，易折断，断面黄白色，中空。叶对生，具淡红色短柄或几无柄；叶片多皱缩或已脱落，平展后呈长椭圆形，长5～10mm，宽4～6mm；叶片绿色或带紫红色，通常无毛或疏生细柔毛；先端钝圆，基部偏斜，边缘具小锯齿或呈微波状。杯状聚伞花序，腋生，细小。蒴果三棱状球形，表面光滑、种子细小、卵形、褐色。无臭，味微涩。

2. 斑地锦　形态与地锦草相似，主要区别点在于叶上表面具一紫斑，下表面有毛，蒴果密被白色细柔毛。种子卵形，有棱。

采收加工　在夏、秋两季采收，除去杂质，晒干。

性味归经　辛，平。归肝、大肠经。

功能主治　清热解毒，凉血止血，利湿退黄。用于痢疾，泄泻，咯血，尿血，便血，崩漏，疮疖痛肿，湿热黄疸。

贮　　藏　置于阴凉干燥处保存。

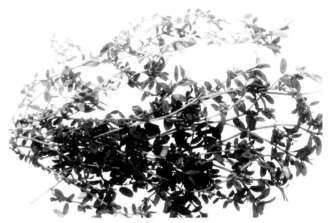

斑地锦草药材

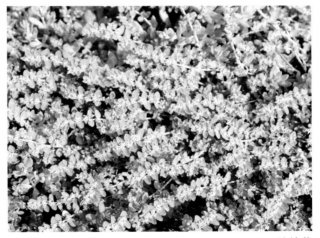

地锦草

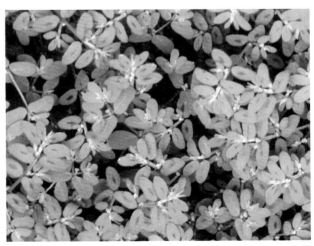

斑地锦草

芒硝

Mangxiao

NATRII SULFAS

来　　源　为硫酸盐类矿物芒硝族芒硝，经加工精制而成的结晶体。主含含水硫酸钠（$Na_2SO_4 \cdot 10H_2O$）。

生境分布　多产于海边碱土地区、矿泉、盐场附近及潮湿的山洞中。全国大部分地区均有分布。

道地产区　主产于河北、天津、山东、江苏等地。

性状特征　为棱柱状或长方形结晶体，粒状或针状个体，块体松散，大小不一。无色透明，露置空气中则表面渐风化而覆盖一层白色粉末。硬度1.5～2，质脆，易碎，断面常不平齐，显玻璃样光泽，可溶于水。密度1.8～1.9g/cm³。无臭，味苦咸。

品质优劣　以无色、透明、呈结晶块者为佳。

采收加工　全年均可采制，但以秋、冬两季为佳，因气温低易结晶。取天然产之不纯芒硝，俗称土硝，加水溶解，放置，使杂质沉淀，过滤，滤液加热浓缩，放冷后即析出结晶，取出晾干，通称"皮硝"。

性味归经　咸、苦，寒。归胃、大肠经。

功能主治　泻下通便，润燥软坚，清火消肿。用于实热积滞，腹满胀痛，大便燥结，肠痈肿痛；外治乳痈，痔疮肿痛。

贮　　藏　密闭，在30℃以下保存，防风化。

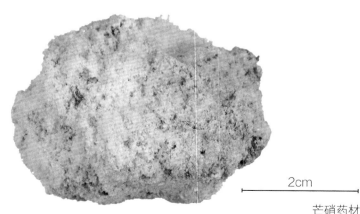

2cm

芒硝药材

亚麻子

Yamazi

SEMEN LINI

来　　源　为亚麻科植物亚麻*Linum usitatis-simum* L.的干燥成熟种子。

生境分布　栽培植物。广布全国各地。

道地产区　主产于我国华东地区。

性状特征　种子卵圆形，扁平，长4～7mm，宽2～3mm。表面棕色或棕红色，平滑，有光泽，一端尖而偏斜。种脐位于下方的凹陷处，另一端圆钝，种脊位于一侧边缘。种皮薄，胚乳棕色，子叶2枚，黄白色，富油性。气微，嚼之有豆腥味。种子用水浸泡后，外有透明黏液包围。

采收加工　秋季采，晒干备用。

性味归经　甘，平。归肺、肝、大肠经。

功能主治　润燥通便，养血祛风。用于肠燥便秘，皮肤干燥，瘙痒，脱发。

贮　　藏　置阴凉干燥处保存，防虫蛀。

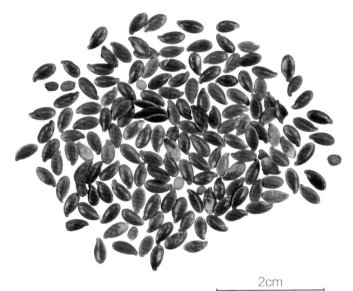

2cm

亚麻子药材

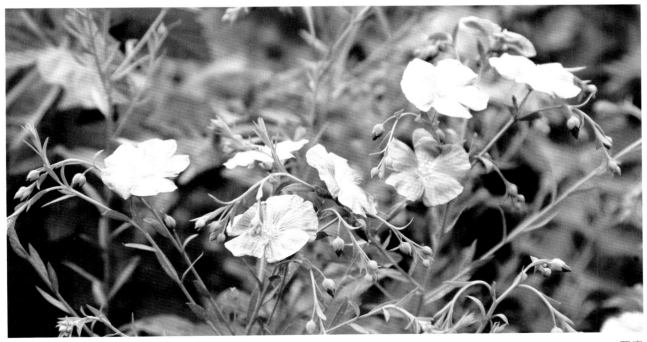

亚麻

西红花

Xihonghua

STIGMA CROCI

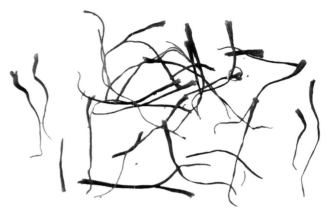

西红花药材

来　　源　为鸢尾科植物番红花*Crocus sativus* L.的干燥柱头。

生境分布　引入栽培种。现北京、山东、浙江、四川等地有栽培。

道地产区　主产于西班牙、希腊、法国等地。我国有栽培。

性状特征　完整的柱头呈线形，先端较宽大，向下渐细呈尾状，先端边缘具不整齐的齿状，下端为残留的黄色花柱。长约2.5cm，直径约1.5mm。紫红色或暗红棕色，略有光泽。体轻，质松软，干燥后质脆易断。将柱头投入水中则膨胀，可见橙黄色呈直线下降，并逐渐扩散，水被染成黄色，无沉淀，柱头成喇叭状，有短缝。在短时间内用针拨之不破碎。气特异，微有刺激性，味微苦。

品质优劣　药材以色紫红、油润、有特殊香味者为佳。

采收加工　秋季开花时，摘下柱头，阴干即成。

性味归经　甘，平。归心、肝经。

功能主治　活血化瘀，凉血解毒，解郁安神。用于经闭癥瘕，产后瘀阻，温毒发斑，忧郁痞闷，惊悸发狂。

贮　　藏　商品用铁盒或瓶装。本品易走油、变色。应密封，置阴凉干燥处保存，要防潮、避光。

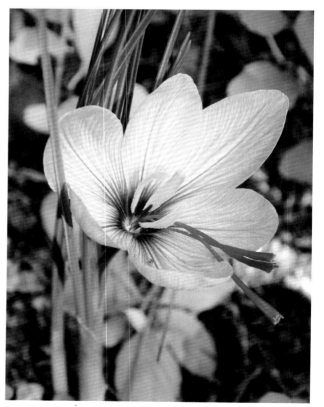

番红花

西青果

Xiqingguo

CHEBULAE FRUCTUS IMMATURUS

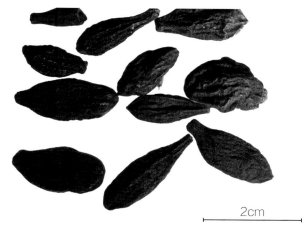

2cm

西青果药材

来　　源　为使君子科植物诃子*Terminalia chebula* Retz.的干燥幼果。

生境分布　同"诃子"。

道地产区　同"诃子"。

性状特征　本品长卵形，略扁，似橄榄，下部有果柄疤痕，长1.5～3cm，宽0.5～1.2cm。表面黑褐色，满布明显的纵皱纹，一端较大，另一端较小，钝尖。质坚硬，断面褐色，不平坦，有胶质样光泽，果肉厚，呈黄绿色，核不明显，中心稍空，小者黑褐色，无空心。气微，味苦涩，微甘。

品质优劣　以身干、个均匀、质坚实、断面无空心者为佳。

采收加工　于果实未成熟时采摘，晒干。

性味归经　苦、酸、涩，平。归肺、大肠经。

功能主治　清热生津，解毒。用于阴虚白喉。

贮　　藏　置阴凉干燥处保存，防虫蛀。

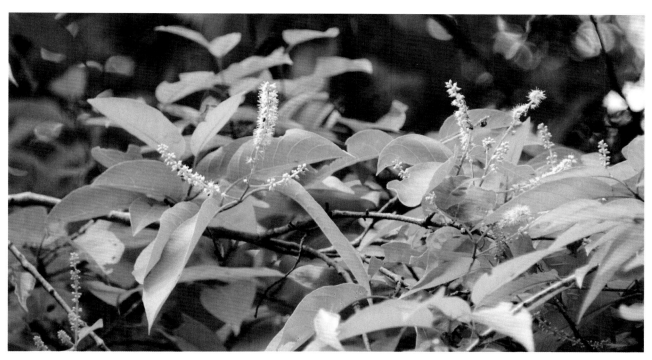

诃子

西河柳

Xiheliu

CACUMEN TAMARICIS

来　　源　为柽柳科植物柽柳*Tamarix chinensis* Lour. 的干燥细嫩枝叶。

生境分布　生于山野湿润砂碱地及河岸冲积地。多栽培于庭园。分布于我国东北、华北、中南、西南等地。

道地产区　主产于河北黄骅、衡水、安国，河南开封、商丘等地。

性状特征　本品茎枝呈细圆柱形，直径0.5～1.5mm。表面灰绿色，有多数互生的鳞片状小叶。质脆，易折断。稍粗的枝表面红褐色，叶片常脱落而残留突起的叶基，断面黄白色，中心有髓。气微，味淡。

品质优劣　以色绿、枝叶嫩、不带粗枝梗者为佳。

采收加工　5～6月间，开花时，割剪嫩枝叶，

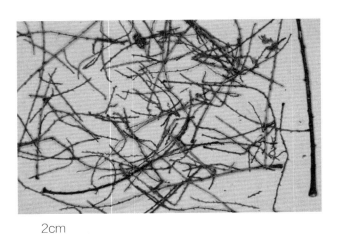

2cm

西河柳药材

切段晒干。

性味归经　甘、辛，平。归心、肺、胃经。

功能主治　发表透疹，祛风除湿。用于麻疹不透，风湿痹痛。

贮　　藏　苇席或麻袋装。置干燥通风处保存。

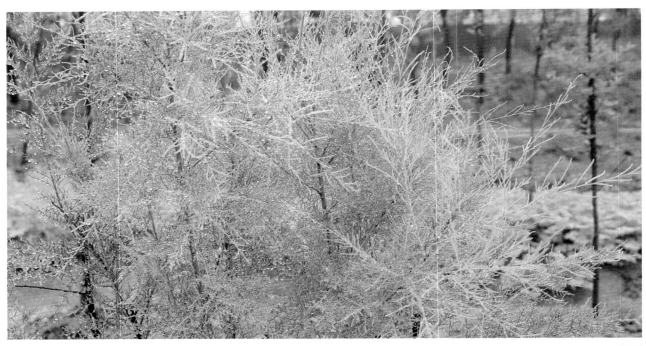

柽柳

西洋参

Xiyangshen

RADIX PANACIS QUINQUEFOLII

来　　源　为五加科植物西洋参*Panax quinquefolium* L. 的干燥根。

生境分布　原分布于北美洲，现我国北京、吉林、辽宁、黑龙江、陕西、江西、贵州、云南、河北、山东、安徽以及福建等地引种栽培成功。

道地产区　我国主产于北京郊区以及东北三省、陕西秦巴山区等地。

性状特征　根呈圆柱形或长纺锤形，长2～6cm，直径0.5～1.2cm，无芦头、侧根与须状根，表面淡棕黄色或类白色，上部有密集的横环纹，全体可见明显的纵皱纹。质重，折断面平坦，淡黄白色。气微香，味微苦回甜。在药材加工上，带有栓皮者习称"原皮参"，又称"面参"；如果再经湿润撞去外皮，晒干，称"去皮参"，又称"粉光参"或"光皮西洋参"。

品质优劣　药材是以个均匀、质重而坚实（与人参相比）、味苦者为佳。

采收加工　选取生长3～6年的根，于秋季挖采，除去分枝、须尾，晒干。喷水湿润，除去外皮，再用硫黄熏之，晒干后，其色白起粉者，称为粉光西洋参。挖起后即连皮晒干或烘干者，为原皮西洋参。

性味归经　甘、微苦，凉。归心、肺、肾经。

功能主治　补气养阴，清热生津。用于气虚阴亏，虚热烦倦，咳喘痰血，内热消渴，口燥咽干。

贮　　藏　商品用木盒或锦盒内衬棉纸或防潮纸包装。置阴凉干燥处，密闭保存，防虫蛀、发霉、变色。

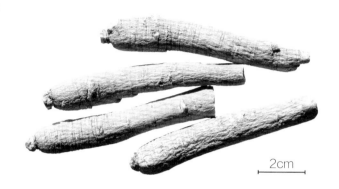

2cm

西洋参药材

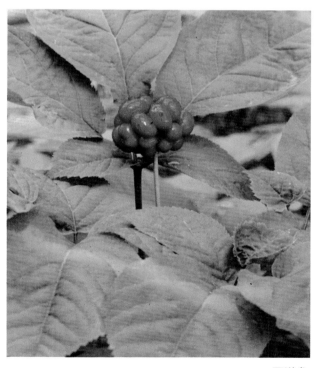

西洋参

百合

Baihe

BULBUS LILII

来　　源　　为百合科植物卷丹*Lilium lancifolium* Thunb.、百合*Lilium brownii* F. E. Brown var. viridulum Baker或细叶百合*Lilium pumilum* DC.的干燥肉质鳞叶。

生境分布

1. 卷丹　生于林缘路旁及山坡草地。分布于全国大部分地区。多有栽培。

2. 百合　生于山坡林下或溪沟边，或有栽培。分布于全国大部分地区。

3. 细叶百合　生于向阳山坡。分布于我国东北、西北、华北等地。

道地产区　湖南湘潭、邵阳产者称"湘合"；浙江长兴、湖州、江苏宜兴产者称"太湖百合"；广州产者称"龙牙百合"；四川、贵州产者称"川合"；南京产者称"白花百合"。以湖南所产者质量最好。

性状特征　根据来源不同，分述如下：

1. 卷丹　鳞叶长2～3.5cm，宽1～1.5cm，厚1～3mm，表面乳白色或淡黄棕色，有纵直的脉纹3～8条，质硬而脆，易折断，断面平坦，角质样。无

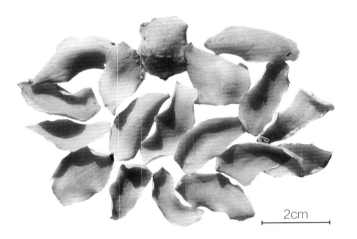

2cm

百合（细叶）药材

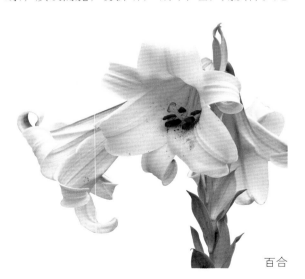

百合

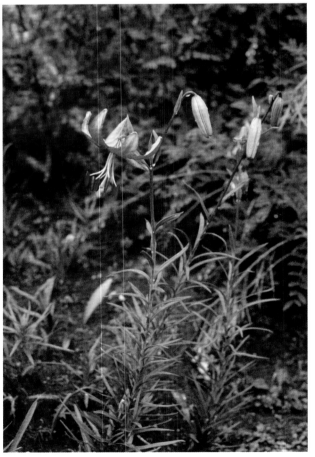

细叶百合

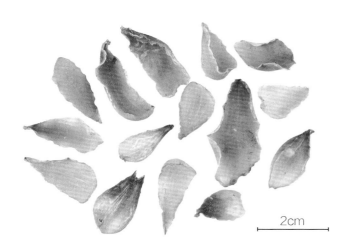

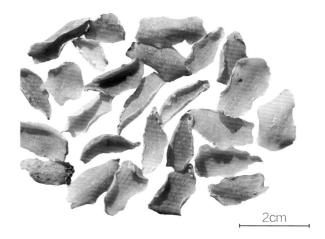

百合（细叶）药材

百合（卷丹）药材

臭，味微苦。

2．百合　鳞叶呈长椭圆形，顶端尖，基部较宽，微波状，向内卷曲，长1.5～3cm，宽0.5～1cm，厚约4mm，有脉纹3～5条，有的不明显。表面白色或淡黄色，光滑半透明，质硬而脆，易折断，断面平坦，角质样。无臭，味微苦。

3．细叶百合　鳞叶长约5.5cm，宽约2.5cm，厚至3.5mm，色较暗，脉纹不太明显。

品质优劣　以肉厚、质硬、乳白色者为佳。

采收加工　鳞茎繁殖2年后秋季采收，洗净，在鳞茎上部横切一刀，鳞片即散开，用开水烫或蒸5～10min，至百合边缘柔软或背面有极小的裂纹时，迅速捞出，用清水洗净去黏液，摊开晒干。未干时不要随便翻动，以免破碎。

性味归经　甘，寒。归心、肺经。

功能主治　养阴润肺，清心安神。用于阴虚燥咳，劳嗽咳血，虚烦惊悸，失眠多梦，精神恍惚。

贮　藏　置阴凉干燥通风处保存。

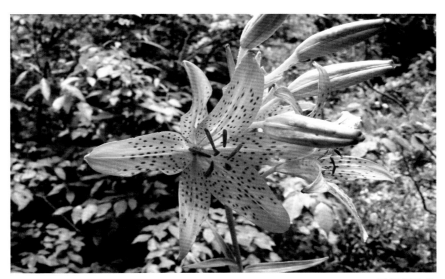

卷丹原植物

百部

Baibu

RADIX STEMONAE

来　　源　为百部科植物直立百部*Stemona sessilifolia*（Miq.）Miq.、蔓生百部*Stemona japonica*（Bl.）Miq.或对叶百部*Stemona tuberosa* Lour.的干燥块根。

生境分布　直立百部或野生于山坡林下，或栽培，分布于我国华中、华南等地；蔓生百部野生于向阳山坡和竹林下，亦有栽培，分布于我国华北、华中、华南等地；对叶百部野生于山坡丛林中，分布于我国西南、华南等地。

道地产区　直立百部主产于安徽、江苏、湖北、浙江、山东；蔓生百部主产于浙江、安徽、江苏；对叶百部主产于广西、湖南、湖北、广东、福建、四川、贵州、云南等地。

性状特征　按植物来源不同分为以下3种：

1. 直立百部　干燥的药材，其块根大多分离，但也有成簇存在的，成簇的药材，带有长2～3cm的根茎。块根单个或十至数十个簇生于根茎上。块根略呈纺锤形，平直或弯曲而干缩，两端细，长5～18cm，膨大部分直径0.5～1cm，表面白色至暗棕色，有不规则深纵沟，偶有横皱纹。质脆，受潮后软韧，断面平坦，角质样，断面淡黄色或黄白色，皮部宽广，中柱扁缩。臭微弱，味先甜后苦。

2. 蔓生百部　药材形态与直立百部相似，难以区别，唯块根数目较少。在药材商品上，习惯上将直立百部与蔓生百部称为"小百部"。

3. 对叶百部　商品习称大百部。干燥的药材，其块根往往单个分离，呈纺锤形而特别长，长10～30cm，直径为0.8～1.5cm。外表浅黄棕色至灰棕色，亦皱缩或有不规则的纵槽。质硬，断面黄白色至暗棕色，中柱较大，髓部呈类白色。味微甜而有强烈的苦味。

品质优劣　均是以个条肥足、灰白色、质硬、

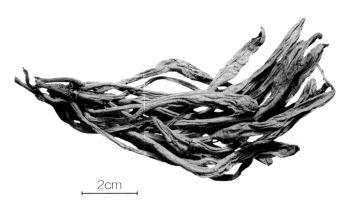

直立百部药材

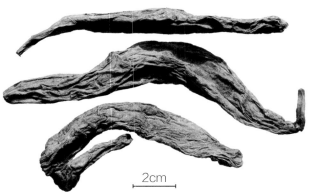

对叶百部药材

味苦者为佳。

采收加工 栽种2～3年采挖，春季萌芽或秋季地上部分枯萎后，将块根挖出；野生者在9月至翌年4月均可采挖。挖出后洗净，去须根，在沸水中浸烫，以刚刚烫透为度，晒干。

性味归经 甘、苦，微温。归肺经。

功能主治 润肺下气止咳，杀虫灭虱。用于新久咳嗽，肺痨咳嗽，顿咳；外用于头虱，体虱，蛲虫病，阴痒。蜜百部润肺止咳，用于阴虚劳嗽。

贮 藏 本品不易虫蛀，但受潮后易生霉，故应防潮，置于干燥通风处保存。

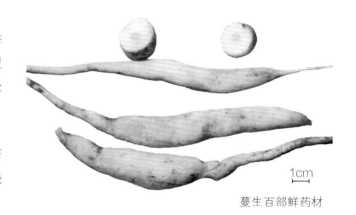

1cm

蔓生百部鲜药材

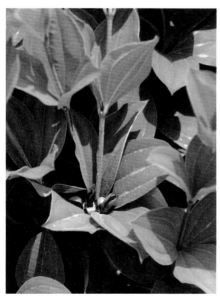

直立百部

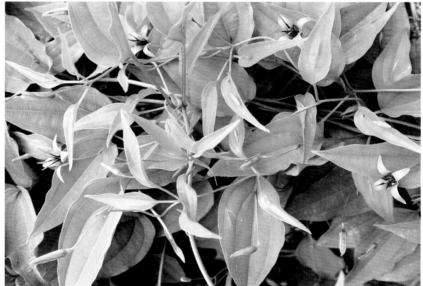

蔓生百部

虫白蜡

Chongbaila

CERA CHINENSIS

来　源　为介壳虫科昆虫白蜡虫 Ericerus pela（Chavannes）Guerin 的雄虫群栖于木樨科植物白蜡树 Fraxinus chinensis Roxb.、女贞 Ligustrum lucidum Ait. 或女贞属他种植物枝干上分泌的蜡，经精制而成。

生境分布　白蜡虫雌性无蛹期，雄性有蛹期。虫卵被一层角质囊包围，卵囊长 2～5mm，卵分雌雄两性。幼虫春季孵化，雄性幼虫在树枝上固定不动，分泌白色蜡质将身体四周包围。泌蜡盛期各蜡虫相互贴在一起，枝条呈雪白色棒状，取下即是白蜡。

道地产区　主产于四川、湖南、贵州、云南。

性状特征　药材呈白色或淡黄白色不规则块，大小不一，不透明或微透明，有光泽，手触之有滑腻感。体轻，能浮于水面，质硬而稍脆，用手捏则粉碎。断面呈针状结晶形，或显小颗粒状，具玻璃样光泽。有微弱的特异臭气，味淡。不溶于水、醚及氯仿中，可溶于苯及石油醚中。熔点为 80～83℃。

品质优劣　具玻璃样光泽，手触之有滑腻感者为佳。

采收加工　8～9 月间为采蜡期，清晨用利刀将包有蜡质的树枝切下，放入沸水锅中煮之，虫体下沉，蜡质熔化而浮于水面，冷后凝结成块。取出后再加水加热熔化，过滤后凝固即成。

性味归经　甘，温。归肝、肺经。

功能主治　止血生肌，敛疮。适用于创伤出血，疮口久溃不敛。

贮　藏　密闭，置阴凉处保存。

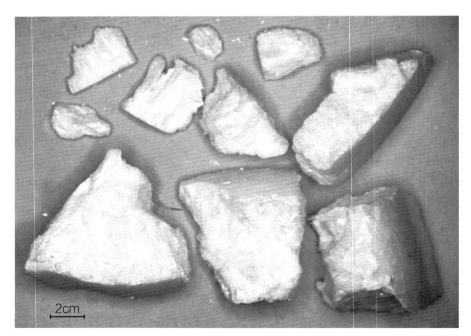

2cm

虫白蜡药材

当归

Danggui

RADIX ANGELICAE SINENSIS

来　源　为伞形科植物当归*Angelica sinensis*（Oliv.）Diels的干燥根。

生境分布　分布于甘肃、四川、云南、陕西、贵州、湖北等地。各地均有栽培。

道地产区　主产于甘肃岷县、武山、武都、文县、宕昌、礼县等地。

性状特征　本品略呈圆柱形，下部有支根3～5条或更多，长15～25cm。表面黄棕色至棕褐色，具纵皱纹及横长皮孔样突起。根头（归头）直径1.5～4cm，具环纹，上端圆钝，有紫色或黄绿色的茎及叶鞘的残基；主根（归身）表面凹凸不平；支根（归尾）直径0.3～1cm，上粗下细，多扭曲，有少数须根痕。质柔韧，断面黄白色或淡黄棕色，皮部厚，有裂隙及多数棕色点状分泌室，木部色较淡，形成层环黄棕色。有浓郁的香气，味甘、辛、微苦。

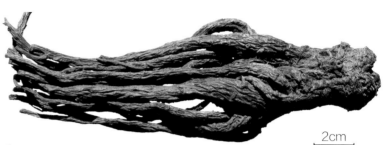

2cm

当归药材

品质优劣　药材以身干、枝大、身长腿少、质坚、断面黄白色、气香浓郁、味甘者为佳。

采收加工　一般生长2年才能采挖。在10月下旬挖取，抖净泥土，去残留叶柄，待水分稍蒸发后，扎把，搭棚熏干，先用湿柴火熏烟，使当归上色，至表皮呈赤红色，再用煤火或柴火熏干。

性味归经　甘、辛，温。归肝、心、脾经。

功能主治　补血活血，调经止痛，润肠通便。用于血虚萎黄，眩晕心悸，月经不调，经闭痛经，虚寒腹痛，风湿痹痛，跌仆损伤，痈疽疮疡，肠燥便秘。酒当归活血通经。用于经闭痛经，风湿痹痛，跌仆损伤。

贮　藏　本品易虫蛀、发霉、走油。应置阴凉干燥处密封保存。本品不宜贮存过久。

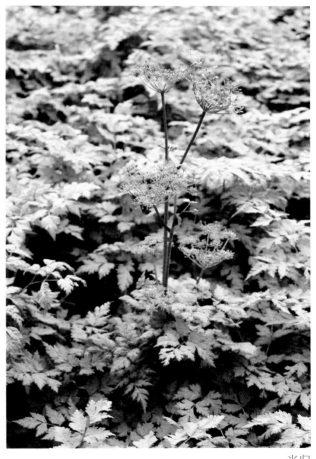

当归

当药

Dangyao

SWERTIAE HERBA

来　　源　为龙胆科植物瘤毛獐牙菜*Swertia pseudochinensis* Hara的干燥全草。

生境分布　生于山坡草甸、沟谷溪边草甸。北方各地广有分布。

道地产区　主产于吉林、内蒙古、河北。

性状特征　全草长10～40cm。根圆锥形，长2～7cm，黄色或黄褐色，断面类白色。茎方柱形，多分枝，直径1～2.5mm；黄绿色或黄棕色带紫色，节略膨大；质脆，易折断，断面中空。叶对生，无柄；完整叶片展平后呈条状披针形，长2～4cm，宽0.3～0.9cm，先端渐尖，基部狭，全缘。圆锥状聚伞花序，花冠蓝紫色或暗黄色，5深裂，裂片内侧基部有2个腺体，其边缘的流疏状毛表面具瘤状突起。蒴果椭圆形。气微，味苦。

品质优劣　药材以花多、味苦者为佳。

采收加工　夏、秋两季采收，洗净泥土，晒干或阴干，切段备用。

性味归经　苦，寒。归肝、胃、大肠经。

功能主治　清湿热，健胃。用于湿热黄疸，胁痛，痢疾腹痛，食欲不振。

贮　　藏　置干燥通风处保存。

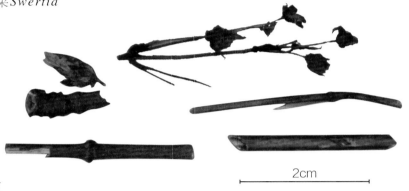

2cm

当归药材

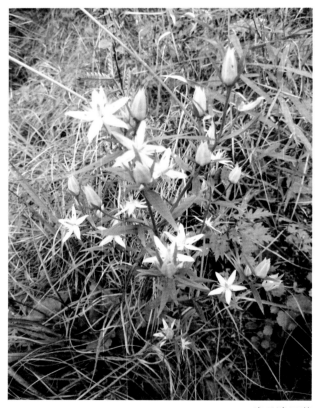

瘤毛獐牙菜

肉苁蓉

Roucongrong

HERBA CISTANCHES

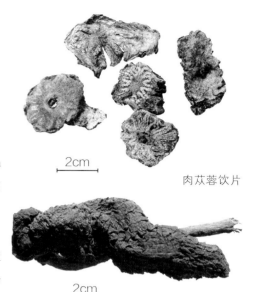

2cm

肉苁蓉饮片

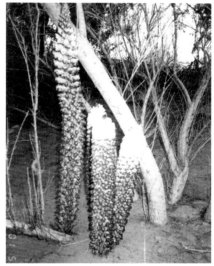

2cm

肉苁蓉药材

来　　源　为列当科植物肉苁蓉*Cistanche deserticola* Y. C. Ma或管花肉苁蓉*Cistanche tubulosa*（Schrenk）Wight的干燥带鳞叶的肉质茎。

生境分布

1. 肉苁蓉　生于海拔225～1 150m的荒漠中，寄生在藜科植物梭梭*Haloxylon ammodendron* Bunge或白梭梭*Haloxylon Persicum* Bunge ex Boiss. et Buhse等植物的根上。分布于内蒙古、陕西、宁夏、甘肃、青海、新疆。

2. 管花肉苁蓉　生于水分较充足的柽柳丛中及沙丘地，常寄生于柽柳属植物的根上。产于新疆，以南疆的民丰分布较集中，此外非洲北部、阿拉伯半岛、巴基斯坦、印度及苏联中亚地区也有分布。

道地产区　主产于内蒙古、宁夏、甘肃、新疆等地。

性状特征　按植物来源不同有以下两种：

1. 肉苁蓉　本品呈扁圆柱形，稍弯曲，长3～15cm，直径2～8cm。表面棕褐色或灰棕色，密被覆瓦状排列的肉质鳞叶，通常鳞叶先端已断，体重，质硬，微有柔性，不易折断，断面棕褐色，有淡棕色点状维管束，排列成波状环纹。气微，味甜、微苦。

2. 管花肉苁蓉　呈类纺锤形、扁纺锤形或扁柱形，稍弯曲，长5～25cm，直径2.5～9cm。表面棕褐色至黑褐色。断面颗粒状，灰棕色至灰褐色，散生点状维管束。

品质优劣　商品有淡苁蓉和咸苁蓉之分，淡苁蓉以个大身肥、鳞细、颜色灰褐色至黑褐色、油性大、茎肉质而软者为佳。咸苁蓉以色黑质糯、细鳞粗条、体扁圆形者为佳。

采收加工　多于春季苗未出土或刚出土时采挖，除去花序，切段、晒干。

性味归经　甘、咸，温。归肾、大肠经。

功能主治　补肾阳，益精血，润肠通便。用于肾阳不足，精血亏虚，阳痿不孕，腰膝酸软，筋骨无力，肠燥便秘。

贮　　藏　本品易虫蛀、发霉，应置干燥通风处，密封贮存。

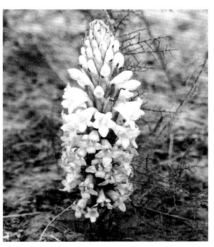

肉苁蓉

管花肉苁蓉

肉豆蔻

Roudoukou

SEMEN MYRISTICAE

来　　源　为肉豆蔻科植物肉豆蔻*Myristica fragrans* Houtt. 的干燥种仁。

生境分布　热带广为栽培，主要分布于马来西亚、印度、巴西等地。

道地产区　主产于马来西亚及印度尼西亚、斯里兰卡及西印度群岛等国家和地区。

性状特征　种仁呈卵圆形或椭圆形，长2～3.5cm，宽1.5～2.5cm。表面灰棕色至暗黄棕色，有分歧顺纹和细皱纹形成的网状沟纹，一侧有明显的纵沟，为原种脊部位，宽端有浅色圆形隆起，为原种脐部位，狭端有暗色凹陷，为原合点部位。质坚硬，纵切面可见表层的暗棕色的外胚乳向内伸入类白色内胚乳，交错而成大理石样纹理，在宽端有凹孔，其中可见干燥皱缩的种胚。气芳香而强烈，味辣而微苦。

品质优劣　药材以个大、体重、坚实、无虫蛀、破开后油性大、香气浓者为佳。

采收加工　栽培后约7年开始结果。每年采收两次，一次在11～12月，一次在4～6月。摘取成熟的果实，剖开，取出种子，剥去假种皮，再敲脱壳状的种皮，取出种仁，用石灰乳浸1天或不浸，烘干或晒干即可。

性味归经　辛，温。归脾、胃、大肠经。

功能主治　温中行气，涩肠止泻。用于脾胃虚寒，久泻不止，脘腹胀痛，食少呕吐。

贮　　藏　置阴凉干燥处保存，防虫蛀。

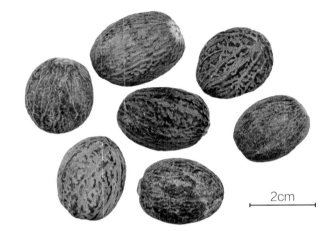

2cm

肉豆蔻药材

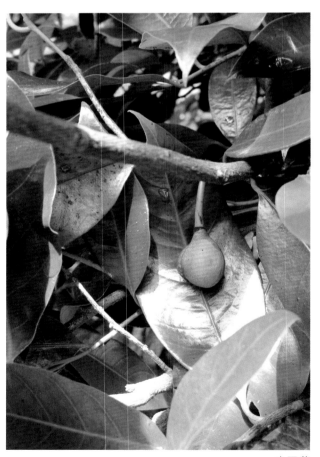

肉豆蔻

肉桂

Rougui

CORTEX CINNAMOMI

来　　源　为樟科植物肉桂*Cinnamomum cassia* Presl 的干燥树皮。

生境分布　生于常绿阔叶林中，但多为栽培，栽培于沙丘或斜坡山地。分布于华南及云南等地的热带及亚热带地区。

道地产区　主产于广西、广东、福建。

性状特征　本品呈槽状或卷筒状，长30～40cm，宽或直径3～10cm，厚0.2～0.8cm。外表面灰棕色，稍粗糙，有不规则的细皱纹及横向突起的皮孔，有的可见灰白色的斑纹；内表面红棕色，略平坦，有细纵纹，划之显油痕。质硬而脆，易折断，断面不平坦，外层棕色而较粗糙，内层红棕色而油润，两层间有1条黄棕色的线纹。气香浓烈，味甜、辣。

品质优劣　药材以外表皮细致、皮厚体重、不破碎、含油量高、香气浓、甜味浓而微辛者为佳。

采收加工　当树龄10年以上，韧皮部已积成油层时可采剥，春、秋两季均可剥皮，以秋季8～9月采剥的品质为优。环剥皮按商品规格的长度稍长（41cm），将桂皮剥下，再按规格宽度略宽（8～12cm）截成条状。条产剥皮即在树上按商品规格的长宽稍大的尺寸画好线，逐条地从树上剥下来，用地坑焖油法或笋筐外罩薄焖制法进行加工。4～5月剥的称春桂，品质差，9月剥的称秋桂，品质佳。树皮晒干后称桂皮，加工产品有桂通、板桂、企边桂和油筒桂。

性味归经　辛、甘、大热。归肾、脾、心、肝经。

功能主治　补火助阳，引火归元，散寒止痛，

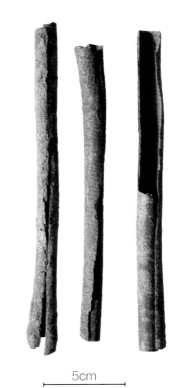

5cm

肉桂药材

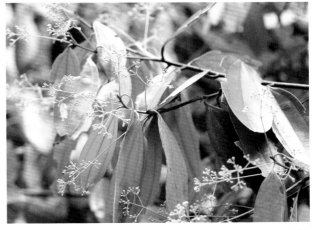

肉桂

温通经脉。用于阳痿宫冷，腰膝冷痛，肾虚作喘，虚阳上浮，眩晕目赤，心腹冷痛，虚寒吐泻，寒疝腹痛，痛经经闭。

贮　　藏　置阴凉干燥处保存，防走油。

朱砂

Zhusha

CINNABARIS

来　　源　为硫化物类矿物辰砂族辰砂，主含硫化汞（HgS）。

生境分布　形成于石灰岩、板岩、砂岩中。分布于湖南、湖北、四川、广西、云南、贵州。

道地产区　主产于湖南、湖北、四川、广西、贵州、云南等地。

性状特征　本品为粒状或块状集合体，呈颗粒状或块片状。鲜红色或暗红色，条痕红色至褐红色，具光泽。体重，质脆，片状者易破碎，粉末状者有闪烁的光泽。无臭，无味。

品质优劣　药材以色红、鲜艳、有光泽、透明、无细粉、不染手、无杂石者为佳。

采收加工　挖出矿石后，去掉杂石，用水淘洗，去净杂石与泥沙，并用磁铁吸净含铁的杂质。

性味归经　甘，微寒；有毒。归心经。

功能主治　清心镇惊，安神，明目，解毒。用于心悸易惊，失眠多梦，癫痫发狂，小儿惊风，视物昏花，口疮，喉痹，疮疡肿毒。

贮　　藏　用硬纸盒包装，并装入木箱。置干燥处保存，防潮。

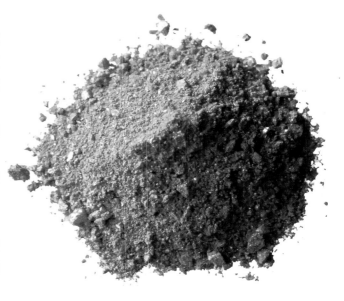

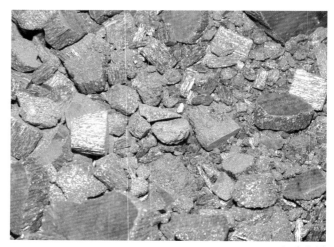

朱砂药材

朱砂根

Zhushagen

RADIX ARDISIAE CRENATAE

来　　源　为紫金牛科植物朱砂根*Ardisia crenata Sims*的干燥根。

生境分布　生于山坡林下或灌木丛中。分布于陕西、安徽、浙江、江西、福建、湖北、湖南、广西、广东、四川及云南等地。

道地产区　主产于陕西、广西。

性状特征　根簇生于略膨大的根茎上，呈圆柱形，略弯曲，长5～25cm，直径2～10mm。表面棕褐色或灰棕色，具多数纵皱纹及横向或环状断裂痕，皮部与木部易分离。质硬而脆，易折断，折断面不平坦，皮部厚，约占断面的一半，类白色或浅紫红色，木部淡黄色。气微，味微苦、辛，有刺舌感。

品质优劣　药材以粗壮、皮厚、表面颜色深者为佳。

采收加工　秋季采挖，切碎，晒干。

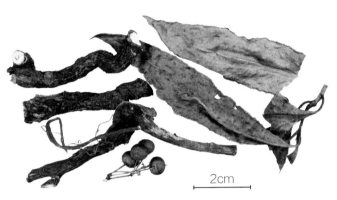

朱砂根药材

性味归经　微苦、辛，平。归肺、肝经。

功能主治　解毒消肿，活血止痛，祛风除湿。用于咽喉肿痛，风湿痹痛，跌打损伤。

贮　　藏　置阴凉干燥处保存。

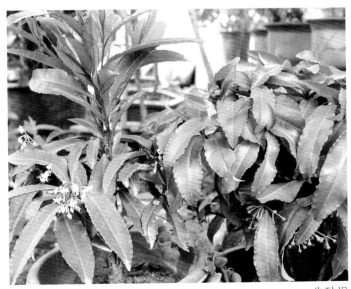

朱砂根

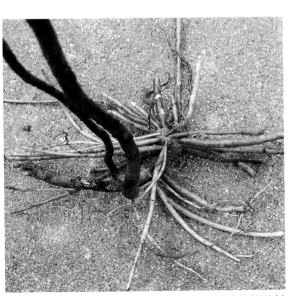

朱砂根鲜药材

竹节参

Zhujieshen

RHIZOMA PANACIS JAPONICI

来　　源　为五加科植物竹节参*Panax japonicus* C. A. Mey. 的干燥根茎。

生境分布　野生于海拔1 800～2 600m的山谷阔叶林中。分布于陕西、甘肃、安徽、浙江、江西、福建、河南、湖南、湖北、广西、四川、云南、贵州、西藏等地。

道地产区　主产于云南、四川、贵州等地。

性状特征　根茎呈竹鞭状，扁圆柱形，稍弯曲，长5～22cm，直径0.8～2.5cm，节密集，节间长0.8～2cm，每节上方有一圆形深陷的茎痕，表面灰棕色或黄褐色，粗糙，有致密的纵皱纹和根痕。质硬脆，易折断，断面较平坦，黄白色至淡黄色，有多个淡黄色维管束点痕，排列成圈。气微香，味苦、微甜。

品质优劣　药材以条粗、质硬、断面色黄白者为佳。

采收加工　9～10月挖取根茎，除去须根，洗净泥土，晒干或烘干。

性味归经　甘、微苦，温。归肝、脾、肺经。

功能主治　散瘀止血，消肿止痛，祛痰止咳，补虚强壮。用于痨嗽咯血，跌仆损伤，咳嗽痰多，病后虚弱。

贮　　藏　置干燥通风处保存，防虫蛀。

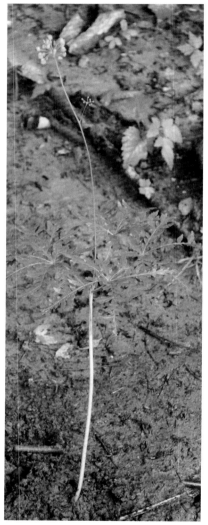

竹节参地上部分

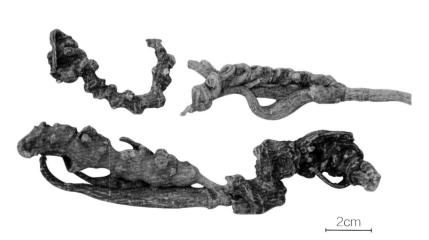

2cm

竹节参药材

竹茹

Zhuru

CAULIS BAMBUSAE IN TAENIA

来　　源　为禾本科植物青秆竹*Bambusa tuldoides* Munro、大头典竹*Sinocalamus beecheyanus*（Munro）Mc-Clure var. *pubescens* P.F.Li 或淡竹*Phyllostachys nigra*（Lodd.）Munro var. *henonis*（Mitf.）Stapf ex Rendle 的茎秆的干燥中间层。

生境分布

1. 青秆竹　多生于平地、丘陵，分布于广东、广西。

2. 大头典竹　生于山坡、平地或路旁，分布于广东、海南及广西。

3. 淡竹　多生于丘陵及平原，分布于黄河流域至长江流域间以及陕西秦岭等地，尤以江苏、浙江、安徽、河南、山东等地较多。

道地产区　主产于江苏、安徽、浙江、江西。

性状特征　本品呈薄带片或丝状，常缠结成团或作刨花状，长短不一，厚约0.5mm；薄带片的宽度5～7mm，全体显青黄色，表面稍粗糙，纤维性，刨下面平滑，有纵直的细纹理。质轻而强韧；折断面粗纤维性。气微弱，味微甜。

品质优劣　药材以质轻而韧性强、折断面纤维性强者为佳。

采收加工　全年可采，以冬至采伐当年之新竹为宜，将淡竹截成60cm左右，用特制刮刀刮取，先将外层表皮刮去后，再刮取第二层成丝条，或削成薄片，捆扎成束，阴干。前者称"散竹茹"，后者称"齐竹茹"。其内层黄白色者质次。

性味归经　甘、微寒。归肺、胃、心、胆经。加归心、胆经。

功能主治　清热化痰，除烦，止呕。用于痰热咳嗽，胆火挟痰，惊悸不宁，心烦失眠，中风痰迷，舌强不语，胃热呕吐，妊娠恶阻，胎动不安。

贮　　藏　本品受潮易发霉、虫蛀，应置干燥通风处保存。

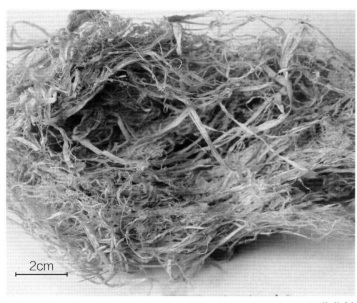
竹茹药材

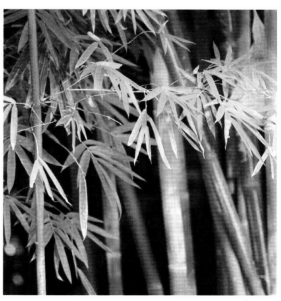
青秆竹

延胡索（元胡）

Yanhusuo

RHIZOMA CORYDALIS

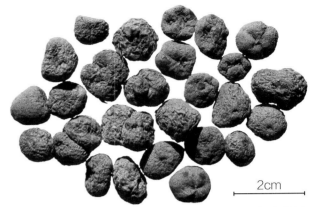

延胡索药材

来　源　为罂粟科植物延胡索*Corydalis yanhusuo* W. T. Wang 的干燥块茎。

生境分布　生于山地或草丛中，多为栽培。主产于浙江。现今湖南、湖北、江苏等地也有引种栽培。

道地产区　主产于浙江的东阳、盘安、永康一带。

性状特征　块茎为不规则扁圆形，有的呈倒圆锥形，直径0.5～2cm。表面灰黄色或黄棕色，有不规则网状细皱纹，表皮脱落显灰棕色。上端凹陷，有茎痕，底部中央稍凹陷呈脐状，底部常有疙瘩状或圆锥状突起。质坚硬而脆，破碎处或断面金黄色或淡黄色，边缘角质样，具蜡样光泽。气微，味极苦。

品质优劣　药材以个大、色黄、质坚、饱满、断面金黄色者为佳。

采收加工　野生品或栽培品均于立夏后茎叶枯萎时采挖。搓掉浮皮，洗净，按不同大小分别放入开水中烫至内无白心、中心呈黄色时，全部一次捞出，晒干。

性味归经　辛、苦，温。归肝、脾经。

功能主治　活血，行气，止痛。用于胸胁、脘腹疼痛，胸痹心痛，经闭痛经，产后瘀阻，跌仆肿痛。

贮　藏　本品易虫蛀、发霉变色，应置干燥通风处保存。

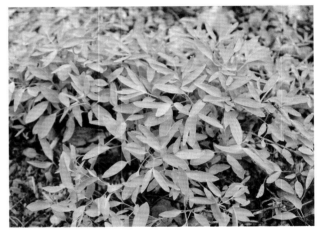

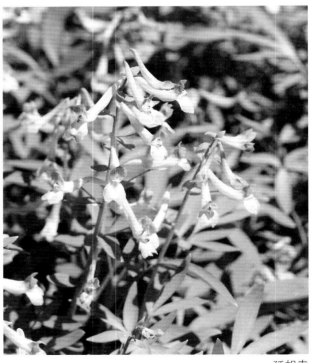

延胡索

华山参

Huashanshen

RADIX PHYSOCHLAINAE

来　　源　为茄科植物漏斗泡囊草*Physochlaina infundibularis* Kuang的干燥根。

生境分布　生于阴山坡、沟谷或草地。分布于陕西秦岭中部到东部、河南西部和南部、山西南部。

道地产区　主产于陕西。

性状特征　根呈长圆锥形或圆柱形，加重弯曲，有的有分枝，长10～20cm，直径1～2.5mm。先端常有1至数个根茎，其上有茎痕及疣状突起。表面棕褐色，有黄白色横长皮孔、须根痕及纵皱纹，上部有密集的环纹。质硬脆，断面不平坦，皮部狭窄，类白色，木部宽广，淡黄色，可见细密的放射状纹理。气微，味微苦，稍麻舌。

品质优劣　药材以体充实、断面色白者为佳。

采收加工　麦收后采挖，洗净，去粗皮，与适量甘草、麦冬、栀子、冰糖共煮后，晒干备用。

性味归经　甘、微苦，温；有毒。归肺、心经。

功能主治　温肺祛痰，平喘止咳，安神镇惊。用于寒痰喘咳，惊悸失眠。

贮　　藏　本品易虫蛀，应置干燥通风处保存。

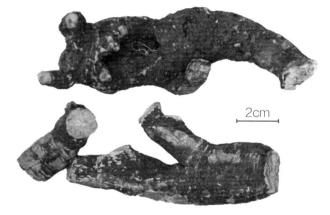

2cm

华山参药材

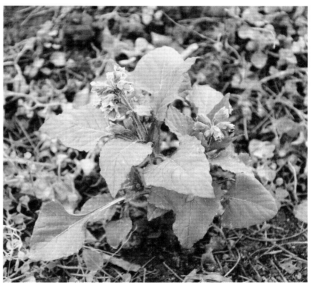

漏斗泡囊草

自然铜

Zirantong

PYRITUM

来　　源　为硫化物类矿物黄铁矿族黄铁矿。主含二硫化铁（FeS_2）。

生境分布　黄铁矿是地壳中分布最广的硫化物，可见于各种岩石和矿石中，但多由火山沉积和火山热液作用形成。外生成因的黄铁矿见于沉积岩、沉积矿石和煤层中。此处形成的黄铁矿多为致密块状和结核状者。分布于辽宁、河北、江苏、安徽、湖北、湖南、广东、四川、云南等地。

道地产区　主产于辽宁、四川、云南、广东。

性状特征　本品属等轴晶系，多呈方块形，直径0.2～2.5 cm；表面亮黄色，有金属光泽，有的表面显棕褐色，无金属光泽；具棕黑色或墨绿色细条纹及砂眼，立方体相邻晶面上条纹相互垂直；条痕绿黑色或棕红色；体重，质坚硬或稍脆，易砸碎，断面黄白色，有金属光泽或棕褐色，可见银白色亮星。无嗅无味。

品质优劣　以色黄、质重、表面光滑、断面白亮者为佳。

采收加工　采挖后，拣净杂石及有黑锈者，选黄色明亮的入药。

性味归经　辛，平。归肝经。

功能主治　散瘀止痛，续筋接骨。用于跌打损伤，筋骨折伤，瘀肿疼痛。

贮　　藏　放罐内或木箱密封，置干燥处保存，防灰尘，防潮湿。

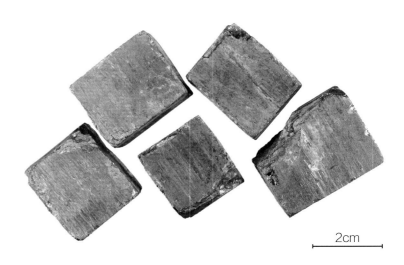

2cm

自然铜药材

伊贝母

Yibeimu

BULBUS FRITILLARIAE PALLIDIFLORAE

来　　源　为百合科植物新疆贝母*Fritillaria walujewii* Regel或伊犁贝母*Fritillaria pallidiflora* Schrenk 的干燥鳞茎。

生境分布　生于海拔1 200～2 500m的山坡草丛或灌林中。新疆北部多有分布。

道地产区　新疆贝母主产于新疆的天山地区和乌鲁木齐、巩留、昭苏一带。伊犁贝母主产于新疆西北部的伊宁、绥定、霍城等地。

性状特征　按植物来源分为以下两种：

1. 新疆贝母　呈扁球形，高0.5～1.5cm。表面类白色，光滑。外层鳞叶2瓣，月牙形，肥厚，大小相近而紧靠。顶端平展而开裂，基部圆钝，内有较大的鳞片及残茎、心芽各1枚。质硬而脆，断面白色，富粉性。气微，味微苦。

2. 伊犁贝母　呈圆锥形，较大。表面稍粗糙，淡黄白色。外层鳞叶两瓣，心脏形，肥大，一片较大或近等大，抱合。顶端稍尖，少有开裂，基部微凹陷。

品质优劣　两种贝母均以质重坚实、粉性足、味苦者为佳。

采收加工　5～7月采挖，洗净，晒干或烘干，再去须根及外皮。

性味归经　苦、甘，微寒。归肺、心经。

功能主治　清热润肺，化痰止咳。用于肺热燥咳，干咳少痰，阴虚劳嗽，咳痰带血。

贮　　藏　置阴凉干燥处保存，防虫蛀。

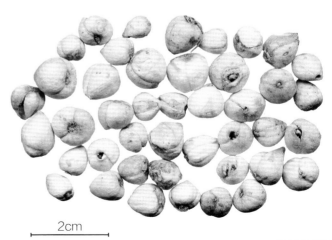

2cm

伊贝母药材

血竭

Xuejie

SANGUIS DRAXONIS

来　　源　为棕榈科植物麒麟竭 *Daemonorops draco* Bl. 果实渗出的树脂经加工制成。

生境分布　生于低湿潮热地区。分布于印度尼西亚的爪哇、苏门答腊、婆罗洲等处。

道地产区　主要依靠进口，现云南也有出产。

性状特征　本品略呈类圆四方形或方砖形，表面暗红，有光泽，附有因摩擦而成的红粉。质硬而脆，破碎面红色，研粉为砖红色。气微，味淡。在水中不溶，在热水中软化。

品质优劣　以表面色黑、似血、火燃呛鼻者为佳。

采收加工　原产地采收藤竭原植物的成熟果实，充分晒干，加贝壳同入笼中，强力振摇，松脆的红色树脂即脱落，筛去果实鳞片等杂质，用布包起树脂，入热水中使软化成团，取出放冷，即得。

性味归经　甘、咸，平。归心、肝经。

功能主治　活血定痛，化瘀止血，生肌敛疮。用于跌打损伤，心腹瘀痛，外伤出血，疮疡不敛。

贮　　藏　木箱包装。置干燥处保存。

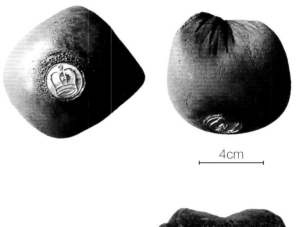

4cm

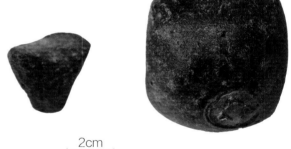

2cm

血竭药材

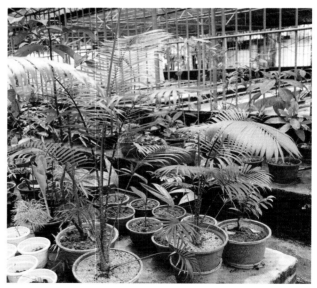

麒麟竭

全蝎

Quanxie

SCORPIO

来　　源　为钳蝎科动物东亚钳蝎*Buthus martensii* Karsch 的干燥体。

生境分布　野生或饲养。喜穴居于墙缝和向阳腔坡地的石隙潮湿阴暗处。分布于河南、山东、河北、辽宁、湖北、安徽、云南、浙江、江苏、陕西等地。

道地产区　主产于河南南阳、禹州、鹿邑，山东益都等地。

性状特征　本品头胸部与前腹部呈扁平长椭圆形，后腹部呈尾状，皱缩弯曲，完整者体长约6cm。头胸部呈绿褐色，前面有1对短小的螯肢及1对较长大的钳状脚须，形似蟹螯，背面覆有梯形背甲，腹面有足4对，均为7节，末端各具2爪钩；前腹部由7节组成，第7节色深，背甲上有5条隆脊线。背面绿褐色，后腹部棕黄色，6节，节上均有纵沟，末节有锐钩状毒刺，毒刺下方无距。气微腥，味咸。

品质优劣　商品按加工不同，分为淡全虫、盐全虫两种。按产地分为会全虫（河南禹州）、东全虫（山东）两种。药材均以身干、色黄、完整、腹中无杂者为佳。

采收加工　野生蝎由仲春至初秋捕捉，清明至谷雨前后捕捉者称为"春蝎"，此时未含泥土，品质较佳，夏季捕捉者称"伏蝎"。饲养蝎隔年收捕1次，一般在秋季晚上用灯光诱捕，待蝎子出洞后用竹筷子挟入光滑的瓷盆内，或在洞口用盆盛着，倒入缸内，将捕得的活蝎放入清水中或淡盐水中使其吐出泥土。再倒入锅内，水以盖没蝎子为度，每千克蝎子加食盐200～300g，加热煮至蝎脊背显出抽沟、全身僵挺为度，捞出，摊放在草席上，置通风处阴干，不能日晒，否则即起盐霜。

另有方式：捕捉后，除去泥沙，置沸水或沸盐水中，煮至全身僵硬，捞出，置通风处，阴干。

性味归经　辛、平；有毒。归肝经。

功能主治　息风镇痉，通络止痛，攻毒散结。用于肝风内动，痉挛抽搐，小儿惊风，中风口歪，半身不遂，破伤风，风湿顽痹，偏正头痛，疮疡，瘰疬。

贮　　藏　木箱装，内衬防潮油纸，密封保存。本品易虫蛀、发霉、变色，应置阴凉干燥处保存。

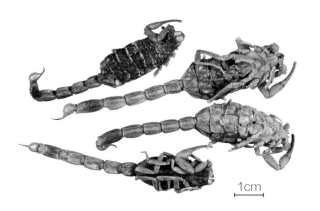

1cm

全蝎药材

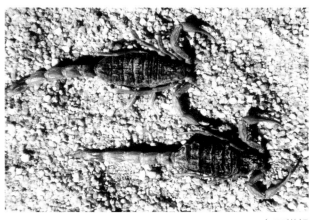

东亚钳蝎

合欢皮

Hehuanpi

CORTEX ALBIZIAE

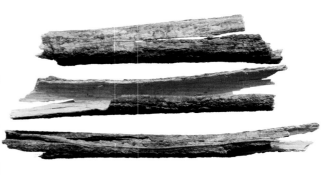

5cm

合欢皮药材

来　　源　为豆科植物合欢*Albizia julibrissin* Durazz.的干燥树皮。

生境分布　生于山谷、林缘及坡地，南北多有栽培。分布于辽宁、河北、陕西、甘肃、宁夏、新疆、山东、江苏、安徽、江西、福建、河南、湖北、湖南、广西、广东、四川、贵州和云南等地。

道地产区　主产于湖北、江苏等地。

性状特征　本品呈卷曲筒状或半筒状，长40～80cm，厚0.1～0.3cm。外表面灰棕色至灰褐色，稍有纵皱纹，有的呈浅裂纹，密生明显的椭圆形横向皮孔，棕色或棕红色，偶有突起的横棱或较大的圆形枝痕，常附有地衣斑；内表面淡黄棕色或黄白色，平滑，有细密纵纹。质硬而脆，易折断，断面呈纤维性片状，淡黄棕色或黄白色。气微香，味淡、微涩、稍刺舌，而后喉头有不适感。

品质优劣　药材以身干、皮细嫩、无栓皮、皮孔明显者为佳。

采收加工　夏、秋两季剥取，晒干。

性味归经　甘，平。归心、肝、肺经。

功能主治　解郁安神，活血消肿。用于心神不安，忧郁失眠，肺痈，疮肿，跌仆伤痛。

贮　　藏　本品受潮易发霉，应防潮，置干燥通风处保存。

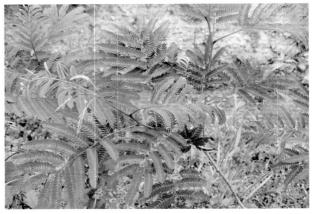

合欢树

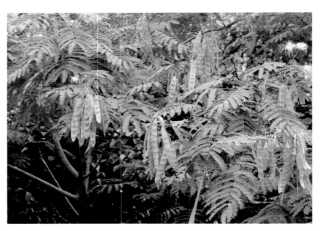

合欢果

合欢花

Hehuanhua

FLOS ALBIZIAE

来　　源　同"合欢皮"。

生境分布　同"合欢皮"。

道地产区　主产于浙江、安徽、江苏、四川等地。

性状特征　干燥的花序，皱缩成团，泡如棉絮，每朵小花长0.8～1cm，呈弯曲状，淡黄棕色至淡黄褐色，具细梗。花萼筒状，先端有5小齿；花冠筒长约为萼筒的2倍，先端5裂，裂片披针形；雄蕊多数，花丝细长，下部合生，上部分离，伸出花冠筒外，常交织紊乱。气微香，味淡。合欢米，即干燥的花蕾，为青绿色，不分瓣。

品质优劣　药材以花蕾花瓣整齐少损、色泽黄褐或绿黄、有清香气者为佳。

采收加工　夏季花开时择晴天采收或花蕾形成时采收，及时晒干。

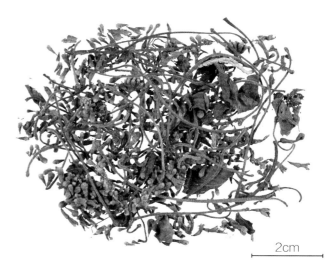

2cm

合欢花药材

性味归经　甘，平。归心、肝经。

功能主治　解郁安神。用于心神不安，忧郁失眠。

贮　　藏　置干燥通风处保存。

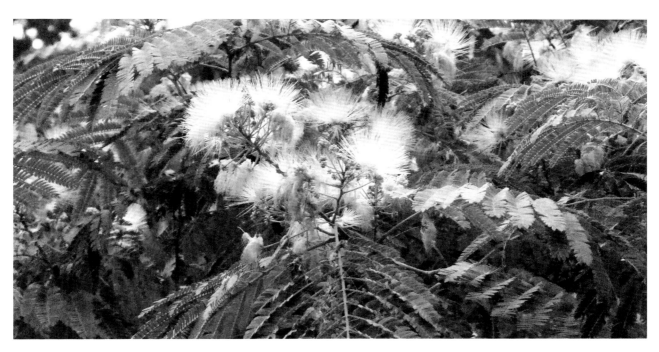

合欢花

决明子

Juemingzi

SEMEN CASSIAE

来　　源　为豆科植物决明*Cassia obtusefolia* L.
或小决明*Cassia tora* L.的干燥成熟种子。

生境分布　全国广大地区有栽培。

道地产区　主产于安徽、广西、四川等地。

性状特征　按植物来源不同分为以下两种：

1. 决明　种子呈四棱状圆柱形，两端呈平行状
倾斜，其中一端钝圆或平截，另一端斜尖似马蹄。
长3～6mm，宽2～4mm。表面棕绿色或暗棕色，平
滑，有光泽，背腹面各有1条凸起的深色棱线，棱线
两侧面各有1条淡黄棕色，斜向对称的线形凹纹。质
坚硬，不易破碎。横切面可见灰白色胚乳，中间有
两片呈S形折曲的黄色子叶，种皮薄。完整的种子无
臭，破碎后有微弱豆腥气，味微苦，稍带黏性。

2. 小决明　种子呈短圆柱形，长3～5mm，宽
2～3mm，棱线两侧面各有1条较宽的浅黄棕色带。

品质优劣　药材均以身干、颗粒均匀、饱满、
绿棕色者为佳。

采收加工　9～10月、果实成熟后、荚果变黄褐
色时采收，将全株割下晒干，打下种子即可。

性味归经　甘、苦、咸，微寒。归肝、大肠
经。

功能主治　清热明目，润肠通便。用于目赤涩
痛，羞明多泪，头痛眩晕，目暗不明，大便秘结。

贮　　藏　置阴凉干燥处保存。

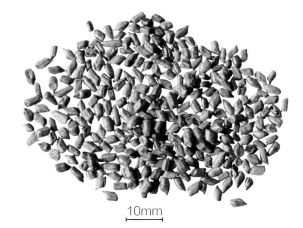

10mm

决明（子）药材

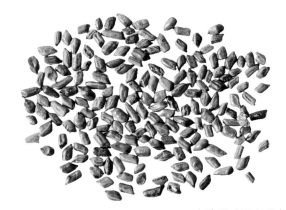

小决明（子）药材

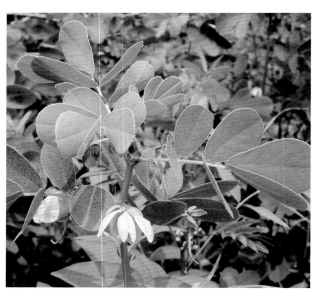

决明

关黄柏

Guanhuangbo

CORTEX PHELLODENDRI AMURENSIS

来　　源　为芸香科植物黄檗*Phellodendron amurense* Rupr. 的干燥树皮。

生境分布　生于山地杂木林中或山间河谷等处，分布于我国东北、华北及宁夏等地。

道地产区　主产于辽宁、吉林、河北。此外，黑龙江和内蒙古亦产。

性状特征　药材呈大小不等的板片状，厚2～4mm，栓皮多已剥离或有时留存，外表灰白色，皮孔不明显，无栓皮处呈绿黄色至黄棕色，内表面淡绿色，较粗糙，用放大镜观察，细点状突起众多。质较松，折断面纤维性，淡黄色而稍带绿色，往往分层作裂片状。气微而味苦。

品质优劣　药材商品均以皮厚、色鲜黄、无栓皮者为佳。

采收加工　立夏至夏至之间采收。在伐倒的树干上，先横切，再纵切，剥下树皮，趁鲜刮去粗皮，晒干，或切丝晒干。

性味归经　苦，寒。归肾、膀胱经。

功能主治　清热燥湿，泻火除蒸，解毒疗疮。用于湿热泻痢，黄疸尿赤，带下阴痒，热淋涩痛，脚气痿躄，骨蒸劳热，盗汗，遗精，疮疡肿毒，湿疹湿疮。盐关黄柏滋阴降火。用于阴虚火旺，盗汗骨蒸。

贮　　藏　本品易虫蛀、发霉、变色，应置干燥通风处保存。

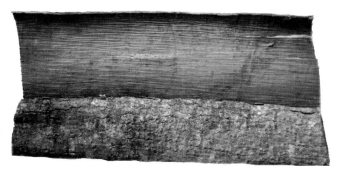

3cm

关黄柏药材

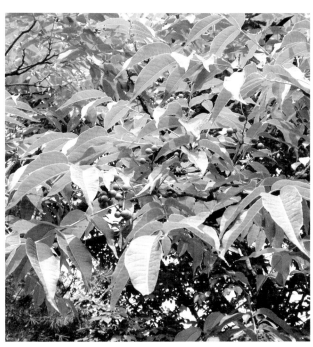

黄檗

灯心草

Dengxincao

MEDULLA JUNCI

来　　源　为灯心草科植物灯心草*Juncus effusus* L.的干燥茎髓。

生境分布　生于原野潮湿地带及沟渠旁边。全国各地均有分布。

道地产区　主产于江苏、四川。以苏州产者品质最优。

性状特征　细圆柱形，长达90cm，直径0.1～0.3cm。表面白色或淡黄白色，有细纵纹。体轻，质软，略有弹性，易折断，断面白色。气微，味淡。

品质优劣　药材以色白、条长、粗细均匀、有弹性者为佳。

采收加工　夏末至秋季割取茎，晒干，取出茎髓，理直，扎成小把。

性味归经　甘、淡，微寒。归心、肺、小肠经。

功能主治　清心火，利小便。用于心烦失眠，尿少涩痛，口舌生疮。

贮　　藏　麻袋扎装，或用纸箱装，置阴凉干燥处，防尘保存。

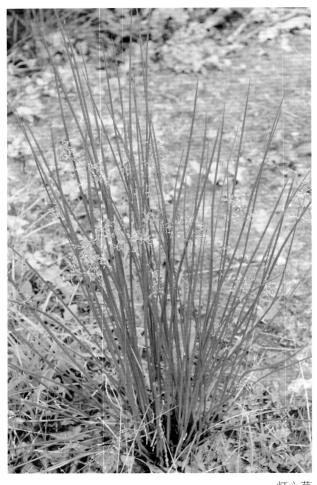

灯心草

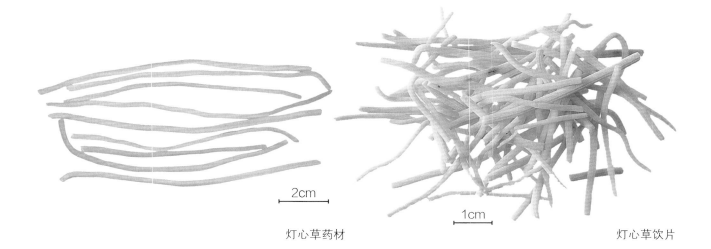

2cm

灯心草药材

1cm

灯心草饮片

灯盏细辛（灯盏花）

Dengzhanxixin

HERBA ERIGERONTIS

来　　源　为菊科植物短葶飞蓬*Erigeron breviscapus*（Vant.）Hand.−Mazz.的干燥全草。

生境分布　生于1 200～3 500m的山地疏林下、草丛和向阳坡地。分布于江苏、四川、云南等地。

道地产区　主产于江苏苏州、吴县，四川武胜，云南陆良、富民、师宗、鲁甸等地。

性状特征　本品长15～25cm。根茎长1～3cm，直径0.2～0.5cm；表面凹凸不平，着生多数圆柱形细根，直径约0.1cm，淡褐色至黄褐色。茎圆柱形，长14～22cm，直径0.1～0.2cm；黄绿色至淡棕色，具细纵棱线，被白色短柔毛；质脆，断面黄白色，有髓或中空。基生叶皱缩、破碎，完整者展平后呈倒卵状披针形、匙形、阔披针形或阔倒卵形，长1.5～9cm，宽0.5～1.3cm；黄绿色，先端钝圆，有短尖，基部渐狭，全缘；茎生叶互生，披针形，基部抱茎。头状花序顶生。瘦果扁倒卵形。气微香，味微苦。

品质优劣　药材以色白、条长、粗细均匀、有弹性者为佳。

采收加工　秋季茎叶茂盛花开时采收，洗净，鲜用或晒干备用。

性味归经　辛、微苦，温。归心、肝经。

功能主治　活血通络止痛，祛风散寒。用于中风偏瘫，胸痹心痛，风湿痹痛，头痛，牙痛。

贮　　藏　置阴凉干燥处，防尘保存。

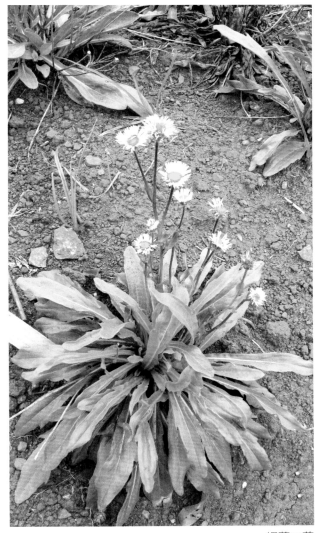

短葶飞蓬

安息香

Anxixiang

BENZOINUM

来　　源　为安息香科植物白花树*Styrax ton-kinensis*（Pierre）Craib ex Hart. 的干燥树脂。

生境分布　生于气候温暖、较潮湿、土壤疏松而肥沃、土层深厚、微酸性、排水良好的山坡或山谷、疏林中及林缘。原分布于南亚热带地区，现国内云南、贵州、广东、广西、福建、湖南、江西等地也有引种栽培。

道地产区　主产于泰国、老挝、越南、印度尼西亚等国家。

性状特征　为不规则的小块，稍扁平，常黏结成团块，表面橙黄色，具蜡样光泽（自然出脂）；或为不规则的圆柱状、扁平块状，表面灰白色至淡黄色（人工割脂）。质脆，易碎，断面平坦，白色。放置后逐渐变为淡黄棕色至红棕色。加热可软化熔融。气芳香，味微辛，嚼之有沙粒感。

品质优劣　药材以表面黄棕色、断面乳白色、多油润、香气浓郁者为佳。

采收加工　于4～6月、雨少干燥高温的气候条件下采割，用利刀在树龄6年以上者或胸高直径在10cm以上的树干四周进行割脂，先从距地面40～50cm高度割起，每圆周割等距离倒三角形或V字形伤口数个，深达木质部，割口数及面积大小视树干大小而定，以不影响植株生长发育为原则。割后7～10日，可见伤口处流出少许黄色树汁，将其取下后，渐流出白色香树脂，待其干润采集。此后，每隔一定时期在各自伤口上方约相距10cm再割新伤口。7～8月雨季要轻割或停割，9月初再割，均以最

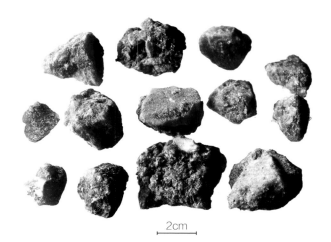

2cm

安息香药材

先流出而凝固成乳白色香树脂者质最佳，久之其表面变成淡黄色至黄棕色，少数呈红棕色，均可供药用。

性味归经　辛、苦，平。归心、脾经。

功能主治　开窍醒神，行气活血，止痛。用于中风痰厥，气郁暴厥，中恶昏迷，心腹疼痛，产后血晕，小儿惊风。

贮　　藏　本品易失香气，受热易软化熔融，应密闭，置阴凉干燥处保存，要避光防热。

防己

Fangji

RADIX STEPHANIAE TETRANDRAE

来　　源　为防己科植物粉防己*Stephania tetrandra* S. Moore 的干燥根。

生境分布　生于山坡、丘陵地带的草丛及灌木林缘。分布于我国长江流域以南各地。

道地产区　主产于浙江、江西、安徽等地。

性状特征　块根呈圆柱形、半圆柱形块状或块片状，常弯曲如结节样，弯曲处有缢缩的横沟，长3～15cm，直径2～5cm。表面灰棕色，有细皱纹，具明显的横向突起的皮孔，去栓皮的药材表面淡灰黄色。体重，质坚实，断面平坦，灰白色至黄白色，富粉性，有排列稀疏的放射状纹理；纵剖面有筋脉状弯曲纹理。气微，味苦。

品质优劣　药材以身干、质坚实、粉性大者为佳。

采收加工　四季可采，以秋季白露采为好。洗净泥土，切断，粗根对半剖开，晒干备用或鲜用。

性味归经　苦、寒。归膀胱、肺经。

功能主治　祛风止痛，利水消肿。用于风湿痹痛，水肿脚气，小便不利，湿疹疮毒。

贮　　藏　本品易虫蛀、发霉，应防潮，置干燥通风处保存。

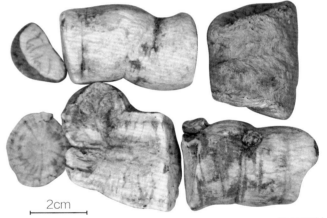

2cm

防己药材

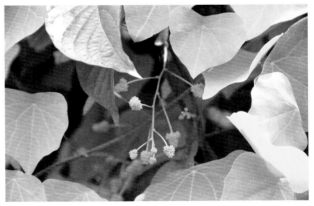

粉防己

防风

Fangfeng

RADIX SAPOSHNIKOVIAE

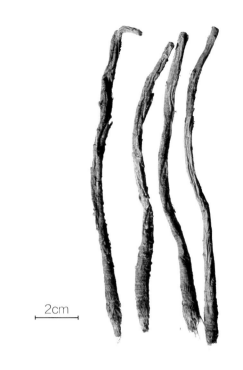

2cm

防风药材

来　　源　为伞形科植物防风*Saposhnikovia divaricata*（Turcz.）Schischk. 的干燥根。

生境分布　生于草原或多石砾的山坡上。分布于我国东北、河北、内蒙古、陕西、山东等地。

道地产区　主产于我国东北、河北、内蒙古、陕西、山东等地。

性状特征　本品的商品药材有野生和栽培，其性状有所区别。

1. 野生种　多为长圆锥形，粗细不均，少分枝，长20～30cm，直径0.5～1.5cm；表面灰黄色或灰棕色，粗糙，有纵皱纹，有横长皮孔突点及点状突出细根痕；头端有明显密集的环状叶痕，呈蚯蚓头状，有毛状叶柄残基；质松软，断面不整，皮部浅棕色，有裂隙，菊花心、红眼圈明显；木质部浅黄色。气浓烈，味微甘而辛、涩。

2. 栽培种　多为长圆柱形，粗壮有分枝，长15～30cm，直径0.6～2cm；头端有稀疏的环状叶痕和毛状叶柄残基；表面黄白色，稍粗糙，有纵皱纹，有横长皮孔突点及点状突出细根痕。质较重硬，断面较平。皮部类白色，裂隙不明显，菊花心、红眼圈不明显；木质部浅黄色。气稍淡，味微甘。

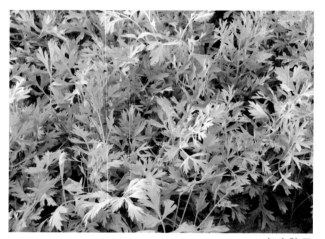

一年生防风

品质优劣　药材以根茎粗长，芦下头径6mm、长15cm以上，无分枝，断面皮部浅棕色，木部浅黄色者为佳。

采收加工　种植1年后收获，慢的2～3年。春季或秋季开花前采挖，去除残茎、须根、泥土，晒至八九成干时，捆成小把晒干或烤干。

性味归经　辛、甘，微温。归膀胱、肝、脾经。

功能主治　祛风解表，胜湿止痛，止痉。用于感冒头痛，风湿痹痛，风疹瘙痒，破伤风。

贮　　藏　易虫蛀、发霉，应防潮，置阴凉干燥处保存。

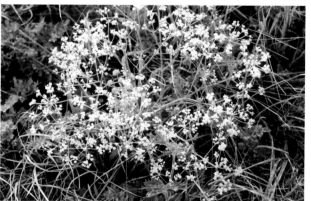

防风花

红大戟

Hongdaji

RADIX KNOXIAE

来　　源　为茜草科植物红大戟 *Knoxia valerianoides* Thorel et Pitard的干燥块根。

生境分布　生于低山坡草丛中半阴半阳处。分布于福建、广西、广东及云南等地。

道地产区　主产于广西、广东、福建、云南等地。

性状特征　干燥的药材，多单独散在而不分枝，呈圆锥形或纺锤形，外表灰棕色至红棕色，多扭转的皱纹，通体长6～10cm，直径0.6～1cm，弯曲不直如兽牙状，有时可见横生的皮孔及支根残基或支根痕，顶端有地上茎痕。质坚硬而脆，易折断，断面不平坦，呈红褐色至棕黄色，故商品通常称之为"红牙大戟"，或简称"红大戟"。气微，味辣而刺喉。

品质优劣　药材以根条大、肥壮、颜色紫红、坚实而无须根者为佳。

采收加工　夏、秋两季挖根，除去茎及须根，洗净、晒干，或用开水烫过，则易晒干。

性味归经　苦，寒；有小毒。归肺、脾、肾经。

功能主治　泻水逐饮，消肿散结。用于水肿胀满，胸腹积水，痰饮积聚，气逆咳喘，二便不利，痈肿疮毒，瘰疬痰核。

贮　　藏　一般不易变质，受潮易发霉，应置干燥通风处保存。

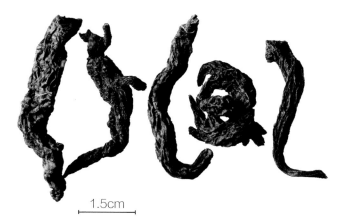

1.5cm

红大戟药材

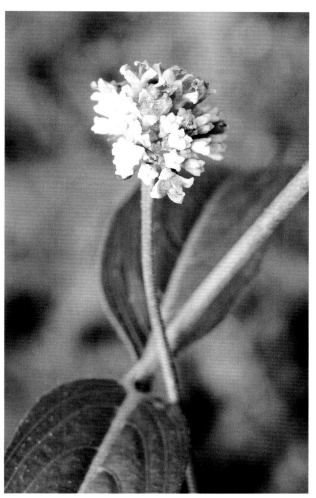

红大戟

红花

Honghua

FLOS CARTHAMI

来　　源　为菊科植物红花*Carthamus tinctorius* L.的干燥花。

生境分布　全国各地广有栽培。

道地产区　主产于河南、新疆、安徽、四川等地。

性状特征　花多聚集成皱缩弯曲不规则的团块或散在。表面橙红色、红色或红黄色，纤细如毛（故产地习称"红花毛"）。单个花朵长1.5～2cm。上端花冠呈细长管状，基部线形，黄色、红色或橙色，采集时已断去。先端5裂，裂片呈狭线形，长5～7mm，直径约1.5mm。顶端渐尖，色略浅。雄蕊5枚，花药聚合成筒状，黄色或微棕黄色。柱头长圆柱形，顶端微分叉，露出花药筒外。质柔软。具特异香气，味微甘苦。用水泡后，水变金黄色，花不褪色。

品质优劣　药材以花冠长、色红、鲜艳者为佳。

采收加工　春栽当年、秋栽第2年5～6月即可收获，在开花期花色由黄变红时摘取管状花，注意勿伤基部的子房，除去杂质，采下的花应盖一层白纸在阳光下干燥，或阴干或微火烘干，此时质较软、色深红最佳。（采收花朵时，应趁早晨露水未干、苞叶锐刺较软时进行，但也不宜过早。）

性味归经　辛，温。归心、肝经。

功能主治　活血通经，散瘀止痛。用于经闭，痛经，恶露不行，癥瘕痞块，胸痹心痛，瘀滞腹痛，胁肋刺痛，跌仆损伤，疮疡肿痛。

贮　　藏　放缸内或箱内，置干燥处保存，防霉变、虫蛀、变色。

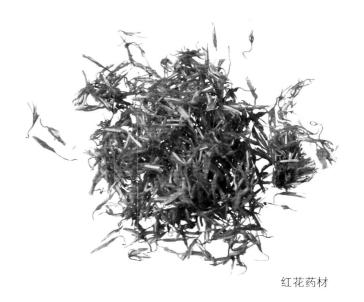

红花药材

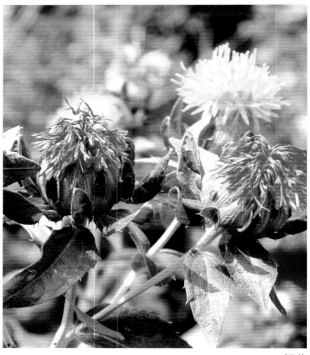

红花

红芪

Hongqi

RADIX HEDYSARI

来　　源　为豆科植物多序岩黄芪*Hedysarum polybotrys* Hand. −Mazz. 的干燥根。

生境分布　生于草坡、山地。分布于甘肃南部、宁夏及四川西北部。

道地产区　主产于甘肃的岷县、武都等地，宁夏、四川亦有产。

性状特征　药材呈长圆柱形，少分枝，上粗下细，长10～50cm，粗6～20cm。表面棕黄色或近于棕红色，有纵皱及少数支根痕；皮孔横向，浅黄色或暗黄色，略凸出；栓皮易剥落。质柔韧，断面纤维性强且富粉性，皮部棕白色，形成层呈棕色的环，木质部淡黄棕色，中心颜色较浅，有细致的类白色放射状纹理。气微弱而特异，味微甜，嚼之有豆腥气。

品质优劣　药材以身干、条粗长而直、皱纹少、粉性足、质坚实而绵、不易折断、味甜、无黑心者为佳。

采收加工　野生品秋季挖根，堆起发热，以使糖化，然后去掉茎基须根，晒至柔软，手搓再晒，直至全干。栽培品种植2～3年或3年以上可以采收。在寒露至霜降节气间，地上茎叶枯萎刨收，将根细心挖出，抖去泥土，晒至六七成，剪去须根，捆成小把，晒干。

性味归经　甘，微温。归肺、脾经。

功能主治　补气升阳，固表止汗，利水消肿，生津养血，行滞通痹，托毒排脓，敛疮生肌。用于气虚乏力，食少便溏，中气下陷，久泻脱肛，便血崩漏，表虚自汗，气虚水肿，内热消渴，血虚萎黄，半身不遂，痹痛麻木，痈疽难溃，久溃不敛。

贮　　藏　置阴凉干燥通风处保存，本品易虫蛀、发霉、变色。

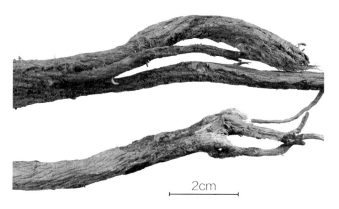

2cm

红芪药材

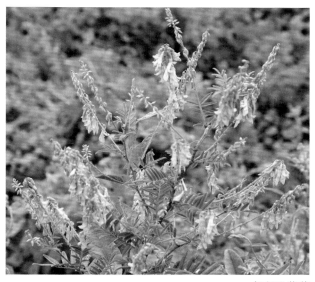

多序岩黄芪

红豆蔻

Hongdoukou

FRUCTUS GALANGAE

来　源　为姜科植物大高良姜*Alpinia galanga* Willd. 的干燥成熟果实。

生境分布　多生于山野沟谷阴湿林下或灌木丛和草丛中。分布于广西、广东、台湾、云南等地。

道地产区　主产于广东、广西。

性状特征　本品呈长球形，中部略细，长0.7～1.2cm，直径0.5～0.7cm。表面红棕色或暗红色，略皱缩，顶端有黄白色管状宿萼，基部有果梗痕。果皮薄，易破碎。种子6枚，扁圆形或三角状多面形，黑棕色或红棕色，外被黄白色膜质假种皮，胚乳灰白色。气香，味辛辣。

品质优劣　药材以粒大、饱满、不破碎、气味浓者为佳。

采收加工　野生品9～10月、果实近成熟时采收，晒干备用。栽培品11～12月果实略带红点，或

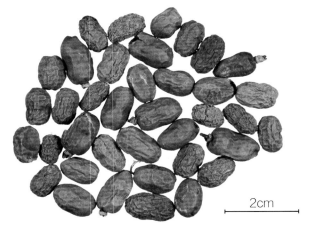

2cm

红豆蔻药材

刚发红时采收为宜；果实摊放阴凉干燥、通风的地方。

性味归经　辛，温。归脾、肺经。

功能主治　散寒燥湿，醒脾消食。用于脘腹冷痛，食积胀满，呕吐泄泻，饮酒过多。

贮　藏　用麻袋装，置阴凉干燥处保存。

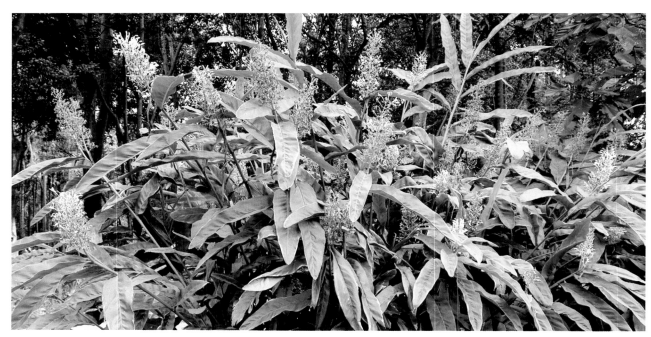

大高良姜

红参

Hongshen

RADIX ET RHIZOMA GINSENG RUBRA

来　　源　为五加科植物人参*Panax ginseng* C. A. Mey. 的栽培品经蒸制后的干燥根及根茎。

生境分布　同"人参"。

道地产区　同"人参"。

性状特征　主根纺锤形、圆柱形或扁方柱形，长3~10cm，直径1~2cm。表面红棕色，半透明，偶有不透明的暗黄褐色斑块，习称"黄马褂"，具纵沟、皱纹及细根痕；上部具断续的不明显环纹，下部支根2~3条，扭曲交叉。根茎长1~2cm，有茎痕及1~2条不定根。质硬脆，断面平坦，角质样。气微香、特异，味甜、微苦。

性味归经　甘、微苦，温。归脾、肺、心、肾经。

功能主治　大补元气，复脉固脱，益气摄血。用于体虚欲脱，肢冷脉微，气不摄血，崩漏下血。

贮　　藏　以木盒或锦盒包装，密闭，置干燥处保存，防虫蛀。

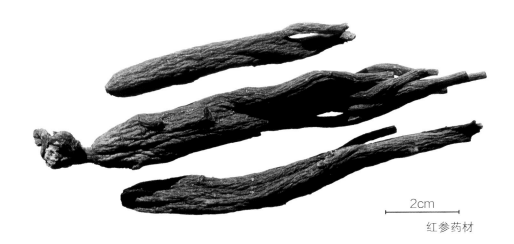

2cm

红参药材

红景天

Hongjingtian

RADIX ET RHIZOMA RHODIOLAE CRENULATAE

来　　源　为景天科植物大花红景天*Rhodiola crenulata*（Hook. f. et Thoms.）H.Ohba的干燥根及根茎。

生境分布　生于山地多石草地、高山干燥的沙质土壤中。分布于河北、山西、陕西、青海、西藏、新疆、四川、云南等地。

道地产区　主产于四川、西藏、青海。

性状特征　本品根茎呈圆柱形，粗短，略弯曲，少数有分枝，长5～20cm，直径2.9～4.5cm。表面棕色或褐色，粗糙有褶皱，剥开外表皮有1层膜质黄色表皮且具粉红色花纹；宿存部分老花茎，花茎基部被三角形或卵形膜质鳞片；节间不规则，断面粉红色至紫红色，有一环纹，质轻，疏松。主根呈圆柱形，粗短，长约20cm，上部直径约1.5cm，侧根长10～30cm；断面橙红色或紫红色，有裂隙。气芳香，味微苦涩，后甜。

品质优劣　药材以表面灰棕色、具较多芽眼突起、栓皮易脱落、质硬者为佳。

采收加工　早春或秋末采收，除去须根及泥土，晒干备用。

性味归经　甘、苦，平。归肺、心经。

功能主治　益气活血，通脉平喘。用于气虚血瘀，胸痹心痛，中风偏瘫，倦怠气喘。

贮　　藏　置干燥通风处保存，防潮，防蛀。

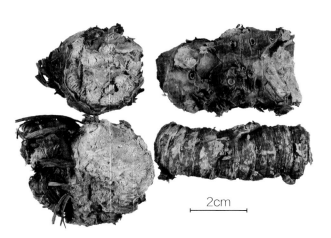

2cm

红景天药材

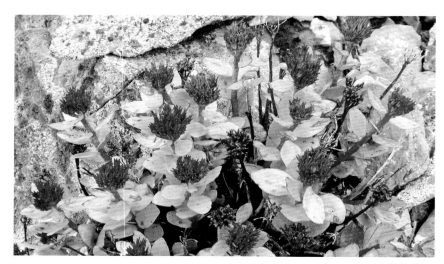

大花红景天

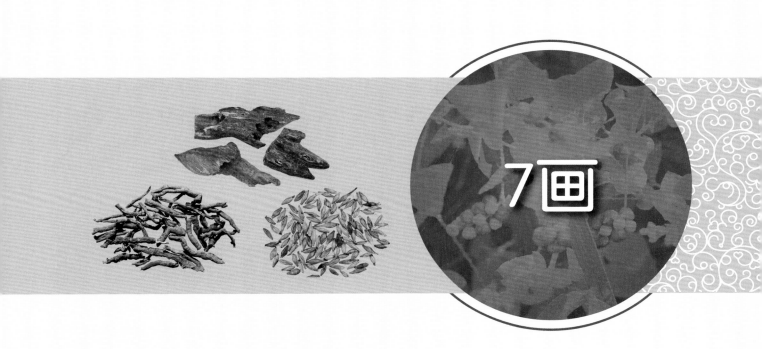

7画

麦冬

Maidong

RADIX OPHIOPOGONIS

来　　源　为百合科植物麦冬*Ophiopogon japonicus*（Thunb.）Ker-Gawl. 的干燥块根。

生境分布　栽培或野生于山林下、山沟溪旁及山坡草丛中。全国除东北外，大部分地区都有野生；浙江、四川栽培最广。

道地产区　商品有杭麦冬和川麦冬之分。杭麦冬主产于浙江杭州、余姚，江苏无锡、镇江；川麦冬主产于四川绵阳、三台等地。此外，贵州、云南、广西、安徽、湖南、湖北、河南等地也有出产。

性状特征

1. 杭麦冬　呈纺锤形，长2～4.5cm，中部直径4～6mm，两端钝尖，中部肥满，外表淡黄色，半透明，有不规则的纵皱纹，有时略带须根。本品未足干者全体柔软，而干燥者则质地坚硬。折断面呈黄白色，角质状，中央有细小的木心。气微香，味微甜。嚼之发黏。

2. 川麦冬　与上种相似，但较短粗，外表类黄白色或乳白色，有光泽，质地坚硬，香气较小，味淡，无黏性，品质较杭麦冬为次，但产量较大，因川麦冬栽培次年4月上旬即可采挖，而杭麦冬则生长时间较长，第2年6～7月采挖。

品质优劣　药材均以身干、个肥大、黄白色、半透明、质柔软、有香气、嚼之发黏者为佳。

采收加工　采收时期因地区各有不同。浙江于栽后第3年的小满到夏至采挖，四川在栽后第2年的清明至谷雨时节就可采收，野生麦冬在清明后采收，挖出块根后，洗净，晒干。

性味归经　甘、微苦，微寒。归心、肺、胃经。

功能主治　养阴生津，润肺清心。用于肺燥干咳，阴虚痨嗽，喉痹咽痛，津伤口渴，内热消渴，心烦失眠，肠燥便秘。

贮　　藏　本品易虫蛀、发霉，应放置阴凉通风处保存。

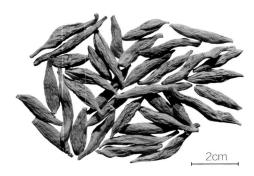

2cm

麦冬药材

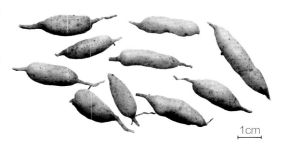

1cm

麦冬鲜药材

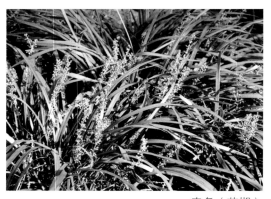

麦冬（花期）

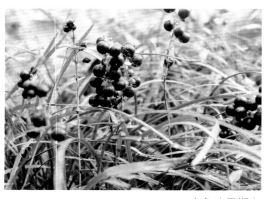

麦冬（果期）

麦芽

Maiya

FRUCTUS HORDEI GERMINATUS

来　源　为禾本科植物大麦*Hordeum vulgare* L. 的成熟果实经发芽干燥而得。

生境分布　全国各地均有栽培。以我国西部及北部各地栽培较多。

道地产区　主产于山东、河南、河北等地。

性状特征　颖果两端狭尖略呈梭形，长8～15mm，直径2.5～4.5mm。表面淡黄色，背面浑圆，为外稃包围，具5脉，先端长芒已断落；腹面为内稃包围，有1条纵沟。除去内外稃后，基部胚根处长出胚芽及须根，胚芽长披针状线形，黄白色，长约5mm，须根数条，纤细而弯曲。质硬，断面白色，粉性。气无，味微甘。

品质优劣　药材以质充实、色淡黄、有胚芽者为佳。

采收加工　全年皆可生产，以冬、夏两季生产较好。取干净的大麦，用水浸泡至六七成透，捞出，置能排水的容器内，盖好，每日淋水1次，保持湿度，至发芽长约3mm时取出，晒干即成。

性味归经　甘，平。归脾、胃经。

功能主治　行气消食，健脾开胃，回乳消胀。用于食积不消，脘腹胀痛，脾虚食少，乳汁郁积，乳房胀痛，妇女断乳，肝郁胁痛，肝胃气痛。生麦芽健脾和胃，疏肝行气。用于脾虚食少，乳汁郁积。炒麦芽行气消食回乳。用于食积不消，妇女断乳。焦麦芽消食化滞。用于食积不消，脘腹胀痛。

贮　藏　本品易虫蛀，应置干燥通风处保存，防受潮。

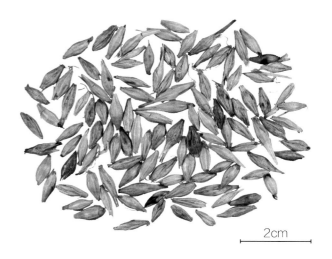

2cm

麦芽药材

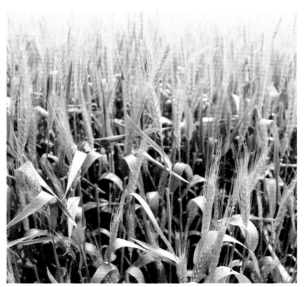

大麦

远志

Yuanzhi

RADIX POLYGALAE

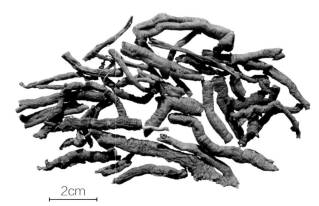

2cm

远志肉药材

来　　源　为远志科植物远志*Polygala tenuifolia* Willd. 或卵叶远志*Polygala sibirica* L. 的干燥根。

生境分布　生于山坡林下或草地上。分布于黑龙江、吉林、辽宁、河北、山西、内蒙古、陕西、甘肃、青海、宁夏、山东、安徽、江西、河南、湖南、四川等地。

道地产区　主产于山西、陕西、河北、河南等地。

性状特征　商品由于采集加工方式的不同而有远志筒（鹅管志筒）、远志肉与远志棍等规格。将根去净残茎、须根及泥土，晒至二三成干，然后在平板上来回搓，至皮肉与木心分离，再抽去木心，晒干。皮肉分成筒状故称"远志筒"，如抽不去木心，则将皮部剖开，去掉木心，称"远志肉"。过于细小而不能抽去木心者，即称为"远志棍"。

1. 远志筒　多呈圆筒状或呈中空的长管状，形如鹅毛管，故又有鹅管志筒之称。一般长5～15cm，直径0.3～1cm，拘挛不直，外皮灰色或灰黄色，粗糙，有些有细纵纹及细小的疙瘩状支根疤痕，并有深陷的横皱纹，略呈结节状，质脆易断，断面为黄白色，较平坦。微有青草气。

2. 远志肉　为将皮捶开而除去木心者，故剩下的皮部多为破碎品，其肉较薄，横纹较少。

3. 远志棍　多为不适于加工去心的细小远志根，均较细小，中心留有较坚硬淡黄色木心。

品质优劣　药材以身干、筒粗、色黄、肉厚、去净木心者为佳。一般认为，远志筒的质量最佳，远志棍的质量最次。

采收加工　栽培品于播种后2～3年采收，采收时期与野生品相同，均适宜在春季或秋季采挖，除去茎部及泥土，趁鲜抽去木质心，晒干。

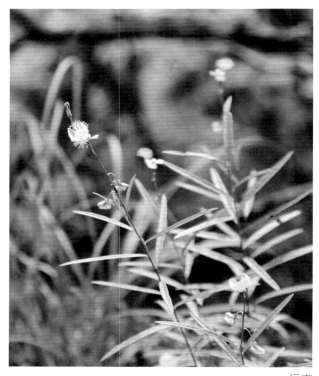

远志

性味归经　苦、辛，温。归心、肾、肺经。

功能主治　安神益智，交通心肾，祛痰，消肿。用于心肾不交引起的失眠多梦、健忘惊悸、神志恍惚，咳痰不爽，疮疡肿毒，乳房肿痛。

贮　　藏　本品易受潮发霉，应置干燥通风处保存。

赤小豆

Chixiaodou

SEMEN PHASEOLI

来　　源　为豆科植物赤小豆 *Phaseolus calcaratus* Roxb. 或赤豆*Phaseolus angularis* Wight的干燥成熟种子。

生境分布　赤小豆多为栽培，分布于江西、湖南、广东、广西等地。赤豆全国各地广为栽培。

道地产区　赤小豆主产于江西、广西、广东；赤豆全国大部分地区均产，多为栽培品。

性状特征

1. 赤小豆　种子圆柱形略扁，两端稍平截或圆钝。表面紫红色或暗红棕色，平滑，稍具光泽或无光泽；一侧有线形突起的种脐，偏向一端，白色，约为种子长度的2/3，中央凹陷成纵沟。另侧有一条不明显的种脊。质坚硬，不易破碎；种皮薄而脆，剖开后子叶2枚，乳白色，肥厚，培根细长，弯向一端。气微，味微甘，嚼之有豆腥味。

2. 赤豆　种子近矩圆形而稍扁，种皮赤褐色或稍淡，平滑有光泽，种脐位于侧缘上端，白色，不显著凸出，亦不凹陷；其他性状与赤小豆相似。

品质优劣　药材以赤小豆品质为好，但货源少，渐为赤豆代替。两者均以颗粒饱满、色紫红发暗者为佳。

采收加工　秋季荚果成熟而未开裂时拔取全株，晒干并打下种子，去杂质，晒干。

性味归经　甘、酸，平。归心、小肠经。

功能主治　利水消肿，解毒排脓。用于水肿胀满，脚气浮肿，黄疸尿赤，风湿热痹，痈肿疮毒，肠痈腹痛。

贮　　藏　本品易虫蛀，应置干燥通风处保存。

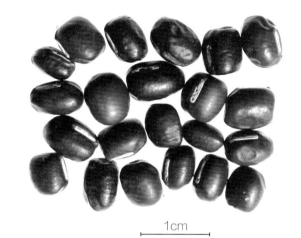

1cm

赤小豆药材

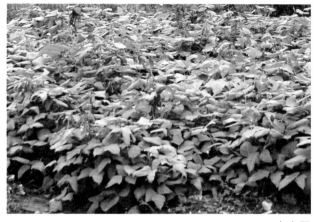

赤小豆

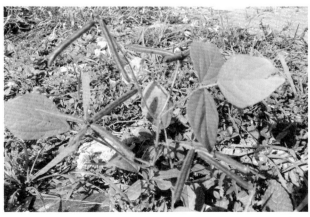

赤豆

赤石脂

Chishizhi

HALLOYSITUM RUBRUM

    来　　源　为硅酸盐类矿物多水高岭石族多水高岭石，主含四水硅酸铝〔$Al_4(Si_4O_{10})(OH)_8 \cdot 4H_2O$〕。

    生境分布　多水高岭土为外生矿物，产于岩石的风化壳和黏土层中。

    道地产区　主产于山西、河南、福建、江苏、陕西、湖北等地。

    性状特征　呈不规则的块状，大小不一。表面粉红色、红色至紫红色，或有红白相间的花纹，光滑如脂。质软细腻，易砸碎，断面表里相同，吸水性强，用舌舔之黏舌。有泥土气味，嚼之无沙石感。

    品质优劣　商品有老式赤石脂和新式赤石脂之分。老式者色红光滑细腻，且黏舌力强；新式者为红色土，以色红、光滑细腻、质软、黏舌性强者为佳。

    采收加工　选择红色滑腻如脂的块状体，除去杂石及泥土。

    性味归经　甘、酸、涩，温。归大肠、胃经。

    功能主治　涩肠，止血，生肌敛疮。用于久泻久痢，大便出血，崩漏带下；外治疮疡久溃不敛，湿疮脓水浸淫。

    贮　　藏　木箱或瓷缸装。置阴凉干燥处，防潮、防风保存。

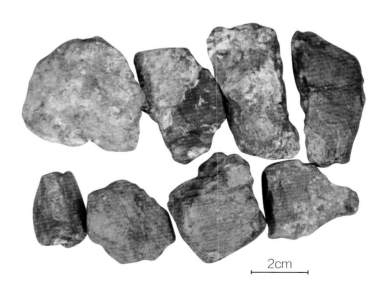

2cm

赤石脂药材

赤芍

Chishao

RADIX PAEONIAE RUBRA

来　　源　为毛茛科植物芍药 *Paeonia lacti flora* Pall. 或川赤芍*Paeonia veitchii* Lynch 的干燥根。

生境分布

1. 赤芍　生于山坡草地和林下。分布于我国东北、华北、陕西及甘肃。各城市和村镇多有栽培。

2. 川赤芍　生于海拔2 700～3 700m的高山阴暗处，林下或林边常见。分布于山西、甘肃、青海东部和四川、西藏等地。

道地产区　赤芍主产于内蒙古、辽宁、河北、黑龙江、吉林等地，唯以内蒙古多伦产者质量最优；川赤芍主产于四川。

性状特征　根据来源不同，分述如下：

1. 赤芍　根圆柱形，稍弯曲，长10～40cm，直径0.6～3cm。表面褐色或黑棕色，粗糙，有粗而略扭曲的纵皱纹及横向突起的皮孔；外皮易脱落。质硬脆，易折断，断面平坦，粉白色或黄白色，皮部窄，色较深，木部放射状纹理明显，有时具裂隙。气微香，味微苦、涩。

2. 川赤芍　根长5～20cm，直径0.5～2.5cm。表面棕色或暗棕色，偶有落皮层形成的斑痕。质松，易折断，断面皮部黑褐色，木部黄白色。味微苦、涩。

品质优劣　药材以根条粗长、质松、俗称糟皮粉渣者为佳。

采收加工　春、秋两季采收，以秋季产者为佳，将根挖出后，除去根状茎及须根，洗净泥土，弯曲者理直，晾晒至半干，打成小捆，再晒至足干。

性味归经　苦，微寒。归肝经。

功能主治　清热凉血，散瘀止痛。用于热入营血，温毒发斑，吐血衄血，目赤肿痛，肝郁胁痛，经闭痛经，癥瘕腹痛，跌仆损伤，痈肿疮疡。

贮　　藏　置干燥通风处保存。

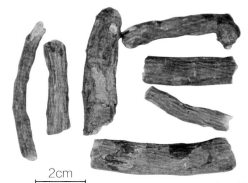

2cm

赤芍药材

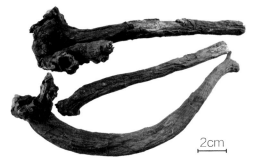

2cm

川赤芍药材

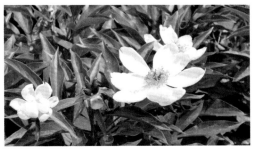

赤芍（多伦）

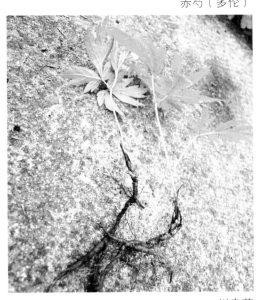

川赤芍

芫花

Yuanhua

FLOS GENKWA

来　源　为瑞香科植物芫花 *Daphne genkwa* Sied. et Zucc. 的干燥花蕾。

生境分布　生于路旁或山坡上。分布于河北、陕西、山东、江苏、安徽、浙江、江西、福建、河南、湖北、湖南及四川等地。

道地产区　主产于安徽、江苏、浙江、山东等地。

性状特征　花蕾常3～7朵簇生于短花轴上，基部有苞片1～2片，或脱落为单朵。单朵呈棒槌状，多弯曲，长1～1.7cm，直径约为1.5mm；花萼弯曲，蓝紫色或灰紫色，细圆筒状，表面密被短柔毛，先端4裂似花瓣状，裂片卵形，淡黄棕色。质软。气微，味辛辣。

品质优劣　药材以花蕾淡紫色、多而整齐、纯净者为佳。

采收加工　春末夏初，花未开放时，选择晴天采集，晒干备用。

性味归经　苦、辛，温；有毒。归肺、脾、肾经。

功能主治　泻水逐饮，外用杀虫疗疮。用于水肿胀满，胸腹积水，痰饮积聚，气逆咳喘，二便不利；外治疥癣秃疮，痈肿，冻疮。

贮　藏　置干燥通风处保存。防霉、防蛀。

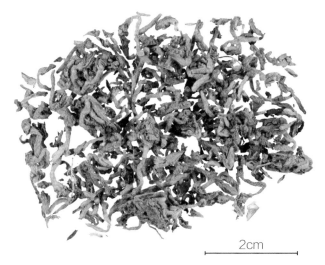

2cm

芫花药材

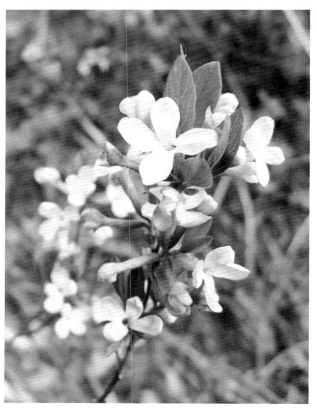

芫花

花椒

Huajiao

PERICARPIUM ZANTHOXYLI

来　源　为芸香科植物青椒 *Zanthoxylum schinifolium* Sieb. et Zucc. 或花椒 *Zanthoxylum bungeanum* Maxim. 的干燥成熟果皮。

生境分布

1. 青椒　生于山坡及林缘灌木丛中。分布于南北各地。

2. 花椒　生于路旁、山坡的灌木丛中，也有栽培。此种除我国东北和新疆外，分布于全国各地。

道地产区　全国大部分地区均有生产。以四川、陕西、贵州产者为佳。

性状特征　根据来源不同，分述如下：

1. 青椒　多为2～3个上部离生的小蓇葖果，集生于小果梗上，蓇葖果球形，沿腹缝线开裂，直径3～4mm。外表面灰绿色或暗绿色，散有多数油点及细密的网状隆起皱纹；内表面类白色，光滑。内果皮常由基部与外果皮分离。残存种子呈卵形，长3～4mm，直径2～3mm，表面黑色，有光泽。气香，味微甜而辛。

2. 花椒　蓇葖果多单生，直径4～5mm。外表面紫红色或棕红色，散有多数疣状突起的油点，直径0.5～1mm，对光观察半透明；内表面淡黄色。香气浓，味麻辣而持久。

品质优劣　青椒以身干、色青绿者为佳；花椒以身干、色红、均无梗无椒目者为佳。

采收加工　秋季果实成熟后采收，除去枝叶晒干，将果皮与种子分开备用。

性味归经　辛，温。归脾、胃、肾经。

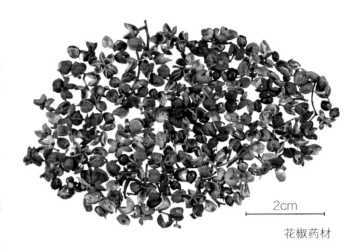

2cm

花椒药材

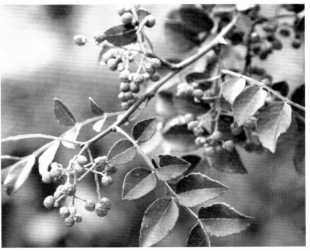

花椒

功能主治　温中止痛，杀虫止痒。用于脘腹冷痛，呕吐泄泻，虫积腹痛；外治湿疹，阴痒。

贮　藏　放置干燥处保存，宜密闭保管，防走味。

花蕊石

Huaruishi

OPHICALCITUM

来　　源　为变质岩类岩石蛇纹大理岩。

生境分布　分布广泛，是内生热液矿脉及沉积的碳酸盐类岩石的重要组成部分。产于沉积岩和变质岩中，金属矿脉中也多有存在。

道地产区　主产于河北、山西、陕西、江苏、浙江、河南、湖南、四川等地。

性状特征　本品为粒状和致密块状集合体，呈不规则块状，大小不一。表面较粗糙，具棱角而不锋利。白色或淡灰白色；对光照之具闪星样光泽。其中夹有点状或条状的花纹（蛇纹石），呈淡黄绿色，蜡样光泽，习称"彩晕"。体重，质硬，砸碎后断面粗糙；可用小刀刻画成痕。无臭，无味。煅花蕊石呈粉末状，灰褐色，无光泽，质酥，易碎。醋淬花蕊石形如煅花蕊石，具有酸醋气。

品质优劣　以块整齐、夹有黄绿色斑纹者为佳。

采收加工　全年可采，挖出后除去泥土及杂石，选取有淡黄色或黄绿色彩晕的小块。

性味归经　酸、涩，平。归肝经。

功能主治　化瘀止血。用于咯血，吐血，外伤出血，跌仆伤痛。

贮　　藏　置阴凉干燥处保存。

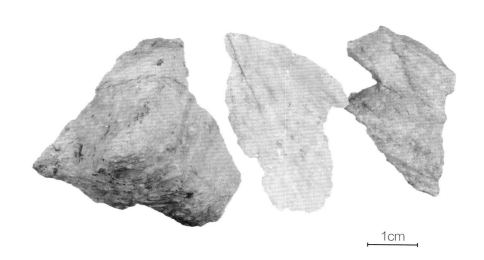

1cm

花蕊石药材

芥子

Jiezi

SEMEN SINAPIS

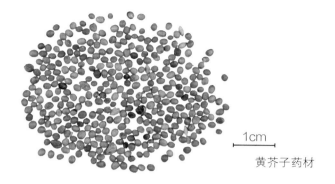

1cm

黄芥子药材

来　　源　为十字花科植物白芥 *Sinapis alba* L. 或芥 *Brassica juncea*（L.）Czern. et Coss. 的干燥成熟种子。

生境分布　两种芥在中国均有广泛栽培。

道地产区　主产于安徽、河南、山东等地。

性状特征　商品习惯将白芥的种子称为白芥子，而将芥的种子称为黄芥子。

1. 白芥子　呈球形，直径1.5～2.5mm。表面灰白色至淡黄色，具细微的网纹，有明显的点状种脐。种皮薄而脆，破开后内有白色折叠的子叶，有油性。气微，味辛辣。

2. 黄芥子　较小，直径1～2mm。表面黄色至棕黄色，少数呈暗红棕色。研碎后加水浸湿，则产生辛烈的特异臭气。

品质优劣　药材均以子粒饱满、均匀、色鲜黄者为佳。全国各地均产。

采收加工　7～8月待果实大部分变黄时，割下全株晒干，打下种子，簸除杂质。

性味归经　辛，温。归肺经。

功能主治　温肺豁痰利气，散结通络止痛。用于寒痰咳嗽，胸胁胀痛，痰滞经络，关节麻木、疼痛，痰湿流注，阴疽肿毒。

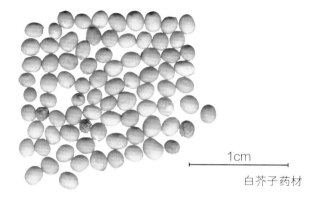

1cm

白芥子药材

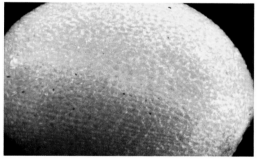

白芥子表面微性状

贮　　藏　置干燥处保存，防生霉。

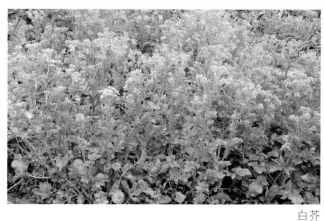

白芥

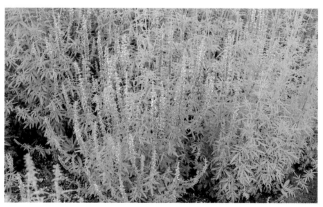

黄芥

247

苍术

Cangzhu

RHIZOMA ATRACTYLODIS

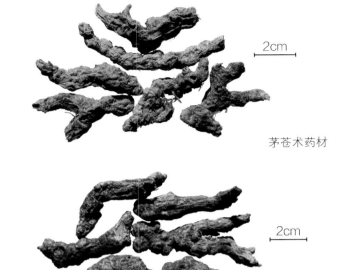

2cm

茅苍术药材

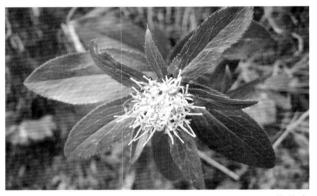

2cm

北苍术药材

来　源　为菊科植物茅苍术*Atractylodes lancea*（Thunb.）DC. 或北苍术*Atractylodes chinensis*（DC.）Koidz. 的干燥根茎。

生境分布

1. 茅苍术　生于山坡较干燥处或草丛中。分布于江苏、安徽、浙江、江西及其附近地区。

2. 北苍术　生于低山阴坡、梁岗或灌木丛中。分布于东北、华北及陕西、甘肃、宁夏、山东、河南、西藏等地。

道地产区　茅苍术主产于江苏、浙江、安徽；北苍术主产于河北、山西、陕西等地。

性状特征　根据来源不同，分述如下：

1. 茅苍术（南苍术）　根茎呈不规则结节状或略呈连珠状圆柱形，有的弯曲，通常一分枝，长3～10cm，直径1～2cm。表面黄棕色至灰棕色，有细纵纹、皱纹及少数残留须根，节处常有缢缩的浅横凹沟，节间有圆形茎痕，往往于一端有残留茎基，偶有茎痕，有的于表面析出白色絮状结晶。质坚实，易折断，断面稍不平，类白色或黄白色，散有多数橙黄色或棕红色油室（俗称朱砂点），暴露稍久，可析出白色细针状结晶。香气浓郁，味微甘而苦、辛。

2. 北苍术　根茎多呈疙瘩块状，有的呈结节状圆柱形，常弯曲并具短分枝，长4～10cm，直径0.7～4cm。表面黑棕色，断面散有黄棕色油室，放置后不析出结晶。香气较弱，味苦辛。

品质优劣　药材均以质坚实、断面朱砂点多、香气浓者为佳。

采收加工　野生品于春、秋两季采挖，以8～9月采者质佳。栽培品于栽种第2年或第3年晚秋采挖，挖出根状茎后除去地上部分及泥沙杂质，晒干，烧掉须根或撞去须根即为成品。

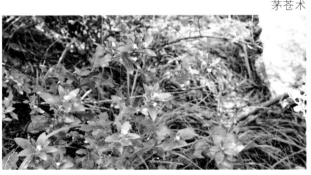

茅苍术

北苍术

性味归经　辛、苦，温。归脾、胃、肝经。

功能主治　燥湿健脾，祛风散寒，明目。用于湿阻中焦，脘腹胀满，泄泻，水肿，脚气痿躄，风湿痹痛，风寒感冒，夜盲，眼目昏涩。

贮　藏　本品易受潮发霉、走失香气，应置阴凉干燥处保存。

苍耳子

Cang'erzi

FRUCTUS XANTHII

来　　源　为菊科植物苍耳 *Xanthium sibiricum* Patr. 的干燥成熟带总苞的果实。

生境分布　野生于沟旁、路边、草地及村旁等处。我国各地均有分布。

道地产区　全国各地均产，以山东、湖北、江苏、江西产者质优。

性状特征　果实包在总苞内，呈纺锤形或卵圆形，两端渐尖。长1~1.5cm，直径4~7mm。表面黄绿色或黄棕色，全体密生硬钩刺，刺长1~1.5mm。顶端有2枚较粗的刺，分离或相连，基部有果柄痕。外皮（总苞）质硬而韧，横切面可见中间有一纵向隔膜，分为2室，每室内有1枚瘦果，瘦果略呈纺锤形，果皮薄，灰黑色，表面略有纵纹，一面较平坦，顶端有突起的花柱基，种皮膜质，浅灰色，有纵纹。内有2片子叶，具油性。气微，味甘、微苦。

品质优劣　药材以粒大、饱满、色棕黄者为佳。

采收加工　秋季果实成熟后采收，去杂质，晒干。

性味归经　辛、苦，温；有毒。归肺经。

功能主治　散风寒，通鼻窍，祛风湿。用于风寒头痛，鼻塞流涕，鼻出血，鼻渊，风疹瘙痒，湿痹拘挛。

贮　　藏　本品易受潮发霉或被鼠蛀，应置干燥处，注意防鼠。

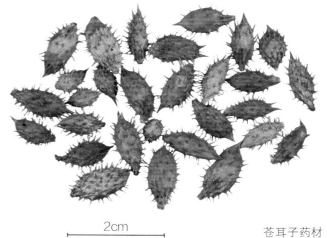

2cm

苍耳子药材

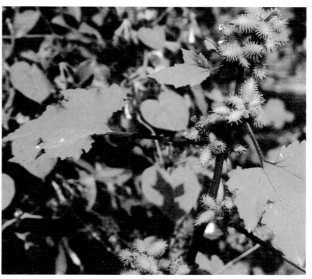

苍耳

芡实

Qianshi

SEMEN EURYALES

　　来　　源　为睡莲科植物芡 *Euryale ferox* Salisb. 的干燥成熟种仁。

　　生境分布　生于池、沼及湖泊中，水底须为疏松的黏泥，否则不易生长。分布于我国东北及河北、山东、江苏、江西、河南、湖北、湖南、四川、贵州等地。

　　道地产区　主产于江苏苏州、镇江、徐州专区，山东微山湖、南阳湖一带，湖南常德、岳阳、益阳、滨湖一带，湖北荆州、孝感、黄冈专区，四川华阳、简阳、金堂等地。

　　性状特征　种仁类圆球形，直径5～8mm，有的破碎成块。完整者表面有红棕色或暗紫色的内种皮，可见不规则的脉状网纹，一端约1/3为黄白色。胚小，位于淡黄色一端的圆形凹窝内。质地较硬，断面白色，粉性。气无，味淡。

　　品质优劣　药材以颗粒饱满、断面白色、粉性足、无碎末者为佳。

　　采收加工　秋季采，堆积沤烂果皮，取出种子，洗净晒干，磨开硬壳取净仁，晒干。

　　性味归经　甘、涩，平。归脾、肾经。

　　功能主治　益肾固精，补脾止泻，除湿止带。用于遗精、滑精、遗尿、尿频、脾虚久泻、白浊、带下。

　　贮　　藏　本品易虫蛀，应置阴凉干燥通风处保存。

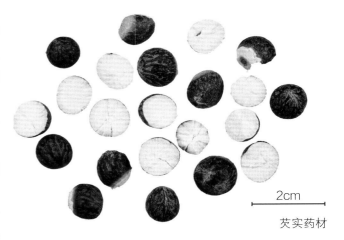

2cm

芡实药材

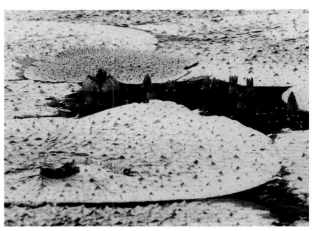

芡

250

芦荟

Luhui

ALOE

来　　源　　为百合科植物库拉索芦荟 *Aloe barbadensis* Miller 叶的汁液浓缩干燥物。

生境分布　喜生于湿热环境；多栽培于庭园中。全国温暖地区常有栽培，较冷地区或做盆栽。喜生于阳光、温暖、湿润的环境，不耐寒。

道地产区　主产于南美洲的库拉索、阿律巴、博内耳等小岛及西印度群岛。我国山东、浙江、福建等地有栽培出产。

性状特征　呈不规则块状，常破裂为多角形，大小不一。表面呈暗红褐色或深褐色，无光泽。体轻，质硬，不易破碎，断面粗糙或显麻纹。富吸湿性。有特殊臭气，味极苦。

品质优劣　药材以色黑绿或棕黑、质脆、无光泽、气味浓烈者为佳。

采收加工　四季可采，鲜用或晒干用，一般鲜用，或割取叶片，收集流出的汁液蒸发到适当浓度，逐渐冷却硬固，即得干浸膏。

性味归经　苦，寒。归肝、胃、大肠经。

功能主治　泻下通便，清肝泻火，杀虫疗疳。用于热结便秘，惊痫抽搐，小儿疳积；外治癣疮。

贮　　藏　本品受热易熔融流失，应密封，置阴凉干燥通风处保存，须防热、避光。

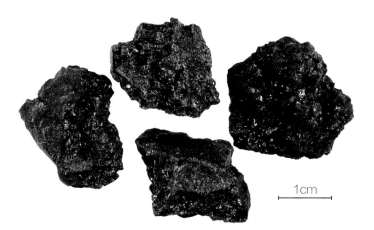

1cm

芦荟干浸膏

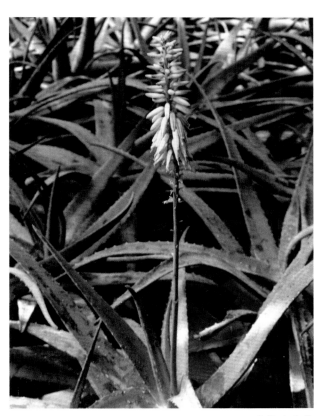

库拉索芦荟

芦根

Lugen

RHIZOMA PHRAGMITIS

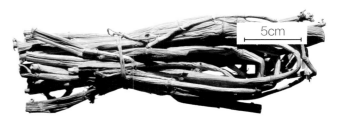

干芦根药材

来　　源　为禾本科植物芦苇 *Phragmites communis* Trin. 的新鲜或干燥根茎。

生境分布　生于河边、塘滩、池沼和盐渍地。我国大多数地区都有分布。

道地产区　主产于安徽安庆、蚌埠，江苏启东、无锡，上海崇明，浙江杭州、宁波，湖北孝感。

性状特征

1. 鲜芦根　根茎长圆柱形，有的略扁，长短不一，直径1～2cm。表面黄白色，有光泽，外皮疏松可剥离。节呈环状，有残根及芽痕。体轻、质韧，不易折断。折断面黄白色，中空，壁厚1～2mm，有小孔排列成环。无臭，味甘。

2. 干芦根　呈压扁的长圆柱形。表面有光泽，黄白色。节处较硬，红黄色，节间有纵皱纹。质轻而柔韧。无臭，味微甘。

品质优劣　药材以条粗均匀、色黄白、有光泽、无须根者为佳。

采收加工　一般在夏、秋两季采挖，除去地上茎及泥土，剪净须根，切段，晒干备用。如用鲜芦根，则挖出后，用沙覆盖或水浸备用。

性味归经　甘，寒。归肺、胃经。

功能主治　清热泻火，生津止渴，除烦，止呕，利尿。用于热病烦渴，肺热咳嗽，肺痈吐脓，胃热呕哕，热淋涩痛。

贮　　藏　鲜芦根可埋于湿沙中，保持湿润，或置阴凉通风处，防干枯及腐烂。干芦根打捆，以苇席包装。受潮易发霉，应置干燥通风处保存。

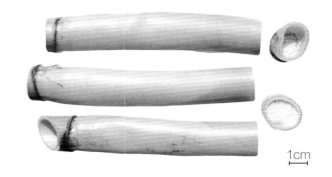

鲜芦根药材

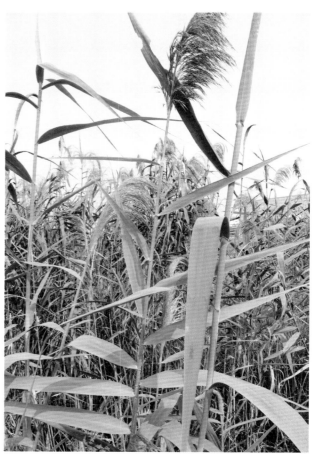

芦苇

苏木

Sumu

LIGNUM SAPPAN

来　　源　为豆科植物苏木 *Caesalpinia sappan* L. 的干燥心材。

生境分布　生于山谷丛林中，也有栽培。分布于台湾、广西、广东、四川、贵州、云南等地。

道地产区　主产于台湾、广西、广东。

性状特征　呈圆柱形或半圆柱形，有的联结根部呈不规则稍弯曲的长条状或疙瘩状。表面暗红棕色或黄棕色，可见红黄相间的纵条纹，有刀削痕及细小的凹入，有孔。质坚硬沉重，致密。断面强纤维性，横断面有显著的同心环纹（年轮），有的中央具暗棕色带亮星的髓。气微香，味微甘涩。

品质优劣　药材以质坚重、色深红、有香气者为佳。

采收加工　全年可采，去外皮及边材，切片或劈段晒干备用。

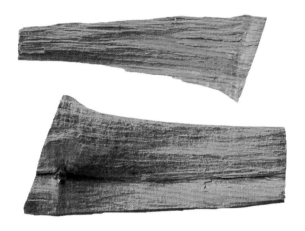

2cm

苏木药材

性味归经　甘、咸，平。归心、肝、脾经。

功能主治　活血祛瘀，消肿止痛。用于跌打损伤，骨折筋伤，瘀滞肿痛，经闭痛经，产后瘀阻，胸腹刺痛，痈疽肿痛。

贮　　藏　置干燥通风处保存。

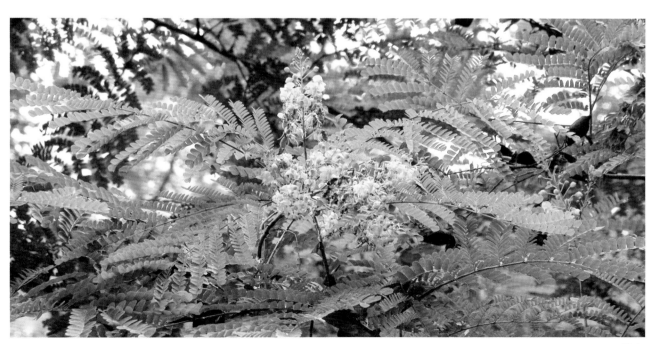

苏木

杜仲

Duzhong

CORTEX EUCOMMIAE

来　源　为杜仲科植物杜仲 *Eucommia ulmoides* Oliv. 的干燥树皮。

生境分布　生于较温暖地区，普遍栽培，偶有野生。分布于陕西、甘肃、浙江、江西、河南、湖南、湖北、广西、广东、四川、贵州、云南等地。

道地产区　主产于四川、陕西、湖北、贵州、河南、湖南等地。以四川、贵州产量最大，且以四川通江产品质优，称为"川杜仲"。陕西、湖北产者，称为"汉杜仲"。

性状特征　树皮呈扁平的板块状、卷筒状，或两边稍向内卷的块片，大小不一，厚2～7mm。外表面淡灰棕色或灰褐色，平坦或粗糙，有明显的纵皱纹或不规则的纵裂槽纹，未刮去粗皮者有斜方形、横裂皮孔，有时并可见淡灰色地衣斑。内表面暗紫褐色或红褐色，光滑。质脆，易折断，折断面粗糙，有细密银白色，并富弹性的橡胶丝相连。气微，味稍苦，嚼之有胶状残余物。

品质优劣　药材以皮厚而大、粗皮刮净、内表面暗紫、断面银白色橡胶丝多者为佳。

采收加工　野生品春季发芽后剥皮。栽培品栽种10年后，于春季4、5月剥皮，为了保护资源，一般采取局部剥皮，将剥下的树皮以内面相对平叠放置，外加稻草包围，压紧使它"发汗"，经6～7天后，内皮呈黑褐色，取出压平，晒干，再削去部分外层糙皮。

性味归经　甘，温。归肝、肾经。

功能主治　补肝肾，强筋骨，安胎。用于肝肾不足，腰膝酸痛，筋骨无力，头晕目眩，妊娠漏血，胎动不安。

贮　藏　本品受潮易发霉，应置干燥通风处保存。

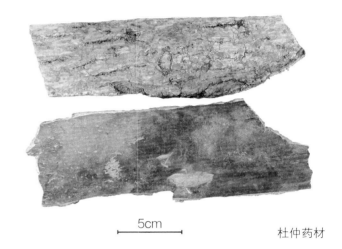

5cm

杜仲药材

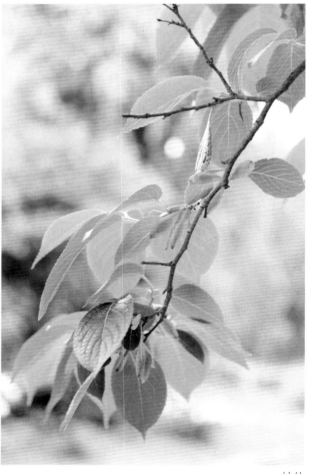

杜仲

杜仲叶

Duzhongye

FOLIUM EUCOMMIAE

来　　源　同"杜仲"。

生境分布　同"杜仲"。

道地产区　同"杜仲"。

性状特征　本品多破碎，完整叶片展平后呈椭圆形或卵形，长7～15cm，宽3.5～7cm。表面黄绿色或黄褐色，微有光泽，先端渐尖，基部圆形或广楔形，边缘有锯齿，具短叶柄。质脆，搓之易碎，折断面有少量银白色橡胶丝相连。气微，味微苦。

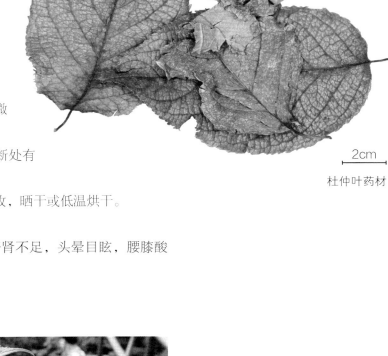

2cm

杜仲叶药材

品质优劣　以叶片完整、有光泽、折断处有细丝相连者为佳。

采收加工　夏、秋两季枝叶茂盛时采收，晒干或低温烘干。

性味归经　微辛，温。归肝、肾经。

功能主治　补肝肾，强筋骨。用于肝肾不足，头晕目眩，腰膝酸痛，筋骨痿软。

贮　　藏　置阴凉干燥处保存。

杜仲叶

杠板归

Gangbangui

POLYGONI PERFOLIATI HERBA

来　　源　为蓼科植物杠板归 *Polygonum perfoliatum* L. 的干燥地上部分。

生境分布　生于田坎、沟边及草坡上，分布于全国各地。

道地产区　主产于江苏、浙江、福建、江西等地。

性状特征　茎细长，略呈方柱形，直径1~5mm；表面红棕色、棕黄色或黄绿色，生有倒生钩状刺；节略膨大，具托叶鞘脱落后的环状痕，节间长0.6～6cm；质脆，易折断，断面黄白色，有髓部或中空。叶互生；叶片多皱缩或破碎，完整者展平后近等边三角形，淡棕色或灰绿色，叶绿、叶背主脉及叶柄疏生倒钩状刺。短穗状花序顶生，或生于上部叶腋，苞片圆形，花小，多萎缩或脱落。气微，味微酸。

品质优劣　药材以叶多、色绿者为佳。

采收加工　夏、秋两季植株生长旺盛时采集，晒干。

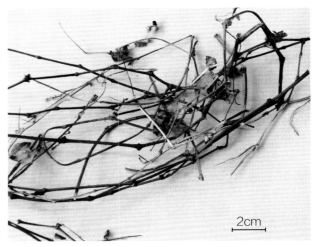

2cm

杠板归药材

性味归经　酸，微寒。归肺、膀胱经。

功能主治　清热解毒，利水消肿，止咳。用于咽喉肿痛，肺热咳嗽，小儿顿咳，水肿尿少，湿热泻痢，湿疹，疔肿，蛇虫咬伤。

贮　　藏　置干燥通风处保存。

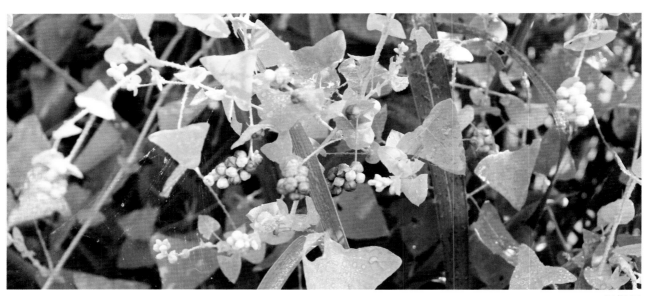

杠板归

豆蔻

Doukou

FRUCTUS AMOMI ROTUNDUS

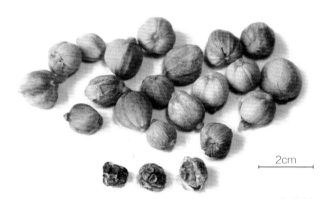

豆蔻药材

来　源　为姜科植物白豆蔻 *Amomum kravanh* Pierre ex Gagnep. 或爪哇白豆蔻 *Amomum compactum* Soland ex Maton 的干燥成熟果实。

生境分布　野生于气候温暖、潮湿、富含腐殖质的林下。分布于泰国、越南、柬埔寨、老挝等国，我国广东、云南有栽培。

道地产区　白豆蔻主产于泰国、柬埔寨等国。我国海南、云南、广西现有栽培。爪哇白豆蔻主产于印度尼西亚。我国海南岛及云南南部有栽培。

性状特征　根据来源不同，分述如下：

1. 白豆蔻　果实呈类球形或圆球形，直径1.2～1.8cm。表面黄白色、淡黄色或淡黄棕色，具有3条较深的纵向槽纹及不显著的钝棱线3条，并有25～32条纵纹。顶端有凸起的柱基，中央呈空洞状，基部有稍凸起的圆形果柄痕，柱基及果柄痕的周围均有浅棕色或黄色茸毛。果皮体轻木质而脆，易纵向裂开，内表面色淡有光泽，可见凹入的维管束纹理。内含种子20～30粒，集结成团，习称"蔻球"。果实分为3室，中轴胎座，每室有7～10枚种子，习称"白蔻仁"或"蔻米"，纵向排列于中轴胎座上。种子呈不规则多面体，背面稍隆起，直径3～4mm，外被类白色膜状假种皮。种皮暗棕色或灰棕色，具有微细的波纹，并被有残留的假种皮。种脐呈圆形的凹点，位于腹面的一端。质坚硬，断面白色，有油性。气芳香，味辛凉，略似樟脑。

2. 爪哇白豆蔻　果实呈类球形，具3钝棱状，个略小。直径0.8～1.2cm。表面黄白色，有的略显紫棕色。每一棱上隆起线（维管束）较白豆蔻明显。果皮较薄，木质，无光泽，果实3室，每室有种子2～4枚。种子瘦瘪，气味较弱。

品质优劣　两种药材均以个大饱满、果皮薄而

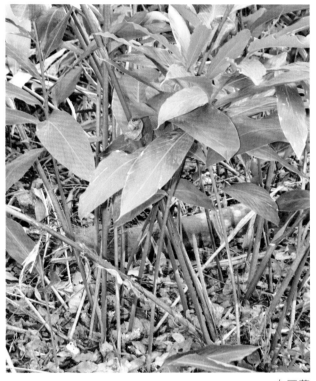

白豆蔻

完整、皮色洁白、气味浓厚者为佳。

采收加工　在10～12月，果实由绿色转为黄绿色时采收，干燥后除去顶端的花萼及基部的果柄，晒干或再用硫黄熏，使果皮漂白即成。

性味归经　辛，温。归肺、脾、胃经。

功能主治　化湿行气，温中止呕，开胃消食。用于湿浊中阻，不思饮食，湿温初起，胸闷不饥，寒湿呕逆，胸腹胀痛，食积不消。

贮　藏　置阴凉干燥处保存，防虫蛀。

两头尖

Liangtoujian

RHIZOMA ANEMONES RADDEANAE

来　源　为毛茛科植物多被银莲花 *Anemone raddeana* Regel 的干燥根茎。

生境分布　生于海拔400～600m的半阴半阳的林下坡地，常成片生长。分布于我国东北地区，如河北、山东、山西、陕西等地。

道地产区　主产于长白山区及山东等地。

性状特征　本品呈类长纺锤形，两端尖细，微弯曲，其中近一端处较膨大，长1～3cm，直径2～7mm。表面棕褐色至棕黑色，具微细纵皱纹，膨大部位常有1～3个支根痕，呈鱼鳍状突起，偶见不明显的3～5环节。质硬而脆，易折断，断面略平坦，类白色或灰褐色，略角质样。无臭，味先淡后微苦而麻辣。

品质优劣　药材以质坚实而硬、表面颜色深、断面颜色浅者为佳。

采收加工　夏季采挖，除去须根，洗净，干燥。

性味归经　辛，热；有毒。归脾经。

功能主治　祛风湿，消痈肿。用于风寒湿痹，四肢拘挛，骨节疼痛，痈肿溃烂。

贮　藏　置阴凉干燥处保存。

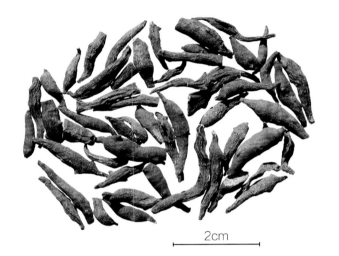

2cm

两头尖药材

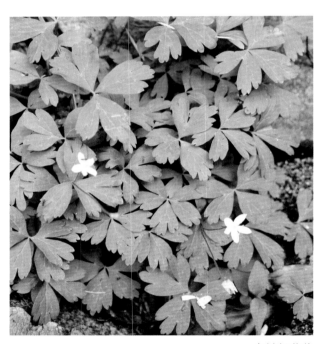

多被银莲花

两面针

Liangmianzhen

RADIX ZANTHOXYLI

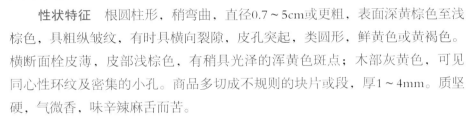

2cm

两面针药材

来　　源　为芸香科植物两面针*Zanthox-ylum nitidum*（Roxb.）DC.的干燥根。

生境分布　生于山野坡地灌木丛中。分布于福建、台湾、湖南、广西、广东、云南等地。

道地产区　主产于福建、江西、湖南、广东、广西等地。

性状特征　根圆柱形，稍弯曲，直径0.7～5cm或更粗，表面深黄棕色至浅棕色，具粗纵皱纹，有时具横向裂隙，皮孔突起，类圆形，鲜黄色或黄褐色。横断面栓皮薄，皮部浅棕色，有稍具光泽的浑黄色斑点；木部灰黄色，可见同心性环纹及密集的小孔。商品多切成不规则的块片或段，厚1～4mm。质坚硬，气微香，味辛辣麻舌而苦。

品质优劣　药材以根皮厚、味浓者为佳。

采收加工　野生品全年可采，洗净剥皮，晒干备用。栽培品一般栽培5～6年后采收。于冬季采挖，洗净泥沙，切片晒干即可。

性味归经　苦、辛、平；有小毒。归肝、胃经。

功能主治　活血化瘀，行气止痛，祛风通络，解毒消肿。用于跌仆损伤，胃痛，牙痛，风湿痹痛，毒蛇咬伤；外治烧烫伤。

贮　　藏　置阴凉干燥处保存，防潮，防虫蛀。

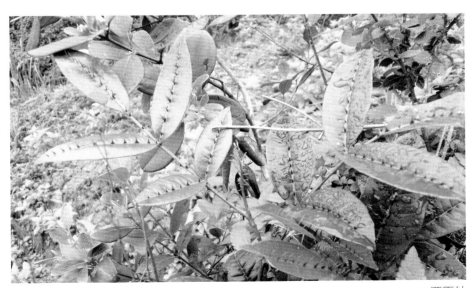

两面针

连钱草

Lianqiancao

HERBA GLECHOMAE

来　　源　为唇形科植物活血丹*Glechoma longituba*（Nakai）Kupr. 的干燥地上部分。

生境分布　喜生于潮湿荫蔽的沟边、山野、草丛及林缘。除青海、甘肃、新疆及西藏外，全国各地均有分布。

道地产区　全国大部分地区均产。

性状特征　本品长10～20cm，疏被短柔毛。茎呈方柱形，细而扭曲；表面黄绿色或紫红色，节上有不定根；质脆，易折断，断面常中空。叶对生，叶片多皱缩，展平后呈肾形或近心形，长1～3cm，宽1.5～3cm，灰绿色或绿褐色，边缘具圆齿；叶柄纤细，长4～7cm。轮伞花序腋生，花冠二唇形，长达2cm。搓之气芳香，味微苦。

品质优劣　以叶多、色绿、气香浓者为佳。

采收加工　全年可采，以夏季为佳，洗净，鲜用或晒干用。

性味归经　辛、微苦，微寒。归肝、肾、膀胱经。

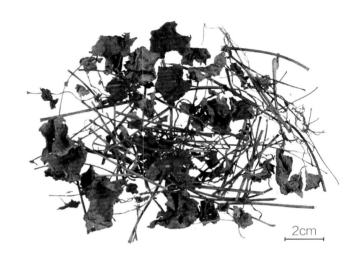

连钱草药材

功能主治　利湿通淋，清热解毒，散瘀消肿。用于热淋，石淋，湿热黄疸，疮痈肿痛，跌打损伤。

贮　　藏　置干燥处保存，防霉。

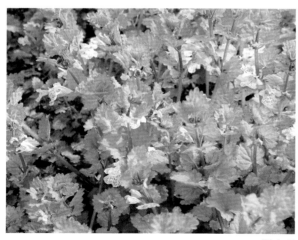

活血丹

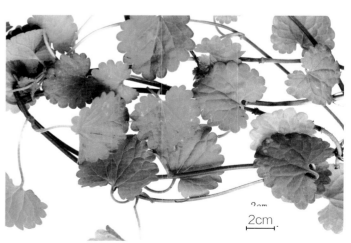

连钱草鲜药材

连翘

Lianqiao

FRUCTUS FORSYTHIAE

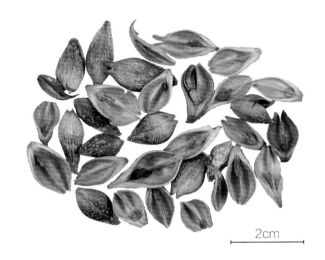

来　源　为木樨科植物连翘 *Forsythia suspensa*（Thunb.）Vahl 的干燥果实。

生境分布　多为栽培。野生于低山灌丛或林缘。分布于河北、山西、陕西、甘肃、宁夏、山东、江苏、江西、河南、湖北、四川及云南等地。

道地产区　主产于山西、河南、陕西、湖北、山东等地。

性状特征　果实长卵形至卵形，稍扁，长1～2.5cm，直径0.5～1.3cm。"老翘"多自先端开裂，略向外反曲或裂成两瓣，基部有果柄或其断痕，果瓣外表面黄棕色，有不规则的纵皱纹及多数凸起的淡黄色瘤点，基部瘤点较少，中央有1条纵凹沟；内表面淡黄棕色，平滑，略带光泽，中央有1条纵隔，种子多已脱落，果皮硬脆，断面平坦。"青翘"多不开裂，表面绿褐色，瘤点较少，基部多具果柄，内有种子多数，披针形，微弯曲，长约0.7cm，宽约0.2cm，表面棕色，一侧有窄翅。气微香，味苦。

品质优劣　青翘以色绿、不开裂者为佳。老翘以色较黄、瓣大、壳厚者为佳。

采收加工　白露前采青绿果实，晒干，称"青翘"。寒露前采，蒸透的果实，晒干，称"老翘"。栽培品2～3年开花结果。

性味归经　苦，微寒。归肺、心、小肠经。

功能主治　清热解毒，消肿散结，疏散风热。用于痈疽，瘰疬，乳痈，丹毒，风热感冒，温病初起，温热入营，高热烦渴，神昏发斑，热淋涩痛。

贮　藏　本品受潮易发霉、虫蛀，应置干燥处保存。

2cm

连翘药材

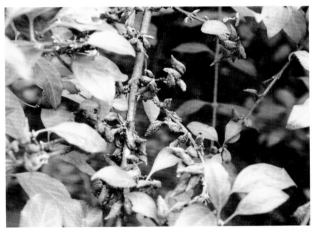

连翘

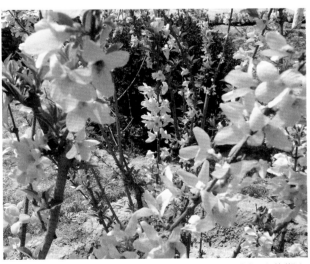

连翘（花期）

吴茱萸

Wuzhuyu

FRUCTUS EVODIAE

来　源　为芸香科植物吴茱萸 *Evodia rutae-carpa*（Juss.）Benth.、石虎 *Evodia rutaecarpa*（Juss.）Benth. var. *officinalis*（Dode）Huang 或疏毛吴茱萸 *Evodia rutaecarpa*（Juss.）Benth. var. *bodinieri*（Dode）Huang 的干燥近成熟果实。

生境分布

1. 吴茱萸　生于温暖地带的山地、疏林下或林缘空旷地。长江流域以南各地多有栽培。分布于陕西、甘肃南部、安徽、浙江、江西、福建、湖北、湖南、广西、广东、四川、贵州、云南等地。

2. 石虎　生于山坡、林缘或草丛中。南方各地均有栽培。分布于浙江、江西、湖北、湖南、广西、广东、四川、贵州及云南等地。

3. 疏毛吴茱萸　生于村边路旁、山坡草丛中。分布同"石虎"。

道地产区　主产于贵州铜仁、遵义，湖南常德、新晃，四川涪陵、万县等地。

性状特征　本品虽然来源于3种植物，但药材基本相似而很难区分。呈球形或略呈五角状扁球形，直径2～5mm。表面暗黄绿色至褐色，粗糙，有多数点状凸起或凹下的油点。顶端有五角星状的裂隙，基部残留被有黄色茸毛的果梗。质硬而脆，横切面可见子房5室，每室有淡黄色种子1粒。气芳香浓郁，味辛辣而苦。

品质优劣　均以饱满、色绿、香气浓、纯净者为佳。

采收加工　移栽3年后于小暑到立秋、当果实由绿变黄时采果，晒干。

性味归经　辛、苦，热；有小毒，归肝、脾、胃、肾经。

功能主治　散寒止痛，降逆止呕，助阳止泻。

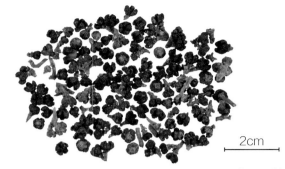

吴茱萸药材

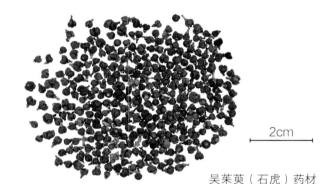

吴茱萸（石虎）药材

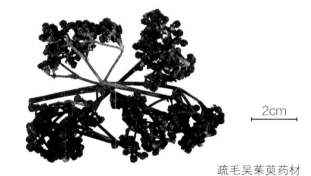

疏毛吴茱萸药材

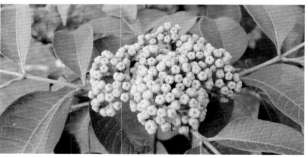

吴茱萸

用于厥阴头痛，寒疝腹痛，寒湿脚气，经行腹痛，脘腹胁痛，呕吐吞酸，五更泄泻。

贮　藏　本品易泛油，散失气味。应防热，置阴凉干燥处保存。

牡丹皮

Mudanpi

CORTEX MOUTAN

来　　源　为毛茛科植物牡丹 *Paeonia suffruticosa* Andr.的干燥根皮。

生境分布　主要在我国黄河及长江中、下游地区栽培。

道地产区　主产于安徽、四川、湖南、湖北、陕西等地。

性状特征　根据加工方法不同，药材分为连丹皮和刮丹皮两类。

1. 连丹皮　根皮呈筒状、半筒状或破碎成片状，有纵剖开的裂隙，两面多向内卷曲，长5～20cm，直径0.1～1.5cm，厚0.1～0.4cm。外表面灰褐色或紫褐色，粗皮脱落处显粉红色，有微突起的长圆形横生皮孔及支根除去后的残迹；内表面棕色或淡灰黄色，有细纵纹，常见发亮的银星（牡丹酚结晶）。质硬而脆，易折断，断面较平坦，显粉性，外层灰褐色，内层粉白色或淡粉红色，略有圆形环纹。有特殊浓厚香气，味微苦凉，嚼之发涩，稍有麻舌感。

2. 刮丹皮　外表有刀刮伤痕，表面红棕色或粉黄色，有多数色浅的横生疤痕及支根残迹，并有极少数灰褐色斑点，系未去净之粗皮。

品质优劣　药材以身干、无木心、无须根、条粗长、皮厚、断面粉白色、粉性足、香气浓、亮银星多者为佳。

采收加工　栽培3～4年，于秋季叶枯萎时挖根，除去木心，晒干。

性味归经　苦、辛，微寒。归心、肝、肾经。

功能主治　清热凉血，活血化瘀。用于热入营血，温毒发斑，吐血衄血，夜热早凉，无汗骨蒸，经闭痛经，跌仆伤痛，痈肿疮毒。

贮　　藏　本品易发霉变色，应置阴凉干燥处保存。

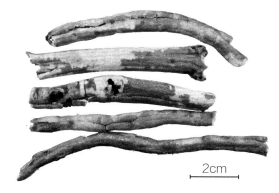

2cm

刮丹皮药材

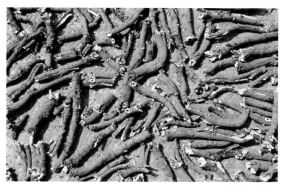

连丹皮药材

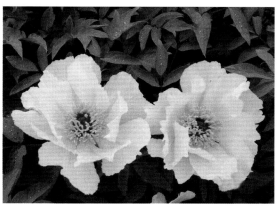

牡丹花

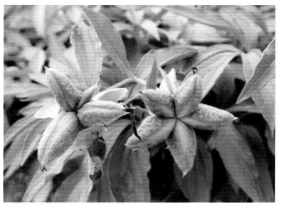

牡丹果

263

牡荆叶

Mujingye

FOLIUM VITICIS NEGUNDO

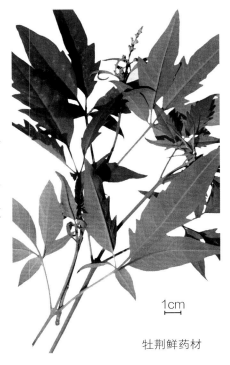

来　源　为马鞭草科植物牡荆 *Vitex negundo* L. var. *cannabifolia*（Sieb. et Zucc.）Hand. −Mazz. 的新鲜叶。

生境分布　生于向阳山坡、路旁、草丛及灌木丛中。广布于我国长江流域及南部各地。

道地产区　主产于湖北、湖南、安徽等地。

性状特征　本品为掌状复叶，小叶5片或3片，披针形或椭圆状披针形，中间小叶长5～10cm，宽2～4cm，两侧小叶依次渐小，先端渐尖，基部楔形，边缘具粗锯齿；上表面绿色，下表面淡绿色，两面沿叶脉有短茸毛，嫩叶下表面毛较密；总叶柄长2～6cm，有一浅沟槽，密被灰白色茸毛。气芳香，味辛，微苦。

品质优劣　以叶片新鲜、色绿、茸毛多者为佳。

采收加工　夏、秋两季叶茂盛时采收，除去茎枝，鲜用。

性味归经　微苦、辛，平。归肺经。

功能主治　祛痰，止咳，平喘。用于咳嗽痰多。

贮　藏　鲜品及时提取牡荆油，置阴凉处保存。

1cm

牡荆鲜药材

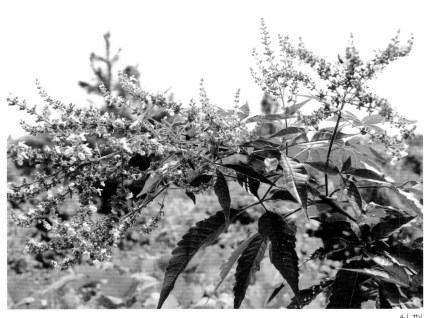

牡荆

牡蛎

Muli

CONCHA OSTREAE

来　　源　为牡蛎科动物长牡蛎 *Ostrea gigas* Thunberg、大连湾牡蛎 *Ostrea talienwhanensis* Crosse 或近江牡蛎 *Ostrea rivularis* Gould 的贝壳。

生境分布

1. 长牡蛎　栖息于从潮间带至低潮线以下10多m深的泥滩及泥沙质海底，通常在正常海水中生活的个体小；在盐度较低海水中生活的个体大。我国沿海均有分布，为河口及内湾养殖的优良品种。

2. 大连湾牡蛎　栖息于潮间带的蓄水区及低潮线以下20m左右的岩礁上，适盐度高，繁殖期6～8月。分布于我国北方沿海。

3. 近江牡蛎　生活于低潮线附近至水深7m左右的江河入海近处，适盐度为10%～25%。杂食性，以细小浮游生物为食。繁殖季节为5～9月。我国沿海均有分布，山东、福建、广东沿海已人工养殖。

道地产区　主产于广东、福建、浙江、江苏、山东、辽宁、河北等地。

性状特征

1. 长牡蛎　呈长片状，背腹缘几平行，长10～50cm。右壳较小，鳞片坚厚，层状或层纹状排列，壳外面平坦或具数个凹陷、淡紫色、灰白色或黄褐色，内面瓷白色，壳顶两侧无小齿。左壳凹下很深，鳞片较右壳粗大，壳顶附着面较小。

2. 大连湾牡蛎　呈类三角形，背腹缘呈八字形。右壳外面淡黄色，具疏松的同心鳞片，鳞片起伏呈波浪状，内面白色。左壳同心鳞片坚厚，自壳顶部放射肋数个，明显，内面凹下呈合状，铰合面小。断面厚0.3～13mm，层次不明显，角质层重叠。

3. 近江牡蛎　呈圆形、卵圆形、三角形等。左壳凹陷，大而厚；右壳平坦，稍小。壳外表面稍不

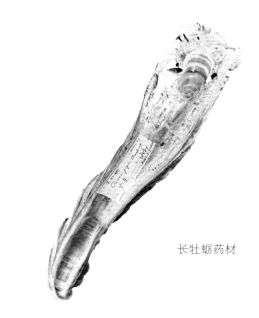

长牡蛎药材

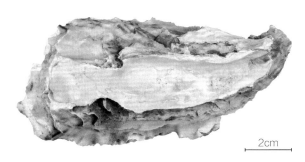

2cm

大连湾牡蛎药材

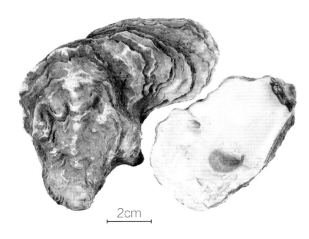

2cm

近江牡蛎药材

平，有灰、紫、棕、黄等色。环生同心鳞片，幼体者鳞片薄而脆，多年生长者，鳞片厚而坚。内表面白色，边缘有时淡紫色。质硬，断面层状明显，厚2～10mm。无臭，味微咸。

品质优劣 3种牡蛎均以个大整齐、无杂质泥沙、洁净者为佳。

采收加工 全年均可采收，去肉，洗净后晒干。

性味归经 咸，微寒。归肝、胆、肾经。

功能主治 重镇安神，潜阳补阴，软坚散结。用于惊悸失眠，眩晕耳鸣，瘰疬痰核，癥瘕痞块。煅牡蛎收敛固涩，制酸止痛。用于自汗盗汗，遗精滑精，崩漏带下，胃痛吞酸。

贮藏 置干燥处，防尘保存。

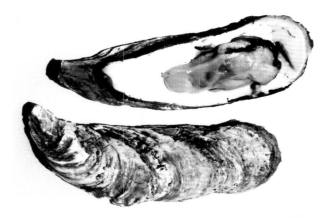

长牡蛎（原动物）

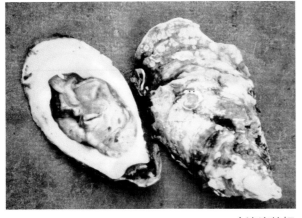

大连湾牡蛎

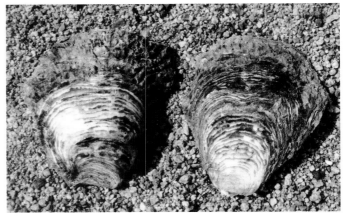

近江牡蛎

何首乌

Heshouwu

RADIX POLYGONI MULTIFLORI

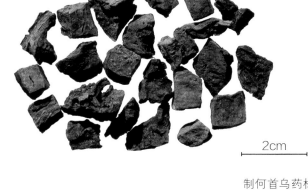

2cm

制何首乌药材

来　　源　为蓼科植物何首乌 *Polygonum multiflorum* Thunb. 的干燥块根。

生境分布　生于山坡石缝间或路旁土坎上。分布于全国各地。

道地产区　主产于河南、湖北、广东、广西、贵州。

性状特征　块根纺锤形或团块状，一般略弯曲。长5～15cm，直径4～10cm。表面红棕色或红褐色，凹凸不平，有不规则的纵沟和致密皱纹，并有横长皮孔及细根痕。质坚硬，不易折断。切断面淡黄棕色或淡红棕色，粉性，皮部有类圆形的异型维管束作环状排列，形成"云锦花纹"，中央木部较大，有的呈木心。气微，味微苦而甘涩。

品质优劣　药材以体重、质坚实、粉性足者为佳。

采收加工　野生品春、秋两季采挖。洗净泥土，切片，晒干供用。栽培品栽植3～4年即可收获。

性味归经　苦、甘、涩，微温。归肝、心、肾经。

功能主治　解毒，消痈，截疟，润肠通便。用于疮痈，瘰疬，风疹瘙痒，久疟体虚，肠燥便秘。

贮　　藏　本品易虫蛀、发霉，应置干燥处保存。

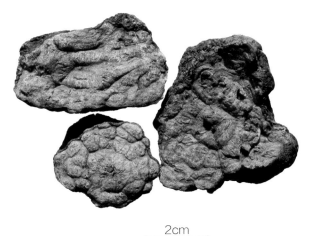

2cm

何首乌药材

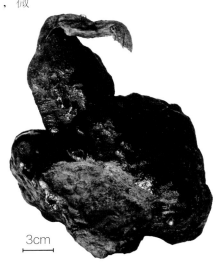

3cm

何首乌鲜药材

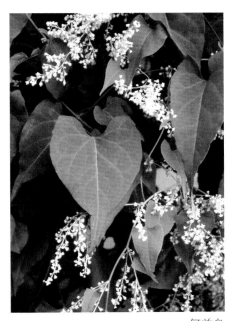

何首乌

伸筋草

Shenjincao

LYCOPODII

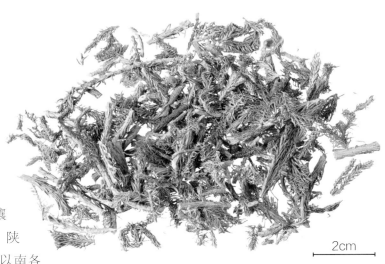

2cm

伸筋草药材

来　　源　为石松科植物石松 *Lycopodium japonicum* Thunb. 的干燥全草。

生境分布　生于林下阴坡的酸性土壤中。分布于黑龙江、吉林、辽宁、内蒙古、陕西、甘肃、河南、云南、西藏和长江流域以南各地。

道地产区　主产于湖北、浙江、贵州、四川。

性状特征　匍匐茎圆柱形，细长弯曲，长可达2m，多断裂，直径3～5mm，表面黄色或淡棕色，侧枝叶密生，直径约6mm，表面淡棕黄色。匍匐茎下有多数黄白色不定根，二歧分叉。叶密生，线状披针形，常皱缩弯曲，长3～5mm，宽0.3～0.8mm，黄绿色或灰绿色，先端芒状，全缘或有微锯齿，叶脉不明显。枝端有时可见孢子囊穗，直立棒状，多断裂，长2～5cm，直径约5mm。质韧，不易折断，断面浅黄色，有白色木心。气微，味淡。

品质优劣　药材以身干、茎长、黄绿色、纯净者为佳。

采收加工　全年可采，去泥，晒干。

性味归经　微苦、辛，温。归肝、脾、肾经。

功能主治　祛风除湿，舒筋活络。用于关节酸痛，屈伸不利。

贮　　藏　置阴凉干燥处保存。

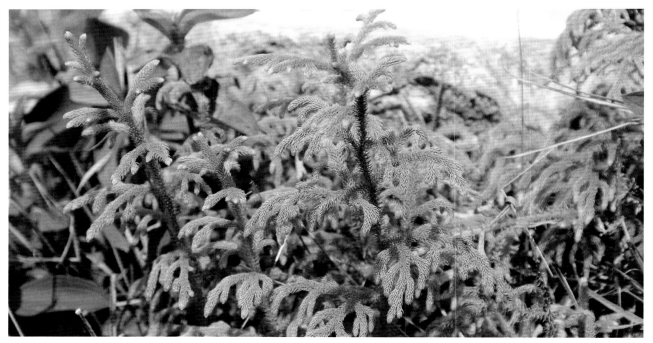

石松

皂角刺

Zaojiaoci
SPINA GLEDITSIAE

来　　源　为豆科植物皂荚 *Gleditsia sinensis* Lam. 的干燥棘刺。

生境分布　生于山坡丛林；多为栽培。分布于我国东北、华北、华东、中南和四川、贵州等地。

道地产区　主产于河北、山西、河南、山东、江苏、湖北、广西等地。

性状特征　完整的棘刺为主刺及1~2次分枝；扁圆柱状，长5~18cm，基部粗8~12mm，末端尖锐；分枝刺螺旋形排列，与主刺成60°~80°，向周围伸出，一般长1~7cm；于次分枝上又常有更小的刺，分枝刺基部内侧常呈小阜状隆起；全体紫棕色，光滑或有细皱纹。体轻，质坚硬，不易折断。商品多切成斜薄片，一般是长披针形，长2~6cm，宽3~7mm，厚1~3mm。常带有尖细的刺端，切面木质部黄白色，中心髓部松软，呈淡红色。质脆，易折断，无臭。味淡。

品质优劣　药材以片薄、纯净、无核梗、色棕紫、切片中间棕红色、中心砂粉状者为佳。

采收加工　秋季割下刺针，切片晒干。

性味归经　辛，温。归肝、胃经。

功能主治　消肿托毒，排脓，杀虫。用于痈疽初起或脓成不溃；外治疥癣麻风。

贮　　藏　置阴凉干燥处保存，防虫蛀。

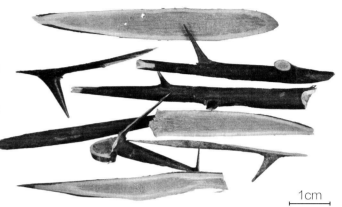

1cm

皂角刺药材

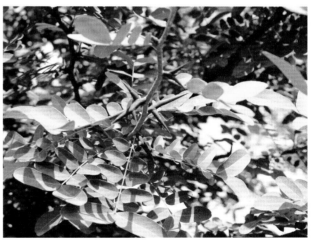

皂荚

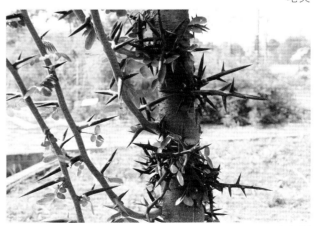

皂角刺

皂矾（绿矾）

Zaofan

MELANTERITUM

    来　　源　为硫酸盐类矿物水绿矾的矿石。主含含水硫酸亚铁（$FeSO_4 \cdot 7H_2O$）。

    生境分布　主要分布于陕西、新疆、山东、浙江、河南、湖南、甘肃等地。

    道地产区　主产于山东、湖南、陕西、甘肃、新疆。

    性状特征　为棱柱状结晶或颗粒，半透明，显各种不同绿色。质较坚硬而脆。无臭，味涩而甜。以绿色、无杂质者为佳。易溶于水，不溶于酒精。在干燥空气中即风化。在湿空气中迅速氧化，表面生成黄棕色的碱式硫酸铁。红灼则分解，放出无水亚硫酸及无水硫酸气体而残留氧化铁。本品的水溶液显亚铁盐与硫酸盐的各种特殊反应。

    品质优劣　以色绿、质脆、纯净者为佳。

    采收加工　采挖后，除去杂质，即得。

    性味归经　酸，凉。归肝、脾经。

    功能主治　解毒燥湿，杀虫补血。用于黄肿胀满，疳积久痢，肠风便血，血虚萎黄，湿疮疥癣，喉痹口疮。

    贮　　藏　置阴凉干燥处。密闭保存，防潮，防尘。

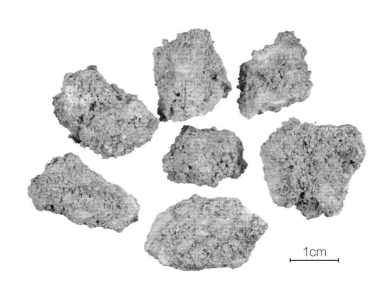

1cm

皂矾药材

佛手

Foshou

FRUCTUS CITRI SARCODACTYLIS

来　　源　为芸香科植物佛手 *Citrus medica* L. var. *sarcodactylis* Swingle 的干燥果实。

生境分布　栽培种。适宜于海拔700m以下、温暖湿润、雨量充沛的丘陵、平原或山地栽培。分布于热带、亚热带。四川、重庆、广东、广西、浙江、福建及云南等地也有分布。

道地产区　川佛手主产于四川、云南；广佛手主产于广东、广西。

性状特征　商品根据主产地分为川佛手和广佛手两类。本品为类椭圆形或卵圆形的薄片，常皱缩或卷曲，长6～10cm，宽3～7cm，厚0.2～0.4cm。顶端稍宽，常有3～5个手指状的裂瓣，基部略窄，有的可见果梗痕，外表黄绿色或橙黄色，有皱纹及油点。果肉浅黄白色，散有凹凸不平的线状或点状维管束。质硬而脆，受潮后柔韧。气香，味微苦而甜。

品质优劣　药材以片大而薄、手掌状、金边白肉、气香浓者为佳。

采收加工　秋季果实尚未变黄或变黄时选择晴天采收，纵切成薄片，晒干或低温干燥。佛手鲜果与酒接触即腐烂。

性味归经　辛、苦、酸，温。归肝、脾、胃、肺经。

功能主治　疏肝理气，和胃止痛，燥湿化痰。用于肝胃气滞，胸胁胀痛，胃脘痞满，食少呕吐，咳嗽痰多。

贮　　藏　置阴凉干燥处保存，防霉变，防虫蛀。

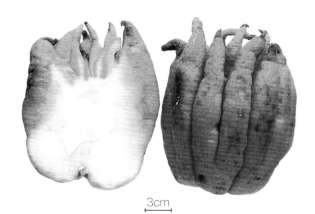

3cm

佛手鲜药材

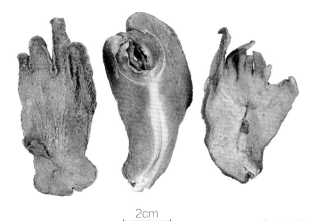

2cm

佛手药材

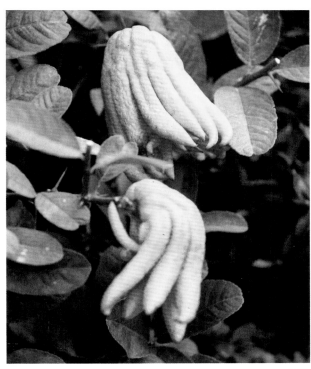

佛手

余甘子

Yuganzi

FRUCTUS PHYLLANTHI

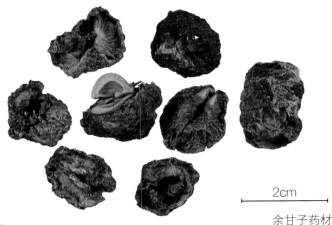

2cm

余甘子药材

来　　源　为大戟科植物余甘子 *Phyllanthus emblica* L. 的干燥成熟果实。

生境分布　生于疏林下或山坡向阳处。分布于福建、广西、广东、四川、贵州、云南等地。

道地产区　主产于云南。

性状特征　果实球形或扁球形，直径1.2～2cm。表面棕褐色至墨绿色，有淡黄色颗粒状突起，具皱纹及不明显的6棱，果梗长约1mm，果肉厚1～4mm，质硬而脆。内果皮黄白色，硬核样，表面略具6棱，干后裂成6瓣。种子6粒，近三棱形，棕色。气微，味微涩，回甜。

品质优劣　药材以果实个大、肉厚、回甜味浓者为佳。

采收加工　果实秋冬季采收，晒干或浸渍用。

性味归经　甘、酸、涩，凉。归肺、胃经。

功能主治　清热凉血，消食健胃，生津止咳。用于血热血瘀，肝胆病，消化不良，腹痛，咳嗽，喉痛，口干。

贮　　藏　置阴凉干燥处保存，防霉变，防虫蛀。

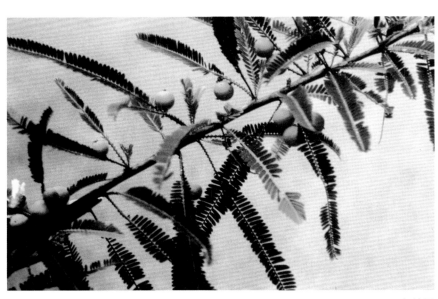

余甘子

谷芽

Guya

FRUCTUS SETARIAE GERMINATUS

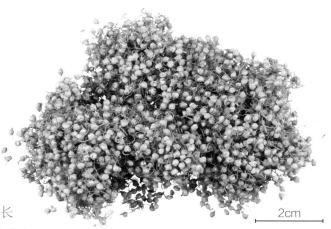

2cm

谷芽药材

来　　源　　为禾本科植物粟 *Setaria italica*
（L.）Beauv. 的成熟果实经发芽干燥而得。

生境分布　全国各地普遍栽培。

道地产区　各地均产。

性状特征　本品呈类圆球形，直径约2mm，
顶端钝圆，基部略尖。外壳为革质的稃片，
淡黄色，具点状皱纹，下端有初生的细须根，长
3～6mm，剥去稃片，内含淡黄色或黄白色颖果（小米）1
粒。气微，味微甘。

采收加工　本品系由禾本科植物粟的成熟果实经发芽干燥而得。将
粟谷用水浸泡后，保持适宜的温、湿度，待须根长至约6mm时，经晒干
或低温干燥而成。

性味归经　甘，温。归脾、胃经。

功能主治　消食和中，健脾开胃。用于食积不消，腹胀口臭，脾胃
虚弱，不饥食少。炒谷芽偏于消食，用于不饥食少。焦谷芽善化积滞，
用于积滞不消。

贮　　藏　本品易虫蛀，置阴凉干燥处保存。

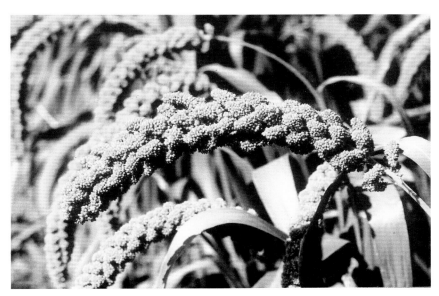

粟

谷精草

Gujingcao

FLOS ERIOCAULI

来　　源　为谷精草科植物谷精草 *Eriocaulon buergerianum* Koern. 的干燥带花茎的头状花序。

生境分布　多生于水稻田中或浅水池沼边。分布于我国华东、华南、西南和陕西等地。

道地产区　主产于江苏、浙江、湖北等地。

性状特征　本品头状花序呈半球形，直径4～5mm；底部有苞片层层紧密排列，苞片淡黄绿色，有光泽，上部边缘密生白色短毛；花序顶部灰白色。揉碎花序，可见多数黑色花药及细小黄绿色未成熟的果实。花葶纤细，长短不一，直径不及1mm，淡黄绿色，有数条扭曲的棱线。质柔软。无臭，味淡。

品质优劣　药材以身干、花序大而紧密、色灰白、花茎短、黄绿色、纯净者为佳。

采收加工　秋季开花结实时，拔取全草，剪下

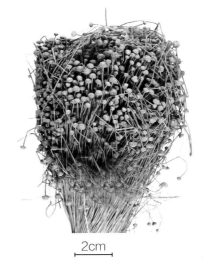

2cm

谷精草药材

花葶部分，除净杂质，晒干。

性味归经　辛、甘、平。归肝、肺经。

功能主治　疏散风热，明目退翳。用于风热目赤，肿痛羞明，眼生翳膜，风热头痛。

贮　　藏　置阴凉干燥处保存，防虫蛀、防霉变。

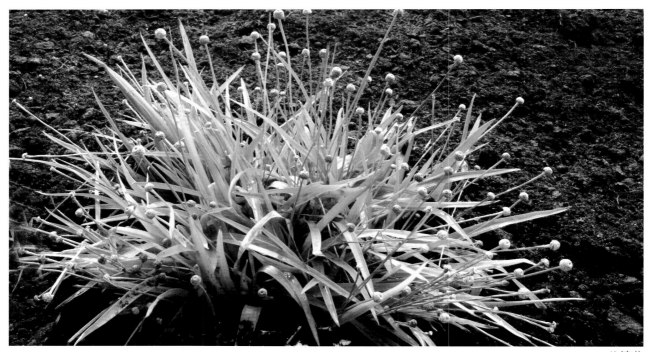

谷精草

274

龟甲

Guijia

CARAPAX ET PLASTRUM TESTUDINIS

来　　源　为龟科动物乌龟*Chinemys reevesii*（Gray）的背甲及腹甲。

生境分布　龟多群居，常栖息在川、泽、湖、池中。我国大部地区均有分布。

道地产区　主产于湖北、湖南、江苏、浙江、安徽等地。

性状特征　本品背甲及腹甲由甲桥相连，背甲稍长于腹甲，与腹甲常分离。背甲呈长椭圆形拱状，长7.5～22cm，宽6～18cm；外表面棕褐色或黑褐色，脊棱3条；颈盾1块，前窄后宽；椎盾5块，第1椎盾长大于宽或近相等，第2～5椎盾宽大于长；肋盾两侧对称，各4块；缘盾每侧11块；臀盾2块。腹甲呈板片状，近长方椭圆形，长6.4～21cm，宽5.5～17cm；外表面淡黄棕色至棕黑色，盾片12块，每块常具紫褐色放射状纹理，腹盾、胸盾和股盾中缝均长，喉盾、肛盾次之；内表面黄白色至灰白色，有的略带血迹或残肉，除净后可见骨板9块，呈锯齿状嵌接；前端钝圆或平截，后端具三角形缺刻，两侧残存呈翼状向斜上方弯曲的甲桥。质坚硬。气微腥，味微咸。

品质优劣　药材以血板身干、无腐肉者为佳。

采收加工　全年均可捕捉，以8～12月产量最多，捕捉后杀死，取其腹板，刮净筋肉，晒干，称为"血板"，若将乌龟用热水煮死，取腹板，去净筋肉晒干者，称为"烫板"。

性味归经　咸、甘，微寒。归肝、肾、心经。

功能主治　滋阴潜阳，益肾强骨，养血补心，固经止崩。用于阴虚潮热，骨蒸盗汗，头晕目眩，虚风内动，筋骨痿软，心虚健忘，崩漏经多。

贮　　藏　本品有腥气，极易生虫，应置干燥处保存，防虫。

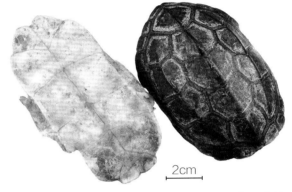

2cm

龟甲药材

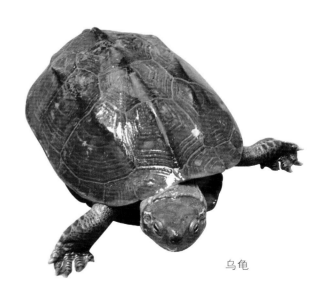

乌龟

辛夷

Xinyi

FLOS MAGNOLIAE

来　　源　为木兰科植物望春玉兰 *Magnolia biondii* Pamp.、玉兰 *Magnolia denudata* Desr. 或武当玉兰 *Magnolia sprengeri* Pamp. 的干燥花蕾。

生境分布

1. 望春玉兰　生于海拔400～2 000m微酸性褐色土或棕色森林土上，分布于河南、甘肃、陕西、湖北、湖南等地。

2. 玉兰　栽培或野生于森林中。分布于河北、山东、江苏、浙江、江西、河南、湖北、湖南及云南等地。

3. 武当玉兰　生于海拔1 300～2 000m的常绿、落叶阔叶混交林中。分布于陕西、甘肃、河南、湖北、四川等地。

道地产区　主产于河南、四川、陕西、湖北、湖南等地。以湖北、河南产量较大，质量优。

性状特征　根据来源不同，分述如下：

1. 望春玉兰　花蕾长卵形，似毛笔头。长1～2.5cm，直径0.8～1.5cm。基部多具短梗，长约5cm，其表面有类白色点状皮孔。苞片2～3层，每层2片，两层苞片间有1～2个小磷芽，苞片外表面密被黄绿色或灰绿色柔软长毛，毛长2～3mm。内表面类棕色或棕褐色，平滑，无毛。除去苞片后可见花被9片，类棕色或棕褐色，外轮花被3片，条形，长约1cm。约为内两轮长的1/4，呈萼片状；内两轮花被6片，较大，每轮3片，呈轮状排列，外轮较内轮形大，棕黄色。雄蕊多数呈螺旋状，着生在花托上，雌蕊在其上方，花丝扁平，花药线形，长于花丝，纵裂，药隔突出。体轻、质脆。气芳香，味辛凉而稍苦。

2. 玉兰　花蕾与望春玉兰同，但稍长，长1.2～3cm，直径1～1.5cm。基部梗较粗壮，皮孔浅棕色。苞片外表面密被黄绿色或灰绿色茸毛，茸毛

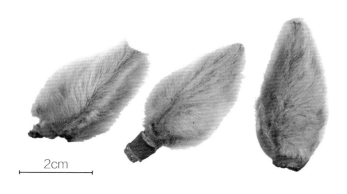

辛夷药材（武当玉兰）

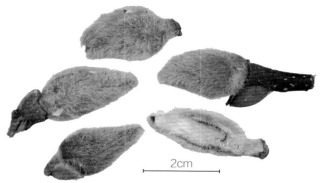

辛夷药材（望春玉兰）

脱落处呈黑褐色，皱缩状。花被9片，每轮3片，内轮外轮同形。基部枝梗较粗壮。

3. 武当玉兰 花蕾与望春玉兰同，较大，长圆形或卵圆形，长2～5cm，直径1～2cm。枝梗粗壮，基部梗短，皮孔红棕色。苞片中、内层密被淡黄色或深棕色茸毛，有的外层苞片茸毛已脱落，呈黑棕色或黑褐色。花被10～15片，3～4层，内轮外轮基本相同。

品质优劣 以上3种辛夷药材均以内瓣紧密、香气浓、无枝梗者为佳。

采收加工 1～2月采剪未开放的花蕾，将花蕾晒至半干，堆起待内部发热后再晒至全干。

性味归经 辛，温。归肺、胃经。

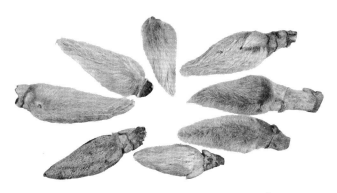

2cm

辛夷药材（玉兰）

功能主治 散风寒，通鼻窍。用于风寒头痛，鼻塞流涕，鼻衄，鼻渊。

贮 藏 防虫蛀、霉变，置阴凉干燥处保存。

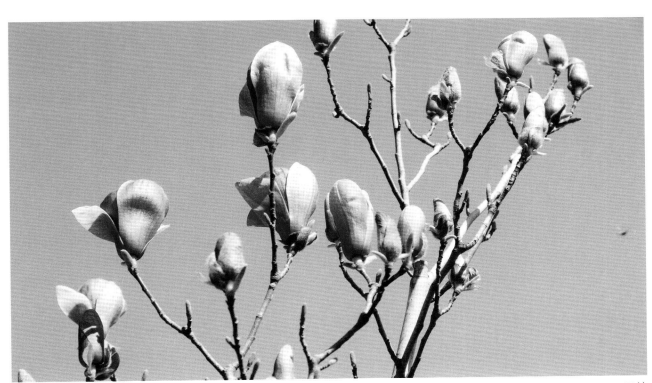

玉兰

羌活

Qianghuo

RHIZOMA ET RADIX NOTOPTERYGII

来　　源　为伞形科植物羌活*Notopterygium incisum* Ting ex H. T. Chang或宽叶羌活*Notopterygium forbesii* Boiss.的干燥根茎及根。

生境分布

1. 羌活　生于高山灌木林下或草丛中。分布于山西、陕西、甘肃、青海、新疆、四川及云南、西藏等地。

2. 宽叶羌活　生于高山向阳的山坡草丛中及灌木林中。分布于陕西、青海、内蒙古、湖北、四川及西藏等地。

道地产区　羌活主产于山西、陕西、甘肃、青海、新疆、四川；宽叶羌活主产于陕西、青海、内蒙古、湖北、四川及西藏等地。

性状特征

1. 羌活　为圆柱形略弯曲的根茎，长4～13cm，直径0.6～2.5cm。顶端具茎痕。表面棕褐色至黑褐色，外皮脱落处呈黄色。节间缩短，呈紧密隆起的环状，形似蚕（习称"蚕羌"）；或节是延长，形如竹节状（习称"竹节羌"）。节上有多数点状或瘤状突起的根痕及褐色破碎鳞片。体轻，质脆，易折断。断面不平整，有多数裂隙，皮部黄棕色至暗棕色，油润，有棕色油点，木部黄白色，射线明显，髓部黄色至黄棕色。气香，味微苦而辛。

2. 宽叶羌活　根茎类圆柱形，顶端具茎及叶鞘残基，根类圆锥形，有纵皱纹及皮孔；表面棕褐色，近根茎处有较密的环纹，长8～15cm，直径1～3cm（习称"条羌"）。有的根茎粗大，呈不规则结节状，顶部具数个茎基，根较细（习称"大头羌"）。质松脆，易折断。断面较平坦，皮部浅棕色，木部黄白色。气味较淡。

品质优劣　两种药材均以条粗长、表面棕褐

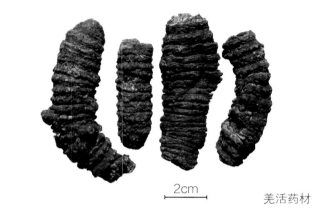

2cm

羌活药材

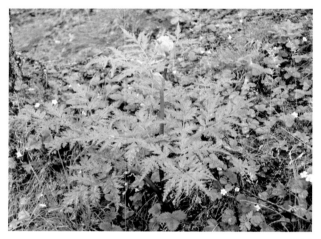

羌活

色、有环轮、断面紧密、油点多、气味纯正者为佳。

采收加工　野生品秋后采挖根部，除去茎叶，洗净，晒干备用。栽培品栽后2～3年即可采挖。春、秋两季挖取根及根茎，去净茎叶、须根、泥土，晒干或烘干。

性味归经　辛、苦，温。归膀胱、肾经。

功能主治　解表散寒，祛风除湿，止痛。用于风寒感冒，头痛项强，风湿痹痛，肩背酸痛。

贮　　藏　本品易虫蛀、发霉及走失香气，应置阴凉干燥处保存。

沙苑子

Shayuanzi

SEMEN ASTRAGALI COMPLANATI

来　　源　为豆科植物扁茎黄芪*Astragalus complanatus* R. Br. 的干燥成熟种子。

生境分布　生于山坡草丛、田边、路旁。分布于吉林、辽宁、河北、山西、内蒙古、陕西、甘肃、宁夏等地。

道地产区　主产于陕西、内蒙古西部。以陕西潼关产者最为著名。

性状特征　种子圆肾形，略扁，长2～2.5mm，宽1.5～2mm。表面灰褐色或绿褐色，光滑，一侧凹陷处有淡白种脐。质坚硬，不易破碎。子叶2枚，浅黄色，胚根弯曲，长约1mm。气微，味淡，嚼之有豆腥味。

品质优劣　药材以粒大饱满、外表绿褐色者为佳。

采收加工　霜降前，荚果外皮由绿色变黄褐色时，靠近地表6cm处割下，晒干脱粒，除净杂质。

性味归经　甘，温。归肝、肾经。

功能主治　补肾助阳，固精缩尿，养肝明目。用于肾虚腰痛，遗精早泄，遗尿尿频，白浊带下，眩晕，目暗昏花。

贮　　藏　置干燥通风处保存。

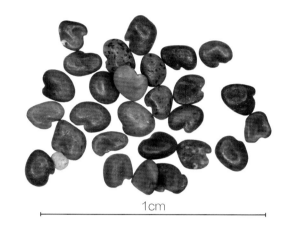

1cm

沙苑子药材

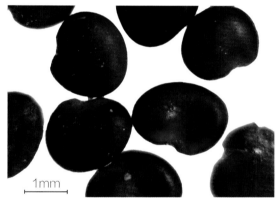

1mm

沙苑子放大观

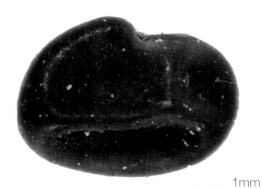

1mm

沙苑子微性状

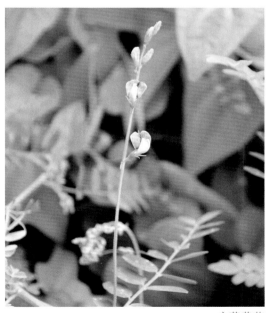

扁茎黄芪

沙棘

Shaji

FRUCTUS HIPPOPHAE

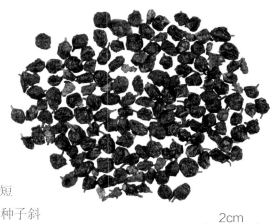

2cm

沙棘药材

　　来　　源　为胡颓子科植物沙棘 *Hippophae rhamnoides* L. 的干燥成熟果实。

　　生境分布　生于河边、沙土环境。分布于我国华北、西北及四川、云南、西藏等地。

　　道地产区　主产于我国华北、西北。

　　性状特征　果实呈类球形或扁球形，有的数个粘连，单个直径5～8mm。表面橙黄色或棕红色，皱缩，基部具短小果梗或果梗痕，顶端有残存花柱。果肉油润，质柔软。种子斜卵形，长约4mm，宽约2mm，表面褐色，有光泽，中间有一纵沟，种皮较硬，种仁乳白色，有油性。气微，味酸、涩。

　　品质优劣　以色泽鲜艳、有光泽、油润性强者为佳。

　　采收加工　10～11月采摘成熟果实，晒干备用。

　　性味归经　酸、涩，温。归脾、胃、肺、心经。

　　功能主治　健脾消食，止咳祛痰，活血散瘀。用于脾虚食少，食积腹痛，咳嗽痰多，胸痹心痛，瘀血经闭，跌仆瘀肿。

　　贮　　藏　置干燥通风处保存，防霉变，防虫蛀。

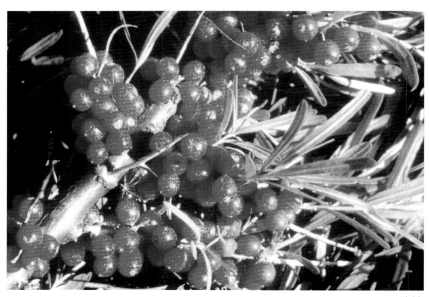

沙棘

沉香

Chenxiang

LIGNUM AQUILARIAE RESINATUM

来　　源　为瑞香科植物白木香*Aquilaria sinensis*（Lout.）Gilg含有树脂的木材。

生境分布　生于平地、丘陵的疏林或荒山中，也有少量栽培。分布于福建、广东、海南及广西。

道地产区　主产于广西、海南等地。

性状特征　为片状或不规则的长条状，大小不一，一面多具纵沟，由棕黑色的含树脂部分与淡黄色木质部交错形成花纹，微有亮光；另一面（人工伤面或虫伤面）多为黄褐色腐朽的木质，表面凹凸不平，质较坚实，断面刺状，入水半沉或上浮。气芳香，味苦。燃烧时发浓烟，并有强烈的愉快香气及黑色油状物渗出。

品质优劣　药材以质坚体重、含树脂多、香气浓郁、味苦、无朽木及不含树脂者为佳。

采收加工　全年皆可采收。选择含沉香的树干或根部，用刀削去白色木部，然后再用特制的小刀将不含香的部分尽可能地除去，干燥后即可。

性味归经　辛、苦，微温。归脾、胃、肾经。

功能主治　行气止痛，温中止呕，纳气平喘。用于胸腹胀闷疼痛，胃寒呕吐呃逆，肾虚气逆喘急。

贮　　藏　本品易失润、干枯、走散香味，应密封，置阴凉干燥处保存。忌日晒、受潮。

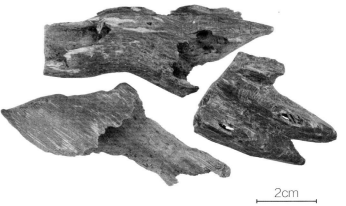

2cm

沉香药材

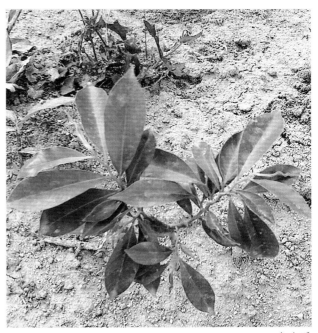

白木香

没药

Moyao

MYRRHA

来　　源　为橄榄科植物地丁树 *Commiphora myrrha* Engl. 或哈地丁树 *Commiphora molmol* Engl. 的干燥树脂。

生境分布　生于热带非洲和亚洲。分布于非洲东北部的索马里、埃塞俄比亚及阿拉伯半岛南部。

道地产区　主产于索马里、埃塞俄比亚及阿拉伯半岛南部。

性状特征　干燥的胶树脂呈不规则颗粒状或黏结成团块，大小不一，一般直径约2.5cm，有的可达10cm，红棕色或黄棕色，表面粗糙，覆有粉尘。质坚脆，破碎面呈不规则颗粒状，带棕色油样光泽，并伴有白色小点或线纹，薄片半透明。与水共研则成黄色乳状液。气微弱而芳香，味苦，微辛。

品质优劣　药材以块大、棕红色、香气浓、半透明者为佳。

采收加工　本品多由树皮的裂缝处自然渗出，如经切伤，则亦自伤口渗出。初渗出的为黄白色液体，在空气中逐渐变成红棕色硬块。一般在11月至次年2月采收，但亦有在6～7月采收者，采收后，拣净树皮及其他杂质即得。原药敲碎，炒到焦黑色，待部分挥发油挥发后，稍冷，捣成小块即成。

性味归经　辛、苦、平。归心、肝、脾经。

功能主治　散瘀定痛，消肿生肌。用于胸痹心痛，胃脘疼痛，痛经经闭，产后瘀阻，癥瘕腹痛，风湿痹痛，跌打损伤，痈肿疮疡。

贮　　藏　本品易走失香气，遇火易燃烧，故应密封，置阴凉干燥处保存。防热，防火。

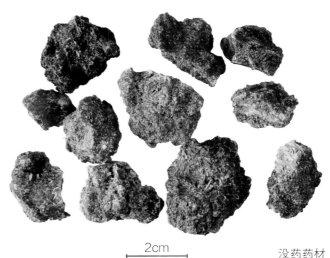

2cm

没药药材

诃子

Hezi

FRUCTUS CHEBULAE

来　　源　为使君子科植物诃子 *Terminalia chebula* Retz. 或茸毛诃子 *Terminalia chebula* Retz. var. *tomentella* Kurt. 的干燥成熟果实。

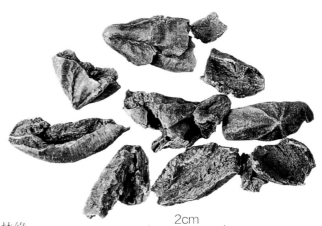

2cm

诃子药材

生境分布

1. 诃子　多栽培于屋旁、路边各地。广西、广东及云南等地有栽培。

2. 茸毛诃子　生于海拔800～1 100m的向阳坡、林缘。分布于云南。

道地产区　主产于云南临沧地区和德宏傣族景颇族自治州。

性状特征　诃子与茸毛诃子在药材性状上基本一致：果实呈长圆形或卵圆形，较皱缩。长2～4cm，直径2～2.5cm。表面黄棕色或暗棕色，略具光泽，有5～6条明显的纵棱线，在纵棱线之间有1～2条明显或不明显的纵向凸起，并可见细密的横向纹理。基部有圆形的果柄痕。剖开后果肉厚2～4mm，黄棕色或黄褐色。果核长1.5～2.5cm，直径0.8～1.5cm，浅黄色，粗糙，坚硬。种子1粒，狭长纺锤形，长约1cm，直径0.2～0.4cm，膜质种皮黄棕色，子叶2片，白色，相互重叠卷旋。无臭，味酸涩后甜。

品质优劣　药材以身干、表面黄棕色、微皱、有光泽、肉厚者为佳。

采收加工　播种繁殖者7～10年结果，质量较差；嫁接树2～3年结果，质量好，一年可采收3批，分别于9、10、11月收获，将成熟果实采下晒干。

性味归经　苦、酸、涩，平。归肺、大肠经。

功能主治　涩肠止泻，敛肺止咳，降火利咽。用于久泻久痢，便血脱肛，肺虚喘咳，久嗽不止，咽痛音哑。

贮　　藏　本品质硬而坚，一般不易变质，但受潮易生虫，应置干燥处保存。

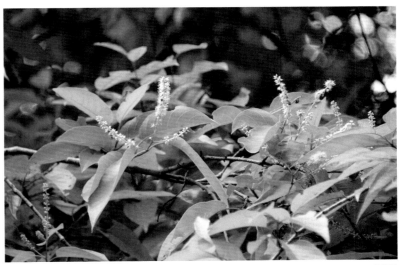

诃子

补骨脂

Buguzhi

FRUCTUS PSORALEAE

来　源　为豆科植物补骨脂 *Psoralea corylifolia* L. 的干燥成熟果实。

生境分布　生于原野、溪旁、田边草丛中。各地多有栽培。

道地产区　主产于河南、四川、安徽、陕西等地。

性状特征　果实扁圆状肾形，一端略尖，少有宿萼。怀补骨脂长4～5.5mm，宽2～4mm，厚约1mm；川补骨脂较小。表面黑棕色或棕褐色，具微细网纹，在放大镜下可见点状凹凸纹理。质较硬脆，剖开后可见果皮与外种皮紧密贴生，种子凹侧的上端略下处可见点状种脐，另一端有合点，种脊不明显。外种皮较硬，内种皮膜质，灰白色；子叶2片，肥厚，淡黄色至淡黄棕色，陈旧者色深，其内外表面常可见白色物质，于放大镜下观察为细小针晶；胚很小。宿萼基部连合，上端5裂，灰黄色，具毛茸，并密布褐色腺点。气芳香特异、味苦微辛。

品质优劣　药材以身干、粒大饱满、色黑者为佳。

采收加工　秋季果实成熟时，随熟随收，割下果穗，晒干，打下种子，除去杂质。

性味归经　辛、苦，温。归肾、脾经。

功能主治　温肾助阳，纳气平喘，温脾止泻；外用消风祛斑。用于肾阳不足，阳痿遗精，遗尿尿频，腰膝冷痛，肾虚作喘，五更泄泻；外用治白癜风，斑秃。

贮　藏　本品易虫蛀，应防潮，置干燥处保存。

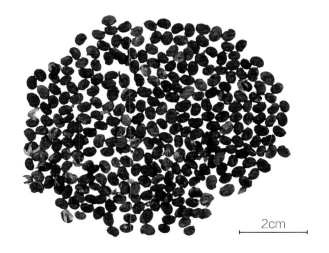

2cm

补骨脂药材

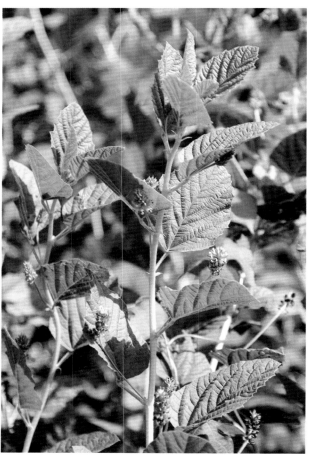

补骨脂

灵芝

Lingzhi

GANODERMA

来　　源　为多孔菌科真菌赤芝*Ganoderma lucidum*（Leyss. ex Fr.）Karst. 或紫芝*Ganoderma sinense* Zhao，Xu et Zhang的干燥子实体。

生境分布　均腐生于栎及其他阔叶树的根部或枯干上。吉林、河北、山西、陕西、山东、安徽、江苏、浙江、江西、福建、广西、广东、海南、四川、贵州、云南、西藏等地均有分布。

道地产区　赤芝主产于我国华东地区；紫芝主产于河北、河南及山东。

性状特征

1. 赤芝　外形呈伞状，菌盖肾形、半圆形或近圆形，直径10～18cm，厚1～2cm，皮壳坚硬，黄褐色至红褐色，有光泽，具环状棱纹和辐射状皱纹，边缘薄而平截，常稍内卷。菌肉白色至淡棕色。菌柄圆柱形，侧生，少偏生，长7～15cm，直径1～3.5cm，红褐色至紫褐色，光亮。孢子细小，黄褐色。气微香，味苦涩。

2. 紫芝　皮壳紫黑色，有漆样光泽。菌肉锈褐色。菌柄长17～23cm。

品质优劣　均以子实体相壮、外表颜色光亮、香气重者为佳。

采收加工　全年可采，洗净，晒干。人工培养，则于放孢子后菌盖边缘不再生长（没有浅白色边缘）即子实体成熟，宜及时采收，阴干或在40～50℃下干燥。

性味归经　甘，平。归心、肺、肝、肾经。

功能主治　补气安神，止咳平喘。用于心神不宁，失眠心悸，肺虚咳喘，虚劳短气，不思饮食。

贮　　藏　本品易发霉、虫蛀。应置阴凉干燥处保存。

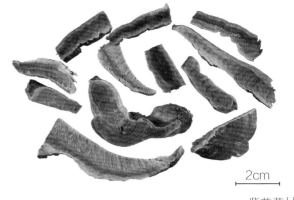

2cm

紫芝药材

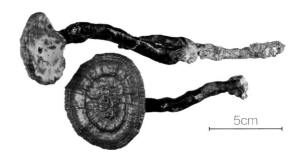

5cm

赤芝药材

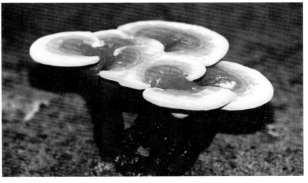

赤芝

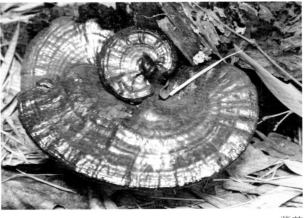

紫芝

阿胶

Ejiao

COLLA CORII ASINI

来　　源　为马科动物驴 *Equus asinus* L. 的干燥皮或鲜皮经煎煮、浓缩制成的固体胶。

生境分布　分布于山东、浙江。此外，上海、北京、天津、辽宁、内蒙古、河北、湖北、山西等地也有产。

道地产区　主产于山东东阿、济南及浙江杭州、上海、北京、天津、河南、湖北等地。

性状特征　本品呈长方形块、方形块或丁状。黑褐色，有光泽。质硬而脆，断面光亮，碎片对光照视呈棕色半透明状。气微，味微甘。

品质优劣　药材以乌黑、断面光亮、质脆味甘、无腥气者为佳。

采收加工　将驴皮浸泡去毛，切块洗净，分次水煎，滤过，合并滤液，浓缩（可分别加入适量的黄酒、冰糖和豆油）至稠膏状，冷凝，切块、晾干，即得。

性味归经　甘，平。归肺、肝、肾经。

功能主治　补血滋阴，润燥，止血。用于血虚萎黄，眩晕心悸，肌痿无力，心烦不眠，虚风内动，肺燥咳嗽，劳嗽咯血，吐血尿血，便血崩漏，妊娠胎漏。

贮　　藏　密闭，置阴凉干燥处保存。防热，防火。

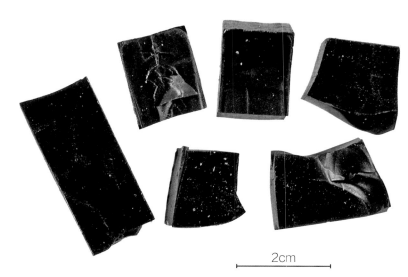

2cm

阿胶药材

阿魏

Awei

RESINA FERULAE

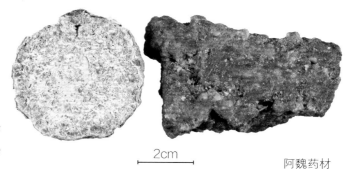

2cm

阿魏药材

来　　源　为伞形科植物新疆阿魏 *Ferula sinkiangensis* K. M. Shen或阜康阿魏 *Ferula fukanensis* K. M. Shen的树脂。

生境分布　生于海拔850m左右的荒漠中或带砾石的黏质山坡上。分布于新疆。

道地产区　主产于新疆阿勒泰、喀什、伊犁、阜康、抚里等地。国外主产于伊朗、阿富汗、印度等国。

性状特征　呈不规则块状、水滴状、膏状。灰白色、蜡黄色或浅棕黄色。块状物硬而轻，新鲜切面色浅，放置久后颜色加深。膏状物黏稠，灰白色，放久后颜色加深。本品加水研磨则成白色乳状液。有强烈的蒜样臭气，味辛辣如蒜，嚼之黏牙，对舌及口腔黏膜有较强的刺激性。

品质优劣　药材以块状、蒜气强烈、断面乳白或稍带微红色、无杂质者为佳。

采收加工

1. 割取法　于5～6月在植物抽茎后至初花期，由茎上部往下割取，每次待油胶树脂流尽收集后再割下一刀，一般3～5次，将收集物放入适宜容器中，除去多余水分即可。

2. 榨取法　在春天或初夏，将根部挖出，洗去泥沙，切碎，压取汁液，置适宜的容器中，放通风干燥处蒸去多余水分即得。

性味归经　苦、辛，温。归脾、胃经。

功能主治　消积化癥，散痞，杀虫。用于肉食积滞，瘀血癥瘕，腹中痞块，虫积腹痛。

贮　　藏　本品受热易融化、走失香味，应置阴凉干燥处保存，要避光、避风、防热。

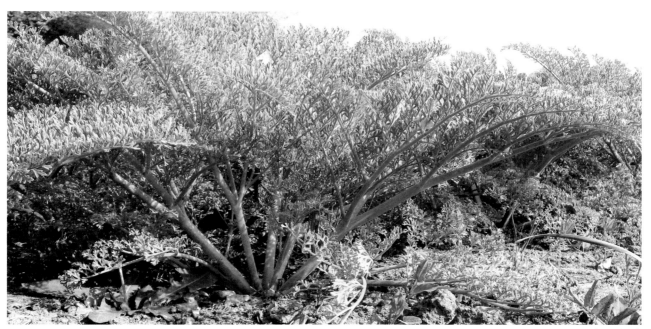

新疆阿魏

陈皮

Chenpi

PERICARPIUM CITRI RETICULATAE

来　　源　为芸香科植物橘 *Citrus reticulata* Blaneo及其栽培变种的干燥成熟果皮。

生境分布　栽培品。我国长江以南各地广泛栽培。

道地产区　主产于广东、广西、福建、四川、江西等地。

性状特征　果皮常剖成3～4瓣，于果柄处相连，亦有破裂分离成不规则片状者。厚1～4mm。外表面橙红色或红棕色，有细皱纹及排列紧密的圆形凹下的小油点。内表面浅黄白色，粗糙，附有黄白色或黄棕色筋络状维管束，亦有凹下的小油点。质柔软，干后较脆易折断，断面不平。广陈皮含油较多，质柔软不易折断。气香，稍甜后苦辛。

品质优劣　药材以片大、整齐、色鲜艳、油性大、香气浓者为佳。

采收加工　栽后5～6年结果，在10～11月成熟时采收，剥下果皮，晒干。

性味归经　苦、辛，温。归肺、脾经。

功能主治　理气健脾，燥湿化痰。用于脘腹胀满，食少吐泻，胸闷气短，咳嗽痰多。

贮　　藏　本品受潮易虫蛀、发霉，受热易走失芳香。应防潮，防热，置阴凉干燥处保存。

2cm

陈皮药材

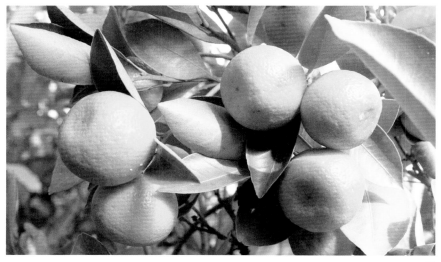

橘

附子

Fuzi

RADIX ACONITI LATERALIS PRAEPARATA

来　源　为毛茛科植物乌头*Aconitum carmichaeli* Debx. 的子根的加工品。

生境分布　生于山地、丘陵、草坡或灌木丛中。分布于我国长江中、下游各省，北达秦岭和山东，南达广西北部。

道地产区　药用者主要为栽培品，在四川、云南、陕西、甘肃、湖北等地均有栽培。尤以四川产者为佳。

性状特征　根据加工方式不同，商品分为以下3种：

1. 盐附子　呈圆锥形，长4～7cm，直径3～5cm。表面灰黑色，被盐霜，顶端有凹陷的芽痕，周围有瘤状突起的支根或支根痕。体重，横切面灰褐色，可见充满盐霜的小空隙及多角形形成层环纹，环纹内侧导管束排列不整齐。气微，味咸而麻，刺舌。

2. 黑顺片　为纵切片，上宽下窄，长1.7～5cm，宽0.9～3cm，厚0.2～0.5cm。外皮黑褐色，切面暗黄色，油润具光泽，半透明状，并有纵向导管束。质硬而脆，断面角质样。气微，味淡。

3. 白附片　无外皮，黄白色，半透明，厚约0.3cm。

品质优劣　盐附子以身干、肥大、坚实、无空心及须根、去净茎部者为佳；黑顺片以片大、厚薄均匀、表面油润光泽者为佳；白附片以片大、色白、油润、半透明者为佳。

采收加工　于6月底7月初挖取根部，洗净泥土，切取侧生块根（子根）即为泥附子。

性味归经　辛、甘，大热；有毒。归心、肾、脾经。

功能主治　回阳救逆，补火助阳，散寒止痛。

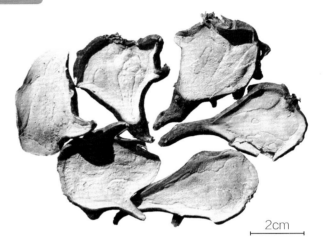

附子饮片

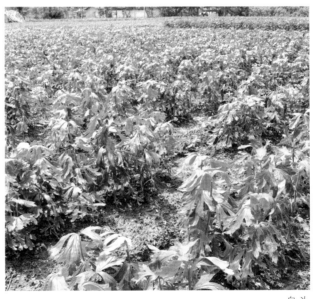

乌头

用于亡阳虚脱，肢冷脉微，心阳不足，胸痹心痛，虚寒吐泻，脘腹冷痛，肾阳虚衰，阳痿宫冷，阴寒水肿，阳虚外感，寒湿痹痛。

贮　藏　本品受潮易虫蛀、发霉，应置阴凉干燥处保存。

忍冬藤

Rendongteng

CAULIS LONICERAE JAPONICAE

来　　源　为忍冬科植物忍冬*Lonicera japonica* Thunb.的干燥茎枝。

生境分布　生于丘陵、山谷、林边，常有栽培。全国大部分地区均有分布。

道地产区　主产于浙江温州、嘉兴，四川涪陵、西阳、黔江，江苏徐州、镇江等地。习惯认为江苏产者质量最佳。

性状特征　本品呈长圆柱形，多分枝，常缠绕成束，直径1.5～6mm。表面棕红色至暗棕色，有的灰绿色，光滑或被茸毛；外皮易剥落。枝上多节，节间长6～9cm，有残叶及叶痕。质脆，易折断，断面黄白色，中空。气微，老枝味微苦，嫩枝味淡。

品质优劣　以枝条均匀、带红色外皮、嫩枝梢有毛、带叶者为佳。

采收加工　夏、秋两季采集，切段晒干。

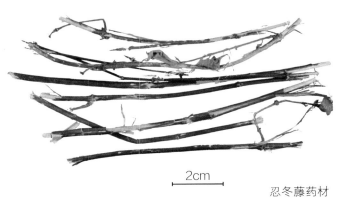

2cm

忍冬藤药材

性味归经　甘，寒。归肺、胃经。

功能主治　清热解毒，疏风通络。用于温病发热，热毒血痢，痈肿疮疡，风湿热痹，关节红肿热痛。

贮　　藏　置阴凉干燥处保存。

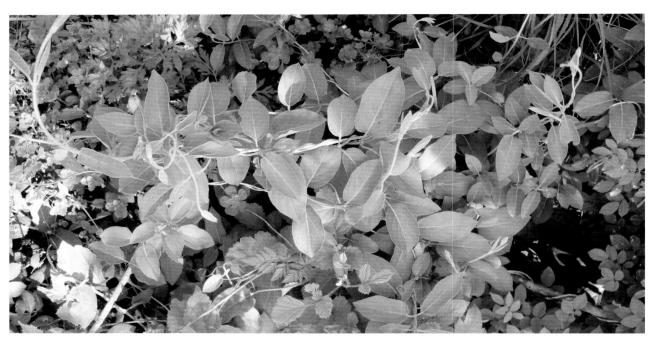

忍冬

鸡内金

Jineijin

ENDOTHELIUM CORNEUM GIGERIAE GALLI

　来　　源　为雉科动物家鸡 *Gallus gallus domesticus* Brisson 的干燥沙囊内壁。

　生境分布　全国各地均有饲养。

　道地产区　全国各地均产。

　性状特征　本品为不规则卷片，厚约2mm。表面黄色、黄绿色或黄褐色，薄而半透明，具明显的条状皱纹。质脆，易碎，断面角质样，有光泽。气微腥，味微苦。

　品质优劣　以个大、色黄、完整不破碎者为佳。

　采收加工　杀鸡后，将肫取出剖开，趁热立即剥下肫的内衣（不要先用水洗，否则难剥离且易破碎），洗净，晒干。

　性味归经　甘，平。归脾、胃、小肠、膀胱经。

　功能主治　健胃消食，涩精止遗，通淋化石。用于食积不消，呕吐泻痢，小儿疳积，遗尿，遗精，石淋涩痛，胆胀胁痛。

　贮　　藏　本品受潮易虫蛀、发霉，应置阴凉干燥处保存，并防止挤压。

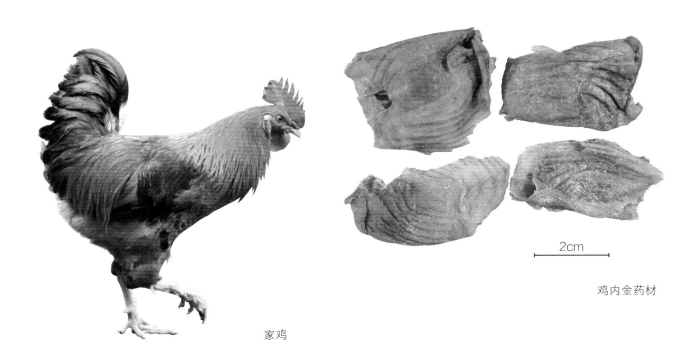

2cm

家鸡

鸡内金药材

鸡血藤

Jixueteng

CAULIS SPATHOLOBI

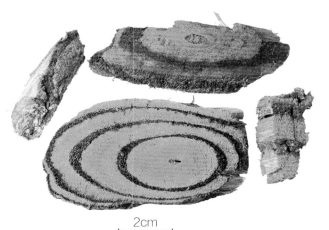

2cm

鸡血藤药材

来　　源　为豆科植物密花豆 *Spatholobus suberectus* Dunn. 的干燥藤茎。

生境分布　生于山谷林间、山地灌丛中。分布于广东、广西、云南等地。

道地产区　主产于广西、广东、云南等地。

性状特征　药材呈长圆柱形或扁柱形，长短不一，稍弯曲，直径2.5～7cm，外表灰棕色至暗棕色，外皮脱落部分则呈赭色。横切面中央有偏心性的小髓，周围同心环圈（层圈）明显，此环圈实系由韧皮部所构成，由于韧皮部内含多数分泌管，新鲜时有鲜红色汁液渗出，干后则凝成亮黑色胶丝状斑点，故干燥品环圈现赤褐色，环圈彼此之间即为木质部所在，呈淡红色，具无数细孔眼；如为二茎附帖而生者，则断面中间现曲纹。气微，味涩。

品质优劣　药材以条匀、树脂状物分泌较多者为佳。

采收加工　野生品四季可采，栽培品种植2年后可采收，以深秋采者为好。洗净切片，鲜用或晒干。

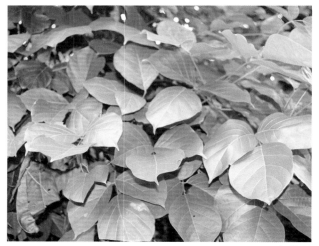

密花豆

性味归经　苦、甘，温。归肝、肾经。

功能主治　活血补血，调经止痛，舒筋活络。用于月经不调，痛经，经闭，风湿痹痛，麻木瘫痪，血虚萎黄。

贮　　藏　置阴凉干燥处保存。

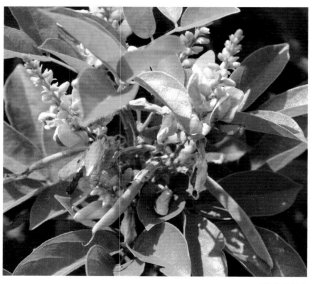

密花豆花

鸡骨草

Jigucao

HERBA ABRI

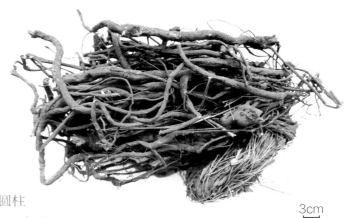

3cm

鸡骨草药材

来　　源　为豆科植物广州相思子*Abrus cantoniensis* Hance的干燥全株。

生境分布　生于山野阳光充足的地方。分布于广东、海南、广西等地。

道地产区　主产于广东、广西。

形状特征　本品为带根全草，多缠绕成束。根圆柱形或圆锥形，有分枝，长短粗细不等，直径3～15mm；表面灰棕色，有细纵纹；质硬。根茎短，结节状。茎丛生，长藤状，长可达1m，直径1.5～2.5mm；表面灰褐色，小枝棕红色，疏被毛茸；偶数羽状复叶，小叶长圆形，长8～12mm，下表面被伏毛。气微，味微苦。

品质优劣　药材以根粗，茎、叶全者为佳。

性味归经　甘、微苦，凉。归肝、胃经。

功能主治　利湿退黄，清热解毒，疏肝止痛。用于湿热黄疸，胁肋不舒，胃脘胀痛，乳痈肿痛。

贮　　藏　置阴凉干燥处保存。

注　　意　原植物种子有毒，不能入药，用时必须把豆荚全部摘除干净。

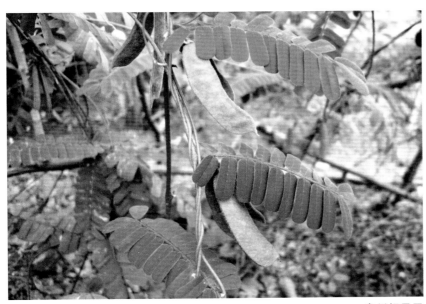

广州相思子

鸡冠花

Jiguanhua

FLOS CELOSIAE CRISTATAE

来　　源　为苋科植物鸡冠花 *Celosia cristata* L. 的干燥花序。

生境分布　栽培品。分布于全国各地。

道地产区　全国大部分地区均有生产。

性状特征　为带有短茎的花序，形似鸡冠，或为穗状、卷冠状、上缘呈鸡冠状的部分，密生线状的茸毛，即未开放的小花，一般颜色较深，有红、浅红、白等色；中部以下密生许多小花，各小花有膜质灰白色的苞片及花被片。蒴果盖裂；种子黑色，有光泽。气无，味淡。

品质优劣　药材以朵大而扁、鸡冠状、花柄短、色泽鲜艳者为佳；习惯认为白鸡冠花最好，但产量较小。

采收加工　9～10月剪取花序，晒干。

性味归经　甘、涩，凉。归肝、大肠经。

功能主治　收敛止血，止带，止痢。用于吐血，崩漏，便血，痔血，赤白带下，久痢不止。

贮　　藏　置阴凉干燥通风处保存。受潮发霉易变色。

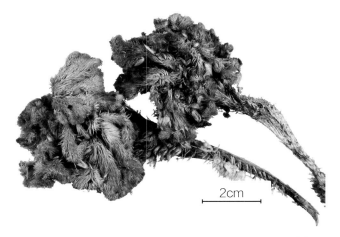

鸡冠花药材

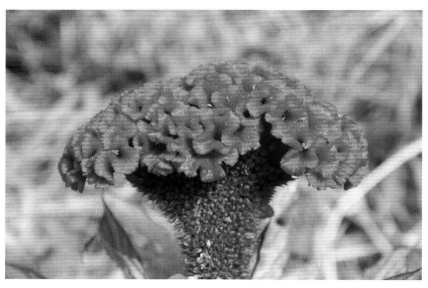

鸡冠花

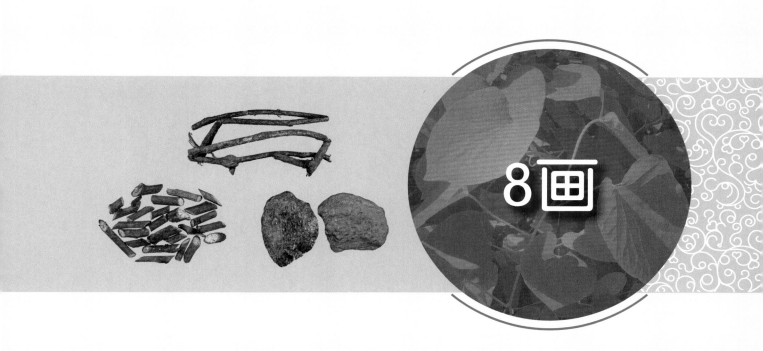

8回

青风藤

Qingfengteng

CAULIS SINOMENII

来　　源　为防己科植物青藤*Sinomenium acutum*（Thunb.）Rehd. et Wils. 及毛青藤*Sinomenium acutum*（Thunb.）Rehd. et Wils. var. *cinereum* Rehd. et Wils.的干燥藤茎。

生境分布　生于山地灌木丛中。分布于我国西南、中南和华东等地。

道地产区　主产于河南、陕西、湖北、湖南和四川等地。

性状特征　两种来源的商品药材基本相似。茎圆柱形，稍弯曲，细茎弯绕成束，直径0.5～2cm，表面绿棕色至灰棕色，具纵皱纹、细横裂纹和皮孔，节处稍膨大，有突起的分枝痕或叶痕。细茎质脆稍硬，较易折断，断面木质部灰棕色，呈裂片状；粗茎质硬，断面棕色，木质部具放射状纹理，习称"车轮纹"，并可见多数小孔，中心有髓、细小、黄白色。气微，味微苦。

品质优劣　药材以条均匀者为佳。

采收加工　春、秋两季割取藤茎，切断后，晒干备用。

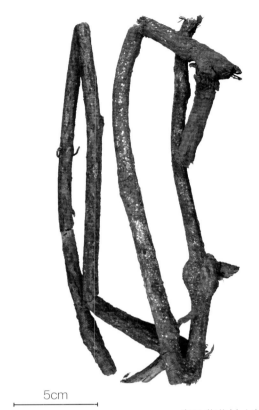

　　　　　5cm

青风藤药材（青藤）

性味归经　苦、辛，平。归肝、脾经。

功能主治　祛风湿，通经络，利小便。用于风湿痹痛，关节肿胀，麻痹瘙痒。

贮　　藏　置阴凉干燥处保存。

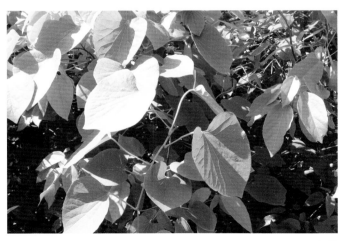

青藤

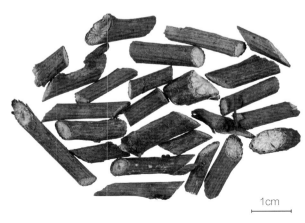

1cm

青风藤药材（毛青藤）

青叶胆

Qingyedan

HERBA SWERTIAE MILEENSIS

来　　源　为龙胆科植物青叶胆*Swertia mileensis* T. N. Ho et W. L. Shih的干燥全草。

生境分布　生于海拔1 300～1 650m的山坡草丛中。分布于云南南部。

道地产区　主产于云南南部。

性状特征　全株长15～45cm。根圆柱形，长2～7cm，有时分枝，须根少，表面黄色或黄棕色。茎四棱形，棱角具极狭的翅，中空，直径1～2mm；表面黄绿色或黄棕色，下部常带红紫色。单叶对生，多皱缩或略破碎，完整叶片展平后呈线形或披针形，长1～4cm，宽1～7mm，无柄。圆锥状聚伞花序。蒴果狭卵形。种子多数，细小，棕褐色，卵形至类圆形。气微，味苦。

品质优劣　药材以色绿、花多、味苦者为佳。

采收加工　花果期均可采收，以花期采收为佳，在采收过程中，应尽量减少花、叶的损失。采集后洗净、晒干或鲜用。

性味归经　苦、甘，寒。归肝、胆、膀胱经。

功能主治　清肝利胆，清热利湿。用于肝胆湿热，黄疸尿赤，胆胀胁痛，热淋涩痛。

贮　　藏　置阴凉干燥处保存。

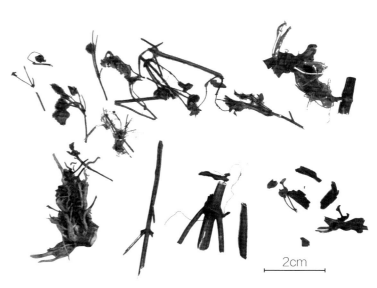

2cm

青叶胆药材

青皮

Qingpi

PERICARPIUM CITRI RETICULATAE VIRIDE

来　　源　为芸香科植物橘*Citrus reticulata* Blanceo
及其栽培变种的干燥幼果或未成熟果实的果皮。

生境分布　栽培。我国长江以南各地广泛栽培。

道地产区　主产于广东、广西、福建、四川、江
西等地。

性状特征　商品根据加工方法不同分为以下两
种：

1. 四花青皮　果皮剖成4裂片，裂片长椭圆形，
长4～6cm，厚0.1～0.2cm。外表面灰绿色或黑绿色，
密生多数油室；内表面类白色或黄白色，粗糙，附黄
白色或黄棕色小筋络。质稍硬，易折断，断面外缘有
油室1～2列。气香，味苦、辛。

2. 个青皮　呈类球形，直径0.5～2cm。表面灰
绿色或黑绿色，微粗糙，有细密凹下的油室，顶端有
稍突起的柱基，基部有圆形果梗痕。质硬，断面果皮
黄白色或淡黄棕色，厚0.1～0.2cm，外缘有油室1～2
列。瓤囊8～10瓣，淡棕色。气清香，味酸、苦、
辛。

品质优劣　四花青皮以外皮黑绿色、内面白色、
油性大者为佳；个青皮以黑绿色、个匀、坚实、皮
厚、香气浓者为佳。

采收加工　拾取后大者用沸水烫一下，用刀将皮
做十字纵剖成四开，直切至底部但不使脱落，除净内
瓤，晒干即为"四花青皮"；小者整个晒干即为"个
青皮"。

性味归经　苦、辛，温。归肝、胆、胃经。

功能主治　疏肝破气，消积化滞。用于胸胁胀
痛，疝气疼痛，乳癖，乳痈，食积气滞，脘腹胀痛。

贮　　藏　本品受潮易虫蛀、发霉，受热易走失
芳香。应防潮，防热，置阴凉干燥处保存。

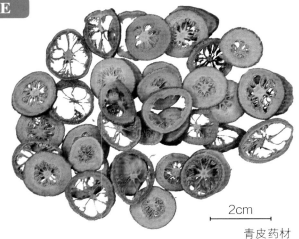

2cm

青皮药材

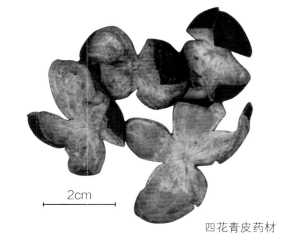

2cm

四花青皮药材

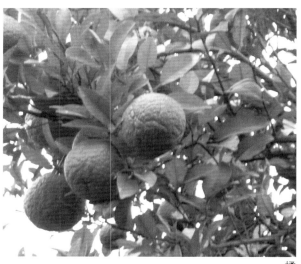

橘

青果

Qingguo

FRUCTUS CANARII

来　　源　为橄榄科植物橄榄*Canarium album* Raeusch. 的干燥成熟果实。

生境分布　为栽培品，分布于我国华南、华东及云南。

道地产区　主产于福建、广东、广西。

性状特征　果实纺锤形，两端钝尖，长2.5～4cm，直径1～1.5cm。表面棕黄色或黑褐色，有不规则深皱纹。果肉厚，灰棕色或棕褐色。果核（内果皮）梭形，暗红棕色，表面具纵棱3条，其间各有2条弧形弯曲的沟；质坚硬，破开后其内多分3室，各有种子1颗。外种皮黄色，常紧贴于内果皮上，内种皮红棕色，膜质，胚乳极薄，子叶2片。气微，果肉味涩，久嚼微甜。

品质优劣　药材以个大、坚实、肉厚、味先涩后甜者为佳。

采收加工　秋季果实成熟时采收，干燥。

性味归经　甘、酸，平。归肺、胃经。

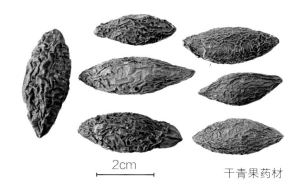

2cm　　　　干青果药材

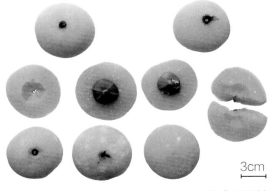

3cm

鲜青果药材

功能主治　清热解毒，利咽，生津。用于咽喉肿痛，咳嗽痰黏，烦热口渴，鱼蟹中毒。

贮　　藏　本品质坚，一般不易变质，但受潮易生虫。应置干燥处保存。

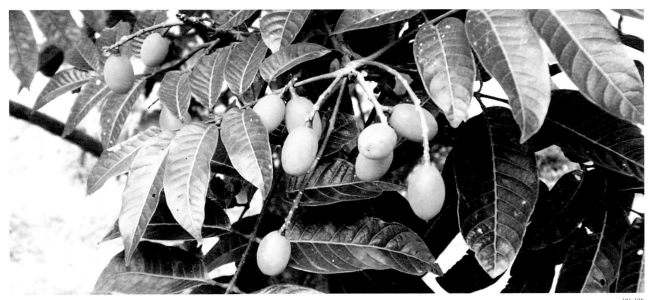

橄榄

青葙子

Qingxiangzi

SEMEN CELOSIAE

来　源　为苋科植物青葙*Celosia argentea* L. 的干燥成熟种子。

生境分布　生于坡地、路边、较干燥的向阳处。分布几遍全国。

道地产区　全国各地均有出产。

性状特征　种子细小，扁圆形，黑色，微带紫红色，有光泽，侧面有一小凹点（种脐），放大镜下观察，可见矩形网状花纹，呈不同心环状排列；种皮薄而脆，易破碎，内面为白色，微臭，商品中时有残留的黄白色果壳包被于种子的上端，果壳如帽状，顶端有一细丝状的花柱，长4～5mm，可借以作为与类似品区别的鉴别特征。

品质优劣　药材以颗粒饱满、色黑、光亮者为佳。

采收加工　秋季种子成熟时，割取果穗，晒干，打下种子，除去杂质；茎叶及花序分别收存备用。

性味归经　苦，微寒。归肝经。

功能主治　清肝泻火，明目退翳。用于肝热目赤，目生翳膜，视物昏花，肝火眩晕。

贮　藏　本品易生虫，应置干燥处保存，防潮。

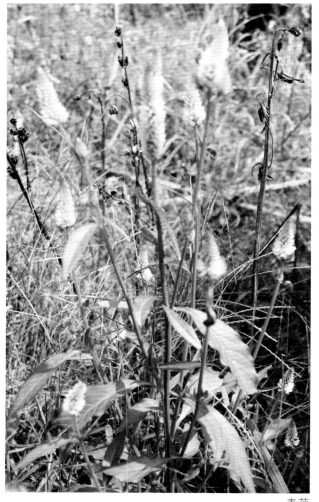

青葙

青蒿

Qinghao

HERBA ARTEMISIAE ANNUAE

来　源　为菊科植物黄花蒿 *Artemisia annua* L. 的干燥地上部分。

生境分布　生于旷野、山坡、路边、河岸等处。分布于我国南北各地。大头黄花蒿产于西南地区。

道地产区　全国大部分地区均生产，但其中青蒿素含量南方生长的青蒿普遍比北方的高；海南、四川、广西等地所产者，其青蒿素的含量均较高。

性状特征　茎圆柱形，上部多分枝，长30～80cm，直径0.2～0.6cm，表面黄绿色或棕黄色，具纵棱线；质略硬，易折断，断面中部有髓。叶互生，暗绿色或棕绿色，卷缩，完整者展平后为3回羽状深裂，裂片及小裂片矩圆形或长椭圆形，两面被短毛。气香特异，味微苦。

品质优劣　药材以身干、色青绿、质嫩未开花、香气浓郁者为佳。

采收加工　根据产地的不同，选择生长盛期、初蕾期或花盛开时采收，割取地上部分，室内自然晾干。

性味归经　苦、辛，寒。归肝、胆经。

功能主治　清虚热，除骨蒸，解暑热，截疟，退黄。用于温邪伤阴，夜热早凉，阴虚发热，骨蒸劳热，暑邪发热，疟疾寒热，湿热黄疸。

贮　藏　置阴凉干燥处保存。防热，防潮，防香气走失。

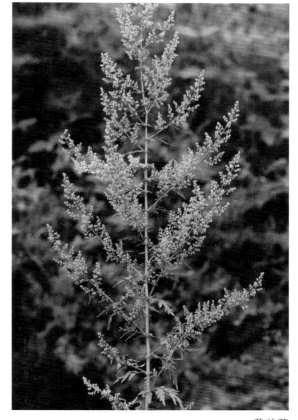

黄花蒿

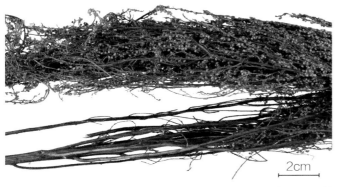

2cm

青蒿干药材

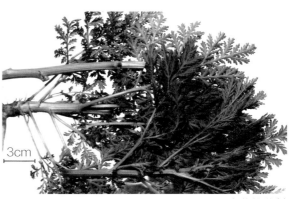

3cm

青蒿鲜药材

青礞石

Qingmengshi

LAPIS CHLORITI

来　　源　为变质岩类黑云母片岩或绿泥石化云母碳酸盐片岩。

生境分布　分布于湖南、湖北、四川、江苏、浙江。

道地产区　青礞石主产于湖南、湖北、四川、江苏、浙江。

性状特征　商品中习惯将黑云母片岩称为"青礞石"，将绿泥石化云母碳酸盐片岩称为"金礞石"。

黑云母片岩（青礞石）主要为鳞片状或片状集合体，呈不规则扁块状或长斜块状，无明显棱角。褐黑色或绿黑色，具玻璃样光泽。质软，易碎，断面呈较明显的层片状。碎粉主要为绿黑色鳞片（黑云母），有似星点样的闪光。气微，味淡。

品质优劣　青礞石以色青、块整、断面有星点、无泥土夹杂者为佳。

采收加工　采得后，除净泥土杂质。

性味归经　甘、咸，平。归肺、心、肝经。

功能主治　坠痰下气，平肝镇惊。用于顽痰胶结，咳逆喘急，癫痫发狂，烦躁胸闷，惊风抽搐。

贮　　藏　木箱或瓷缸装。置干燥处保存，防灰尘。

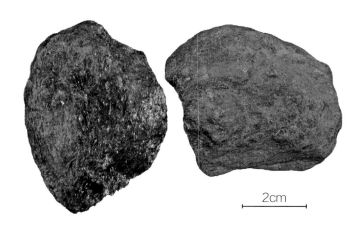

2cm

青礞石药材

玫瑰花

Meiguihua

FLOS ROSAE RUGOSAE

来　源　为蔷薇科植物玫瑰*Rosa rugosa* Thunb.的干燥花蕾。

生境分布　庭院或花园中多有栽培。原产于中国北部。现全国各地均有栽培。以山东、江苏、浙江及广东最多。

道地产区　全国大部分地区均有生产。主产于江苏的无锡、江阴，浙江的吴兴，山东的平阴等地。

性状特征　花蕾或花略呈球形、卵形或不规则团块，直径1.5～2cm。花托壶形或半球形，与花萼基部相连，花托无宿梗或有短宿梗。萼片5枚，披针形，黄绿色至棕绿色，伸展或向外反卷，其内表面（上表面）被细柔毛，显凸起的中脉。花瓣5片或重瓣，广卵圆形，多皱缩，紫红色，少数黄棕色。雄蕊多数，黄褐色，着生于花托周围。有多数花柱在花托口集成头状。体轻、质脆。香气浓郁，味微苦、涩。

品质优劣　药材以花朵大、完整、瓣厚、色紫、色泽鲜、不露蕊、香气浓者为佳。

采收加工　5～6月采摘已充分膨大，但未开放的花蕾。采摘时间最好是在太阳初升、露水未干时。采摘后，用文火迅速烘干，烘时将花摊成薄层，层层架起，每层保持一定距离，花冠向下，使其最先干燥，然后翻转烘干其余部分，且上下层应依次更换，以免受热不均。烘干温度一般控制在50℃以下，或放在干燥通风处阴干，忌晒干。

性味归经　甘、微苦，温。归肝、脾经。

功能主治　行气解郁，和血，止痛。用于肝胃气痛，食少呕恶，月经不调，跌仆伤痛。

贮　藏　本品易虫蛀、发霉、变色，应密封，置阴凉干燥通风处保存。

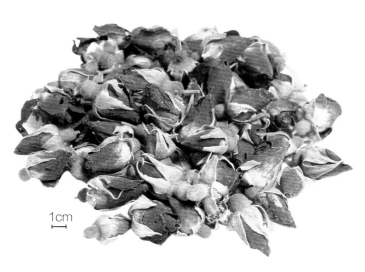

玫瑰花药材

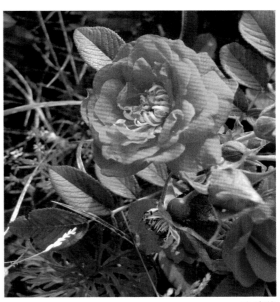

玫瑰花

苦木

Kumu

RAMULUS ET FOLIUM PICRASMAE

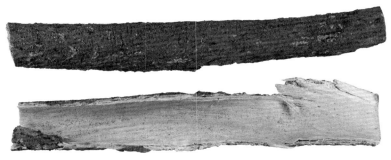

2cm

苦木药材

来　源　为苦木科植物苦木*Picrasma quassioides*（D. Don）Benn. 的干燥枝及叶。

生境分布　生于山坡、山谷及村边较潮湿处。分布于我国黄河流域以南各地。

道地产区　主产于广东、广西、湖南等地。

性状特征　本品枝呈圆柱形，长短不一，直径0.5～2cm；表面灰绿色或棕绿色，有细密的纵纹及多数点状皮孔；质脆，易折断，断面不平整，淡黄色，嫩枝色较浅且髓部较大。叶为单数羽状复叶，易脱落；小叶卵状长椭圆形或卵状披针形，近无柄，长4～16cm，宽1.5～6cm，先端锐尖，基部偏斜或稍圆，边缘具钝齿；两面通常绿色，有的下表面淡紫红色，沿中脉有柔毛。气微，味极苦。

品质优劣　以茎枝粗壮、断面髓部大、味极苦者为佳。

采收加工　全年可采，晒干。

性味归经　苦，寒；有小毒。归肺、大肠经。

功能主治　清热解毒，祛湿。用于风热感冒，咽喉肿痛，湿热泻痢，湿疹，疮疖，蛇虫咬伤。

贮　藏　置干燥处保存。

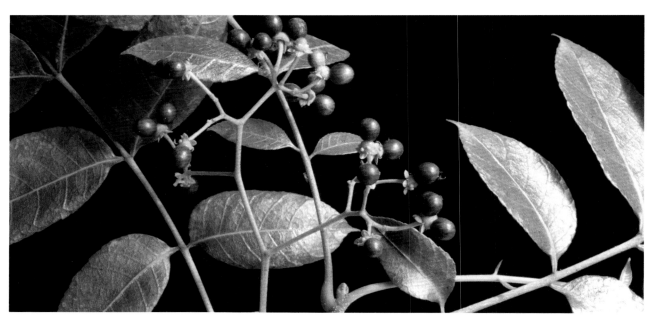

苦木

苦地丁

Kudiding

HERBA CORYDALIS BUNGEANAE

来　　源　为罂粟科植物紫堇
Corydalis bungeana Turcz. 的干燥全草。

生境分布　生于山沟、溪旁、杂
草丛及田边。分布于黑龙江、吉林、
辽宁、河北、山西、陕西、甘肃、青
海及山东等地。

道地产区　主产于山东、河北、山西
等地。

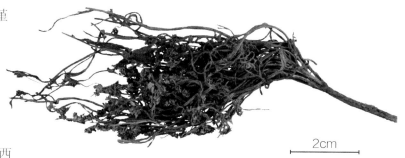

2cm

苦地丁药材

性状特征　全草皱缩成团，伸展后长5～30cm。
主根扁圆柱形，长3～5cm，直径为1～1.5（～3）mm；
表面棕黄色或黄白色，较粗糙，有纵沟及皱纹，
常呈两股扭曲状，有支根和须根；质较硬，易折
断，断面平坦，黄白色，中心棕色。根茎较短，长
2～5mm，有节，可见叶痕；质硬，断面黄白色，中
心有白色髓或中空。茎丛生，纤细，有5个棱脊及纵
纹，灰绿色或黄绿色，长5～20cm，直径1～2.5mm，
节间较长；质柔软，易压扁，断面中空，略呈纤维
性。叶多皱缩破碎，暗绿色或灰绿色，有长柄；叶
片2～3回羽状全裂，裂片纤细；柔软。花淡紫色，少
见或已皱缩破碎。蒴果灰绿色或黄绿色，扁长椭圆
形；果皮质脆，常破碎或裂成2片，留有两条棕黄色
的种框。种子扁心形，黑色，有光泽。气微，味苦
而持久。

品质优劣　药材以棵小、顶花带角、质绵软、
色绿、味苦者为佳。

采收加工　夏季采收全草，洗净，晒干，切
段。

性味归经　苦，寒。归心、肝、大肠经。

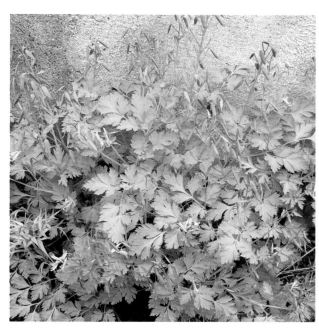

苦地丁（紫堇）

功能主治　清热解毒，散结消肿。用于时疫感
冒，咽喉肿痛，疔疮肿痛，痈疽发背，痄腮丹毒。

贮　　藏　置干燥通风处保存。

苦杏仁

Kuxingren

SEMEN ARMENIACAE AMARUM

来　　源　为蔷薇科植物山杏*Prunus armeniaca* L. var. ansu Maxim.、西伯利亚杏*Prunus sibirica* L.、东北杏*Prunus mandshurica*（Maxim.）Koehne或杏*Prunus armeniaca* L. 的干燥成熟种子。

生境分布　山杏、西伯利亚杏生于山野，分布于辽宁、河北、山西、内蒙古、陕西、甘肃、山东和江苏等地；杏、东北杏均系栽培，在我国东北、华北、西北地区以及山东、江苏、河南及西藏等地均有生产。

道地产区　主产于我国北方各地。

性状特征　本品呈扁心形，长1～1.9cm，宽0.8～1.5cm，厚0.5～0.8cm。表面黄棕色至深棕色，一端尖，另一端钝圆，肥厚，左右不对称；尖端一侧有短线形种脐，圆端合点处向上具多数深棕色的脉纹。种皮薄，子叶2片，乳白色，富油性。气微，味苦。

品质优劣　药材以身干、颗粒均匀、饱满、整齐、不破碎者为佳。

采收加工　初夏采摘成熟果实，除去果肉，打碎果核，取出种子晒干。

性味归经　苦，微温；有小毒。归肺、大肠经。

功能主治　降气止咳平喘，润肠通便。用于咳嗽气喘，胸满痰多，肠燥便秘。

贮　　藏　本品易虫蛀、发霉、走油，应置阴凉干燥处保存。

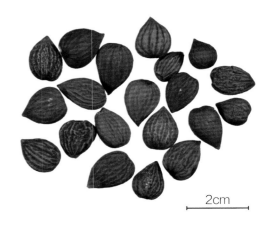

2cm

东北杏药材

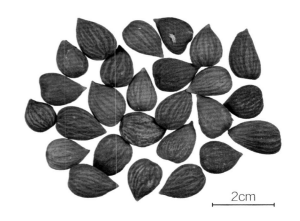

2cm

山杏药材

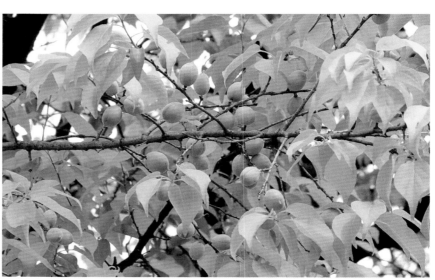

山杏

苦参

Kushen

RADIX SOPHORAE FLAVESCENTIS

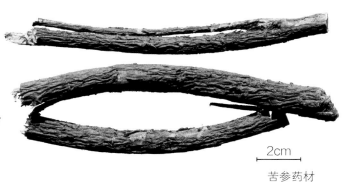

2cm

苦参药材

来　　源　为豆科植物苦参*Sophora flavescens* Ait. 的干燥根。

生境分布　生于山坡、灌丛及河岸沙地等处。我国各地均有分布。

道地产区　以山西、河北、内蒙古等地产量较大，质量佳。

性状特征　干燥根呈圆柱形，长10~30cm，直径1~2.4cm。表面有明显纵皱，皮孔明显突出而稍反卷，横向延长。栓皮很薄，棕黄色或灰棕色，多数破裂向外卷曲，易剥落而显现黄色的光滑皮部。质坚硬，不易折断，折断面粗纤维状。横断面黄白色，形成层明显。气刺鼻，味极苦。苦参饮片为斜切的薄片，形状大小不一，斜圆形或长椭圆形，长2~5cm，宽1~1.5cm，厚2~5mm。质坚硬，切面淡黄白色，有环状年轮，木质部呈放射状纹理。

品质优劣　药材以无芦头、无细小支根、色黄、味苦、粗壮、质坚实、无枯心者为佳。

采收加工　栽培2~3年收获，在秋后或早春新芽未出土前，除去枯枝，将全株挖起，按根的自然生长情况，用刀分割成为单根，去残茎及细小侧根，粗根晒或炕干即成，也可加工成苦参片。

性味归经　苦，寒。归心、肝、胃、大肠、膀胱经。

功能主治　清热燥湿，利尿，杀虫，宁心止悸。用于湿热泻痢，便血，黄疸尿赤，淋证涩痛，小便不利，赤白带下，阴肿阴痒，湿疹湿疮，皮肤瘙痒，疥癣麻风，心悸不宁。

贮　　藏　本品易虫蛀、发霉，应置干燥通风处保存。

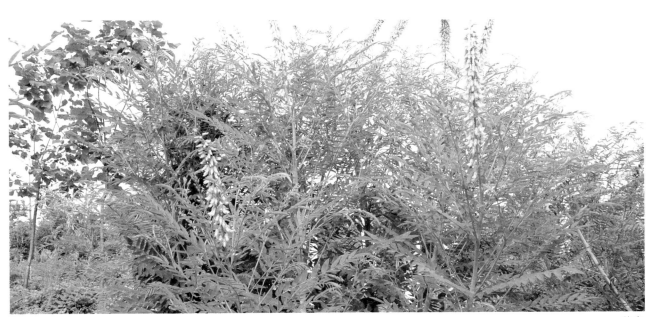

苦参

苦楝皮

Kulianpi

CORTEX MELIAE

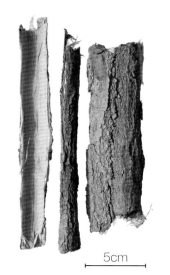

5cm

苦楝皮药材

来　　源　为楝科植物川楝 *Melia toosendan* Sieb. et Zucc. 或楝 *Melia azedarach* L. 的干燥树皮及根皮。

生境分布

1. 川楝　生于海拔500～2 100m的杂木林和疏林内或平坝、丘陵地带湿润处，常栽培于村旁附近或公路边。分布于甘肃、河南、湖北、湖南、广西、四川、贵州、云南等地。

2. 楝　生于旷野路边，常有栽培。分布于河北以南，东至台湾，南至海南，西南至四川、云南、西藏、西北至甘肃等地。

道地产区　主产于四川、湖北、安徽、贵州等地。

性状特征　干皮呈不规则块片状、槽状或半卷筒状，长宽不一，厚3～7mm。外表面粗糙，灰棕色或灰褐色，有交织的纵皱纹及点状灰棕色皮孔，除去粗皮者淡黄色；内表面类白色或淡黄色。质韧，不易折断，断面纤维性，呈层片状，易剥离成薄片，层层黄白相间，每层薄片均可见极细的网纹。无臭，味苦。根皮呈不规则片状或卷曲，厚1～5mm，外表面灰棕色或棕紫色，微有光泽，粗糙，多裂纹。

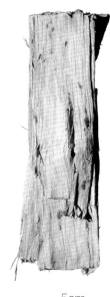

5cm

苦楝皮（川楝）

品质优劣　药材以身干、皮厚、条大、无粗皮者为佳。

采收加工　根皮全年可采，洗净，晒干。

性味归经　苦，寒；有毒。归肝、脾、胃经。

功能主治　杀虫，疗癣。用于蛔虫病，蛲虫病，虫积腹痛；外治疥癣瘙痒。

贮　　藏　置干燥通风处保存。

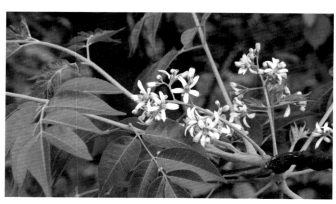

川楝

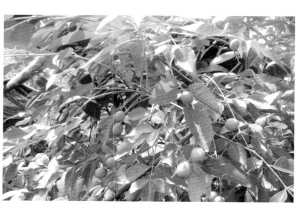

楝

苘麻子

Qingmazi

SEMEN ABUTILI

来　　源　为锦葵科植物苘麻*Abutilon theophrastii* Medic. 的干燥成熟种子。

生境分布　生于原野、田圃、路旁、堤边。南北各地广有栽培。

道地产区　主产于四川、河南、江苏、湖北等地。

性状特征　种子三角状扁肾形，一端较尖，长3.4～4mm，宽约3mm。表面暗褐色，散有稀疏短毛，边缘凹陷处具淡棕色的种脐。种皮坚硬，剥落后可见圆柱形胚根，子叶折叠呈W字形，胚乳与子叶交错。气微，味淡。

品质优劣　药材以身干、子粒饱满、色灰褐、纯净者为佳。

采收加工　秋季摘果，晒干后打碎，筛出种子即得。

性味归经　苦，平。归大肠、小肠、膀胱经。

功能主治　清热解毒，利湿，退翳。用于赤白痢疾，淋证涩痛，痈肿疮毒，目生翳膜。

贮　　藏　布袋或纸箱包装。置阴凉干燥处保存。

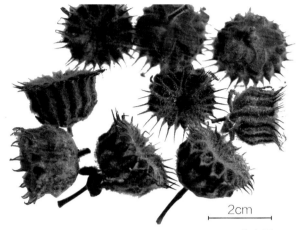

2cm

苘麻果

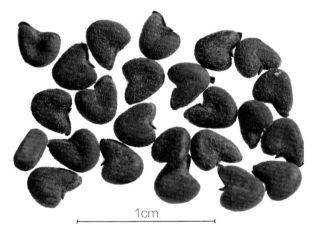

1cm

苘麻子药材

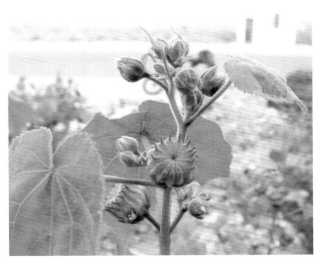

苘麻

枇杷叶

Pipaye

FOLIUM ERIOBOTRYAE

来　　源　为蔷薇科植物枇杷*Eriobotrya japonica*（Thunb.）Lindl. 的干燥叶。

生境分布　原生于四川山地，现多为栽培。分布于陕西、甘肃、江苏、安徽、浙江、江西、福建、河南、湖北、湖南、广西、广东、四川、贵州和云南等地。

道地产区　主产于广东连县、阳山、连山、清远、新丰，浙江永嘉、瑞安、萧山等地。

性状特征　叶呈长椭圆形或倒卵形，长12～30cm，宽4～9cm。上表面灰绿色、棕绿色、黄绿色、黄棕色或红棕色，有光泽（摘叶多为浅绿色，落叶则显红棕色）；下表面灰绿色或棕黄色，密布锈色或灰棕色茸毛（落叶下表面毛极少）。叶先端渐尖，上部有疏锯齿，基部近叶柄端叶片渐尖，呈楔形，而无锯齿。叶脉呈羽毛状两侧斜生，中间主脉呈棕黄色或棕红色，显著突起，侧脉羽状。叶柄极短或近无柄，托叶2片或破损。叶厚革质，质脆易碎。微有清香气，味微苦。

品质优劣　药材以身干、叶大、色绿或红棕色、不破碎、无黄叶者为佳。

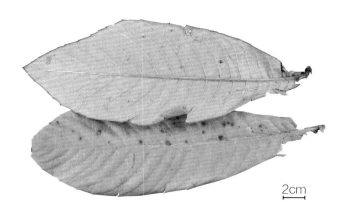

枇杷叶药材

采收加工　四季可收，常在春末采摘鲜叶，晒干或烘干。有些地区拾取落叶，干燥备用。

性味归经　苦，微寒。归肺、胃经。

功能主治　清肺止咳，降逆止呕。用于肺热咳嗽，气逆喘急，胃热呕逆，烦热口渴。

贮　　藏　本品受潮易发霉，应置干燥处保存。

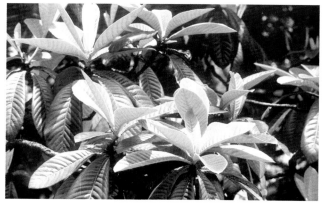

枇杷

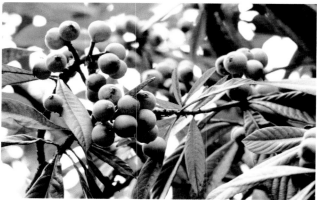

枇杷果实

板蓝根

Banlangen

RADIX ISATIDIS

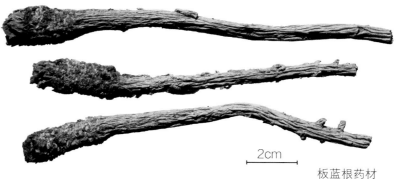

2cm

板蓝根药材

来　　源　为十字花科植物菘蓝
Isatis indigotica Fort. 的干燥根。

生境分布　为栽培种。主要分布于河北安国、江苏南通、如皋及安徽、陕西等地。

道地产区　主产于江苏、河北。

性状特征　商品药材呈圆柱形，稍扭曲，长10～20cm，直径0.5～1cm。根头部略膨大，可见暗绿色或暗棕色轮状排列的叶柄残基和密集的疣状突起；表面淡灰黄色或淡棕黄色，有纵皱纹及横生皮孔，并有支根或支根痕。体实，质略软（性糯）或脆而易断（性硬），断面皮部黄白色，或浅棕色，形成层环深棕色，木部黄色。气微弱，味微甜后苦涩。

品质优劣　药材以条长、粗大、体坚实、粉性足、质油润者为佳。

采收加工　秋季挖根，去掉茎，洗净，晒干。

性味归经　苦，寒。归心、胃经。

功能主治　清热解毒，凉血利咽。用于温疫时毒，发热咽痛，温毒发斑，痄腮，烂喉丹痧，大头瘟疫，丹毒，痈肿。

贮　　藏　本品受潮易发霉，应置通风干燥处保存，防霉。如受潮，应摊开晾晒至干。

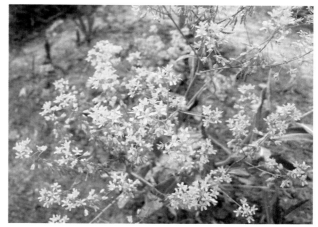

菘蓝（花期）

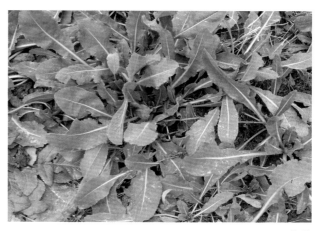

菘蓝

刺五加

Ciwujia

RADIX ET RHIZOMA SEU CAULIS ACANTHOPANACIS SENTICOSI

来　源　为五加科植物刺五加*Acanthopanax senticosus*（Rupr. et Maxim.）Harms的干燥根、根茎或茎。

生境分布　生于海拔200～1 600m的灌木丛林、林缘、山坡路旁和村落中。分布于我国东北、华北、华东、中南、西南各地。

道地产区　主产于黑龙江的呼玛、铁力、伊春、五常、阿城、尚志、宁安、虎林等地。

性状特征　本品根茎呈结节状不规则圆柱形，多分枝，长短不一，直径1.4～4.2cm。根呈圆柱形，多扭曲，长3.5～12cm，直径0.3～1.5cm；表面灰褐色或黑褐色，粗糙，有细纵沟及皱纹，皮较薄，有的剥落，剥落处呈灰黄色。质硬，断面黄白色，纤维性，木部宽广，淡黄色，中心有髓。有特异香气，味微辛、稍苦、涩。

品质优劣　药材以表面灰褐色或黑褐色、粗糙、皮薄、质硬，断面黄白色，纤维性强、特异香气浓者为佳。

采收加工　栽后3～4年于夏、秋两季采收，挖取根部，除掉须根，刮皮，抽去木心，晒干或炕干。

性味归经　辛、微苦，温。归脾、肺、肾、心经。

功能主治　益气健脾，补肾安神。用于脾肺气虚，体虚乏力，食欲不振，肺肾两虚，久咳虚喘，肾虚腰膝酸痛，心脾不足，失眠多梦。

贮　藏　本品受潮易发霉，置阴凉干燥处保存。

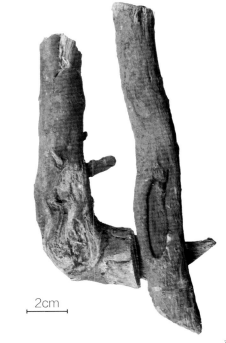

2cm

刺五加药材

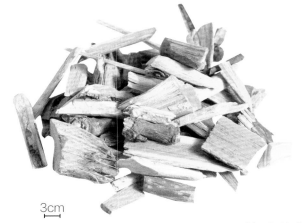

3cm

刺五加饮片

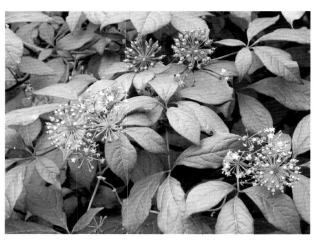

刺五加

郁李仁

Yuliren

SEMEN PRUNI

来　　源　为蔷薇科植物欧李*Prunus humilis* Bge.、郁李*Prunus japonica* Thunb.或长柄扁桃*Prunus pedunculata* Maxim.的干燥成熟种子。

生境分布

1. 欧李　生于阳坡沙地、山地灌丛。分布于我国东北及河北、内蒙古、陕西、山东、江苏、河南、四川等地。

2. 郁李　生于山野路旁、草丛林缘。分布于我国华北、华东和中南等地。

3. 长柄扁桃　生于向阳坡地及草原。分布于内蒙古、宁夏。

道地产区　欧李仁主产于河北、内蒙古东部、辽宁、山东；郁李仁主产于山东、辽宁、河北；长柄扁桃仁主产于内蒙古、宁夏。

性状特征　根据来源不同也分为以下3种：

1. 欧李仁　种子卵形至长卵形，少数圆球形，长6～7mm，直径3～4mm。种皮黄棕色。合点深棕色，直径约0.7mm。

2. 郁李仁　种子卵形或圆球形，长约7mm，直径约5mm。种皮淡黄白色至浅棕色。先端尖，基部钝圆。尖端处有一线形种脐，合点处深棕色，直径约1mm，自合处散出多条棕色维管束脉纹。种脊明显。种皮薄，温水浸泡后，种皮脱落，内面贴有白色半透明的残余胚乳；子叶2片，乳白色，富油质。气微，味微苦。

3. 长柄扁桃仁　种子圆锥形，长8～9mm，直径约6mm。种皮红棕色，具皱纹。合点深棕色，直径约2mm。

品质优劣　药材均以淡黄白色、饱满充实、整齐不碎、不泛油者为佳。

采收加工　秋季采摘成熟果实，放于缸内或堆

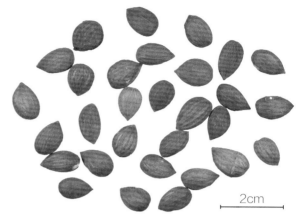

郁李仁药材

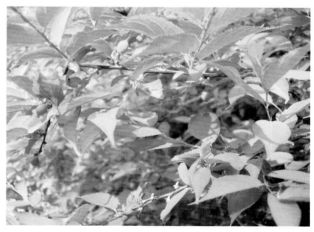

郁李

放、烂去果肉，洗净，再用锅蒸后，碾碎果核，取出种仁。也可将果实放入锅内，煮至果肉烂时，捞出洗净，碾碎果核，取出种仁风干或阴干后备用。

性味归经　辛、苦、甘，平。归脾、大肠、小肠经。

功能主治　润肠通便，下气利水。用于津枯肠燥，食积气滞，腹胀便秘，水肿，脚气，小便不利。

贮　　藏　本品易虫蛀、发霉、走油，应置阴凉干燥处保存。

郁金

Yujin

RADIX CURCUMAE

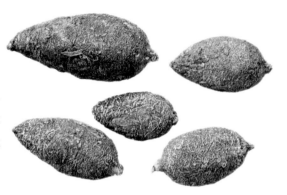

2cm

温郁金药材

来　　源　为姜科植物温郁金*Curcuma wenyujin* Y. H. Chen et C. Ling、姜黄 *Curcuma longa* L.、广西莪术 *Curcuma kwangsiensis* S. G. Lee et C. F. Liang或蓬莪术 *Curcuma phaeocaulis* Val.的干燥块根。

生境分布

1. 温郁金　栽培和野生。生于向阳、湿润的田园、水沟边。分布于浙江南部。主产于浙江瑞安。

2. 姜黄　多为栽培。植于向阳、土壤肥厚、质松的田园中，偶有野生的。分布于江西、福建、台湾、广东、广西、四川、云南等地。

3. 广西莪术　栽培或野生于山坡草丛及灌木丛中。分布于广西。

道地产区　温郁金主产于浙江瑞安；姜黄主产于四川温江及乐山地区；广西莪术主产于广西、广东；蓬莪术主产于四川、广西。

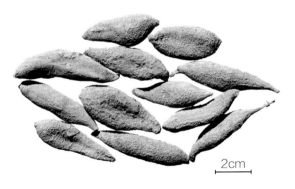

2cm

温郁金药材

性状特征　在商品郁金中将前两者分别习称"温郁金"和"黄丝郁金"，其余按性状不同习称"桂郁金"或"绿丝郁金"。

1. 温郁金　块根长圆形或卵圆形，稍扁，有的微弯曲，两端渐尖。长3.5～7cm，直径1.2～2.5cm。表面灰褐色或灰棕色，具不规则的纵皱纹，纵纹隆起处其较浅。质坚实，断面灰棕色或灰绿色，具蜡样光泽；内皮层环明显。气微香，味微苦。

2. 黄丝郁金　呈纺锤形，有的一端细长，长2.5～4.5cm，直径1～1.5cm。表面棕灰色或灰黄色，具细皱纹，断面橙黄色，外周棕黄色至棕红色。气芳香，味辛辣。

3. 桂郁金　呈长圆锥形或长圆形，长2～6.5cm，直径1～1.8cm。表面具疏浅纵纹或较粗糙网状皱纹。气微，味微辛、苦。

4. 绿丝郁金　呈长椭圆形，较粗壮，长1.5～3.5cm，直径1～1.2cm。气微，味淡。

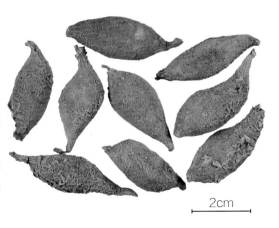

2cm

姜黄药材

郁李仁

Yuliren

SEMEN PRUNI

来　　源　为蔷薇科植物欧李*Prunus humilis* Bge.、郁李*Prunus japonica* Thunb.或长柄扁桃*Prunus pedunculata* Maxim.的干燥成熟种子。

生境分布

1.欧李　生于阳坡沙地、山地灌丛。分布于我国东北及河北、内蒙古、陕西、山东、江苏、河南、四川等地。

2.郁李　生于山野路旁、草丛林缘。分布于我国华北、华东和中南等地。

3.长柄扁桃　生于向阳坡地及草原。分布于内蒙古、宁夏。

道地产区　欧李仁主产于河北、内蒙古东部、辽宁、山东；郁李仁主产于山东、辽宁、河北；长柄扁桃仁主产于内蒙古、宁夏。

性状特征　根据来源不同也分为以下3种：

1.欧李仁　种子卵形至长卵形，少数圆球形，长6～7mm，直径3～4mm。种皮黄棕色。合点深棕色，直径约0.7mm。

2.郁李仁　种子卵形或圆球形，长约7mm，直径约5mm。种皮淡黄白色至浅棕色。先端尖，基部钝圆。尖端处有一线形种脐，合点处深棕色，直径约1mm，自合处散出多条棕色维管束脉纹。种脊明显。种皮薄，温水浸泡后，种皮脱落，内面贴有白色半透明的残余胚乳；子叶2片，乳白色，富油质。气微，味微苦。

3.长柄扁桃仁　种子圆锥形，长8～9mm，直径约6mm。种皮红棕色，具皱纹。合点深棕色，直径约2mm。

品质优劣　药材均以淡黄白色、饱满充实、整齐不碎、不泛油者为佳。

采收加工　秋季采摘成熟果实，放于缸内或堆

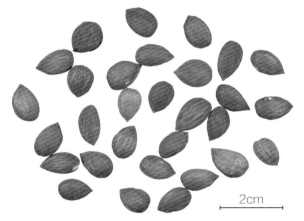

2cm

郁李仁药材

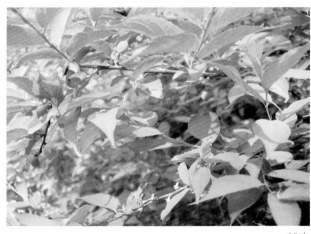

郁李

放、烂去果肉，洗净，再用锅蒸后，碾碎果核，取出种仁。也可将果实放入锅内，煮至果肉烂时，捞出洗净，碾碎果核，取出种仁风干或阴干后备用。

性味归经　辛、苦、甘，平。归脾、大肠、小肠经。

功能主治　润肠通便，下气利水。用于津枯肠燥，食积气滞，腹胀便秘，水肿，脚气，小便不利。

贮　　藏　本品易虫蛀、发霉、走油，应置阴凉干燥处保存。

郁金

Yujin

RADIX CURCUMAE

来　源　为姜科植物温郁金*Curcuma wenyujin* Y. H. Chen et C. Ling、姜黄 *Curcuma longa* L.、广西莪术 *Curcuma kwangsiensis* S. G. Lee et C. F. Liang或蓬莪术 *Curcuma phaeocaulis* Val.的干燥块根。

生境分布

1. 温郁金　栽培和野生。生于向阳、湿润的田园、水沟边。分布于浙江南部。主产于浙江瑞安。

2. 姜黄　多为栽培。植于向阳、土壤肥厚、质松的田园中，偶有野生的。分布于江西、福建、台湾、广东、广西、四川、云南等地。

3. 广西莪术　栽培或野生于山坡草丛及灌木丛中。分布于广西。

道地产区　温郁金主产于浙江瑞安；姜黄主产于四川温江及乐山地区；广西莪术主产于广西、广东；蓬莪术主产于四川、广西。

性状特征　在商品郁金中将前两者分别习称"温郁金"和"黄丝郁金"，其余按性状不同习称"桂郁金"或"绿丝郁金"。

1. 温郁金　块根长圆形或卵圆形，稍扁，有的微弯曲，两端渐尖。长3.5～7cm，直径1.2～2.5cm。表面灰褐色或灰棕色，具不规则的纵皱纹，纵纹隆起处其较浅。质坚实，断面灰棕色或灰绿色，具蜡样光泽；内皮层环明显。气微香，味微苦。

2. 黄丝郁金　呈纺锤形，有的一端细长，长2.5～4.5cm，直径1～1.5cm。表面棕灰色或灰黄色，具细皱纹，断面橙黄色，外周棕黄色至棕红色。气芳香，味辛辣。

3. 桂郁金　呈长圆锥形或长圆形，长2～6.5cm，直径1～1.8cm。表面具疏浅纵纹或较粗糙网状皱纹。气微，味微辛、苦。

4. 绿丝郁金　呈长椭圆形，较粗壮，长1.5～3.5cm，直径1～1.2cm。气微，味淡。

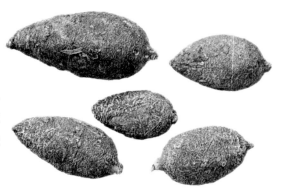

2cm

温郁金药材

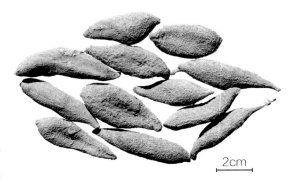

2cm

温郁金药材

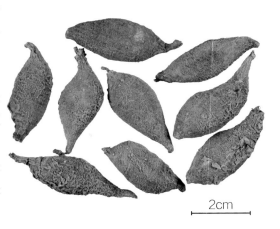

2cm

姜黄药材

314

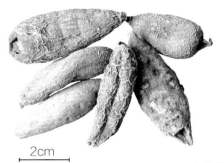

2cm

姜黄药材

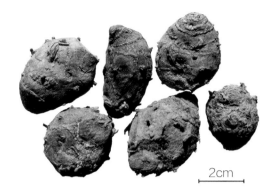

2cm

蓬莪术药材

品质优劣　药材以个大、肥满、无杂质者为佳。

采收加工　黄丝郁金、温郁金可在12月中旬采挖，其他郁金可在冬季或早春地上部分枯萎后采挖，取下根端的块根（郁金），洗净并去除细根，蒸或煮至透心，晒干或烘干。

性味归经　辛、苦，寒。归肝、心、肺经。

功能主治　活血止痛，行气解郁，清心凉血，利胆退黄。用于胸胁刺痛，胸痹心痛，经闭痛经，乳房胀痛，热病神昏，癫痫发狂，血热吐衄，黄疸尿赤。

贮　藏　本品易虫蛀、发霉，应置干燥处保存。

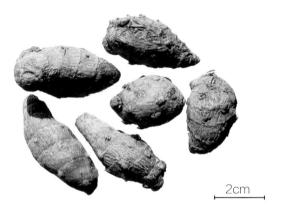

2cm

广西莪术

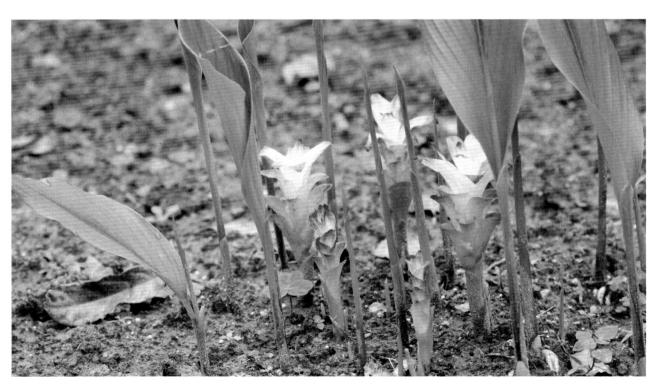

温郁金

虎杖

Huzhang

RHIZOMA ET RADIX POLYGONI CUSPIDATI

来　　源　为蓼科植物虎杖*Polygonum cuspidatum* Sieb. et Zucc.的干燥根茎及根。

生境分布　生于山沟、溪边、林下阴湿处。分布于我国西北、华东、华中、华南及西南各地。

道地产区　主产于江苏、安徽、浙江等地。

性状特征　根茎圆柱形，有分枝，长短不一，有的可长达30cm，直径0.5～2.5cm，节部略膨大。表面棕褐色至灰棕色，有明显的纵皱纹、须根和点状须根痕，分枝顶端及节上有芽痕及鞘状鳞片。节间长2～3cm。质坚硬，不易折断，折断面棕黄色，纤维性，皮部与木部易分离，皮部较薄，木部占大部分，呈放射状，中央有髓或呈空洞状，纵剖面具横隔。气微，味微苦、涩。

品质优劣　药材以粗壮、坚实、断面色黄者为佳。

采收加工　根部于春、秋两季采挖，洗净切片

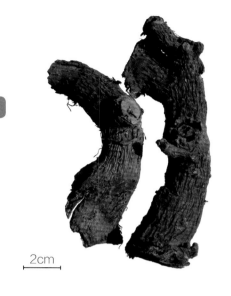

2cm

虎杖药材

晒干。根状茎及茎在春、夏两季采收。

性味归经　微苦，微寒。归肝、胆、肺经。

功能主治　利湿退黄，清热解毒，散瘀止痛，止咳化痰。用于湿热黄疸，淋浊，带下，风湿痹痛，痈肿疮毒，水火烫伤，经闭，癥瘕，跌打损伤，肺热咳嗽。

贮　　藏　本品易虫蛀、发霉，应置干燥处保存。

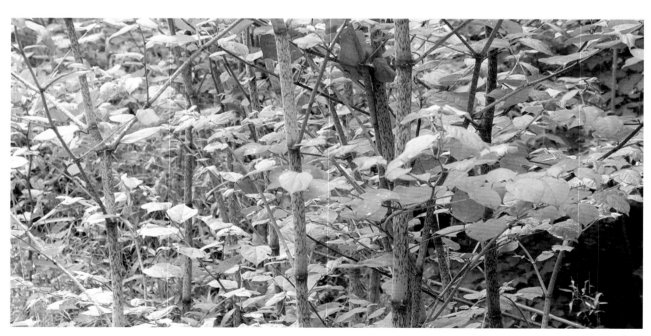

虎杖

昆布

Kunbu

THALLUS LAMINARIAE THALLUS ECKLONIAE

来　　源　为海带科植物海带*Laminaria japonica* Aresch. 或翅藻科植物昆布*Ecklonia kurome* Okam. 的干燥叶状体。

生境分布

1. 海带　生于低潮线下2～3m深度的岩石上或人工培植。分布于辽宁、山东、浙江等沿海地区。

2. 昆布　生于低潮线附近的岩礁上。分布于浙江、福建的沿海地区。

道地产区　海带主产于辽宁、山东、浙江、福建、广东；昆布主产于浙江、福建。

性状特征　商品中也常分作如下两种：

1. 海带　叶状体多卷成不规则团块。全体绿黑色或黑褐色，少有棕黄色。表面被有白色盐霜，革质而硬脆或质薄而脆。用水浸软后展平，完整者长达1～2（～6）cm，宽7～20cm或20cm以上。固着器呈叉状分枝。柄部粗短，下部圆柱形，上部扁圆形。叶片长带状，革质或质薄柔滑，半透明状，中部较厚，由中部向两侧渐薄，全缘或有波状皱褶。气腥，味咸。

2. 昆布　叶状体卷成不规则团块。全体黑褐色或深棕色，表面有白色盐霜。革质而硬脆。用水浸软后展平，完整者全长30～100cm。固着器呈粗壮的树枝状。柄部圆柱形，近叶片部渐扁平，长4～12cm，直径3～7mm。叶片中央部分厚，自其两侧呈1～2回羽状深裂，裂片长舌状，革质柔滑。表面有细纵皱纹，叶缘有疏锯齿或全缘。气腥，味咸。

品质优劣　药材以色黑棕、身干整齐、纯净者为佳。

采收加工　夏、秋两季采割，去杂质，用淡水洗净，晒干备用或鲜用。

性味归经　咸，寒。归肝、胃、肾经。

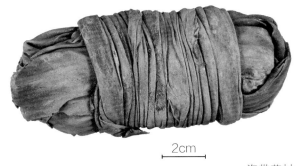

海带药材

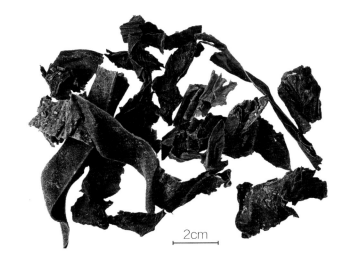

海带药材（昆布）

功能主治　消痰软坚散结，利水消肿。用于瘿瘤，瘰疬，睾丸肿痛，痰饮水肿。

贮　　藏　本品易吸湿返潮，应置阴凉干燥处保存。

明党参

Mingdangshen

RADIX CHANGII

来　　源　为伞形科植物明党参*Changium smyr-nioides* Wolff的干燥根。

生境分布　野生于山地疏林下土壤肥沃的地方或岩石山坡上。亦有栽培。分布于安徽、浙江、江苏及湖北等地。

道地产区　主产于安徽、浙江、江苏等地。除野生外，现安徽有栽培。

性状特征　干燥的药材呈圆柱形，或纺锤形至短粗的纺锤形，或不规则的条块，略扭曲。长10～20cm，径6～20mm，表面微透明，淡黄白色至淡棕色，有深纵沟及细纹理且有少数须根痕及红棕色的斑点。质坚硬，粗者不易折断。断面皮部为半透明的淡棕色，角质。木部淡黄白色，皮部较薄且与木部极易分离，气微而味甘淡。

品质优劣　药材以身干、条匀、质坚实而重、色黄白、断面角质明亮者为佳。

采收加工　野生品于春季采挖；栽培品于播种后3年春季采挖，洗净，在沸水中煮数分钟，捞出刮去外皮，晒干。

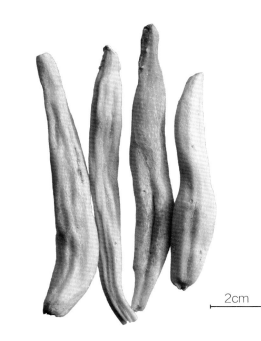

明党参药材

性味归经　甘、微苦，微寒。归肺、脾、肝经。

功能主治　润肺化痰，养阴和胃，平肝，解毒。用于肺热咳嗽，呕吐反胃，食少口干，目赤眩晕，疔毒疮疡。

贮　　藏　本品易虫蛀、发霉、走油，应置阴凉通风干燥处保存。

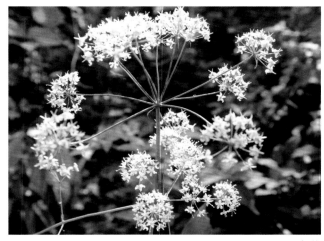

明党参花

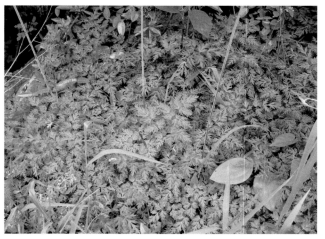

明党参

罗布麻叶

Luobumaye

FOLIUM APOCYNI VENETI

来　　源　为夹竹桃科植物罗布麻*Apocynum venetum* L. 的干燥叶。

生境分布　生于河滩、草滩、多石的山沟、山坡的沙质土、盐碱地及林缘湿地。分布于我国东北、华北、西北及河南等地。

道地产区　主产于辽宁、吉林、内蒙古等地。

性状特征　叶多皱缩卷曲，有的破碎，完整叶片展平后，呈椭圆状披针形或卵圆状披针形，长2～5cm，宽0.5～2cm，淡绿色或灰绿色，先端钝，具小芒尖，基部钝圆或楔形，边缘具细齿，常反卷，两面无毛，下面叶脉突起；叶柄细，长约4mm。质脆。气微，味淡。

品质优劣　药材以完整、色绿者为佳。

采收加工　开花前摘叶，晒干或阴干，亦可蒸炒揉制后使用。

性味归经　甘、苦，凉。归肝经。

功能主治　平肝安神，清热利水。用于肝阳眩晕，心悸失眠，浮肿尿少。

贮　　藏　本品易发霉、虫蛀，应置阴凉干燥处保存。

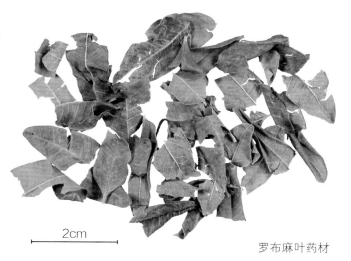

2cm

罗布麻叶药材

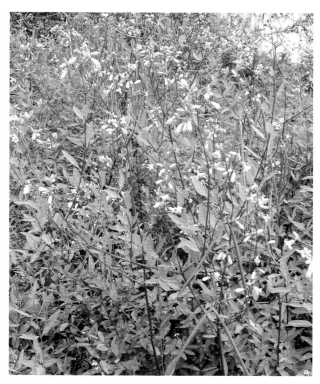

罗布麻

罗汉果

Luohanguo

FRUCTUS MOMORDICAE

来　源　为葫芦科植物罗汉果*Siraitia grosvenorii*（Swingle）C. Jeffrey ex Lu et Z. Y. Zhang的干燥果实。

生境分布　常生于海拔400～1 400m的山坡林下及河边湿地、灌木丛中。分布于江西、湖南、广东、广西、贵州等地。

道地产区　主产于广西。

性状特征　本品呈卵形、椭圆形或球形，长4.5～8.5cm，直径3.5～6cm。表面褐色、黄褐色或绿褐色，有深色斑块及黄色柔毛，有的有6～11条纵纹。顶端有花柱残痕，基部有果梗痕。体轻，质脆，果皮薄，易破。果瓤（中果皮、内果皮）海绵状，浅棕色。种子扁圆形，多数，长约1.5cm，宽约1.2cm；浅红色至棕红色，两面中间微凹陷，四周有放射状沟纹，边缘有槽。气微，味甜。

品质优劣　药材以形圆、个大、坚实、摇之不响、表面黄褐色者为佳。

采收加工　罗汉果定植后第2年开始开花结果，花期长120天，授粉后60～75天果实成熟。当果毛变硬、果皮变老青色，果柄枯黄时采枝。采回后摊于地板上发汗10～15天，果皮呈黄色时进行加工。按大、中、小分别装入烘果箱内烘，并不断按时换箱翻果，待果色转黄，用食指轻轻弹击果皮有响声即可。

性味归经　甘，凉。归肺、大肠经。

功能主治　清热润肺，利咽开音，滑肠通便。用于肺热燥咳，咽痛失音，肠燥便秘。

贮　藏　本品易被虫蛀、生霉，宜放干燥通风处保存。

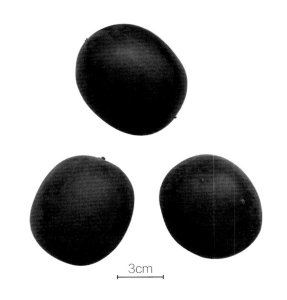

3cm

罗汉果药材

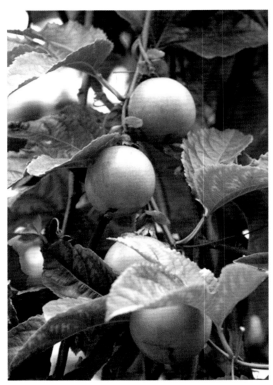

罗汉果

知母

Zhimu

RHIZOMA ANEMARRHENAE

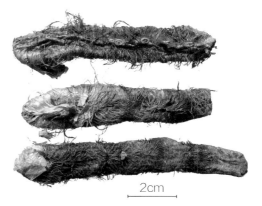

毛知母药材

来　源　为百合科植物知母*Anemarrhena asphodeloides* Bge. 的干燥根茎。

生境分布　生于向阳山地、丘陵及固定沙丘上，常成群生长；也有人工栽培。分布于黑龙江、吉林、辽宁、河北、山西、内蒙古、陕西、甘肃、宁夏、山东等地。

道地产区　主产于河北省，以易县所产者质量最佳。我国华北、东北与西北诸省均有产。

性状特征　商品知母分为毛知母和知母肉两种：

1. 毛知母　毛知母为略呈压扁的条状，长3～15cm，直径0.7～2cm，全体弯曲，通常单条，少数于粗的一端分叉，后端较细，顶端有淡黄色的花葶及叶的残基，习称"金包头"。本品上面中央有一道凹下的纵沟，全体有紧密排列的环节。节上密生黄色扁平细茸毛（为细叶基枯朽后残存的纤维束或维管束组织），陈久后变为黄棕色。由两侧向上密生黄棕色至棕色毛须状的叶基，毛须合拢处显沟状。根茎下面略突起有皱纹及多数陷下的须根痕。质坚脆，易折断，断面黄白色，有的显筋脉细点。

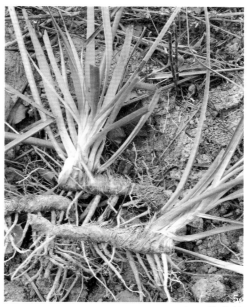

知母鲜药材

2. 知母肉　外皮大部已除去，表面呈黄白色或黄棕色，有扭曲的纵沟，背面隆起。有的残留少数毛须状叶基及陷入或突起的点状须根痕。质硬易折断，断面黄白色，水浸后有黏液。气无，味甘而微苦，带黏性。

品质优劣　毛知母药材以身条肥大、外皮附金黄色细茸毛、质坚实而柔润、断面白色、嚼之味苦而发黏者为佳。知母肉药材以条肥大、滋润、质坚、色白、嚼之发黏者为好。

采收加工　10月下旬至11月上旬，将根茎刨出去掉芦头，洗净泥土，晒干或烘干，去掉须根，即为毛知母。若刨出后趁鲜刮去皮，再晒干或烘干，即为知母肉。

性味归经　苦、甘、寒。归肺、胃、肾经。

功能主治　清热泻火，滋阴润燥。用于外感热病，高热烦渴，肺热燥咳，骨蒸潮热，内热消渴，肠燥便秘。

贮　藏　置阴凉干燥处，防潮保存。

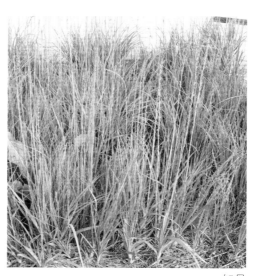

知母

垂盆草

Chuipencao

HERBA SEDI

来　源　为景天科植物垂盆草*Sedum sarmentosum* Bunge的新鲜或干燥全草。

生境分布　生于山坡岩石、沟边，路旁湿润处。分布于吉林、辽宁、河北、山西、陕西、山东、江苏、安徽、浙江、江西、福建、河南、湖北、四川、贵州等地。

道地产区　主产于江苏、浙江、安徽。

性状特征　干燥全草稍卷缩。根细短，茎纤细，棕绿色，长4～8cm，直径1～2mm，茎上有10余个稍向外凸的褐色环状节，节上有的残留不定根，先端有时带花；质地较韧或脆，断面中心淡黄色。叶片皱缩，易破碎并脱落，完整叶片呈倒披针形至矩圆形，棕绿色，长1.5cm，宽0.4cm。花序聚伞状；小花黄白色。气微，味微苦。

品质优劣　药材以茎叶完整、颜色嫩绿、花多者为佳。

采收加工　四季可采，晒干或鲜用。

性味归经　甘、淡，凉。归肝、胆、小肠经。

功能主治　利湿退黄，清热解毒。用于湿热黄疸，小便不利，痈肿疮疡。

贮　藏　置阴凉干燥处，防潮保存。

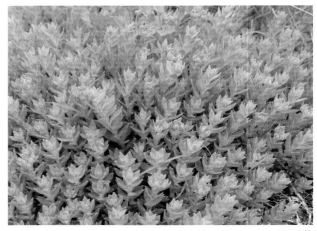

垂盆草

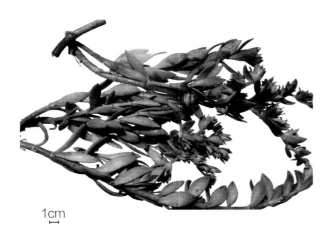

1cm

垂盆草鲜药材

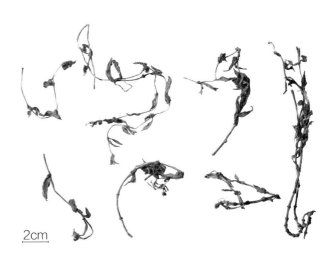

2cm

垂盆草药材

委陵菜

Weilingcai

HERBA POTENTILLAE CHINENSIS

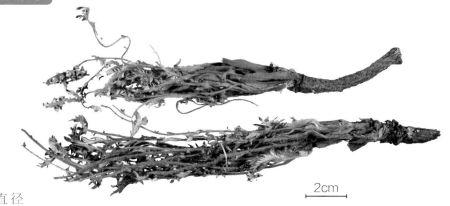

2cm

委陵菜药材

来　　源　为蔷薇科植物委陵菜 *Potentilla chinensis* Ser. 的干燥全草。

生境分布　生于丘陵、沙地、草坡以及海边湿地。全国大部地区有分布。

道地产区　主产于山东、辽宁、安徽。以山东、辽宁产量大。

性状特征　根圆柱形或类圆锥形，略扭曲，有的分枝，长5～17cm，直径0.5～1cm；表面暗棕色或暗紫红色，有纵纹，粗皮易呈片状剥落；根头部稍膨大；质坚，易折断，断面皮部薄，暗棕色，常与木部分离，射线呈放射状排列。叶基生，单数羽状复叶，有柄；小叶狭长椭圆形，边缘羽状深裂，下面及叶柄均密被灰白色柔毛。气微，味涩、微苦。

品质优劣　药材以无花茎、色灰白、无杂质者为佳。

采收加工　春季采挖幼嫩带根全草，晒干或鲜用。

性味归经　苦，寒。归肝、大肠经。

功能主治　清热解毒，凉血止痢。用于赤痢腹痛，久痢不止，痔疮出血，痈肿疮毒。

贮　　藏　置阴凉干燥处，防潮保存。

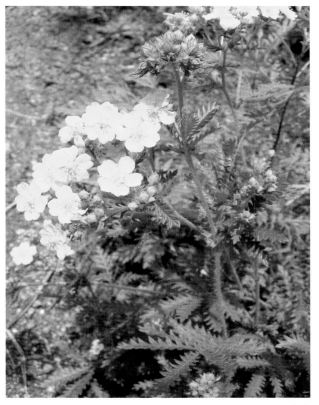

委陵菜

使君子

Shijunzi

FRUCTUS QUISQUALIS

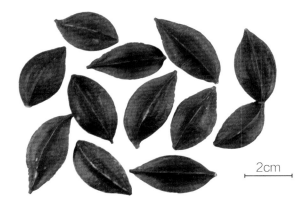

使君子药材

来　源　为使君子科植物使君子*Quisqualis indica* L. 的干燥成熟果实。

生境分布　生于山野林间。分布于江西、福建、台湾、湖南、广西、广东、四川、贵州和云南等地。

道地产区　主产于四川、福建、广东、广西等地。以四川产量最大，称"川君子"；以福建福清、蒲田所产者为最优，称"建君子"。

性状特征　果实呈椭圆形、长卵圆形或纺锤形，长2.5～4cm，直径1.5～2cm。外壳茶褐色、紫棕色或紫黑色。两端狭长而略尖，形如梭状，或先端渐尖，基部稍钝圆，有明显的圆形果柄痕迹。表面光滑，微显光泽，具有5条纵棱，棱间凹陷，偶见4～9棱。质硬而体轻，不易破碎。横切面果皮呈五角星形，棱角处较厚，中间呈类圆形空腔，内含种子1枚（君子仁），呈长椭圆形或狭纺锤形，长1～2.6cm，直径0.6～1cm，表面有多数纵皱纹，种皮灰白色、灰黑色或暗棕色，质薄脆，易剥离。子叶2片，黄色或黄白色，肉质肥厚，边缘不整齐，胚根细小呈点状，有油性，易折断。气微香，味微甜。

品质优劣　药材以个大、色紫黑、具光泽、仁饱满、色黄白者为佳。

采收加工　播种后6～7年，8～9月份果由绿变黑时采收，晒干或用无烟微火烘干。用时砸碎果皮，取出种子即使君子仁。

性味归经　甘，温。归脾、胃经。

功能主治　杀虫消积。用于蛔虫病，蛲虫病，虫积腹痛，小儿疳积。

贮　藏　本品易虫蛀、发霉，应置阴凉干燥处保存。

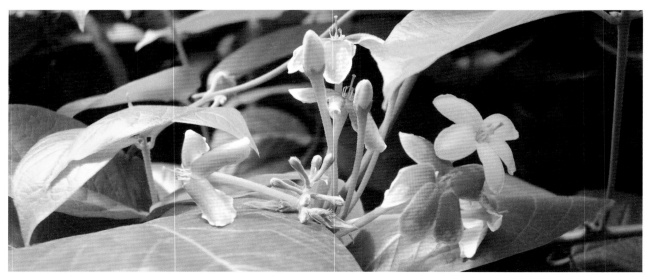

使君子

侧柏叶

Cebaiye

CACUMEN PLATYCLADI

来　　源　为柏科植物侧柏*Platycladus orientalis*（L.）Franco的干燥枝梢及叶。

生境分布　生于较干燥的山坡，为我国特产，除新疆、青海外，分布几遍全国。

道地产区　全国大部分地区均产。

性状特征　枝长短不一，多分枝，小枝扁平。叶细小鳞片状，交互对生，贴伏于枝上，深绿色或黄绿色。质脆，易折断。气清香，味苦、涩、微辛。

品质优劣　药材以枝嫩、色深绿者为佳。

采收加工　四季可采，阴干。

性味归经　苦、涩，寒。归肺、肝、脾经。

功能主治　凉血止血，化痰止咳，生发乌发。用于吐血，衄血，咯血，便血，崩漏下血，肺热咳嗽，血热脱发，须发早白。

贮　　藏　本品易受潮、走油，置阴凉干燥处保存。

1cm

侧柏叶药材

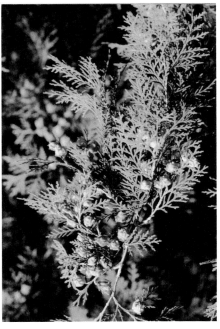

侧柏

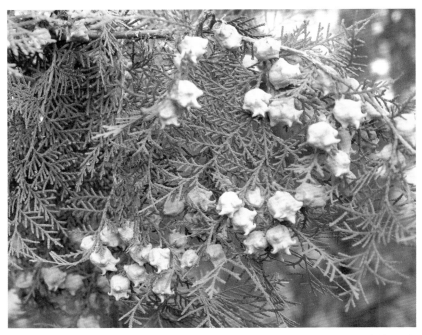

侧柏果实

佩兰

Peilan

HERBA EUPATORII

来　　源　为菊科植物佩兰*Eupatorium fortunei* Turcz. 的干燥地上部分。

生境分布　野生于溪边或湿洼地带。分布于河北、山东、浙江、安徽、江苏、福建、广西、广东等地。各地亦有栽培。

道地产区　主产于江苏、河北、浙江、安徽、山东等地，以江苏省产量最多。

性状特征　茎平直，呈圆柱形，不分枝，长短不等，下部光滑无毛，长30～100cm，直径0.2～0.5cm，节明显，节间长约7cm，少数为3cm。表面黄绿色或黄棕色，有的略带紫色，有细纵纹理。质脆，易折断。断面纤维状，类白色，木部有疏松的孔，白色的髓部约占直径1/2，或中空。叶对生，有柄，叶片多皱缩破碎或脱落，黄绿色、绿褐色或暗绿色微带黄色。完整叶3裂或不分裂，分裂者中间裂较大，长椭圆形或长圆状披针形，不分裂完整的叶呈披针形、长圆状披针形或长椭圆形，先端渐尖，基部楔形，边缘有锯齿，质脆，易破碎，无腺点。气芳香，味微苦。揉之有香气。

品质优劣　药材以质嫩、叶多、色绿、未开花、香气浓者为佳。

采收加工　夏季茎叶生长茂盛而花未开前采割，去杂质，晒干或鲜用。

性味归经　辛，平。归脾、胃、肺经。

功能主治　芳香化湿，醒脾开胃，发表解暑。用于湿浊中阻，脘痞呕恶，口中甜腻，口臭，多涎，暑湿表证，湿温初起，发热倦怠，胸闷不舒。

贮　　藏　应置阴凉干燥处保存，防止受热而导致香气散失。

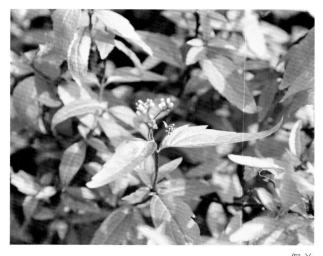

佩兰

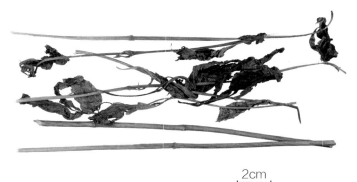

佩兰药材

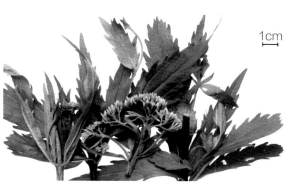

佩兰鲜药材

金果榄

Jinguolan

RADIX TINOSPORAE

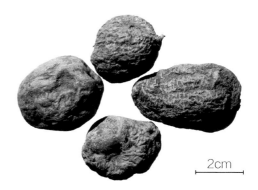

金果榄药材

来　　源　　为防己科植物青牛胆*Tinospora sagittata*（Oliv.）Gagnep. 或金果榄*Tinospora capillipes* Gagnep. 的干燥块根。

生境分布

1. 青牛胆　生于山谷、溪边、疏林下、山坡草丛或石缝中。分布于陕西、长江流域各地至两广、西南各地。

2. 金果榄　多生于疏林下或灌丛中阴湿地方。分布于湖北、湖南、广西、广东、四川、贵州、云南等地。

道地产区　主产于广西、湖南、贵州等地。

性状特征　块根呈不规则长纺锤形或团块状，大小不等，长5～10cm，直径3～6cm。表面黄棕色或淡黄棕色，皱缩不平，有不规则深皱纹，两端往往可见细根残基。质坚硬，不易击碎、破开，断面淡黄白色，导管束略呈放射状排列，色较深。气微，味苦。

品质优劣　药材以表面微黄绿色、个大、皮细而有细皱纹、体重而质坚实者为佳。

采收加工　秋季采挖块根，洗净切片，烘干或晒干备用。

性味归经　苦，寒。归肺、大肠经。

功能主治　清热解毒，利咽，止痛。用于咽喉肿痛，痈疽疔毒，泄泻，痢疾，脘腹疼痛。

贮　　藏　本品易虫蛀，置阴凉干燥处保存。

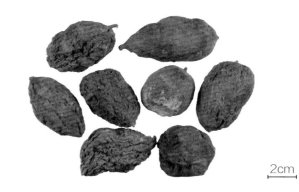

金果榄药材（青牛胆）

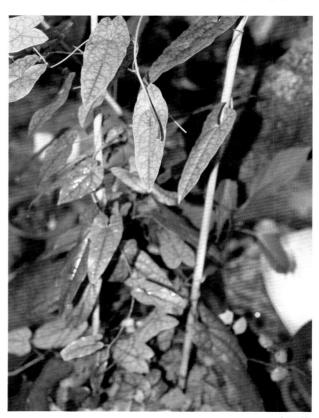

金果榄

金沸草

Jinfeicao

HERBA INULAE

来　源　为菊科植物条叶旋覆花*Inula linariifolia* Turcz. 或旋覆花*Inula japonica* Thunb. 的干燥地上部分。

生境分布

1. 条叶旋覆花　野生于盐渍化草甸土壤中，多散生，属典型草甸植物。分布于黑龙江、吉林、辽宁、河北、内蒙古、山东、山西、陕西、甘肃和宁夏等地，我国华中地区也有分布。

2. 旋覆花　生于海拔150～2 400m的山坡路旁、湿润草地、河岸和田埂上。广布于我国东北、华北、华东、华中及广西等地。

道地产区　主产于吉林、辽宁、黑龙江等地。

性状特征　根据来源不同，分述如下：

1. 条叶旋覆花　茎绿褐色或深褐色，长20～50cm，直径2～4mm。叶披针形或线形，多破碎，叶端尖或稍钝。基部宽大，半抱茎，全缘或稍呈浅波状弯曲，边缘反卷，上表面无毛，下表面密被白色柔毛。头状花序较小，直径0.8～1cm。均以色绿褐、叶多、带花者为佳。

2. 旋覆花　茎呈圆柱形，长30～60cm，直径2～5mm，表面绿褐色或暗棕色，有多数细纵纹；质脆，断面黄白色，纤维状，髓部中空。叶互生，叶片披针形或长圆形，多破碎，绿黑色或绿灰色，基部渐狭，无柄，全缘或有疏齿；叶脉在背面隆起，中脉1条，侧脉8～13对。有时可见茎端生有扁球形的干燥头状花序，直径1～1.5cm。

品质优劣　本品以枝叶茂盛，花、叶多者为佳。

采收加工　秋季割采，晒干即可，晒时应平铺，不要重叠，以防霉变。翻动时要轻、慢，以免破碎。

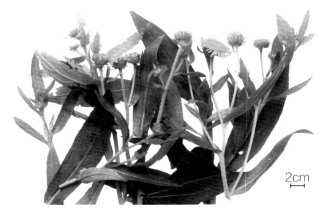

2cm

金沸草鲜药材

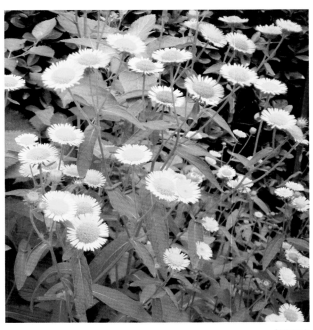

旋覆花

性味归经　苦、辛、咸，温。归肺、大肠经。

功能主治　降气，消痰，行水。用于外感风寒，痰饮蓄结，咳喘痰多，胸膈痞满。

贮　藏　置阴凉干燥处，防潮贮藏。

金荞麦

Jinqiaomai

RHIZOMA FAGOPYRI DIBOTRYIS

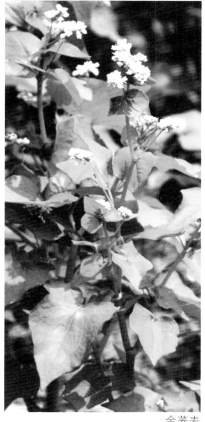

来　　源　为蓼科植物金荞麦*Fagopyrum dibotrys*（D. Don）Hara的干燥根茎。

生境分布　生于路边、沟边较阴湿的地方，亦常栽培于屋旁。分布于陕西、江苏、浙江、江西、河南、湖北、湖南、广西、广东、四川及云南等地。

道地产区　主产于江苏、浙江。

性状特征　本品呈不规则团块或圆柱状，常有瘤状分枝，顶端有的有茎残基，长3～15cm，直径1～4cm，表面棕褐色，有横向环节及纵皱纹，密布点状皮孔，并有凹陷的圆形根痕及残存须根。质坚硬，不易折断，断面淡黄白色或淡棕红色，有放射状纹理，中央髓部色较深。气微，味微涩。

品质优劣　药材以块大、色深、质坚硬者为佳。

采收加工　冬季采挖，除去茎及须根，洗净，晒干。

性味归经　微辛、涩，凉。归肺经。

功能主治　清热解毒，排脓祛瘀。用于肺痈吐脓，肺热喘咳，乳蛾肿痛。

贮　　藏　本品易虫蛀、发霉，应置阴凉干燥处保存。

金荞麦

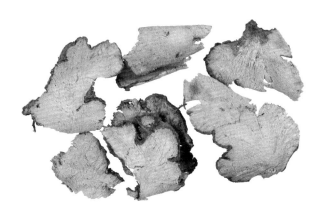

1cm

金荞麦饮片

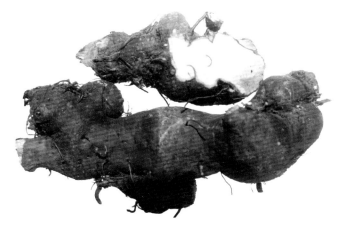

2cm

金荞麦鲜药材

金钱白花蛇

Jinqianbaihuashe

BUNGARUS PARVUS

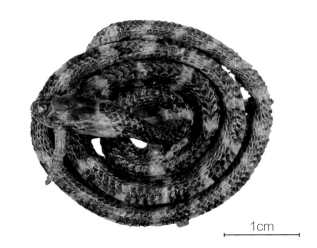

1cm

金钱白花蛇药材

来　　源　为眼镜蛇科动物银环蛇*Bungarus multicinctus* Blyth的幼蛇干燥体。

生境分布　栖于山地，也出现于平原及山脚多水处、住宅附近。白天潜伏，黄昏外出活动，以鼠类、蛙类、鱼类及其他蛇类为食。分布于浙江、湖北、湖南、江西、福建、广东、广西、贵州、云南、海南、台湾等地。

道地产区　主产于广东、广西等地。

性状特征　药材由幼蛇加工而成。体较小，盘成圆形。商品分大、中、小3种，大者圆盘直径10～15cm，中者圆盘直径6～7cm，小者圆盘直径3～3.5cm，以小盘者习见。头在蛇盘的中央，扒开蛇嘴可见上颌骨前端两侧长着向内弯曲而带沟状的小毒牙1对，若毒牙脱落可见牙床突起。头颈前的两侧各有三角形白斑1块。蛇体背部黑棕色，有光泽，具多数白色环纹，白环带1～2枚鳞片，黑色部分宽3～7枚鳞片；腹部黄白色鳞片稍大；背棱1行，呈六角形；尾部鳞片单行，40～53片。气微腥，味微咸。

品质优劣　药材以身干、头尾齐全、色泽光亮者为佳。

采收加工　夏、秋两季捕捉，捕捉后，剖开腹部，取出内脏，擦净血迹，环绕成圆盘形，头在中央，用竹片撑开，以炭火烘干。

性味归经　甘、咸，温；有毒。归肝经。

功能主治　祛风，通络，止痉。用于风湿顽痹，麻木拘挛，中风口眼㖞斜，半身不遂，抽搐痉挛，破伤风，麻风，疥癣。

贮　　藏　本品易虫蛀、发霉，应置阴凉干燥处保存。

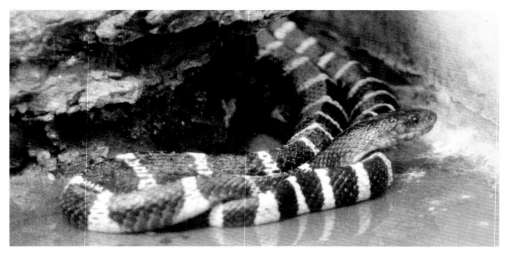

银环蛇

金钱草

Jinqiancao

HERBA LYSIMACHIAE

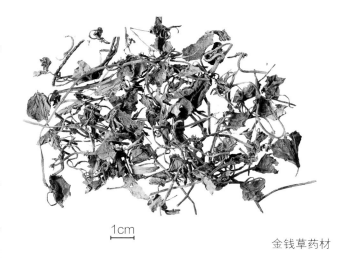

1cm

金钱草药材

来　　源　为报春花科植物过路黄*Lysimachia christinae* Hance的干燥全草。

生境分布　生于山坡、疏林、草丛阴湿地方。主要分布于长江流域，北至陕西，南至贵州、四川、云南等地，其中以四川省为主产区。

道地产区　主产于四川及长江流域各地。

性状特征　全草多皱缩成团，下部茎节上有时着生纤细须根。茎扭曲，直径约1mm；表面红棕色，具纵直纹理；断面实心，灰白色。叶对生，多皱缩破碎，完整叶宽卵形或心形，全缘，上面暗绿色至棕绿色，下面色较浅，用水浸后，透光可见黑色短条纹；叶柄细长，叶腋有时可见花或果实。气微，味淡。

品质优劣　药材以叶大、色绿者为佳。

采收加工　野生品于4～5月采收，栽培品于栽种当年9～10月收割1次，以后分别在6月、9月收割两次，靠地表6～10cm处割下，晒干。

性味归经　甘、咸，微寒。归肝、胆、肾、膀胱经。

功能主治　利湿退黄，利尿通淋，解毒消肿。用于湿热黄疸，胆胀胁痛，石淋，热淋，小便涩痛，痈肿疔疮，蛇虫咬伤。

贮　　藏　置阴凉干燥处保存。

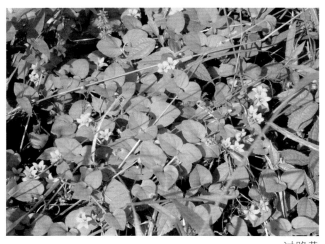

过路黄

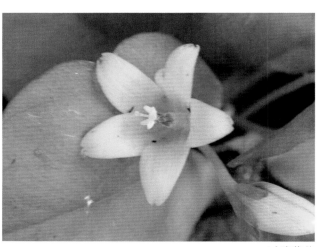

过路黄花

金铁锁

Jintiesuo

PSAMMOSILENES RADIX

来　　源　为石竹科植物金铁锁*Psammosilene tunicoides* W. C. Wu et C. Y. Wu的干燥根。

生境分布　生于向阳岩石坡地或石缝中。分布于贵州及云南等地。

道地产区　主产于云南、贵州、四川等地。

性状特征　根长圆锥形，挺直或略扭曲，长8～15cm，直径0.5～1.5cm。表面黄棕色，有多数纵皱纹及横皮孔纹，除去栓皮后内面黄白色，易折断，断面粉性，具黄色密集的放射状纹理。气微、味辛辣，有刺喉感。

品质优劣　药材以粗壮、质坚、断面粉质，有黄色菊花心者为佳。

采收加工　秋、冬两季采挖其根，洗净，刮去外皮，晒干备用。

性味归经　苦、辛，温；有小毒。归肝经。

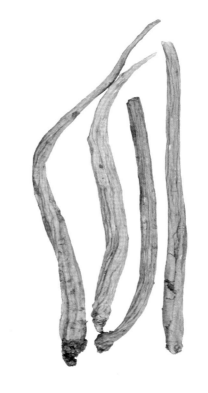

2cm

金铁锁药材

功能主治　祛风除湿，散瘀止痛，解毒消肿。用于风湿痹痛，胃脘冷痛，跌打损伤，外伤出血；外治疮疖，蛇虫咬伤。

贮　　藏　本品易虫蛀、发霉，应置阴凉干燥处保存。

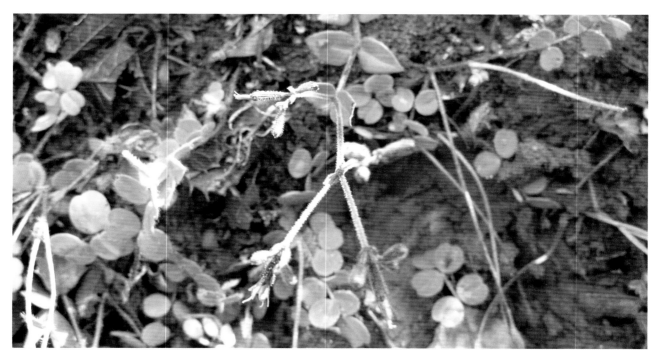

金铁锁

金银花

Jinyinhua

FLOS LONICERAE JAPONICAE

来　源　为忍冬科植物忍冬*Lonicera japonica* Thunb. 的干燥花蕾或带初开的花。

生境分布　生于丘陵、山谷、林边，也常有栽培。全国大部分地区均产。

道地产区　主产于河南、山东等地。产于河南者称"南银花"，产于山东者称"东银花"。

性状特征　花蕾呈长棒状，上粗下细，略弯曲，长2～4.5cm，上部直径约3mm，下部直径约1.5mm。表面黄白色、绿白色、黄棕色或淡黄色带紫色，贮久色渐深，密生短柔毛及腺毛。下部有细小的花萼，绿色或黄绿色，先端5裂，裂片有毛。开放者花冠筒状，顶端开裂呈二唇形或上唇4裂，下唇不裂，筒内有雄蕊5枚，黄色，雌蕊1个，略长于雄蕊，子房无毛。气清香，味淡、微苦。

品质优劣　药材以花蕾多、色淡、气清香者为佳。

采收加工　根常年可采。冬季采果，将种子取出，分别晒干备用，如用种子油，需另行加工。夏、秋两季开花，花期短促而集中（15天左右），在花蕾由绿变白、顶部膨大、含苞待放、花冠呈金黄色时采收最佳。采花宜在上午进行。采下的花应尽量少动，防止影响产品色泽。注意不宜翻动，也不要沾水，否则花色变黑，影响质量。阴天可将采得的花晾干或用微火烘干，但烘干者色较暗，不如晒干者佳。采摘下的花蕾要及时晾干或烘干，不要堆放，防发霉。

性味归经　甘，寒。归肺、心、胃经。

功能主治　清热解毒，疏散风热。用于痈肿疔疮，喉痹，丹毒，热毒血痢，风热感冒，温病发热。

贮　藏　本品易虫蛀、发霉、变色，应置阴凉干燥处密封保存。

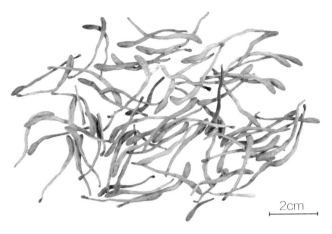

2cm

金银花药材

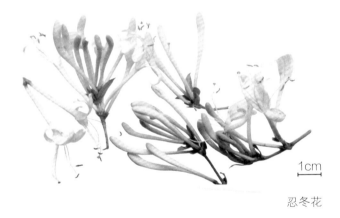

1cm

忍冬花

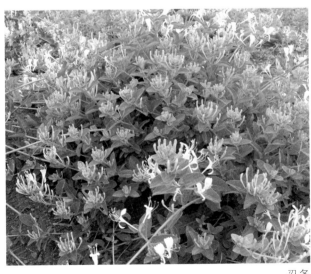

忍冬

金樱子

Jinyingzi

FRUCTUS ROSAE LAEVIGATAE

来　　源　为蔷薇科植物金樱子*Rosa laevigata* Michx. 的干燥成熟果实。

生境分布　生于山崖石隙以及阳坡灌丛等处。分布于我国华东、中南、西南以及陕西等地。

道地产区　主产于广东、江西、浙江等地。

性状特征　果实呈倒卵形，略似花瓶，长2～3.5cm，直径1～2cm。表面黄红色、红棕色或暗红棕色，略有光泽，全身被有刚毛脱落后残基形成的刺状棕色小突起，顶端宿存花萼呈盘状或喇叭口状，花萼残基多不完整，中央略隆起有黄色花柱基。基部渐尖，有一残留小果柄，果柄部较细，中部膨大，质坚硬。剥开花托，可见花萼筒壁厚1～2mm，内壁呈淡红黄色，密生淡黄色有光泽的茸毛，内有30～40粒小瘦果，扁平，纺锤状排列，长约7mm，淡黄棕色，木质坚硬，外包裹淡黄色的茸毛，内有种子1枚。气微，味甘酸、微涩。

品质优劣　药材以个大肉厚、色红黄、有光泽、去净毛刺者为佳。

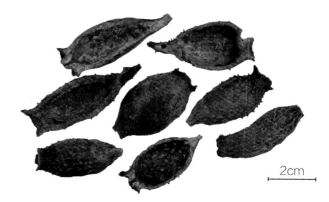

2cm

金樱子药材

采收加工　秋季采摘成熟果实，晾晒后放入桶内搅拌，擦去毛刺，再晒至全干。用时以水稍浸、润软，切开挖净毛、核晒干。

性味归经　酸、甘、涩，平。归肾、膀胱、大肠经。

功能主治　固精缩尿，固崩止带，涩肠止泻。用于遗精滑精，遗尿尿频，崩漏带下，久泻久痢。

贮　　藏　本品易虫蛀、发霉，置阴凉干燥处保存，注意防潮。

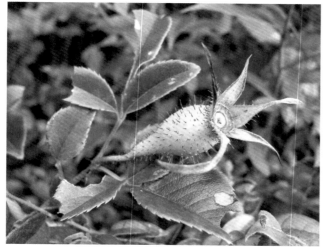

金樱子

金樱子果实

金礞石

Jinmengshi

LAPIS MICAE AUREUS

来　　源　为变质岩类蛭石片岩或水黑云母片岩。

生境分布　分布于河北、河南等地。

道地产区　主产于河北、河南等地。

性状特征　为鳞片状或粒状集合体，呈不规则块状或碎片，碎片直径0.1～0.8cm；块状者直径2～10cm，厚0.6～1.5cm。无明显棱角，灰色或绿灰色，夹有银色或淡黄色鳞片，具光泽。质松，易碎，粉末为灰绿色鳞片（绿泥石化云母片）和颗粒（主含碳酸盐），片状者具星点样闪光。遇稀盐酸产生气泡，加热后泡沸激烈。具滑腻感。气微，味淡。

品质优劣　金礞石以色金黄、块整、纯净者为佳。

采收加工　采挖后，除净泥土杂质即得。

性味归经　甘、咸，平。归肺、心、肝经。

功能主治　坠痰下气，平肝镇惊。用于顽痰胶结，咳逆喘急，癫痫发狂，烦躁胸闷，惊风抽搐。

贮　　藏　用木箱或瓷缸装，置干燥处保存，防灰尘。

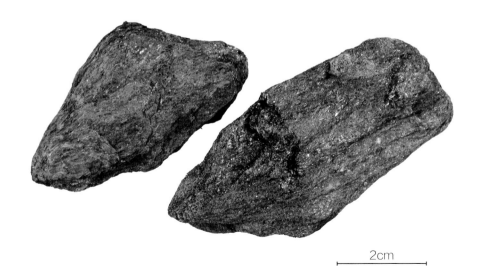

2cm

金礞石药材

335

乳香

Ruxiang

OLIBANUM

来　源　为橄榄科植物乳香树*Boswellia carterii* Birdw.及同属植物*Boswellia bhaw-dajiana* Birdw.树皮渗出的树脂。

生境分布　均生长于索马里及红海沿海的山地及石灰岩山地。分布于索马里、埃塞俄比亚及阿拉伯半岛南部，以及土耳其、利比亚及苏丹等地。

道地产区　主产于索马里、埃塞俄比亚及阿拉伯半岛南部，以及土耳其、利比亚、苏丹等地。

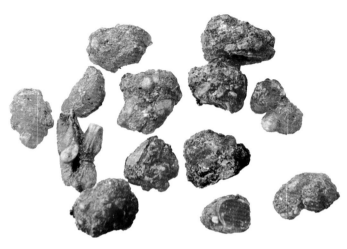

2cm

乳香药材

性状特征　干燥的树胶脂多呈长卵形滴乳状、类圆状颗粒或不规则块状。长0.5～3cm，淡黄色微带绿色或棕红色，半透明。被黄白色粉尘。质坚脆，断面蜡样，少数有玻璃样光泽。气微芳香，味微苦，嚼之初散成沙粒状，续之软化呈乳白色胶块。本品遇水变为白色，与水共研可成乳状液。部分溶于醚、乙醇及氯仿。

品质优劣　药材以色淡黄白、断面半透明、质硬而脆、香气浓厚者为佳。

采收加工　春、夏两季均可采收，以春季为盛产期，将树干的皮部由下向上顺序切伤，并开一小沟，使树脂从伤口渗出，流入沟中，数日后凝成干硬的固体，即可从树上采集。

性味归经　辛、苦，温。归心、肝、脾经。

功能主治　活血定痛，消肿生肌。用于胸痹心痛，胃脘疼痛，痛经经闭，产后瘀阻，癥瘕腹痛，风湿痹痛，筋脉拘挛，跌打损伤，痈肿疮疡。

贮　藏　塑料袋装后置木箱内。本品易走失香气，遇火易燃烧，受热易变软黏接成块。故应密闭，置阴凉干燥处保存。并防热、防火。

肿节风

Zhongjiefeng

HERBA SARCANDRAE

来　　源　为金粟兰科植物草珊瑚*Sarcandra glabra*（Thunb.）Nakai的干燥全株。

生境分布　生于山坡林间阴湿处。分布于我国华东、中南及西南各地。

道地产区　主产于江西、浙江、广西等地。

性状特征　全株长40～150cm。主根粗短，支根甚多，长而坚韧。茎圆柱形，直径约0.5cm，多分枝，节部膨大；表面深绿色或棕褐色，具细纵皱纹，粗茎有稀疏分布的皮孔；质脆，易折断，断面淡棕色，边缘纤维状，中央具棕色疏松的髓或中空。叶对生，叶柄长0.5～1cm，软硬；叶片薄革质，卵状披针形或长椭圆形，表面光滑，上面棕色或灰绿色，下面色较淡，边缘具粗锯齿，齿尖有黑褐色腺体，叶脉在两面均隆起。枝端常有棕色的穗状花序，多分枝。气微香，味微辛。

品质优劣　药材以茎、叶色绿者为佳。

采收加工　秋季采全株，晒干。

性味归经　苦、辛，平。归心、肝经。

功能主治　清热凉血，活血消斑，祛风通络。用于血热发斑发疹，风湿痹痛，跌打损伤。

贮　　藏　置阴凉干燥处保存。

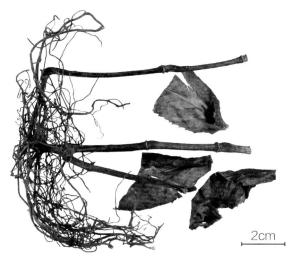

2cm

肿节风药材

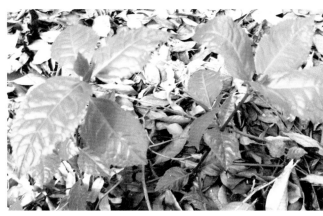

草珊瑚

鱼腥草

Yuxingcao

HERBA HOUTTUYNIAE

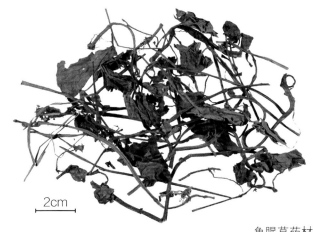

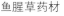

鱼腥草药材

来　　源　为三白草科植物蕺菜 *Houttuynia cordata* Thunb. 的干燥地上部分。

生境分布　生于背阴山地、林边、田埂及洼地草丛中。分布于我国长江以南及西藏等地。

道地产区　主产于浙江、江苏、安徽、湖北等地。

性状特征　茎干枯，呈扁圆柱形，皱缩而扭曲，细长，长20～35cm，直径2～3mm。表面棕黄色、淡棕色或暗棕色，节环状明显，节间长1.5～4.5cm，具纵向条纹，下部节上有残存的须根。质脆，易折断，断面纤维性。叶互生，叶片卷曲皱缩，展平完整者呈心形，长3～8cm，宽4～6cm；上表面暗黄绿色、黄绿色至暗棕色，下表面灰绿色、绿褐色或灰褐色。叶片具明显淡色小凹点，揉搓后有鱼腥气，叶脉网状，背面稍突起，叶柄细长，叶柄基部与托叶合生成鞘状。质薄易碎。穗状花序顶生，黄棕色或暗棕色。蒴果长约1.5mm，上端残留有3个向内弯曲的柱头。内含种子数粒。有鱼腥气，味微涩。

品质优劣　药材以叶多、色绿、有花穗、鱼腥气浓者为佳。

采收加工　野生品夏、秋两季采收。栽培品植株30cm以上开花时，割取茎叶，鲜用或晒干。

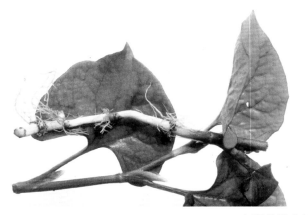

鱼腥草鲜药材

性味归经　辛，微寒。归肺经。

功能主治　清热解毒，消痈排脓，利尿通淋。用于肺痈吐脓，痰热喘咳，热痢，热淋，痈肿疮毒。

贮　　藏　干品以苇席包装置阴凉干燥处保存；鲜品应现采现用，或用薄膜保鲜袋包裹置冰箱冷藏室保鲜。

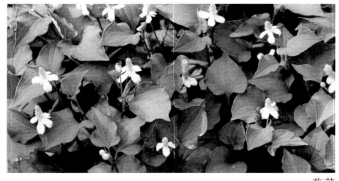

蕺菜

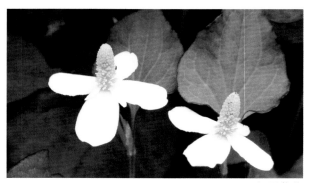

鱼腥草花

狗脊

Gouji

RHIZOMA CIBOTII

来　　源　为蚌壳蕨科植物金毛狗脊*Cibotium barometz*（L.）J. Sm. 的干燥根茎。

生境分布　生于山脚沟边及林下阴处酸性土上。分布于浙江、江西、福建、台湾、湖南、湖北、广西、广东、四川、贵州、云南等地。

道地产区　主产于福建、湖北、湖南等地。

性状特征　本品呈不规则的长块状，长10～30cm，直径2～10cm。表面深棕色，残留金黄色茸毛；上面有数个红棕色的木质叶柄，下面残存黑色细根。质坚硬，不易折断。无臭，味淡、微涩。

1. 生狗脊片　呈不规则长条形或圆形纵片，长5～20cm，宽2～8cm，厚1.5～5mm；周边不整齐，外表深棕色，偶有未去尽的金黄色茸毛；断面浅棕色，近外皮2～5mm处有1条凸起的棕黄色木质部环纹或条纹。质坚硬，易折断。

2. 熟狗脊片　全体呈黑棕色，木质部环纹明显，质坚硬。

品质优劣　药材以体肥大、色黄、质坚实、无空心者为佳。狗脊片以厚薄均匀、坚实、无毛者为佳。

采收加工　根状茎全年可采，秋、冬两季较佳。除去金毛（茸毛）及须根，洗净，切片，蒸后晒干或炒至微黄备用。

性味归经　苦、甘，温。归肝、肾经。

功能主治　祛风湿，补肝肾，强腰膝。用于风湿痹痛，腰膝酸软，下肢无力。

贮　　藏　本品易虫蛀、发霉，置阴凉干燥处保存，注意防潮。

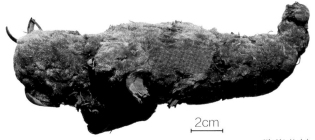

2cm

狗脊药材

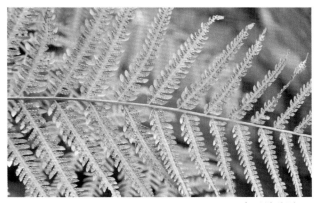

金毛狗脊孢子

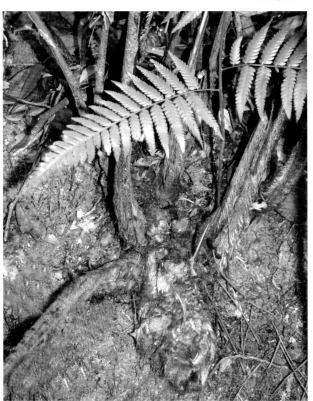

金毛狗脊

京大戟

Jingdaji

RADIX EUPHORBIAE PEKINENSIS

来　　源　为大戟科植物大戟*Euphorbia pekinensis* Rupr. 的干燥根。

生境分布　生于路旁、山坡及原野湿润处。除新疆、西藏外，分布几遍全国各地。

道地产区　主产于江苏。

性状特征　主根圆柱形或圆锥形，长10～20cm，直径可达约4cm，表面灰棕色至深棕色，粗糙而有侧根。根头部膨大，上有多数圆形的地上茎基痕，向下渐细，有纵直的沟纹或明显的纵皱纹，以及横生的皮孔与支根痕，且往往扭曲。质坚硬，不易折断，折断面带纤维性，呈类白色或淡黄色，并具有丝状物。气微，味苦。

品质优劣　药材以根条粗而均匀、肥嫩、断面白色、质软而不带须根者为佳。

采收加工　野生品于春、秋两季，栽培品于栽培第2年秋季苗枯萎后或第3年春季萌芽前挖取其根部，洗净，切段或切片晒干。

性味归经　苦、寒；有毒。归肺、脾、肾经。

功能主治　泻水逐饮，消肿散结。用于水肿胀满，胸腹积水，痰饮积聚，气逆咳喘，二便不利，痈肿疮毒，瘰疬痰核。

贮　　藏　置阴凉干燥处保存，注意防潮。

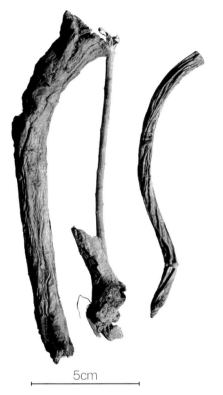

京大戟药材

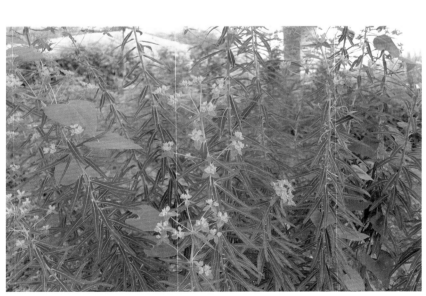

大戟

闹羊花

Naoyanghua

FLOS RHODODENDRI MOLLIS

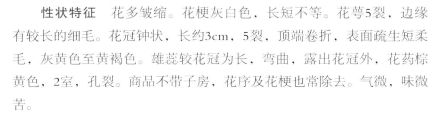

1cm

闹羊花药材

来　　源　为杜鹃花科植物羊踯躅*Rhododendron molle* G. Don的干燥花。

生境分布　生于山坡林缘、灌丛、草地。分布于江苏、浙江、江西、福建、河南、河北、湖南、广西、广东、四川和云南等地。

道地产区　主产于浙江、湖北、江苏等地。

性状特征　花多皱缩。花梗灰白色，长短不等。花萼5裂，边缘有较长的细毛。花冠钟状，长约3cm，5裂，顶端卷折，表面疏生短柔毛，灰黄色至黄褐色。雄蕊较花冠为长，弯曲，露出花冠外，花药棕黄色，2室，孔裂。商品不带子房，花序及花梗也常除去。气微，味微苦。

品质优劣　药材以身干、色黄、无叶梗者为佳。

采收加工　春末夏初时采花，阴干或晒干。

性味归经　辛，温；有大毒。归肝经。

功能主治　祛风除湿，散瘀定痛。用于风湿痹痛，偏正头痛，跌仆肿痛，顽癣。

贮　　藏　本品易虫蛀、发霉，置阴凉干燥处保存，注意防潮。

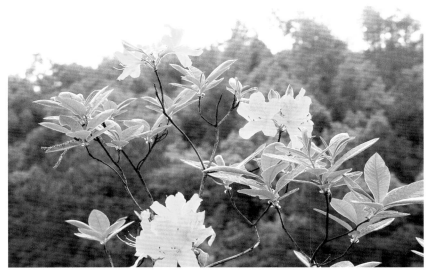

闹羊花

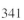

卷柏

Juanbai

HERBA SELAGINELLAE

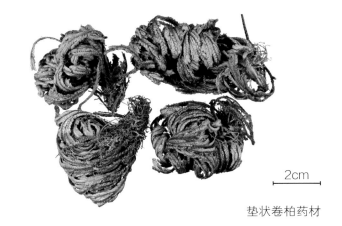

2cm

垫状卷柏药材

来　　源　为卷柏科植物卷柏*Selaginella tamariscina*（Beauv.）Spring或垫状卷柏*Selaginella pulvinata*（Hook. et Grev.）Maxim. 的干燥全草。

生境分布

1. 卷柏　生于向阳山坡或岩石上。分布于全国大部分地区。

2. 垫状卷柏　多生于向阳的干旱岩石缝中。我国大部分地区有分布。

道地产区　主产于广西、福建、四川、陕西等地。

性状特征　根据来源不同，分述如下：

1. 卷柏　全草卷缩似拳状，长3～10cm。表面绿色或黄绿色，向内卷曲。茎短，枝丛生，形扁而有分枝，绿色或棕黄色，向内卷曲，枝上密生鳞片状小叶。叶片近卵形，长1.5～2.5mm，宽约1mm，先端锐尖，具长芒，叶基平截，在放大镜下观察可见叶缘膜质状，有细尖锯齿，叶片表面光滑，无毛，叶脉不显，无叶柄。在背面，叶的膜质边缘常呈棕黑色，有不整齐的细锯齿或全缘，质厚而稍硬。气微，味淡。全草基部簇生多数须根，浅黄棕色、棕色、棕褐色至棕黑色。须根通常大部分剪除或剪短而残留其基部，质较脆，易折断。气微，味淡。

2. 垫状卷柏　性状与卷柏基本相同，但须根多散生。中叶（腹叶）2行，卵状披针形，直向上排列。叶片左右两侧不等，内缘较平直。外缘常因内折而加厚，呈全缘状。

品质优劣　药材以色青绿、不带大根、叶多完整者为佳。

采收加工　全年可采，去根洗净，晒干。

性味归经　辛，平。归肝、心经。

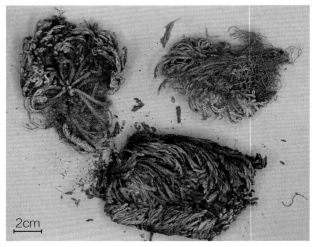

2cm

卷柏药材

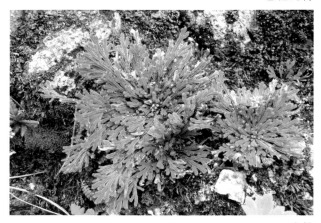

卷柏

功能主治　活血通经。用于经闭痛经，癥瘕痞块，跌仆损伤。卷柏炭化瘀止血，用于吐血，崩漏，便血，脱肛。

贮　　藏　本品易发霉，置阴凉干燥处保存，注意防潮。

炉甘石

Luganshi

GALAMINA

来　　源　为碳酸盐类矿物方解石族菱锌矿，主含碳酸锌（$ZnCO_3$）。

生境分布　分布于湖南、广西、四川等地。

道地产区　主产于湖南、广西、四川等地。

性状特征　呈不规则的块状，大小不一。表面白色或淡红色，显粉性。体轻而松，易碎，断面白色或淡红色，呈颗粒状，并有细小孔隙。有吸湿性。无臭，味微涩。

品质优劣　药材以块大、白色或粉白色、体轻者为佳。

采收加工　由矿中挖出后拣净杂石，去净泥土。

性味归经　甘，平。归肝、脾经。

功能主治　解毒明目退翳，收湿止痒敛疮。用于目赤肿痛，睑弦赤烂，翳膜遮睛，胬肉攀睛，溃疡不敛，脓水淋漓，湿疮瘙痒。

贮　　藏　应置干燥处防潮保存。

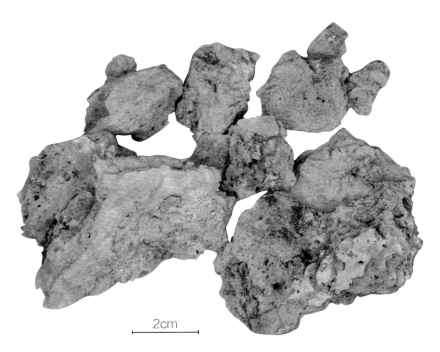

2cm

炉甘石药材

泽兰

Zelan

HERBA LYCOPI

来　　源　为唇形科植物毛叶地瓜儿苗*Lycopus lucidus* Turcz. var. *hirtus* Regel的干燥地上部分。

生境分布　生于沼泽地、水边等潮湿处，亦见有栽培。分布于黑龙江、吉林、辽宁、内蒙古、河北、山西、山东、江苏、浙江、江西、安徽、福建、台湾、湖北、湖南、广东、广西、陕西、甘肃、贵州、四川、云南等地。

道地产区　主产于江苏、浙江、安徽等地。

性状特征　茎呈方柱形，少分枝，四面均有浅纵沟，长50～100cm，直径0.2～0.6cm，表面黄绿色或带紫色，节处紫色明显，有白色毛茸；断面黄白色，髓部中空。叶对生，有短柄，叶片多皱缩，展平后呈披针形或长圆形；上表面黑绿色，下表面灰绿色，密具腺点，两面均有短毛，先端尖，边缘有锯齿，花簇生叶腋呈轮状，花冠多脱落，苞片及花萼宿存，黄褐色。无臭，味淡。

品质优劣　药材以身干、茎短、叶多、色灰绿、质嫩、完整不碎者为佳。

采收加工　夏、秋两季茎叶生长茂盛时，割取地上全草，海拔较低的地方1年可收获2次，海拔较高的地方1年只收获1次。除去杂草，切段晒干。

性味归经　苦、辛，微温。归肝、脾经。

功能主治　活血调经，祛瘀消痈，利水消肿。用于月经不调，经闭，痛经，产后瘀血腹痛，疮痈肿毒，水肿腹水。

贮　　藏　置阴凉干燥通风处保存。

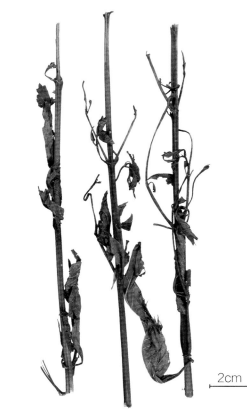

2cm

泽兰药材

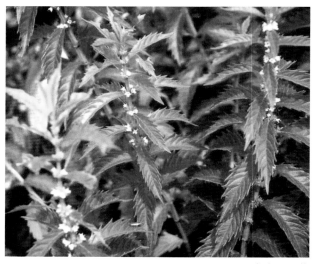

毛叶地瓜儿苗

泽泻

Zexie

RHIZOMA ALISMATIS

来　源　为泽泻科植物泽泻*Alisma orientalis*（Sam.）Juzep. 的干燥块茎。

生境分布　生于浅沼泽地、水稻田及潮湿地带。我国南北各地均有栽培。

道地产区　主产于福建、四川、江西。

性状特征　块茎类球形、椭圆形或卵圆形，长2～7cm，直径2～6cm。表面黄白色或淡黄棕色，有不规则的横向环状浅沟纹及多数细小突起的须根痕，底部有的有瘤状芽痕。质坚实，断面黄白色，粉性，有多数细孔。气微，味微苦。

品质优劣　药材以块大、黄白色、光滑、质充实、粉性足者为佳。

采收加工　四川当年冬至前后采收，采收前1个月逐步排水，晒田。叶枯萎时，采挖块茎，除去茎叶，留下中心小叶，以免干燥时流黑汁液。除去须根和粗皮，晒干或烘干。福建1月底采收，加工类似。

性味归经　甘、淡，寒。归肾、膀胱经。

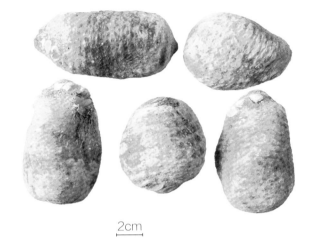

2cm

泽泻药材

功能主治　利水渗湿，泄热，化浊降脂。用于小便不利，水肿胀满，泄泻尿少，痰饮眩晕，热淋涩痛，高脂血症。

贮　藏　本品易虫蛀，应置阴凉干燥处，防潮保存。

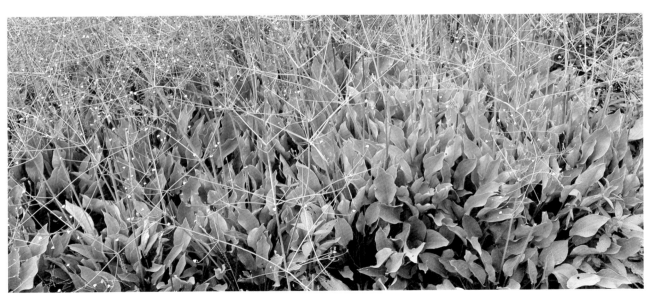

泽泻

345

降香

Jiangxiang

LIGNUM DALBERGIAE ODORIFERAE

来　　源　为豆科植物降香檀*Dalbergia odorifera* T. Chen树干和根的干燥心材。

生境分布　生于山坡疏林中，林缘或林边空旷地。分布于海南。

道地产区　主产于海南白沙、东方、乐东和崖县。

性状特征　本品呈类圆柱形或不规则块状。表面紫红色或红褐色，切面有致密的纹理。质硬，有油性。气微香，味微苦。

品质优劣　药材以色紫红、坚实、不带外皮和白木、油润、香气浓者为佳。

采收加工　全年采收，除去边材，晒干。

性味归经　辛，温。归肝、脾经。

功能主治　化瘀止血，理气止痛。用于吐血，衄血，外伤出血，肝郁胁痛，胸痹刺痛，跌仆伤痛，呕吐腹痛。

贮　　藏　本品易失润、走散香气，故应密封置阴凉干燥处保存，防晒、防潮。

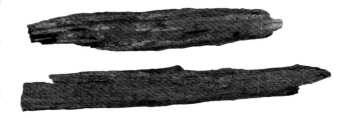

2cm

降香药材

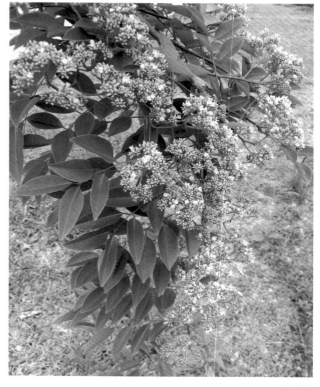

降香檀

细辛

Xixin

RADIX ET RHIZOMA ASARI

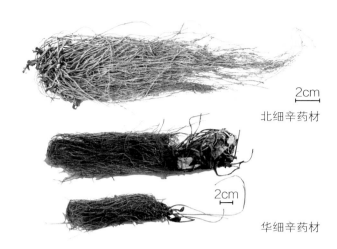

2cm

北细辛药材

2cm

华细辛药材

来　　源　为马兜铃科植物北细辛*Asarum hetero-tropoides* Fr. Schmidt var. *mandshuricum* （Maxim.）Kitag.、汉城细辛*Asarum sieboldii* Miq. var. *seoulense* Nakai或华细辛*Asarum sieboldii* Miq.的根及根茎。

生境分布

1. 北细辛　生于荫蔽环境，在排水良好，腐殖质较厚，湿润肥沃的土壤中最多。此外，山林中、针叶林及混交林下以及繁茂灌丛间也有生长。分布于我国东北地区。

2. 汉城细辛　生于林荫湿地及沟底灌丛间。分布于辽宁和吉林两省东南部，辽宁有少量栽培。

3. 华细辛　生于林下腐殖质深厚湿润处。分布于辽宁、陕西、山东、浙江、福建、河南等地。

道地产区　北细辛主产于辽宁、吉林、黑龙江；汉城细辛主产于辽宁东南部；华细辛主产于陕西、甘肃、四川、山东、山西等地。

性状特征　根据来源不同，分述如下：

1. 北细辛　常卷缩成团。根茎横生呈不规则圆柱状，具短分枝，长1～10cm，直径0.2～0.4cm；表面灰棕色，粗糙，有环形的节，节间长0.2～0.3cm，分枝顶端有碗状的茎痕。根细长，密生于节上，长10～20cm，直径0.1cm；表面灰黄色，平滑或具纵皱纹，有须根及须根痕；质脆，易折断，断面平坦，黄白色或白色。气辛香，味辛辣、麻舌。

2. 汉城细辛　根茎直径0.1～0.5cm，节间长0.1～1cm。

3. 华细辛　根茎长5～20cm，直径0.1～0.2cm，节间长0.2～1cm。气味较弱。

品质优劣　3种药材均以身干、根色灰黄、叶色绿、气辛香、味辛辣麻舌者为佳。

采收加工　野生苗移栽生长3年后和人工育苗移

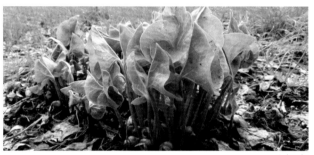

北细辛

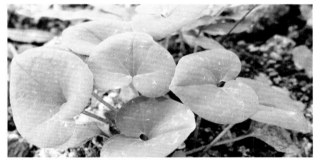

华细辛

栽生长3～4年后采收；为了采种，收获年限延至栽后5年左右。采挖时间一般在8月下旬至9月份。林下野生细辛一般在5月末至7月份采挖。加工时候要注意不能用水洗（防叶片发黑），不能日晒（防叶片发黄）。采挖后抖净泥土，捆成小把，挂在通风、干燥处自然风干，这样能留住香气（挥发油），保证质量。

性味归经　辛，温。归心、肺、肾经。

功能主治　解表散寒，祛风止痛，通窍，温肺化饮。用于风寒感冒，头痛，牙痛，鼻塞流涕，鼻衄，鼻渊，风湿痹痛，痰饮喘咳。

贮　　藏　置阴凉干燥处保存。

贯叶金丝桃

Guanyejinsitao

HERBA HYPERICI PERFORATI

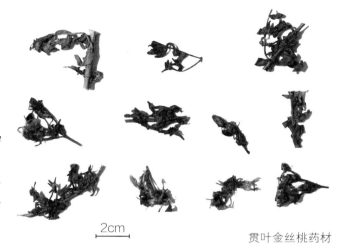

2cm

贯叶金丝桃药材

来　源　为藤黄科植物贯叶金丝桃*Hypericum perforatum* L. 的干燥地上部分。

生境分布　生于山坡草丛、田埂路边。分布于河北、陕西、甘肃、新疆、山东、江苏、江西、河南、湖北、湖南、四川和贵州等地。

道地产区　主产于江苏、山东、四川等地。

性状特征　本品茎圆柱形，长10～100cm，多分枝，茎及分枝两侧各具1条纵棱，小枝细瘦，对生于叶腋。单叶对生，无柄抱茎，叶片披针形或长椭圆形，全面散布透明或黑色的腺点，黑色腺点大多分布于叶片边缘或近顶端。聚伞花序顶生，花黄色，花萼、花瓣各5片，长圆形或披针形，边缘有黑色腺点，雄蕊多数，合生为3束，花柱3。气微，味微苦涩。

品质优劣　本品以叶多、花茂者为佳。

采收加工　夏、秋两季开花时采割，阴干或低温烘干。

性味归经　辛，寒。归肝经。

功能主治　疏肝解郁，清热利湿，消肿通乳。用于肝气郁结，情志不畅，心胸郁闷，关节肿痛，乳痈，乳少。

贮　藏　置阴凉干燥处保存。

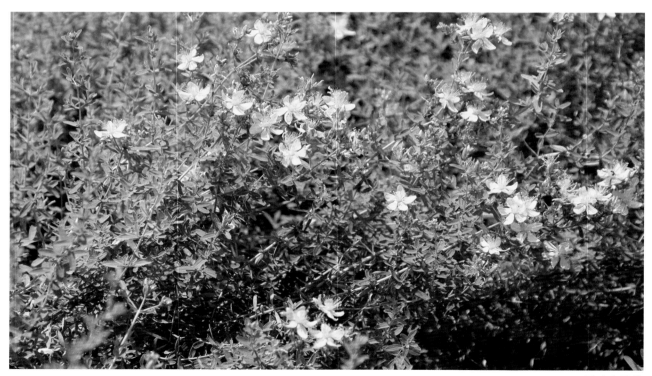

贯叶金丝桃

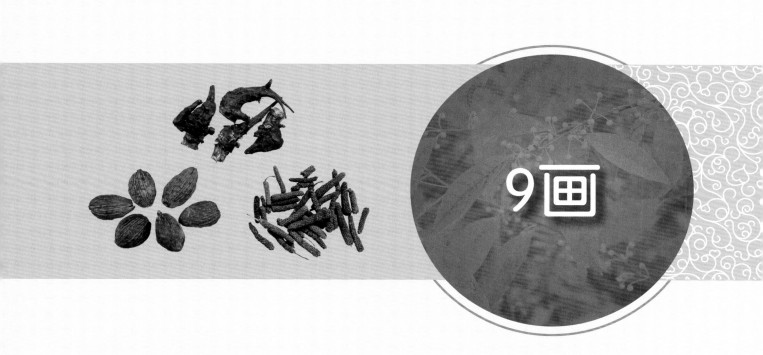

9回

珍珠

Zhenzhu

MARGARITA

来　　源　为珍珠贝科动物马氏珍珠贝 *Pteria martensii*（Dunker）、蚌科动物三角帆蚌*Hyriopsis cumingii*（Lea）或褶纹冠蚌*Cristaria plicata*（Leach）等双壳类动物受刺激形成的珍珠。

生境分布

1. 马氏珍珠贝　生活于波浪较为平静的内湾、沙泥、岩礁或石砾较多的海底，水流度大、潮流畅通者最适宜生长。广东沿海分布较多，以广西合浦产量最高。

2. 三角帆蚌　生活在淡水泥底稍带沙质的河湖中。长江流域较多。

3. 褶纹冠蚌　生活于江河、湖沼的泥底，分布于全国各地。药材多呈不规则的片状，大小不一。质松脆，可层层剥离。无臭，味淡。

道地产区　主产于广西合蒲、北海，广东濂江及海南等地。

性状特征　药材呈圆球形或近于圆球形，大小不一，直径1～6mm。表面类白色、黄白色、浅粉红色或浅蓝色等，光滑圆润，半透明，具珍珠所特有的美丽光泽。质坚硬而重，破开后断面呈层纹状。用火烧之有爆裂声。无臭，味微咸，养珠形状与天然珍珠相似，表面光泽较弱，破面中央有圆形的沙粒或石决明碎粒。

品质优劣　药材以粒大个圆、色白光亮、破开面有层纹、无硬核者为佳。

采收加工　一般养殖周期为2～3年。采收在生长期最后一年的10～12月进行，最好在次年的2月份前后采收。采收常用杀蚌取珠的方法，把育珠蚌从

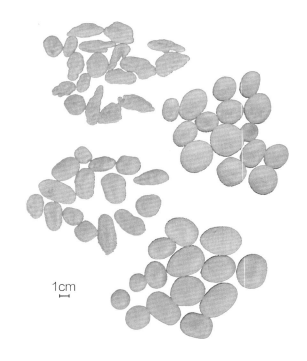

珍珠药材

水里捞出，洗净壳上的污泥和其他附着物，切断前后闭壳肌，用手捏出珍珠。先用水洗涤，然后放入饱和盐水中浸泡5～10分钟，捞出用布揩去珠面上的体液和污物，接着用0.15%～0.2%十二醇酸钠洗涤（浸泡一夜），再用清水漂净，用绒布或细软的毛巾抛光，晾干即可。

性味归经　甘、咸，寒。归心、肝经。

功能主治　安神定惊，明目退翳，解毒生肌，润肤祛斑。用于惊悸失眠，惊风癫痫，目赤翳障，疮疡不敛，皮肤色斑。

贮　　藏　软纸包裹，置玻璃瓶或瓷瓶内，或以绸布包裹置木盒或铁盒内密闭保存。

珍珠母

Zhenzhumu

CONCHA MARGARITIFERA

来　　源　　为蚌科动物三角帆蚌*Hyriopsis cumingii*（Lea）、褶纹冠蚌*Cristaria plicata*（Leach）或珍珠贝科动物马氏珍珠贝*Pteria martensii*（Dunker）的贝壳。

生境分布　同"珍珠"。

道地产区　同"珍珠"。

性状特征

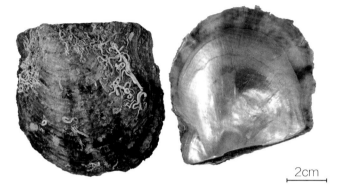

2cm

珍珠母药材

1. 三角帆蚌　略呈不等边四角形。壳面生长轮呈同心环状排列。后背缘向上突起，形成大的三角形帆状后翼。壳内面外套痕明显；前闭壳肌痕呈卵圆形，后闭壳肌痕略呈三角形。左右壳均具两枚拟主齿，左壳具两枚长条形侧齿，右壳具1枚长条形侧齿；具光泽。质坚硬。气微腥，味淡。

2. 褶纹冠蚌　呈不等边三角形。后背缘向上伸展成大型的冠。壳内面外套痕略明显；前闭壳肌痕大，呈楔形，后闭壳肌痕呈不规则卵圆形，在后侧齿下方有与壳面相应的纵肋和凹沟。左、右壳均具1枚短而略粗后侧齿及1枚细弱的前侧齿，均无拟主齿。

3. 马氏珍珠贝　呈斜四方形，后耳大，前耳小，背缘平直，腹缘圆，生长线极细密，呈片状。闭壳肌痕大，长圆形，具一凸起的长形主齿。

品质优劣　药材均以色白整齐、无碎末、表面无黑皮、质松脆者为佳。

采收加工　全年皆可采收。捞取贝壳后，洗净泥土，除去杂质，即可。或将贝壳放入碱水中煮，然后放入淡水中浸洗，取出，用小刀刮去外面黑皮，再放到铁丝网上用火烘烤，随时翻动，烘至松脆即可。

性味归经　咸，寒。归肝、心经。

功能主治　平肝潜阳，安神定惊，明目退翳。用于头痛眩晕，惊悸失眠，目赤翳障，视物昏花。

贮　　藏　置阴凉干燥处，防尘保存。

荆芥

Jingjie

HERBA SCHIZONEPETAE

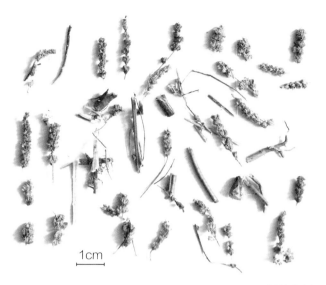

1cm

荆芥药材

来　　源　为唇形科植物荆芥*Schizonepeta tenuifolia* Briq. 的干燥地上部分。

生境分布　生于山地阴坡、沟塘边与草丛中。分布于我国大部分地区。主产于江苏、浙江、江西、河北、湖北、湖南等地；现多为栽培。

道地产区　主产于江苏、浙江、江西等地。

性状特征　为带花穗的茎枝。茎方柱形，上部有分枝，长50～80cm，直径0.2～0.4cm；表面黄绿色或紫棕色，被白色短柔毛；体轻，质脆，折断面纤维状，黄白色，中心有白色疏松的髓。叶对生，多已脱落，叶片3～5，羽状分裂，裂片细长。顶生穗状轮伞花序，长3～13cm，直径约7mm。花冠多脱落，宿萼黄绿色，钟形，质脆易碎，内有棕黑色小坚果。气芳香，味微涩而辛凉。

品质优劣　药材以茎细、色紫、穗多而密、香气浓者为佳。

采收加工　以初花期采收最好，春播的于当年8～9月收割，秋播的于第2年5月下旬至6月上旬收割。选晴天，贴地面割取或连根拔取全株，阴干，即为全荆芥；摘取花穗，晾干，即为荆芥穗；地上部分从茎基收割，晾干，即为荆芥梗。若遇阴雨天气时用40℃以下文火烤干。

性味归经　辛，微温。归肺、肝经。

功能主治　解表散风，透疹，消疮。用于感冒，头痛，麻疹，风疹，疮疡初起。

贮　　藏　本品易虫蛀，散失香气，应置阴凉干燥处保存，防潮，防风吹。

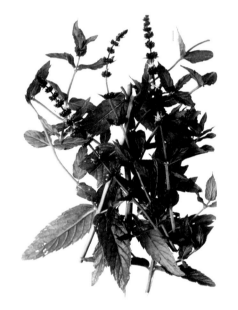

1cm

荆芥鲜药材

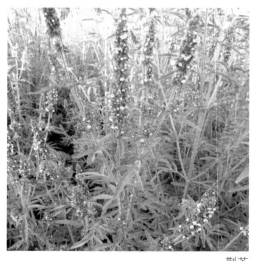

荆芥

荆芥穗

Jingjiesui

SPICA SCHIZONEPETAE

来　　源　同"荆芥"。

生境分布　同"荆芥"。

道地产区　同"荆芥"。

性状特征　本品穗状轮伞花序呈圆柱形，长3～15cm，直径约7mm。花冠多脱落，宿萼黄绿色，钟形，质脆易碎，内有棕黑色小坚果。气芳香，味微涩而辛凉。

品质优劣　以穗形完整、黄绿色、芳香气浓者为佳。

采收加工　摘取花穗，筛去灰尘，切段。

性味归经　辛，微温。归肺、肝经。

功能主治　解表散风，透疹，消疮。用于感冒，头痛，麻疹，风疹，疮疡初起。

贮　　藏　置阴凉干燥处保存。

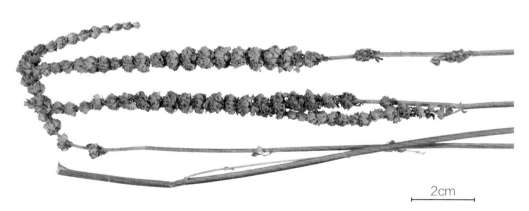

2cm

荆芥穗药材

茜草

Qiancao

RADIX RUBIAE

来　　源　为茜草科植物茜草*Rubia cordifolia* L. 的干燥根及根茎。

生境分布　多生于山坡、林边、灌丛、草丛阴湿处。分布几遍全国。

道地产区　主产于陕西、河北、山东、河南、安徽、山西等地。

性状特征　根茎多数呈圆柱形或不规则块状，顶端有地上茎残基及细根残留，两侧和下端着生数条或多数粗细不等的柱形根，长10～20cm，直径0.1～1cm；外皮粗糙，红棕色或赤褐色，有不明显的微细纵皱纹，栓皮较易剥落而露出黄红色的木质部。质坚硬，易折断，断面平坦，呈黄红色或淡红色，皮部较木质部厚，两者极易分离，于放大镜下检视，可见众多小孔隙。臭微弱，嚼之如软木，且使唾液变红，味微甘而苦。

品质优劣　药材以根条粗长而均匀、表面红棕色、断面黄红色者为佳。

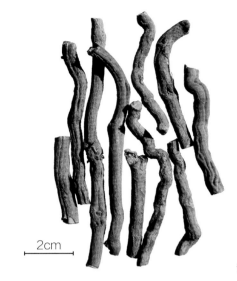

2cm

茜草药材

采收加工　栽培品多在栽植后第2年11月挖根，洗净，晒干。野生茜草可在春、秋两季刨采，洗净，稍浸，闷透，切片，晒干；自用可用鲜切片晒干。

性味归经　苦，寒。归肝经。

功能主治　凉血，祛瘀，止血，通经。用于吐血，衄血，崩漏，外伤出血，瘀阻经闭，关节痹痛，跌仆肿痛。

贮　　藏　本品易受潮发霉，置阴凉干燥处保存，防潮。

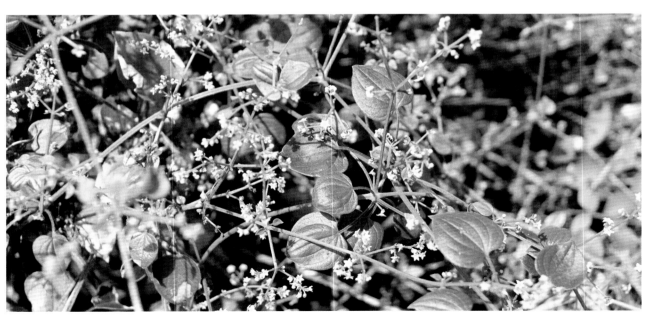

茜草

荜茇

Bibo

FRUCTUS PIPERIS LONGI

来　　源　为胡椒科植物荜茇 *Piper longum* L. 的干燥近成熟或成熟果穗。

生境分布　生于海拔约600m的疏林中。分布于云南东南至西南部，福建、广东和广西有栽培。

道地产区　主产于云南、广东及国外的印度尼西亚、菲律宾、越南等地。

性状特征　果穗呈细长圆柱状，稍弯曲，长2～4.5cm，直径5～8mm。总果柄多已脱落。表面黑褐色，由多数细小的瘦果聚集而成，排列紧密整齐，形成交错的小突起。小瘦果略呈圆球形，被苞片，直径约1mm。质坚硬，断面微红，胚乳白色。有特异香气，味辛辣。

品质优劣　药材以肥大、质坚实、味浓者为佳。

采收加工　9月果穗由绿变黑时采收，除去杂质，晒干。

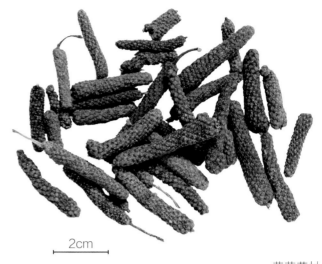

2cm

荜茇药材

性味归经　辛，热。归胃、大肠经。

功能主治　温中散寒，下气止痛。用于脘腹冷痛，呕吐，泄泻，寒凝气滞，胸痹心痛，头痛，牙痛。

贮　　藏　本品一般不易虫蛀，应置阴凉干燥处保存，防止香气走散，防潮防热。

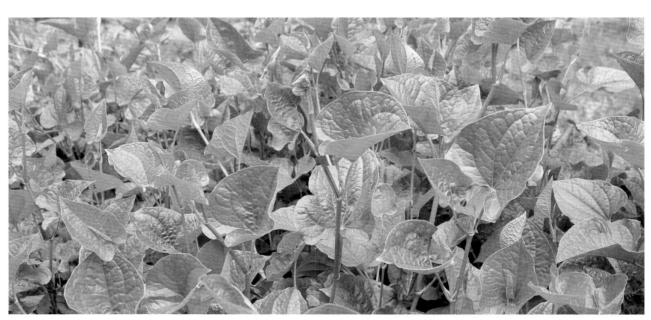

荜茇

荜澄茄

Bichengqie

FRUCTUS LITSEAE

来　　源　为樟科植物山鸡椒 *Litsea cubeba*（Lour.）Pers.的干燥成熟果实。

生境分布　生于向阳山坡丘陵林缘、灌丛或疏林中。广布于我国西南、华南及安徽、江苏、浙江、江西、福建、台湾、湖北、湖南、西藏等地。亦有栽种。

道地产区　进口荜澄茄主产于印度、马来西亚、印度尼西亚、菲律宾等地。国内主产于广西、浙江、四川、福建等地，以广西临桂所产质量最优。

性状特征　核果上部近圆球形，直径3～6mm。表面暗棕色、棕黑色或黑褐色，有很细的网状皱纹，顶端有一小突起的柱头痕迹。基部果皮延长，形成细长的假果柄，长3～7mm，直径约1mm，表面有纵皱纹。外果皮、中果皮稍柔软，内果皮薄而脆。破碎后可见未成熟种子1粒，黄棕色，富油性。气强烈芳香，味苦。

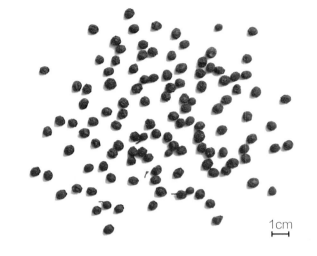

1cm

荜澄茄（山鸡椒果实）药材

品质优劣　药材以当年采、油性、具有强烈香气者为佳。

采收加工　秋季果实成熟时采收，除去杂质，晒干。根或叶全年可采，洗净鲜用或阴干用。

性味归经　辛，温。归脾、胃、肾、膀胱经。

功能主治　温中散寒，行气止痛。用于胃寒呕逆，脘腹冷痛，寒疝腹痛，寒湿郁滞，小便浑浊。

贮　　藏　置阴凉干燥处保存，防热、防潮，避免香气走失。

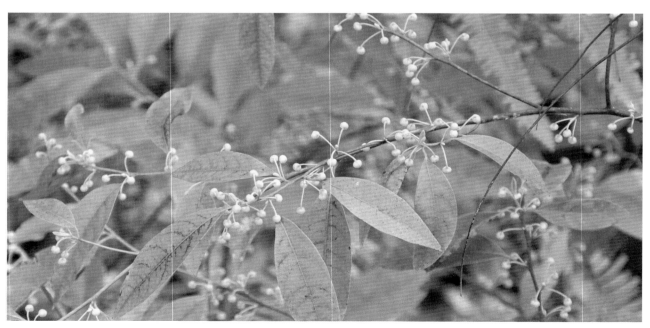

山鸡椒

草乌

Caowu

RADIX ACONITI KUSNEZOFFII

来　　源　为毛茛科植物北乌头*Aconitum kusnezoffii* Reichb. 的干燥块根。

生境分布　生于山坡草地或疏林中，海拔400～2 000m处。耐寒性较强，喜阳光充足、凉爽湿润的环境。适宜肥沃而排水良好的沙质土壤。分布于东北、内蒙古、河北、山西。

道地产区　主产于我国东北、华北。

性状特征　块根呈不规则圆锥形，稍弯曲，状如乌鸦头。长2～7cm，直径0.6～1.8cm。表面暗棕色或灰褐色，皱缩不平，呈纵向沟纹，有时生有短而尖的支根，中央有去掉茎后的痕迹或顶芽。质坚硬，难折断。断面灰白色或暗灰色，粉性，可见多角形的形成层环纹及筋脉小点（维管束）。无臭，味辛辣而麻舌。

品质优劣　药材以个大、质坚实、粉性足、残茎及须根少者为佳。

采收加工　秋季茎叶枯萎时采挖，除去残茎及泥土，晒干或烘干。

性味归经　辛、苦，热；有大毒。归心、肝、肾、脾经。

功能主治　祛风除湿，温经止痛。用于风寒湿痹，关节疼痛，心腹冷痛，寒疝作痛及麻醉止痛。

贮　　藏　本品受潮易虫蛀、发霉，应置阴凉干燥处保存。

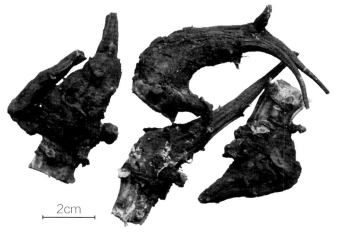

2cm

草乌药材

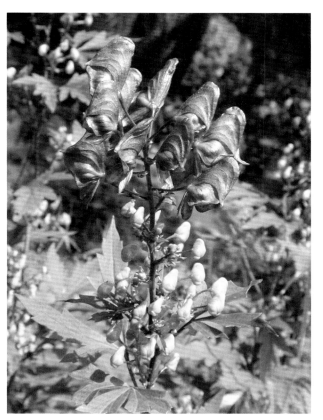

北乌头

草乌叶

Caowuye

FOLIUM ACONITI KUSNEZOFFII

来　　源　为毛茛科植物北乌头*Aconitum kusnezoffii* Reichb. 的干燥叶。

生境分布　同"草乌"。

道地产区　同"草乌"。

性状特征　本品多皱缩卷曲、破碎。完整叶片展平后呈卵圆形，3全裂，长5～12cm，宽10～17cm；灰绿色或黄绿色，中间裂片菱形，渐尖，近羽状深裂，侧裂片2深裂；小裂片披针形或卵状披针形。上表面微被柔毛，下表面无毛。叶柄长2～6cm。质脆。气微，味微咸辛。

品质优劣　本品以叶片大而完整、枝梗少、干燥者为佳。

采收加工　夏、秋两季采割，摘除枝梗，洗净晒干。

性味归经　辛、涩，平；有小毒。

功能主治　清热，解毒，止痛。用于热病发热，泄泻腹痛，头痛，牙痛。

贮　　藏　置阴凉干燥处保存。

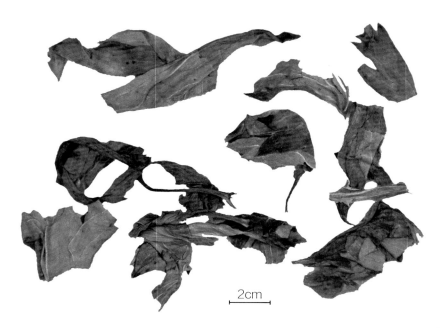

2cm

草乌叶

草豆蔻

Caodoukou

SEMEN ALPINIAE KATSUMADAI

来　源　为姜科植物草豆蔻*Alpinia katsumadai* Hayata的干燥近成熟种子。

生境分布　生于山坡草丛或灌木林边缘。分布于台湾、海南等地。

道地产区　主产于海南，广东雷州半岛，广西玉林、北流等地。

性状特征　种子团类球形或椭圆形，具较明显的3钝棱及3浅沟，长1.5～3cm，直径1.5～3cm；表面灰棕色或黄棕色；中间有黄白色或淡棕色隔膜，分成3室，每室有种子22～90（～110）颗，不易散开。种子叶卵圆状多面体，长3～5mm，直径2.5～3mm，背面稍隆起，较厚一端有圆窝状种脐，合点位于较扁端的中央微凹处，腹面有一纵沟，淡褐色种脊沿着纵沟自种脐直达合点，沿合点再向背面也有一纵沟，沟的末端不达种脐。质硬，断面乳白色。气芳香，味辛、辣。

品质优劣　药材以身干、个大、坚实饱满、气味浓者为佳。

采收加工　一般在种植后的第3年起开花结果，每年8月果实变黄时采收。果实晒至八九成干、果皮开裂时剥去果皮，将种子团晒干。

性味归经　辛，温。归脾、胃经。

功能主治　燥湿行气，温中止呕。用于寒湿内阻，脘腹胀满、冷痛，嗳气呕逆，不思饮食。

贮　藏　本品易泛油，走失香气。应防潮、防热，置阴凉干燥处保存。

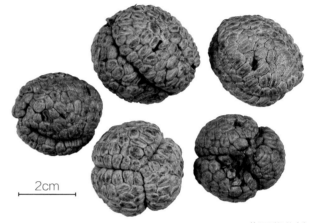

2cm

草豆蔻药材

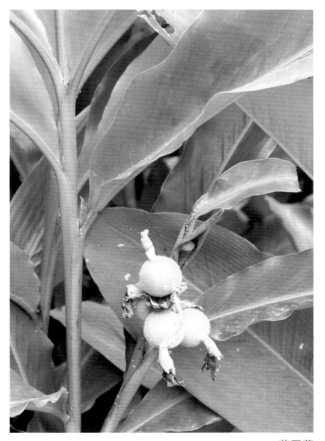

草豆蔻

草果

Caoguo

FRUCTUS TSAOKO

来　　源　为姜科植物草果*Amomum tsaoko* Crevost et Lemaire的干燥成熟果实。

生境分布　野生于沟谷两旁疏林中，亦有栽培。分布于广西、云南、贵州等地。

道地产区　主产于云南、广西、贵州。

性状特征　果实椭圆形，长2～4.5cm，直径1～2.5cm，表面棕色或红棕色，具3钝棱及明显的纵沟及棱线，先端有圆形突起的柱基，基部有果柄或果柄痕，果皮坚韧，内分3室，每室含种子7～24粒，种子集结成团。种子多面形，直径5～7mm，黄棕色或红棕色，具灰白色膜质假种皮，中央有凹陷合点，较狭端腹面有圆窝状种脐，种脊凹陷呈一纵沟。气芳香，味辛、辣。

品质优劣　药材以身干、个大、饱满、表面红棕色、气味浓者为佳。

采收加工　草果2～3年开始开花结果，果实在10～11月成熟。当果实由鲜红色转为紫红色，种仁表面由白色变为棕褐色或灰白色，口嚼有浓烈辛辣味时，即可采收。采收时将整个果穗从基部割下，把果实从果穗上带柄剪下，及时晒干或烘干。或用80～100℃沸水浸泡2～3min，捞出晒干，堆放室内5～7天，使果壳变成褐色即可。

性味归经　辛，温。归脾、胃经。

功能主治　燥湿温中，截疟除痰，辟瘴解瘟。用于寒湿内阻，脘腹胀痛，痞满呕吐，疟疾寒热，瘟疫发热。

贮　　藏　本品易泛油，应防潮。置阴凉干燥处保存。

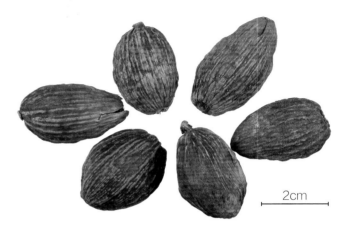

2cm

草果药材

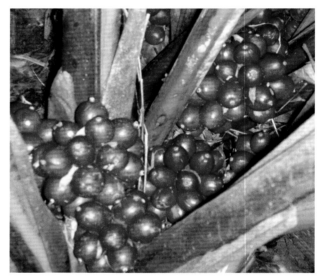

草果

茵陈

Yinchen

HERBA ARTEMISIAE SCOPARIAE

来　　源　为菊科植物滨蒿*Artemisia scoparia* Waldst. et Kit. 或茵陈蒿*Artemisia capillaris* Thunb. 的干燥地上部分。

生境分布

1. 滨蒿　喜生于沙地、河岸及盐碱地。分布于我国东北、华北、西北及台湾、湖北、广西、云南等地。生于山坡、河岸、沙砾地较多。

2. 茵陈蒿　我国自东北至广东都有分布。

道地产区　滨蒿主产于陕西、河北、山西等地，陕西产者称西茵陈，质量最佳；茵陈蒿主产于我国东部与南部沿海各地。

性状特征　在商品中习惯将去根幼苗称为"绵茵陈"，秋季采割的地上部分称"茵陈蒿"。

1. 绵茵陈　多卷曲成团状，灰白色或灰绿色，全体密被白色茸毛，绵软如绒。茎细小，长1.5～2.5cm，直径0.1～0.2cm，除去表面白色茸毛后可见明显纵纹；质脆，易折断。叶具柄，展平后叶片呈1～3回羽状分裂，叶片长1～3cm，宽约1cm；小裂片卵形或稍呈倒披针形、条形，先端尖锐。气清香，味微苦。

2. 茵陈蒿　茎呈圆柱形，多分枝，长30～100cm，直径2～8mm；表面淡紫色或紫色，有纵条纹，被短柔毛；体轻，质脆，断面类白色。叶密集，或多脱落；下部叶2～3回羽状深裂，裂片条形或细条形，两面密被白色柔毛；茎生叶1～2回羽状全裂，基部抱茎，裂片细丝状。头状花序卵形，多数集成圆锥状，长1.2～1.5mm，直径1～1.2mm，有短梗；总苞片3～4层，卵形，苞片3裂；外层雌花6～10个，可多达15个，内层两性花2～10个。瘦果长圆形，黄棕色。气芳香，味微苦。

品质优劣　药材均以质嫩、绵软如绒、色灰白

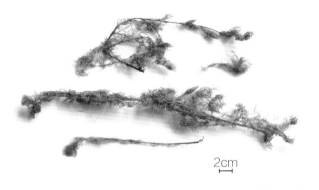

2cm

茵陈蒿药材

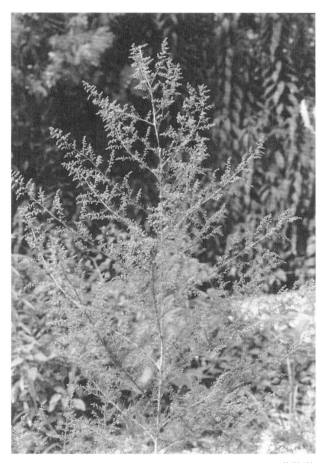

茵陈蒿

或灰绿、纯净、香气浓者为佳。

采收加工 春季幼苗高6～10cm时，挖出全草去根，除去杂质，晾干或晒干。或于秋季花蕾长成时采割其地上部分。

性味归经 苦、辛，微寒。归脾、胃、肝、胆经。

功能主治 清利湿热，利胆退黄。用于黄疸尿少，湿温暑湿，湿疮瘙痒。

贮　藏 本品易发霉，走失香味，应置阴凉干燥处保存，防受潮、避光、避风吹。

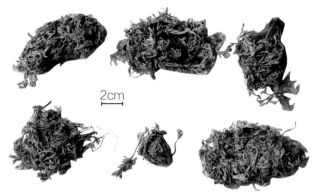

绵茵陈药材

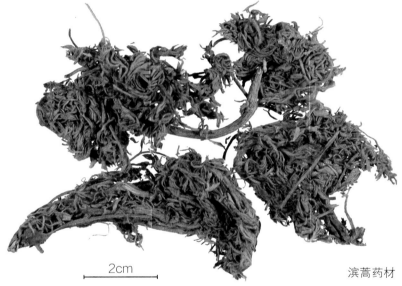

滨蒿药材

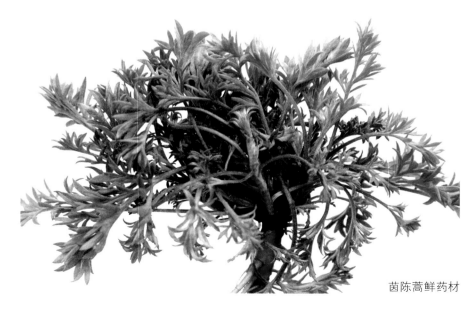

茵陈蒿鲜药材

茯苓

Fuling

PORIA

来　源　为多孔菌科真菌茯苓*Poria cocos*（Schw.）Wolf的干燥菌核。

生境分布　多寄生于赤松或马尾松的根部，深入地下20～30cm，松林附近常有生长。全国各地均有分布。

道地产区　栽培者产量较大，以安徽为多。野生产品以云南为著。主产于安徽、云南、湖北。

性状特征　完整的茯苓呈类圆形、椭圆形、扁圆形或不规则团块，大小不一。外皮薄，棕褐色或黑棕色，粗糙，具皱纹和缢缩，有时部分剥落。质坚实，破碎面颗粒状，近边缘淡红色，有细小蜂窝样孔洞，内部白色，少数淡红色。有的中间抱有松根，习称"茯神块"。气微，味淡，嚼之黏牙。

品质优劣　药材以体重坚实、外皮黑褐色而稍带光泽、皱纹深无裂隙、断面白色细腻、黏牙力强者为佳。

采收加工　茯苓外呈黄褐色时即可采挖，选晴天采挖，刷去泥沙，堆在室内分层排好，底层及面上各加一层稻草，使之发汗，每隔3天翻动1次。等水汽干了，外皮起皱时可削去外皮，即为茯苓皮。里边切成厚薄均匀的块片，粉红色为赤茯苓，白色为茯苓片，中心有木心者即为茯神。也可不切片，水分干后再晾晒干即为个茯苓。

性味归经　甘、淡，平。归心、肺、脾、肾经。

功能主治　利水渗湿，健脾，宁心。用于水

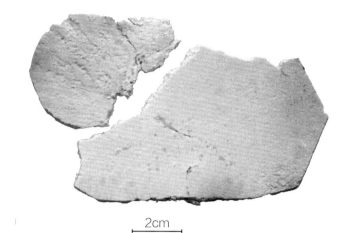

2cm

茯苓片

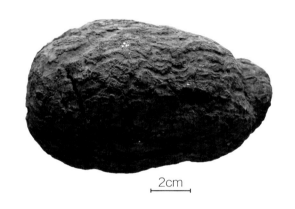

2cm

完整的茯苓药材

肿尿少，痰饮眩悸，脾虚食少，便溏泄泻，心神不安，惊悸失眠。

贮　藏　本品易虫蛀、发霉、变色，应置阴凉干燥处保存。

茯苓皮

Fulingpi

PORIAE CUTIS

来　　源　为多孔菌科真菌茯苓 *Poria cocos* （Schw.）Wolf 菌核的干燥外皮。

生境分布　同"茯苓"。

道地产区　同"茯苓"。

性状特征　为削下的茯苓外皮。本品呈长条形或不规则的块片，形状大小不一。外面棕褐色至黑褐色，有疣状突起，内面淡棕色并常带有白色或淡红色的皮下部分。质较松软，略具弹性。气微，味淡，嚼之黏牙。

品质优劣　以外表面棕褐色至黑褐色、内面白色或淡棕色、质松软、略具弹性者为佳。

采收加工　见"茯苓"。

性味归经　甘、淡，平。归肺、脾、肾经。

功能主治　利水消肿。用于水肿，小便不利。

贮　　藏　同"茯苓"。

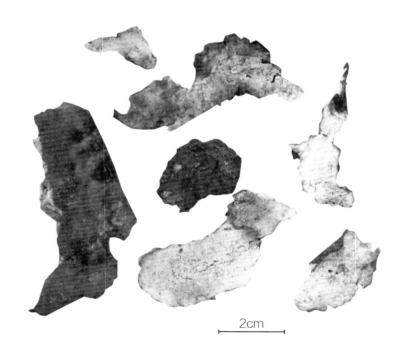

2cm

茯苓皮药材

茺蔚子

Chongweizi

FRUCTUS LEONURI

来　　源　　为唇形科植物益母草*Leonurus japo-icus* Houtt.的干燥成熟果实。

生境分布　生于山野、河滩草丛中及溪边湿润处。广泛分布于全国各地。

道地产区　全国各地均产。

性状特征　本品呈三棱形，长2～3mm，宽约1.5mm。表面灰棕色至灰褐色，有深色斑点，一端稍宽，平截状，另一端渐窄而钝尖。果皮薄，子叶类白色，富油性。气微，味苦。

品质优劣　以粒大、饱满、纯净者为佳。

采收加工　秋季果实成熟时，在田间初步脱粒后，运回放置4～5天，翻打脱粒，剔除叶片等杂质后晒干。

性味归经　辛、苦，微寒。归心包、肝经。

功能主治　活血调经，清肝明目。用于月经不调，经闭痛经，目赤翳障，头晕胀痛。

贮　　藏　置阴凉干燥处保存。

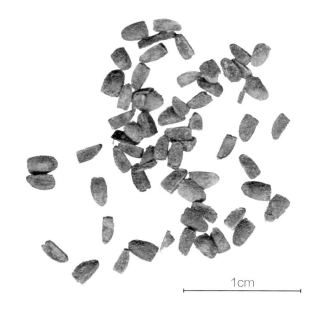

1cm

茺蔚子药材

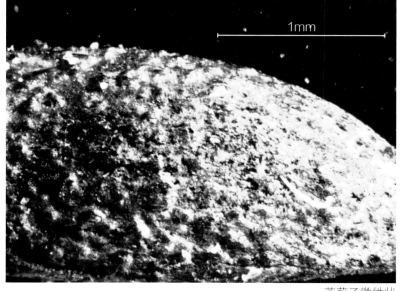

1mm

茺蔚子微性状

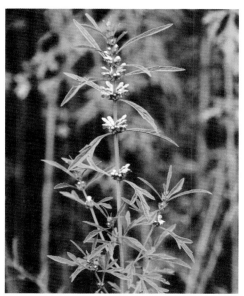

益母草

胡芦巴

Huluba

SEMEN TRIGONELLAE

来　　源　为豆科植物胡芦巴*Trigonella foenum-graecum* L. 的干燥成熟种子。

别　　名　芦巴子、苦豆、苦草、香草籽、胡巴、葫芦巴。

生境分布　全国各地广为栽培。

道地产区　主产于河南、甘肃、四川、安徽等地。

性状特征　种子略呈斜方形、扁斜方形或矩形，似大萝卜子。长3～4mm，宽2～3mm。表面淡黄色、淡黄棕色、黄棕色或红棕色，平滑，略带光泽。两侧各具1条深斜沟，两沟相交处可见有一点状种脐。质坚硬，纵切面可见种皮薄，胚乳层遇水后则有黏性，剖开后外圈为棕色，半透明状，胚乳内含子叶2片，黄绿色或淡黄色，底部有一细长弯向一边呈芽形的胚根，肥大而长。气微，破碎时有特殊香气，味淡微苦。

品质优劣　药材以粒大、饱满者为佳。

采收加工　果实成熟时采收，晒干，打下种子，簸净。生用或微火炒至微黄，用时打碎。

性味归经　苦，温。归肾经。

功能主治　温肾助阳，祛寒止痛。用于肾阳不足，下元虚冷，小腹冷痛，寒疝腹痛，寒湿脚气。

贮　　藏　置阴凉干燥处保存。

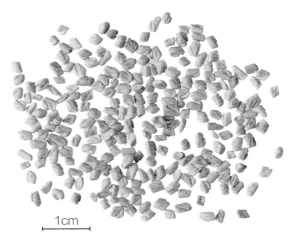

胡芦巴药材

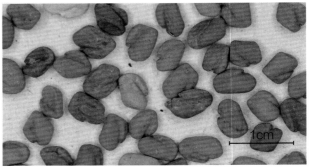

胡芦巴子放大性状

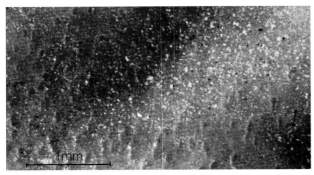

胡芦巴子背微性状

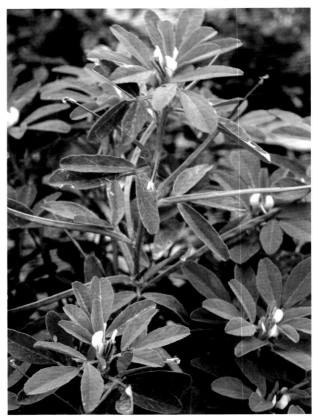

胡芦巴

胡黄连

Huhuanglian

RHIZOMA PICRORHIZAE

来　　源　为玄参科植物胡黄连*Picrorhiza scrophulariiflora* Pennell的干燥根茎。

生境分布　生于高山山坡及石堆中。分布于四川、云南、西藏等地。

道地产区　主产于四川、西藏。

性状特征　干燥根茎呈圆柱形，稍弯曲，偶有分枝，长3～12cm，直径2～14mm。表面灰棕色至暗棕色，有横皱纹或纵皱纹，并有突起的芽或芽痕以及小圆形的根痕或细根残基。顶端密被鳞片状的叶柄残基，呈灰棕色、黄棕色至暗棕色，革质。质硬而脆，易折断。断面略平坦，木栓层灰棕色，皮部淡棕色至暗棕色，占半径的1/3～1/2，有多数裂隙，木质部黄白色，通常为9个木部维管束，排列成环状，髓部暗棕色，有多数裂隙。有的在根茎节部带有少数的根，表面灰棕色，有纵皱纹。气微弱，有持久性的苦味。

品质优劣　药材以根茎粗大、无细根者为佳。

采收加工　种植3年即可采收，冬季枝叶开始枯萎，或初春发芽前均可采挖。将根挖出，去净苗叶、泥土和外皮，晒干或用无烟火烘干即可。

性味归经　苦，寒。归肝、胃、大肠经。

功能主治　退虚热，除疳热，清湿热。用于骨蒸潮热，小儿疳热，湿热泻痢，黄疸尿赤，痔疮肿痛。

贮　　藏　置阴凉干燥处保存，本品易虫蛀、泛油，注意防潮、防蛀。

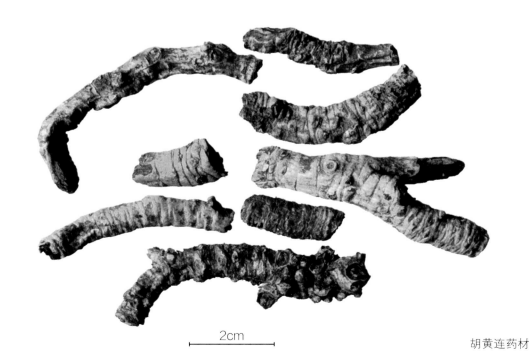

2cm

胡黄连药材

胡椒

Hujiao

FRUCTUS PIPERIS

来　　源　为胡椒科植物胡椒 *Piper nigrum* L. 的干燥近成熟或成熟果实。

生境分布　生长于荫蔽的树林中。分布于热带、亚热带地区，中国华南及西南地区有引种。国内产于广东、广西及云南等地。

道地产区　主产于台湾、广东、广西及云南等地。

性状特征　商品分为黑胡椒、白胡椒两种：

1. 黑胡椒　果实近圆球形，直径3～6mm。果皮暗棕色至灰黑色，具隆起的网状皱纹，顶端有细小的柱头残基，基部有自果柄脱落的疤痕。质硬，外果皮可剥离，内果皮灰白色或淡黄色，断面黄白色，粉性，中央有小空隙。气芳香，味辛辣。

2. 白胡椒　果核近圆球形，直径3～6mm。内果皮表面灰白色，平滑，先端与基部间有多数浅色线状脉纹。

品质优劣　黑胡椒以粒大、饱满、色黑、皮皱、气味强烈者为佳；白胡椒以粒大、个圆、坚实、色白、气味强烈者为佳。

采收加工　全年可采，晒干备用。

性味归经　辛，热。归胃、大肠经。

功能主治　温中散寒，下气，消痰。用于胃寒呕吐，腹痛泄泻，食欲不振，癫痫痰多。

贮　　藏　置阴凉干燥处保存。

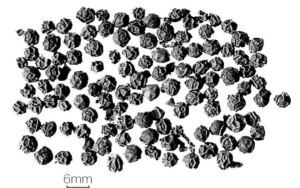

6mm

黑胡椒药材

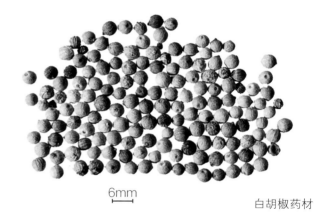

6mm

白胡椒药材

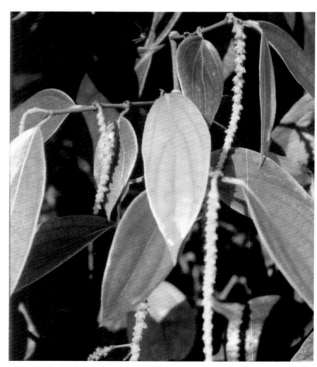

胡椒

荔枝核

Lizhihe

SEMEN LITCHI

来　源　为无患子科植物荔枝*Litchi chinensis* Sonn. 的干燥成熟种子。

生境分布　栽培品，分布于我国华南和西南等地。

道地产区　主产于广东、广西、福建等地。

性状特征　种子呈长圆形、长椭圆形或卵圆形，略扁，长1.5～2.5cm，直径1～1.7cm。表面棕红色或紫棕色，光滑，有光泽，略有凹陷和细皱纹。一端有类圆形或椭圆形，黄棕色或黄白色的圆形疤痕（种脐）。其旁有一小突起，淡棕色，无光泽，直径0.7～1cm。质坚硬，除去种皮，用水浸润剖开后可见内有肥厚子叶2片，棕黄色或灰绿色，与种皮紧密结合。气微，味微甘、苦、涩。

品质优劣　药材以粒大、饱满、光亮者为佳。

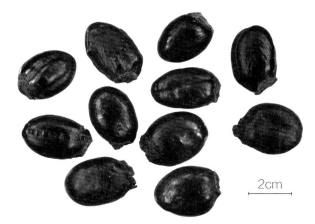

荔枝核药材

采收加工　夏季采摘成熟果实，除去果皮及肉质假种皮，洗净，晒干。

性味归经　甘、微苦，温。归肝、肾经。

功能主治　行气散结，祛寒止痛。用于寒疝腹痛，睾丸肿痛。

贮　藏　本品易虫蛀，应置阴凉干燥处保存。

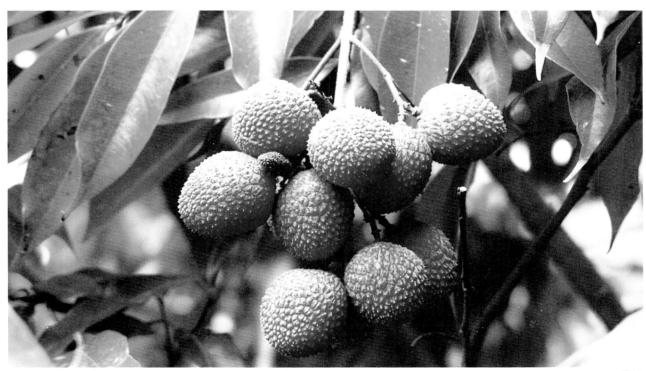

荔枝

南五味子

Nanwuweizi

FRUCTUS SISHISANDRAE SPHENANTHERAE

来　源　为木兰科植物华中五味子*Schisandra sphenanthera* Rehd. et Wils. 的干燥成熟果实。

生境分布　生于温暖湿润气候环境，集中在我国黄河流域以南，主要分布于华中、西南，包括山西、陕西、甘肃、山东、江苏、安徽、浙江、江西、福建、河南、湖南、湖北、四川、贵州、云南。

道地产区　主产于湖北、河南、陕西等地。

性状特征　本品呈球形或扁球形，直径4～6mm。表面棕红色至暗棕色，干瘪，皱缩，果肉常紧贴于种子上。种子1～2枚，肾形，表面棕黄色，有光泽，种皮薄而脆。果肉气微，味微酸。

品质优劣　药材以表面光而亮、棕黄色者为佳。

采收加工　8月下旬至10月上旬进行采收，随熟随采。采摘时要轻拿轻放，以保障商品质量。加工时可日晒或烘干。烘干开始时，室温在60℃左右，当药材达半干时将温度降到40～50℃，达到八成干时挪到室外日晒至全干，搓去果柄，挑出黑粒即可入库贮藏。

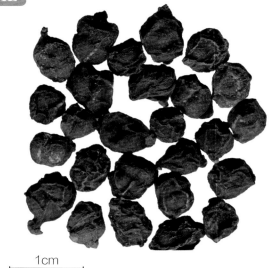

1cm

南五味子药材

性味归经　酸、甘，温。归肺、心、肾经。

功能主治　收敛固涩，益气生津，补肾宁心。用于久嗽虚喘，梦遗滑精，遗尿尿频，久泻不止，自汗盗汗，津伤口渴，内热消渴，心悸失眠。

贮　藏　本品易虫蛀、发霉，应置阴凉干燥处保存。

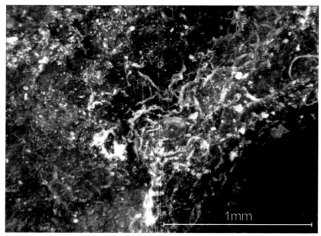

1mm

华中五味子微性状

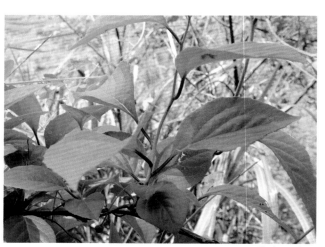

华中五味子

南沙参

Nanshashen

RADIX ADENOPHORAE

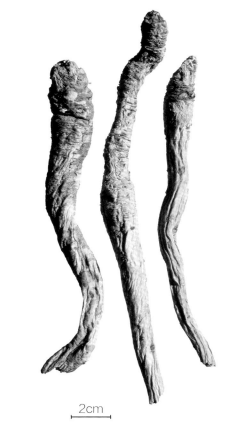

来　　源　为桔梗科植物轮叶沙参*Adenophora tetraphylla*（Thunb.）Fisch. 或沙参*Adenophora stricta* Miq. 的干燥根。

生境分布

1. 轮叶沙参　生于山野阴坡草丛中、林缘或路边。分布于我国东北及河北、山东、江苏、安徽、浙江、江西、广东、贵州、云南等地。

2. 沙参　生于路旁、山坡石缝或草丛中。分布于我国华东、中南及四川等地。

道地产区　两种均主产于安徽、浙江、江苏、贵州。

性状特征　干燥的根呈长纺锤形，头粗尾细，间有分枝，长10～30cm，直径1～3cm，芦头长短粗细不等，偶见有双芦者。全体为黄白色，根上部和芦头上有许多深陷的横纹，呈灰褐色的环状，下

2cm

南沙参药材

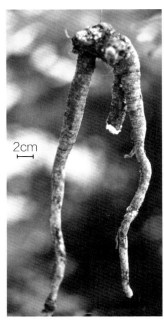

2cm

南沙参鲜药材

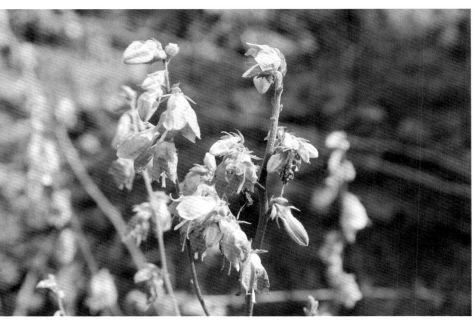

沙参花

部可见有浅纵纹及抽沟，或有细根痕和褐色斑点。质地轻泡，易折断，断面不整齐。断面黄白色，多裂隙，状若海绵，愈向上端空隙愈多，肉质疏松，无木质心核，中央偶有空洞。具明显香气，味甘而淡。在加工中未去粗皮者，则表面粗糙呈灰黄色，可见到许多横环纹。

品质优劣　药材以根粗大、条长、饱满、香气明显、去净外皮、色黄白而味甘者为佳。

采收加工　野生品秋季刨采。栽培品可在春、秋两季采收；在第3年7月收获为春参（2年生参）；在第2年9月收获为秋参（1年生参）。以秋参为好。采挖后除去地上部分及须根，刮去粗皮，即时晒干。

性味归经　甘，微寒。归肺、胃经。

功能主治　养阴清肺，益胃生津，化痰，益气。

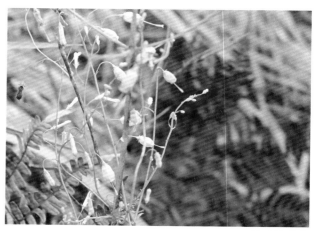

轮叶沙参花

用于肺热燥咳，阴虚劳嗽，干咳痰黏，胃阴不足，食少呕吐，气阴不足，烦热口干。

贮　藏　本品易霉变、虫蛀，置阴凉通风干燥处保存。

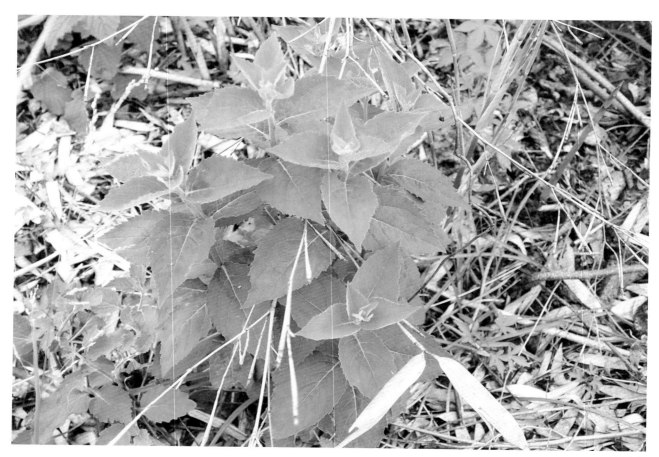

南沙参

南板蓝根

Nanbanlangen

RHIZOMA ET RADIX BAPHICACANTHIS CUSIAE

来　　源　为爵床科植物马蓝*Baphicacanthus cusia*（Nees）Bremek.的干燥根茎及根。

生境分布　生于山坡、路旁、草丛、林边较湿润的地方。分布于浙江、福建、湖南、广西、广东、四川、贵州、云南等地。

道地产区　主产于福建、四川。

性状特征　根茎呈圆柱形，略带方形，多弯曲，有分枝，长10~20cm；根粗细不一，主根直径1~5mm，多有分叉，节间长约3.5cm，细根细长而柔韧，表面灰棕色，膨大的节上着生细长弯曲的根，节的上方残留短的地上茎，茎上有对生分枝。质脆，易折，断面不平坦，中央有髓。细根稍柔韧。气弱，味淡。

品质优劣　药材以身干、条长、粗细均匀者为佳。

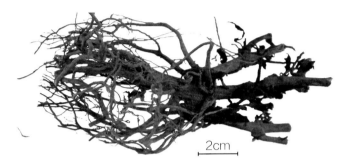

2cm

南板蓝根药材

采收加工　初冬采挖，除去茎叶，洗净，晒干。

性味归经　苦，寒。归心、胃经。

功能主治　清热解毒，凉血消斑。用于温疫时毒，发热咽痛，温毒发斑，痄腮，丹毒。

贮　　藏　本品受潮易发霉，应置通风干燥处保存，防霉。如受潮，应摊开晾晒至干。

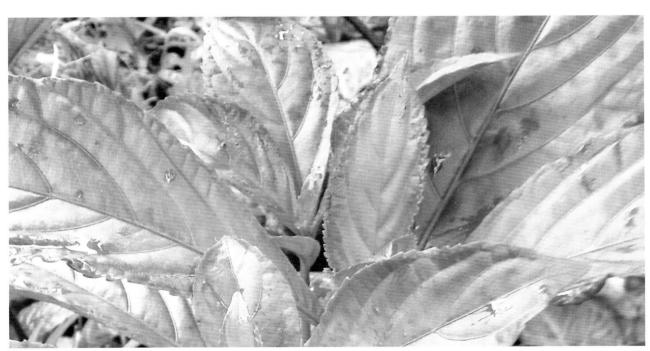

马蓝

南鹤虱

Nanheshi

FRUCTUS CAROTAE

来　　源　为伞形科植物野胡萝卜 *Daucus carota* L. 的干燥成熟果实。

生境分布　生于温暖潮湿气候的山野杂草丛中。分布于我国中南、华东、华南等地。

道地产区　主产于江苏、浙江、安徽。

性状特征　本品为双悬果，呈椭圆形，多裂为分果，分果长3～4mm，宽0.5～2.5mm。表面淡绿棕色或棕黄色，顶端有花柱残基，基部钝圆，背面隆起，具4条窄翅状次棱，翅上密生1列黄白色钩刺，刺长约0.5mm，次棱间的凹下处有不明显的主棱，其上散生短柔毛，接合面平坦，有3条脉纹，上具柔毛。种仁类白色，有油性。体轻。搓碎时有特异香气，味微辛、苦。

品质优劣　药材以籽粒充实、种仁类白色、有油性者为佳。

采收加工　秋季果实成熟时割取果枝，晒干，打下果实，除去杂质。

性味归经　苦、辛，平；有小毒。归脾、胃经。

功能主治　杀虫消积。用于蛔虫病，蛲虫病，绦虫病，虫积腹痛，小儿疳积。

贮　　藏　置阴凉干燥处保存。

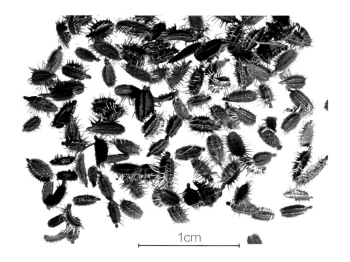

1cm

南鹤虱药材

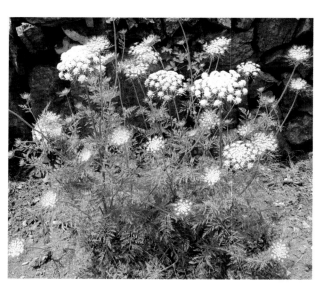

野胡萝卜

枳壳

Zhiqiao

FRUCTUS AURANTII

来　　源　为芸香科植物酸橙*Citrus aurantium* L. 及其栽培变种的干燥未成熟果实。

生境分布　分布于江苏、浙江、江西、广东、贵州、湖南、四川、西藏等地。常为柑橘的砧木。

道地产区　主产于四川、江西、湖南。

性状特征　商品药材常按产地分为江枳壳、川枳壳、甜橙枳壳和苏枳壳：

1. 江枳壳（即酸橙枳壳）　果实圆球形，径长3～5cm，商品已横切成半球形，表面粗糙、褐色或棕褐色，散有多数的小油点，果实顶端有明显的花柱基痕，其周围通常有1个圆圈式的金线环，直径1.5～2cm，基部有残留的果柄或果柄脱落后的痕迹；横切面果皮黄白色，厚7～13mm，边缘外侧散有1～2列棕黄色的油点，瓤囊10～12瓣，囊内汁胞干缩，褐色，近成熟果实囊内有种子数粒，果实中

心柱坚实，宽4～7mm，约为果径的1/9。气香，汁胞味微酸而后苦。

2. 川枳壳（即主产于四川的酸橙枳壳）　果实圆球形，径长4.5～5.5cm，商品以横切成半球形，表面粗糙，呈绿褐色或棕褐色，散有多数的小油点，果实顶端有明显的花柱基痕，基部有小果柄或果柄脱落后的痕迹；横切面果皮黄白色，光滑，厚6～12mm，果皮边缘外侧散有1～2列棕黄色的油点，瓤囊10～13瓣，囊内汁胞干缩，棕褐色，近成熟的果实每囊内常有种子数粒，果实的中心柱坚实，宽7～11mm，约占果径的1/6。气香，汁胞味苦而酸。

3. 甜橙枳壳　果实呈圆球形，较大，直径达7～9cm。商品也已切成半球形，表面不甚粗糙，黄色或黄褐色，散有多数的油点。横切面果皮较薄，

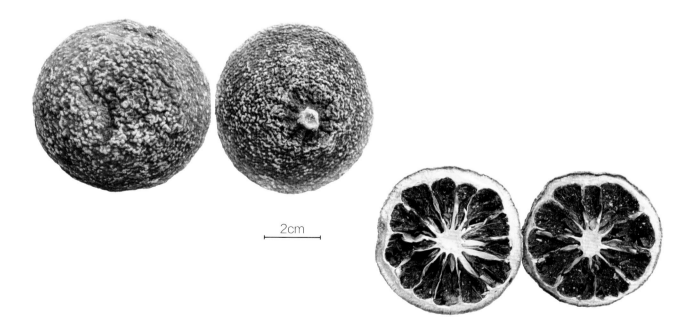

2cm

枳壳（酸橙）药材

厚2～3mm，汁胞圆大，明显突出。味甘酸。

4. 苏枳壳（即酸橙枳壳的栽培变种代代花的近成熟果实） 果实为圆球形，通常商品横切为二。市售品为扁圆形，直径3～4.5cm，厚1.5～2.5cm。表面灰黄棕色至暗绿棕色，密被多数凹下的小油点及网状隆起的皱纹，但较正种的表面稍光滑，顶端有微凸起的柱基，基部有果柄残基。切开面果肉黄白色，光滑，厚5～10mm，略向外翻。中央有9～12果瓣，每瓣内藏未熟的种子1至数颗。气香，味苦辛。

品质优劣 药材均以外果皮色绿褐、果肉厚、质坚硬、香气浓者为佳。

采收加工 最佳为7月上中旬，适时采收将近成熟的果实，大的对开横切，晒干或烘干即为枳壳。采摘的鲜果及时横切摊晒，切面向上晒至五至七成干，置室内通风处，发汗2～3天再晒至水分≤13%或全干。或温度60～70℃烘干，时间12h，发汗24h，反复3次，成品包装。

性味归经 苦、辛、酸，微寒。归脾、胃经。

功能主治 理气宽中，行滞消胀。用于胸胁气滞，胀满疼痛，食积不化，痰饮内停，脏器下垂。

贮　藏 本品易虫蛀、发霉，怕热，应置阴凉干燥处保存。

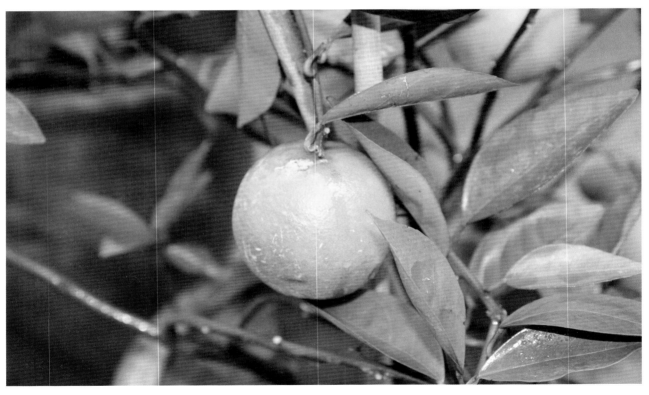

酸橙

枳实

Zhishi

FRUCTUS AURANTII IMMATURUS

来　　源　为芸香科植物酸橙*Citrus aurantium* L. 及其栽培变种或甜橙*Citrus sinensis* Osbeck 的干燥幼果。

生境分布　同"枳壳"。

道地产区　主产于四川、江西。产于四川者名"川枳实"，产于江西者名"江枳实"。

性状特征　按来源不同分为酸橙枳实和甜橙枳实两种：

1. 酸橙枳实　完整者呈圆球形或卵圆形，破开者为半球形，直径0.3～3cm。外表灰绿色或黑绿色，密被多数油点及微隆起的皱纹，并散有少数不规则的黄白色小斑点。顶端微凸出，基部有环状果柄的痕迹。横切面中果皮光滑，淡黄棕色，厚3～7mm，外果皮下方散有1～2列点状油室，果皮不易剥离；中央褐色，有7～12瓣囊，呈车轮状排列，每瓣内含种子约10粒；中心柱径宽2～3mm。质坚硬，有强烈的香气。味苦而后微酸。

2. 甜橙枳实　与酸橙枳实很近似，其不同点在于本种的外皮为黑褐色，较平滑，具微小颗粒状突起。切面呈类白色，厚3～5mm，瓣囊8～13个，味酸甘苦。

品质优劣　药材以外果皮绿褐色、果肉厚、色白、瓣小、质坚实、香气浓者为佳。

采收加工　小暑前拾取落在地上的未熟果实，大的横切对开，小的整个晒干。用时切片。

性味归经　苦、辛、酸，微寒。归脾、胃经。

功能主治　破气消积，化痰散痞。用于积滞内停，痞满胀痛，泻痢后重，大便不通，痰滞气阻，胸痹，结胸，脏器下垂。

贮　　藏　本品易虫蛀、发霉，怕热，应置阴凉干燥处保存。

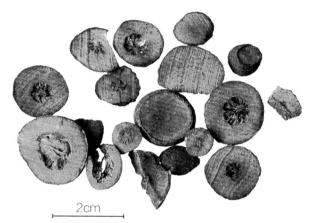

2cm

枳实药材

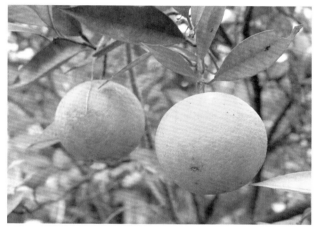

甜橙

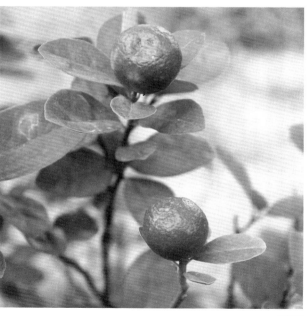

酸橙

柏子仁

Baiziren

SEMEN PLATYCLADI

来　　源　为柏科植物侧柏*Platycladus orientalis*（L.）Franco的干燥成熟种仁。

生境分布　生于较干燥的山坡，为我国特产，除新疆、青海外，分布几遍全国。

道地产区　主产于山东、河南、河北、辽宁等地。

性状特征　种仁呈长卵形、长椭圆形或长圆锥形，长3～7mm，直径1.5～3mm。表面淡黄色、黄白色或淡黄白色，外有薄膜质内种皮包被，久贮颜色变深而呈黄棕色，并有油渗出。顶端略尖，圆三棱状，有深棕色点，基部钝圆。横切面乳白色或黄白色，胚乳较厚，子叶2枚或更多，富含油质。微有香气，味淡而有油腻感。

品质优劣　药材以颗粒饱满、黄白色、油性大而不泛油者为佳。

采收加工　秋、冬两季打落果实，搓去果壳，碾去种皮，簸净。

性味归经　甘，平。归心、肾、大肠经。

功能主治　养心安神，润肠通便，止汗。用于阴血不足，虚烦失眠，心悸怔忡，肠燥便秘，阴虚盗汗。

贮　　藏　本品易虫蛀、发霉、泛油，应密闭，置阴凉干燥处保存。

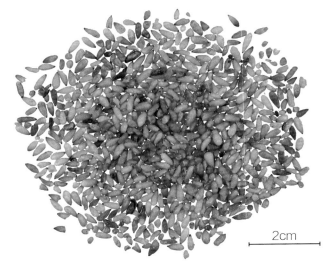

2cm

柏子仁药材

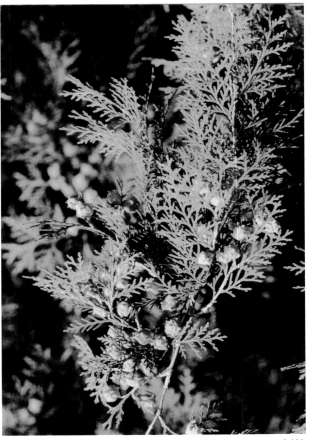

侧柏

栀子

Zhizi

FRUCTUS GARDENIAE

来　　源　为茜草科植物栀子*Gardenia jasminoides* Ellis的干燥成熟果实。

生境分布　喜生于低山坡温暖阴湿处。分布于浙江、江西、福建、湖北、湖南、四川、贵州等地。全国大部分地区有栽培。

道地产区　主产于江西、湖南、湖北、浙江。

性状特征　果实倒卵形、椭圆形或长椭圆形，长1.4~3.5cm，直径0.8~1.8cm。表面红棕色或红黄色，微有光泽，有翅状纵棱6~8条，每两翅棱间有纵脉1条，先端有暗黄绿色残存宿萼，还有6~8条长形裂片，裂片长1~2.5cm，宽2~3mm，多碎断，果实基部收缩成果柄状，末端有圆形果柄痕。果皮薄而脆，内表面鲜黄色或红黄色。有光泽，具隆起的假隔膜2~3条。折断面鲜黄色，种子多数，扁椭圆形或扁矩圆形，聚成球状团块，棕红色，表面有细而密的凹入小点；胚乳角质；胚长形，具心形子叶2片。气微，味微酸苦。

品质优劣　药材以皮薄、饱满、色红黄者为佳。

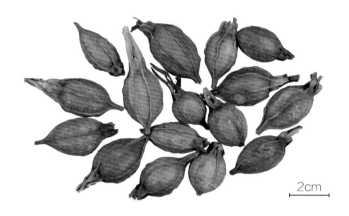

2cm

栀子药材

采收加工　9~11月摘取果实，蒸至上气或置沸水中略烫，取出，干燥。果实不易干燥，故应经常翻动使通风良好，以免发霉变质。

性味归经　苦，寒。归心、肺、三焦经。

功能主治　泻火除烦，清热利湿，凉血解毒；外用消肿止痛。用于热病心烦，湿热黄疸，淋证涩痛，血热吐衄，目赤肿痛，火毒疮疡；外治扭挫伤痛。

贮　　藏　本品易发霉，应防潮，置干燥通风处保存。

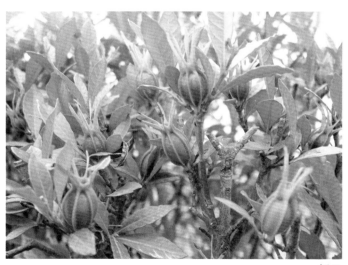

栀子

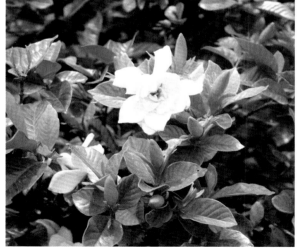

栀子花

枸杞子

Gouqizi

FRUCTUS LYCII

来　　源　为茄科植物宁夏枸杞Lycium bar-barum L.的干燥成熟果实。

生境分布　多生于潮湿、强日照、土层深厚的黄土沟岸及山坡。分布于山西、内蒙古、陕西、甘肃、青海、宁夏、新疆等地。野生和栽培均有。

道地产区　主产于宁夏回族自治区的中宁、中卫及内蒙古自治区的西北部。

性状特征　干燥成熟的果实呈卵状、矩圆状、纺锤状，少见球状，略压扁，表面鲜红色或橙色（陈久则变黑），具不规则的皱纹，略有光泽，一端有白色的果柄痕，长8～20mm，直径5～10mm。横切面类圆形，肉质柔润，中间有横隔分成2室，中轴胎座，着生多数黄色的种子，种子为扁平状肾形，种子常20余粒，较小，长1.2～2mm，宽0.4～7mm，有细微凹点，凹侧有明显的种脐。果实甜，无苦味。嚼之唾液染成红黄色。

品质优劣　药材以果实鲜红、个大、油润、皮薄、肉厚、籽少、味甘者为佳。

采收加工　7～10月果实陆续红熟，要随熟随摘成熟的果落，晾晒时厚度不超过3cm，不要用手翻动，不能在中午阳光下曝晒。

性味归经　甘，平。归肝、肾经。

功能主治　滋补肝肾，益精明目。用于虚劳精亏，腰膝酸痛，眩晕耳鸣，阳痿遗精，内热消渴，血虚萎黄，目昏不明。

贮　　藏　本品极易虫蛀、发霉、泛油、变色，应密闭，置阴凉干燥处保存。

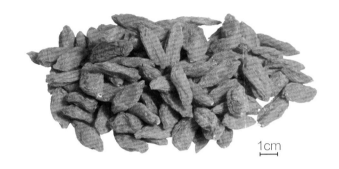

1cm

枸杞子药材

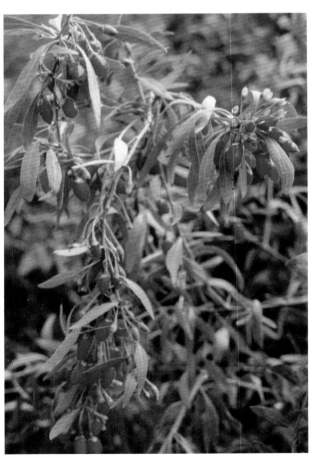

宁夏枸杞

枸骨叶

Gouguye

FOLIUM ILICIS CORNUTAE

来　　源　为冬青科植物枸骨*Ilex cornuta* Lindl. ex Paxt.的干燥叶。

生境分布　生于山坡、山谷、溪涧、路旁的杂木林或灌丛中。分布于甘肃、江苏、安徽、浙江、河南、湖北、湖南、广西等地。

道地产区　主产于江苏、河南等地。

性状特征　叶类长方形或长椭圆状方形，偶有长卵圆形，长3～8cm，宽1～3cm。先端有3个较大的硬刺齿，顶端1枚常反曲，基部平截或宽楔形，两侧有时各有刺齿1～3枚，边缘稍反卷；长卵圆形叶常无刺齿。上表面黄绿色或绿褐色，有光泽，下表面灰黄色或灰绿色。叶脉羽状，叶柄较短。革质，硬而厚。气微，味微苦。

品质优劣　药材以叶大、色绿、果大、饱满、色红、纯净者为佳。

采收加工　秋季采收，除去杂质，晒干。

性味归经　苦，凉。归肝、肾经。

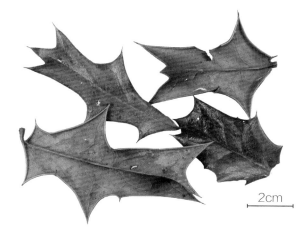

2cm

枸骨叶药材

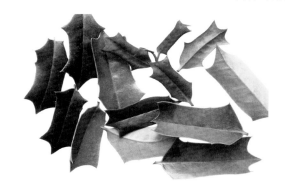

枸骨叶鲜药材

功能主治　清热养阴，益肾，平肝。用于肺痨咯血，骨蒸潮热，头晕目眩。

贮　　藏　置阴凉干燥处保存。

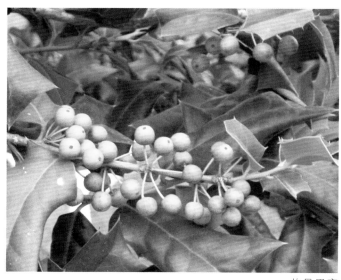

枸骨果实

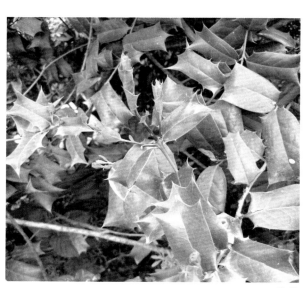

枸骨

柿蒂

Shidi

CALYX KAKI

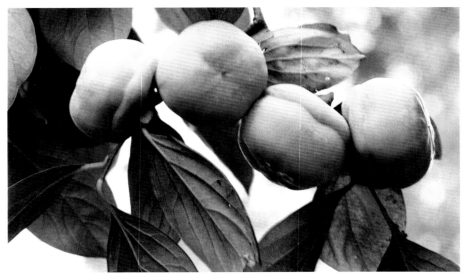

2cm

柿蒂药材

来　　源　为柿树科植物柿 *Diospyros kaki* Thunb.的干燥宿萼。

生境分布　常见栽培果树。全国各地几乎都有种植。

道地产区　主产于河南、山东、河北等地。

性状特征　宿萼呈扁圆形或类盘形，萼筒部喇叭状，直径1.5～3cm。背面黄褐色、棕褐色或红棕色，中央较厚微隆起，呈帽状。底部有果柄或果柄脱落后留下的圆形果柄痕，有的呈小空洞，边缘较薄，四裂片，裂片宽三角形，平展或多向上反卷，形如花瓣，易破碎。腹面黄棕色，呈类方形，内生密被的细小短茸毛，萼筒中心与果实脱落处有突起的暗棕色圆形疤痕，萼筒木质，有褐色短柔毛作放射状排列，具光泽。质硬，体轻而脆，易碎。气微，味微甜涩。

品质优劣　药材以个大而厚、色黄褐者为佳。

采收加工　秋、冬两季采集果实后收集果蒂，洗净晒干。

性味归经　苦、涩，平。归胃经。

功能主治　降气止呃。用于呃逆。

贮　　藏　本品易虫蛀、发霉，应置阴凉干燥处保存。

柿

威灵仙

Weilingxian

RADIX ET RHIZOMA CLEMATIDIS

来　　源　为毛茛科植物威灵仙*Clematis chinensis* Osbeck、棉团铁线莲 *Clematis hexapetala* Pall. 或东北铁线莲*Clematis manshurica* Rupr. 的干燥根及根茎。

生境分布

1. 威灵仙　生于山谷、山坡林边或灌木丛中。分布于我国华东、中南、西南及陕西等地。

2. 棉团铁线莲　生于干山坡、山坡草地或固定的沙丘上。分布于黑龙江、吉林、辽宁、内蒙古、河北、山西、陕西、甘肃东部、山东及中南地区。

3. 东北铁线莲　生于山坡灌木丛中，杂木材下或林边。分布于我国东北及内蒙古、山西等地。

道地产区　威灵仙主产于江苏、安徽、浙江，为商品威灵仙的主流品种；棉团铁线莲主产于黑龙江、吉林、辽宁、内蒙古；东北铁线莲主产于我国东北地区。

性状特征　根据来源不同分为以下3种：

1. 威灵仙　根茎呈圆柱状，横长，长1.5～10cm，直径0.3～1.5cm。表面淡棕黄色至棕褐色，顶端残留有木质茎基，质较坚韧，断面纤维性，有隆起的节。下侧着生多数细根。根呈细长圆柱形，稍弯曲，长7～15cm，直径0.1～0.3cm。表面黑褐色，有细纵纹，有的皮部脱落，露出黄白色木部。质硬脆，易折断，断面皮部较厚，木部淡黄色，略呈方形，皮部与木部间常有裂隙，有时脱离。气微，味淡。

2. 棉团铁线莲　根茎呈短圆柱状，长1～4cm，直径0.5～1cm。根长4～20cm，直径0.1～0.2cm，数十条丛生，表面棕褐色至棕黑色，有细纵纹。断面木部圆形，细小，呈淡黄色。味咸。

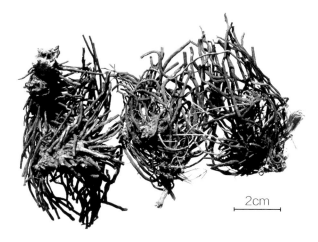

2cm

威灵仙药材

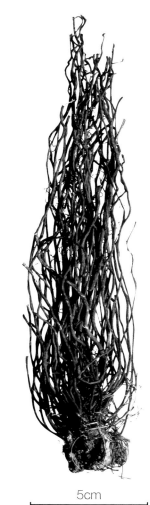

5cm

威灵仙（棉团铁线莲）药材

3. 东北铁线莲　干燥的根茎呈圆柱形，长1～11cm，直径0.5～2.5cm，根茎下着生多数细长而弯曲的根，状如马尾，根长约23cm，直径1～2mm。表面棕黑色或棕褐色，具多数明显的细皱纹。断面皮部白色，木心细小呈圆形。味辛辣。

品质优劣　以上3种威灵仙的药材均以根粗大、条匀、皮黑、断面黄白色、质坚实、不带地上残茎者为佳。

采收加工　一般生长3年后采收入药。秋季茎叶枯萎时，挖取根茎，除去茎叶和泥土，晒干即成。

性味归经　辛、咸，温。归膀胱经。

功能主治　祛风湿，通经络，止痹痛。用于风湿痹痛，肢体麻木，筋脉拘挛，屈伸不利。

贮　　藏　置干燥通风处保存。

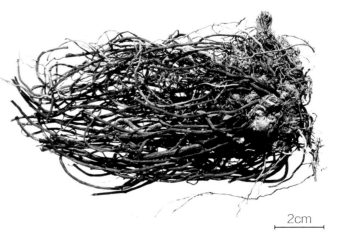

2cm

威灵仙（东北铁线莲）药材

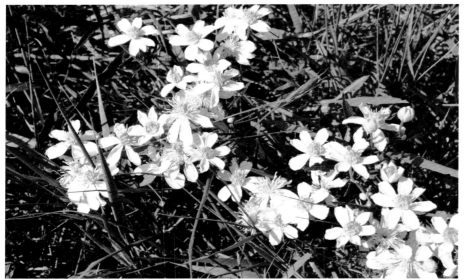

棉团铁线莲

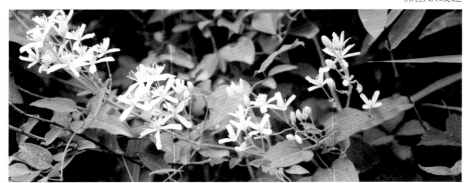

威灵仙

厚朴

Houpo

CORTEX MAGNOLIAE OFFICINALIS

来　　源　为木兰科植物厚朴*Magnolia officinalis* Rehd. et Wils. 或凹叶厚朴*Magnolia officinalis* Rehd. et Wils. var. *biloba* Rehd. et Wils. 的干燥干皮、根皮及枝皮。

生境分布

1. 厚朴　生于温暖、湿润、土壤肥沃的山坡地。分布于长江流域，尤以四川、湖北为多。陕西、甘肃也有分布。

2. 凹叶厚朴　分布于江苏、安徽、浙江、江西、福建、湖北、湖南及广西等地。

道地产区　商品中四川、湖北产者习称为"川朴"，质量较佳；浙江产者称"温朴"，产量较大。各地产品因生长部位及加工形式不同而有筒朴、蔸朴（靴朴、脑朴）、根朴、枝朴等规格。主产于四川万源、石柱、灌县，湖北恩施、宜昌、利川，浙江龙泉，安徽等地。

性状特征

1. 干皮　呈卷筒状或双卷筒状，长30～35cm，厚2～7mm，习称"筒朴"；近根部的干皮一端展开如喇叭口，习称"靴筒朴"。外表面灰棕色或灰褐色，粗糙，栓皮呈鳞片状，较易剥落，有明显的椭圆形皮孔和纵皱纹，刮去栓皮者显黄棕色；内表面紫棕色或深紫褐色，具细密纵纹，划之显油痕。质坚硬，不易折断。断面颗粒性，外层灰棕色，内层紫褐色或棕色，有油性，有的可见多数小亮星。气香，味辛辣、微苦。

2. 根皮（根朴）　呈单筒状或不规则块片；有的弯曲似鸡肠，习称"鸡肠朴"。质硬，较易折断，断面纤维性。

3. 枝皮（枝朴）　呈单筒状，长10～20cm，厚

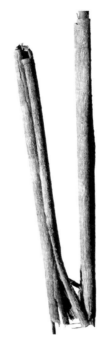

5cm

厚朴药材

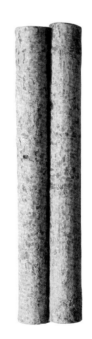

5cm

厚朴（凹叶厚朴）药材

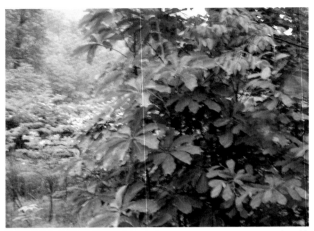

凹叶厚朴

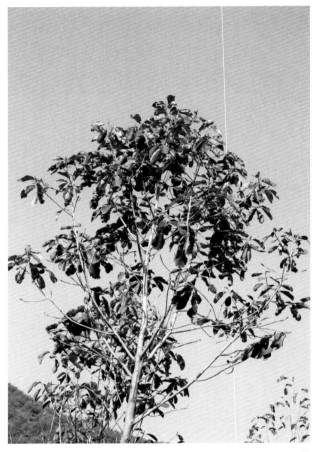

厚朴

0.1～0.2cm。质脆，易折断，断面纤维性。

品质优劣 药材均以厚皮肉细、油性大、断面紫棕色、有小亮星、气味浓厚者为佳。

采收加工 厚朴生长年限达到10年后，可以开始采收其树皮了，在5～6月份，采用间伐方式砍树剥皮，干皮以长度30cm为规格切割剥皮，皮剥下后，以500～1 000kg打堆，进行自然高温"发汗"2～3天，待其内皮变成棕色，摊开堆子自然晒蔫，横切面较宽的卷成双卷筒，横切面较窄的卷成单卷筒，将卷筒槽面向上自然晒干或将卷筒竖立放于烘房内烘干，温度控制在60℃左右，一般5～6天可烘干。

性味归经 苦、辛，温。归脾、胃、肺、大肠经。

功能主治 燥湿消痰，下气除满。用于湿滞伤中，脘痞吐泻，食积气滞，腹胀便秘，痰饮喘咳。

贮　　藏 本品易失润、干枯、走失香气，应置阴凉干燥处保存。

厚朴花

Houpohua

FLOS MAGNOLIAE OFFICINALIS

来　　源　为木兰科植物厚朴*Magnolia officinalis* Rehd. et Wils. 或凹叶厚朴*Magnolia officinalis* Rehd. et Wils. var. *biloba* Rehd. et Wils. 的干燥花蕾。

生境分布　同"厚朴"。

道地产区　同"厚朴"。

性状特征　本品呈长圆锥形，长4～7cm，基部直径0.5～2.5cm。红棕色至棕褐色。花被多为12片，肉质，外层的呈长方倒卵形，内层的呈匙形。雄蕊多数，花药条形，淡黄棕色，花丝宽而短。心皮多数，分离，螺旋状排列于圆锥形的花托上。花梗长0.5～2cm，密被灰黄色茸毛，偶无毛。质脆，易破碎。气香，味淡。

品质优劣　以含苞未开、身干、完整、柄短、色棕红、香气浓者为佳。

采收加工　春季花未开放时采摘，稍蒸后，晒干或低温干燥。

性味归经　苦，微温。归脾、胃经。

功能主治　芳香化湿，理气宽中。用于脾胃湿阻气滞，胸脘痞闷胀满，纳谷不香。

贮　　藏　本品易虫蛀、发霉，应置阴凉干燥处保存。

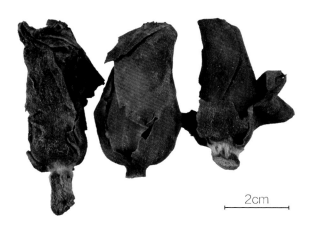

2cm

厚朴花药材

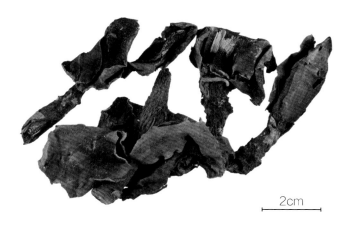

2cm

凹叶厚朴花药材

砂仁

Sharen

FRUCTUS AMOMI

来　　源　为姜科植物阳春砂*Amomum villosum* Lour.、绿壳砂*Amomum villosum* Lour. var. *xanthioides* T. L. Wu et Senjen 或海南砂*Amomum longiligulare* T. L. Wu 的干燥成熟果实。

生境分布

1. 阳春砂　栽培或野生于山谷林下、阴湿处。分布于广东、广西、云南等地。

2. 绿壳砂　生于海拔600～800m的山沟林下阴湿处或有栽培。分布于云南南部。

3. 海南砂　生于山谷密林中。分布于海南。现广东、海南大面积栽培。

道地产区　阳春砂主产于广东、广西、云南；绿壳砂主产于云南南部；海南砂主产于海南及雷州半岛。

性状特征　根据来源不同分为：

1. 阳春砂　呈椭圆形或卵圆形，有不明显的3棱，长1.5～2cm，直径1～1.5cm。表面棕褐色，密生刺状突起，顶端有花被残基，基部有果梗。种子结集成团，具3钝棱，中有白色隔膜，将种子团分成3瓣，每瓣有种子5～26粒。种子为不规则多面体，直径2～3mm；表面有棕红色或暗褐色，有细皱纹，外被淡棕色膜质假种皮；质硬，胚乳灰白色。气芳香而浓烈，味辛凉、微苦。

2. 绿壳砂仁　又称缩砂蜜，为除去果皮的种子团，呈卵圆形或圆形。长0.8～1.5cm，直径0.8～1.2cm。中轴胎座，分成3室，每室种子10～20粒，为不规则多角形，表面灰棕色、棕色或黑棕色。加工时，先晒干除去果皮，在晒干的种子团上撒白粉（蛤粉），使外表面被一层白色粉霜，不易擦落。散碎的种子为砂仁米，果皮为壳砂。气味稍淡，略逊于阳春砂。

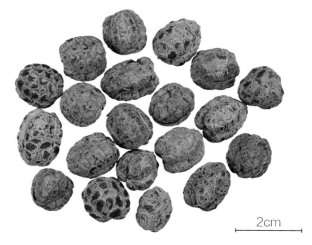

2cm

绿壳砂仁药材

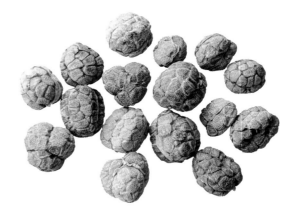

2cm

阳春砂仁药材

3. 海南砂　果实呈卵圆形或椭圆形，具有明显的三棱状，长1.5～2.5cm，直径0.8～1.5cm。果皮淡棕色、棕褐色或红棕色，表面具片状分枝的短软刺状突起，较稀疏。果皮较阳春砂略厚而硬，淡棕色，与种子团不紧贴。基部具果梗痕。种子团较小，直径6～8mm，种子呈不规则的块状，三棱形较明显，比阳春砂仁瘦瘪，黑褐色，中轴胎座，分成3室，每室有种子5～10粒。种子直径1.5～2mm。气微香，味辛、凉、微苦。

品质优劣　药材均以种仁饱满、红棕色、香气浓者为佳。

采收加工　种植2～3年后开花结果，当果实由鲜红色转为紫红色、种子呈黑褐色、破碎后有浓烈辛辣味时即为成熟。采收期根据不同地区而异，平原地区一般于7月底8月初采收，山区在8月底至9月初采收。采收的果实直接在太阳下晒干，也可用火焙法焙干，或摘下果实，剥去果皮的种子团，晒干或烘干即得。

性味归经　辛、温。归脾、胃、肾经。

功能主治　化湿开胃，温脾止泻，理气安胎。用于湿浊中阻，脘痞不饥，脾胃虚寒，呕吐泄泻，妊娠恶阻，胎动不安。

贮　藏　本品易泛油、走失香气，应密闭，置阴凉干燥处保存。

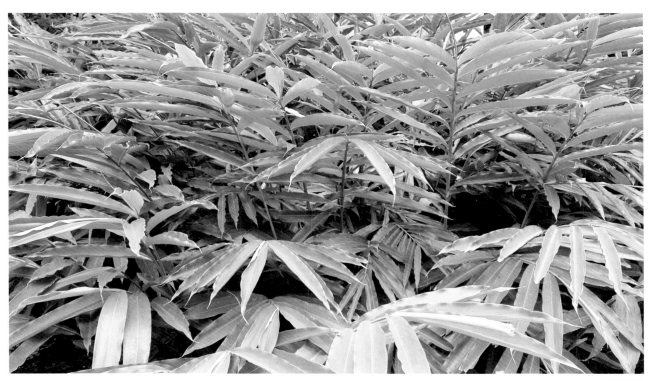

阳春砂

牵牛子

Qianniuzi

SEMEN PHARBITIDIS

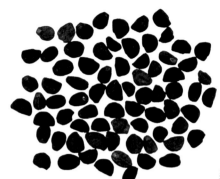

2cm

裂叶牵牛子药材

来　　源　为旋花科植物裂叶牵牛*Pharbitis nil*（L.）Choisy 或圆叶牵牛*Pharbitis purpurea*（L.）Voigt 的干燥成熟种子。

生境分布

1. 裂叶牵牛　原产于美洲，我国各地常见栽培，也常为野生。

2. 圆叶牵牛　生于平地以至海拔2 800m的田边、路旁、宅旁或山谷林内，栽培或野生。我国大部分地区有分布。

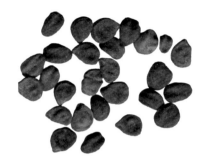

1cm

圆叶牵牛子药材

道地产区　主产于辽宁。

性状特征　种子似橘瓣状，略具3棱，长5～7mm，宽3～5mm。表面灰黑色（黑丑），或淡黄白色（白丑），背面弓状隆起，两侧面稍平坦，略具皱纹，背面正中有一条浅纵沟，腹面棱线下端为类圆形浅色种脐。质坚硬，横切面可见淡黄色或黄绿色皱缩折叠的子叶2片。水浸后种皮呈龟裂状，有明显黏液。气微，味辛、苦、有麻舌感。

品质优劣　药材以粒大、饱满、纯净者为佳。

采收加工　8～9月或秋分至寒露节大部分果实接近成熟时，割回全株晒干，或种子成熟而果壳未裂时采收果实，打下种子，去掉杂质和果壳，再晒干入药。

性味归经　苦，寒；有毒。归肺、肾、大肠经。

功能主治　泻水通便，消痰涤饮，杀虫攻积。用于水肿胀满，二便不通，痰饮积聚，气逆喘咳，虫积腹痛。

贮　　藏　本品易虫蛀，应置阴凉干燥处保存。

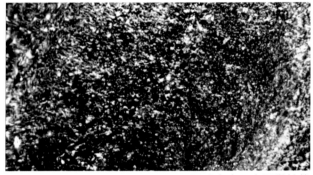

圆叶牵牛子表面微性状

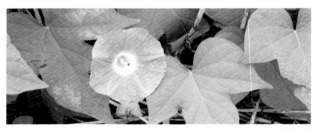

裂叶牵牛

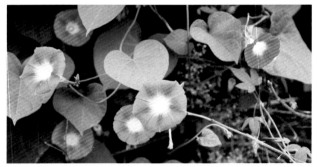

圆叶牵牛

鸦胆子

Yadanzi

FRUCTUS BRUCEAE

来　　源　为苦木科植物鸦胆子*Brucea javanica*（L.）Merr.的干燥成熟果实。

生境分布　生于山坡、村边、路旁灌木丛或草丛中。分布于我国南部各地。

道地产区　主产于广东、广西。

性状特征　商品鸦胆子呈卵形或长卵形，两头稍尖，长6～10mm，宽3～7mm，厚3～4mm，表面灰黑色或黑棕色，有隆起的网状皱纹，网眼呈不规则多角形，两侧有明显的棱线。底端钝圆，有凹陷的果柄痕。果壳质硬而脆，壳内有1粒卵形种仁，表面黄白色或类白色，具网纹，种皮薄，子叶2片，乳白色，富油性。无臭，味极苦而持久。

品质优劣　药材以果实粒大、饱满、种仁色白、油性足者为佳。

采收加工　当果实变为紫色或紫黑色时采收，

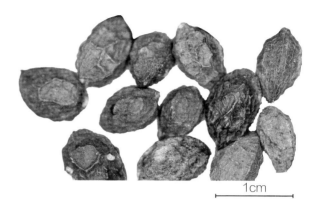

1cm

鸦胆子药材

果实采收后用清水清洗1～2次，晾晒；当果皮、果肉干缩，包装，放于阴凉、透风处贮存。

性味归经　苦，寒；有小毒。归大肠、肝经。

功能主治　清热解毒，截疟，止痢，外用腐蚀赘疣。用于痢疾，疟疾；外治赘疣，鸡眼。

贮　　藏　本品易失润干枯，应置阴凉、避风、避光处保存。

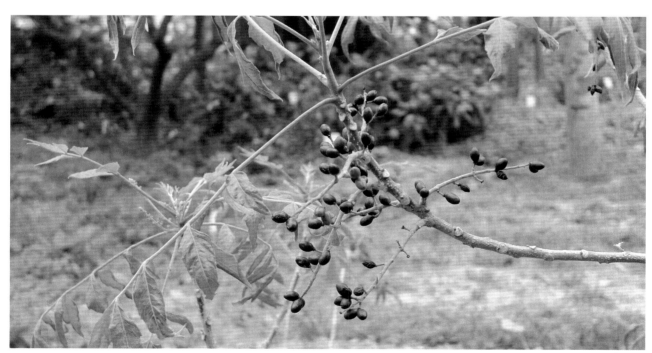

鸦胆子

韭菜子

Jiucaizi

SEMEN ALLII TUBEROSI

来　源　为百合科植物韭菜*Allium tuberosum* Rottl. 的干燥成熟种子。

生境分布　生于田园。分布于全国各地，均为栽种。

道地产区　主产于河北、山西、吉林、江苏、山东、安徽、河南。

性状特征　本品呈半圆形或半卵圆形，略扁，长2～4mm，宽0.5～3mm。表面黑色，一面突起，粗糙，有细密的网状皱纹；另一面微凹，皱纹不甚明显。顶端钝，基部稍尖，有点状突起的种脐。质硬。气特异，味微辛。

品质优劣　以子粒饱满、色黑、纯净者为佳。

采收加工　秋季采摘果实，晒干，搓出种子，筛出杂质即成。

性味归经　辛、甘，温。归肝、肾经。

功能主治　温补肝肾，壮阳固精。用于肝肾亏虚，腰膝酸痛，阳痿遗精，遗尿尿频，白浊带下。

贮　藏　置阴凉干燥处保存。

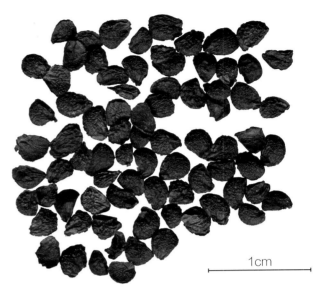

1cm

韭菜子药材

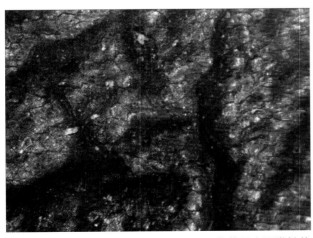

韭菜子表面微性状

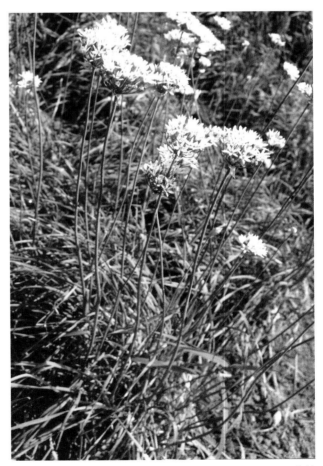

韭菜

哈蟆油

Hamayou

OVIDUCTUS RANAE

来　　源　为蛙科动物中国林蛙*Rana temporaria chensinensis* David 雌蛙的输卵管，经采制干燥而得。

生境分布　栖于长白山麓、松花江及鸭绿江上游山区森林、荒地，尤喜阳光较弱的湿润山林背坡。夏季离水，秋至春季入水。分布于黑龙江、吉林、辽宁、内蒙古等地。

道地产区　主产于黑龙江、吉林、辽宁、内蒙古等地。

性状特征　正品哈蟆油呈不规则厚块状弯曲而重叠。长1.5～2cm，厚1.5～5mm。表面黄白色至淡黄色，具脂肪样光泽。有的带灰白色薄膜状干皮，手摸有滑腻感。用温水浸泡，体积可膨胀10～15倍，味微甘，嚼之有黏滑感。本品遇火易燃，离火自熄，燃烧时发泡，并有噼啪声响，无烟，有焦煳气但不刺鼻。

品质优劣　药材以块大、肥厚、色黄白、有光泽、不带皮膜、无血筋及卵子者为佳。

采收加工　秋季捕捉。将捕捉的雌性哈蟆用麻绳从口部穿过，悬于露天风干（阴天和夜晚收到室内，以免受潮，影响质量），干后即可剥油。剥油前先以热水润透，然后用利刀或薄竹片剖开腹皮，取出输卵管，去尽卵子及其他内脏，置通风处阴干。

性味归经　甘、咸、平。归肺、肾经。

功能主治　补肾益精，养阴润肺。用于病后体虚，神疲乏力，心悸失眠，盗汗，劳嗽咳血。

贮　　藏　本品易虫蛀、发霉、泛油，应密封，置阴凉干燥处保存。

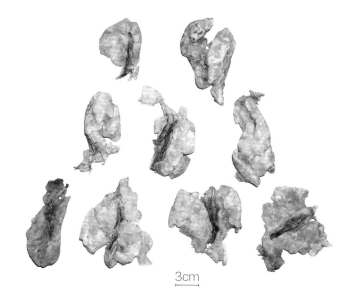

3cm

哈蟆油药材

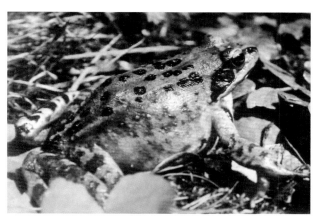

中国林蛙

骨碎补

Gusuibu

RHIZOMA DRYNARIAE

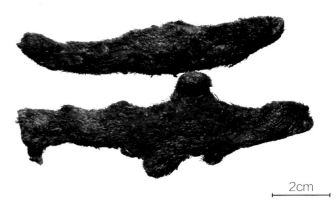

2cm

骨碎补药材

来　　源　为水龙骨科植物槲蕨*Drynaria fortunei*（Kunze）J. Sm. 的干燥根茎。

生境分布　生于石壁、墙或树干上。分布于我国西南、中南及浙江、江西、福建、台湾等地。

道地产区　主产于广东、四川、湖北等地。

性状特征　根茎肉质粗壮，生于岩上者较生于树上者肥。呈扁平长条状，多弯曲或扭曲，多有分枝，长4～20cm，宽1～2cm，厚2～5mm。表面淡棕色、黄棕色或深棕色。密被棕色细小鳞片，柔软如毛，有时鳞片大部分脱落，残存基部呈鱼鳞片。两侧及上面具有突起或凹下的圆形叶痕，少数有叶柄残基，下面残留短的须根，经火燎者呈棕褐色或暗棕色。体轻质硬，易折断，断面略平坦，红棕色。有多数黄白色维管束小点排列成圆圈状。气微弱，味淡、微涩。

品质优劣　药材以条粗壮、扁平、色棕者为佳。

采收加工　全年可采，洗净去毛，晒干。

性味归经　苦，温。归肝、肾经。

功能主治　疗伤止痛，补肾强骨；外用消风祛斑。用于跌仆闪挫，筋骨折伤，肾虚腰痛，筋骨痿软，耳鸣耳聋，牙齿松动；外治斑秃，白癜风。

贮　　藏　置干燥通风处，保持干燥，防受潮霉烂。

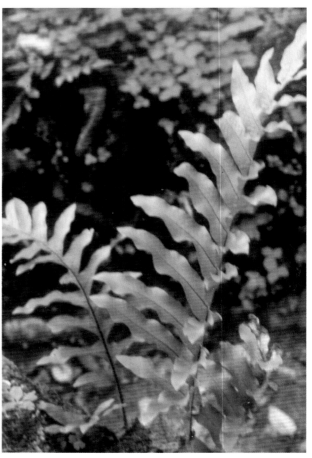

槲蕨

钟乳石

Zhongrushi

STALACTITUM

来　　源　为碳酸盐类矿物方解石族方解石，主含碳酸钙（$CaCO_3$）。

生境分布　常生于山岩洞穴中，为溶有碳酸的水，透过石灰质的地层，自洞穴的上部滴沥下降时，即析出结晶性的碳酸钙，渐次下垂，凝结而成冰柱状。分布于我国中南、西南及陕西各地。

道地产区　主产于我国陕西、广西、湖南、湖北、四川、贵州、云南等地。

性状特征　本品为钟乳状集合体，略呈圆锥形或圆柱形。表面白色、灰白色或棕黄色，粗糙，凹凸不平。体重，质硬，断面较平整，白色至浅灰白色，对光观察具闪星状的亮光，近中心常有一圆孔，圆孔周围有多数浅橙黄色同心环层。无臭，味微咸。

品质优劣　以表面洁白、质坚硬、味咸者为佳。

采收加工　由洞穴中敲下后洗净即得，其透明或半透明冰柱状的为滴乳石；含石灰质多的不透明的就是钟乳石。入药时多以水飞细用。

性味归经　甘，温。归肺、肾、胃经。

功能主治　温肺，助阳，平喘，制酸，通乳。用于寒痰咳喘，阳虚冷喘，腰膝冷痛，胃痛泛酸，乳汁不通。

贮　　藏　置阴凉干燥处保存。

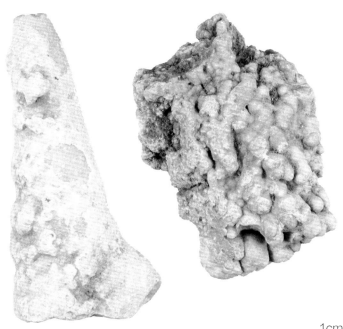

1cm

不同形状的钟乳石药材

钩藤

Gouteng

RAMULUS UNCARIAE CUM UNCIS

来　　源　为茜草科植物钩藤*Uncaria rhynchophylla*（Miq.）Miq. ex Havil.、大叶钩藤*Uncaria macrophylla* Wall.、毛钩藤*Uncaria hirsuta* Havil.、华钩藤*Uncaria sinensis*（Oliv.）Havil. 或无柄果钩藤*Uncaria sessilifructus* Roxb. 的干燥带钩茎枝。

生境分布

1. 钩藤　生于山谷、溪边的疏林中。分布于陕西、甘肃、四川、云南及长江以南至福建、广西、广东各地。

2. 大叶钩藤　生于山地次生林中。分布于广东、广西、云南等地。

3. 毛钩藤　生于山谷林下溪畔或灌丛中。我国特有，分布于广东、广西、贵州、福建及台湾等地。

4. 华钩藤　生于山地林中。分布于湖北、湖南、广西、四川、贵州、云南等地。

5. 无柄果钩藤　生于密林下或林谷灌丛中。分

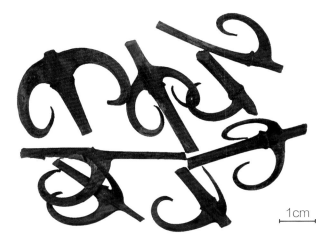

1cm

钩藤药材

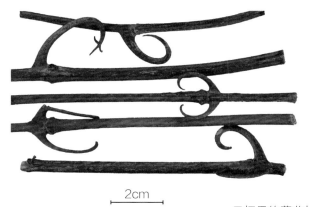

2cm

无柄果钩藤药材

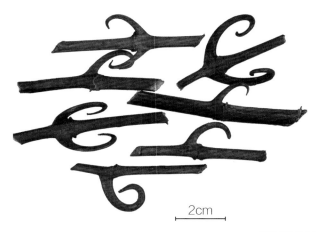

2cm

华钩藤药材

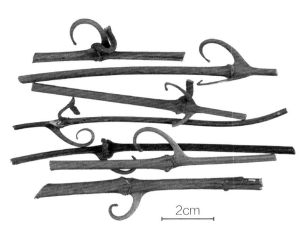

2cm

大叶钩藤药材

布于广西和云南。

道地产区 钩藤主产于广西、广东、湖南、江西一带；大叶钩藤主产于云南、广西、海南等地；毛钩藤主产于广东、广西、贵州、福建及台湾；华钩藤主产于四川、湖北、云南、贵州等地；无柄果钩藤主产于广西和云南。

性状特征 本品茎枝呈圆柱形或类方柱形，长2～3cm，直径0.2～0.5cm。表面红棕色至紫红色者具细纵纹，光滑无毛；黄绿色至灰褐色者有的可见白色点状皮孔，被黄褐色柔毛。多数枝节上对生两个向下弯曲的钩（不育花序梗），或仅一侧有钩，另一侧为突起的疤痕；钩略扁或稍圆，先端细尖，基部较阔，钩基部的枝上可见叶柄脱落后的窝点状痕迹和环状的托叶痕。质坚韧，断面黄棕色，皮部纤维性，髓部黄白色或中空。气微，味淡。

品质优劣 药材以茎细带钩、质嫩、外表颜色为紫棕色者为佳。

采收加工 一般在8～9月采收，此时钩呈红色，剪取有钩的藤，趁鲜时将钩平头剪下，除去枝梗，晒干。为使其色泽油润光滑，则上锅加热蒸后再晒干。

性味归经 甘，凉。归肝、心包经。

功能主治 息风定惊，清热平肝。用于肝风内动，惊痫抽搐，高热惊厥，感冒夹惊，小儿惊啼，妊娠子痫，头痛眩晕。

贮　　藏 本品易受潮发霉、虫蛀，应置阴凉干燥处保存。

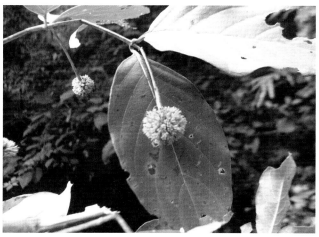

华钩藤

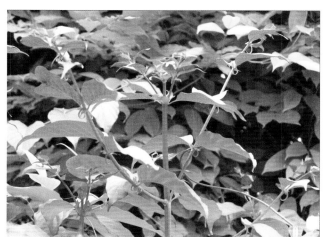

钩藤

香加皮

Xiangjiapi

CORTEX PERIPLOCAE

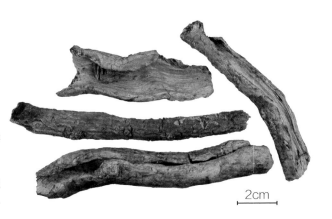

2cm

香加皮药材

来　源　为萝摩科植物杠柳*Periploca sepium* Bge.的干燥根皮。

生境分布　生于沙质地或山坡上。分布于黑龙江、吉林、辽宁、河北、山西、内蒙古、陕西、甘肃、宁夏、山东、江苏、河南、四川等地。

道地产区　主产于山西、河北、河南等地。

性状特征　根皮呈卷筒状或槽状，少数呈不规则块片状，长3～12cm，直径0.7～2cm，厚2～5mm。外表面灰棕色至黄棕色，粗糙，有横向皮孔，栓皮常呈鳞片状剥落，露出灰白色部；内表面淡黄色至灰黄色，稍平滑，有细纵纹。体轻，质脆，易折断，断面黄白色，不整齐。有特异香气，味苦。

品质优劣　药材以皮厚、色灰棕、香味浓厚、无杂质者为佳。

采收加工　春、秋两季采挖根部，趁湿敲打，除去木心，将皮晒干备用。

性味归经　辛、苦，温；有毒。归肝、肾、心经。

功能主治　利水消肿，祛风湿，强筋骨。用于下肢浮肿，心悸气短，风寒湿痹，腰膝酸软。

贮　藏　本品易虫蛀、发霉，应置阴凉干燥处保存。

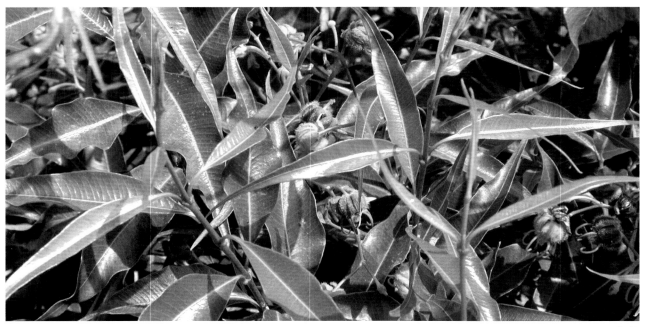

杠柳

398

香附

Xiangfu

RHIZOMA CYPERI

来　　源　为莎草科植物莎草*Cyperus rotundus* L. 的干燥根茎。

别名香附子、香附米、莎草根、三棱草根、苦羌头、香头草。

生境分布　为常见的田间杂草，喜生于耕地、旷野、路旁和草地上。分布于全国各地。

道地产区　主产于山东、浙江、湖南。产于山东者，习称"东香附"；产于浙江者，习称"金香附"。均为佳品。

性状特征　根茎多呈纺锤形，有时略弯曲，长2～4.5cm，直径0.5～1cm。表面棕褐色或黑褐色。有纵皱纹，并有6～10个略隆起的环节，节间长2～6mm。节上有众多朝向一方的棕色毛须，并残留根痕及芽痕，为"毛香附"。去净毛须者，外表较光滑，环节不明显，为"光香附"。质坚硬，生晒者断面色白而显粉性，类白色周边与中心环分层明显，中部色较深，可见散在维管束的小点。经蒸煮后断面黄棕色或红棕色微发紫红，显角质样。气特异芳香，味微苦。

品质优劣　药材以粒大、饱满、棕褐色、质坚实、香气浓者为佳。

采收加工　春、秋两季均可采收，以秋末采收为最好。刨出根茎，剪去芦苗，摊晒至干燥后堆积烧去茎叶毛须，烧时上下翻动，烧后筛掉泥杂，扬净细须灰屑，去残留毛须即可。或将香附挖出洗净后，放锅内煮至熟透无白心，捞出晒干，即为"毛香附"；将毛香附晒至七八成干，碾去毛须，扬净晒至全干，即为"完香附"。

性味归经　辛、微苦、微甘、平。归肝、脾、三焦经。

功能主治　疏肝解郁，理气宽中，调经止痛。

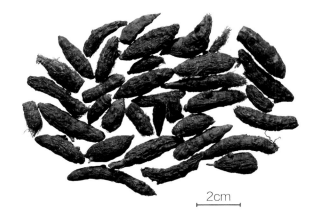

2cm

香附药材

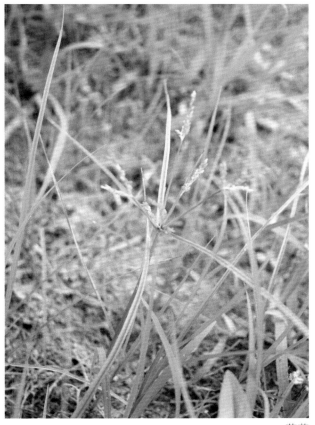

莎草

用于肝郁气滞，胸胁胀痛，疝气疼痛，乳房胀痛，脾胃气滞，脘腹痞闷，胀满疼痛，月经不调，经闭痛经。

贮　　藏　本品易虫蛀、发霉，应置阴凉干燥处保存。

香橼

Xiangyuan

FRUCTUS CITRI

来　　源　为芸香科植物枸橼*Citrus medica* L.或香圆*Citrus wilsonii* Tanaka的干燥成熟果实。

生境分布

1. 枸橼　我国长江流域以南均有栽培。

2. 香圆　亦为栽培品。分布于江苏、安徽、浙江、江西、湖北、四川等地。

道地产区　枸橼主产于云南、四川、福建、广东、广西等地；香圆主产于江苏、浙江、安徽、江西、湖北等地。

性状特征

1. 枸橼　为圆形或长圆形片，直径3～10cm，厚2～5mm。横切面边缘略呈波状，外果皮黄绿色或浅橙黄色，散有凹入的油点；中果皮厚1.5～3.5cm，黄白色，较粗糙，有不规则的网状突起（维管束）。瓤囊11～16瓣，有时可见棕红色皱缩的汁胞残留；种子1～2颗。中轴明显，宽至1.2cm。质柔韧。气清香，味微甜而苦辛。

2. 香圆　为类球形或圆形片状，直径4～7cm。表面灰绿色或黄棕色，较粗糙，密布凹陷小油点，顶端有花柱残痕及圆圈状环纹，习称"金钱环"，基部有果柄痕。质坚硬，横切面边缘油点明显，中果皮厚约0.5cm，瓤囊9～12瓣，棕色或淡棕色，间有黄白色种子。气香，味酸而苦。

品质优劣　枸橼药材以片色黄白、香气浓者为佳；香圆药材以个大、皮粗、色黑绿、香气浓者为佳。

采收加工　定植4～5年后结果，9～10月果实变黄成熟时采摘，用糠壳堆一星期，待皮变金黄色后，切成1cm厚，摊开曝晒；遇雨天可烘干。

性味归经　辛、苦、酸、温。归肝、脾、肺经。

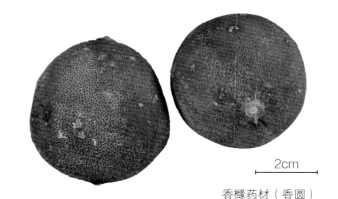

香橼药材（香圆）

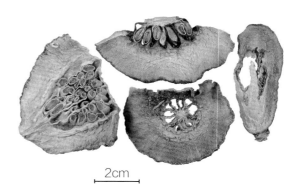

香橼药材（枸橼）

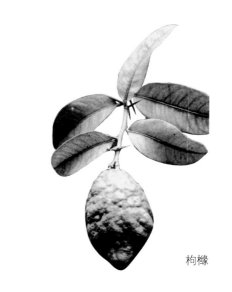

枸橼

功能主治　疏肝理气，宽中，化痰。用于肝胃气滞，胸胁胀痛，脘腹痞满，呕吐噫气，痰多咳嗽。

贮　　藏　本品易虫蛀、发霉、变色、走失香气，应密闭，置阴凉干燥处保存。

香薷

Xiangru

HERBA MOSLAE

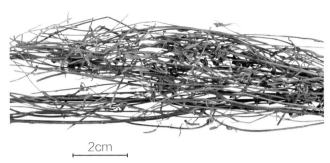

2cm

石香薷（青香薷）药材

来　　源　为唇形科植物石香薷*Mosla chinensis* Maxim.或江香薷*Mosla chinensis* 'jiangxiangru' 的干燥地上部分。

生境分布

1. 江香薷　主要栽培于江西宜春、新余、樟树、吉安等地。

2. 石香薷　生长于生荒地、田边、山边草丛等地；也有栽培。分布于长江流域至南部各地。

道地产区　两种均主产于江西宜春、萍乡、铜鼓、贵溪、于都，河北安国及河南禹州、长葛等地。

性状特征　在商品中习惯将石香薷称"青香薷"；江香薷习称"江香薷"。

1. 青香薷　长30～50cm，基部紫红色，上部黄绿色或淡黄色，全体密被白色茸毛。茎方柱形，基部类圆形，直径1～2mm，节明显，节间长4～7cm；质脆，易折断。叶对生，多皱缩或脱落，叶片展平后呈长卵形或披针形，暗绿色或黄绿色，边缘有3～5疏浅锯齿。穗状花序顶生及腋生，苞片圆卵形或圆倒卵形，脱落或残存；花萼宿存，钟状，淡紫红色或灰绿色，先端5裂，密被茸毛。小坚果4枚，直径0.7～1.1mm，近圆球形，具网纹。气清香而浓，味微辛而凉。

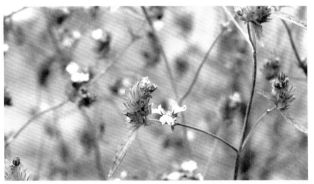

江香薷

2. 江香薷　长55～66cm。表面黄绿色，质较柔软。边缘有5～9个疏浅锯齿。果实直径0.9～1.4mm，表面具疏网纹。

品质优劣　本品以枝嫩、穗多、香气浓者为佳。

采收加工　香薷生长到开花盛期时采收，春播于9月中下旬，夏播于8月上中旬，割取地上部分，置于通风干燥的干净场地上阴干，捆扎成小捆。

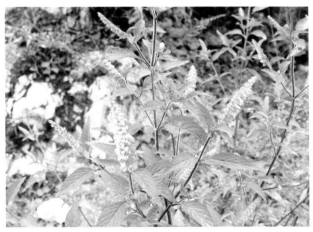

石香薷（青香薷）

或将全株拔起，抖尽泥土，晒至全干，扎成小捆即可。

性味归经　辛，微温。归肺、胃经。

功能主治　发汗解表，化湿和中，利水消肿。用于暑湿感冒，恶寒发热，头痛无汗，腹痛吐泻，水肿，小便不利。

贮　　藏　置阴凉干燥处保存，防潮。

重楼

Chonglou

RHIZOMA PARIDIS

来　　源　为百合科植物云南重楼*Paris poly-phylla* Smith var. *yunnanensis*（Franch.）Hand. −Mazz. 或七叶一枝花*Paris polyphylla* Smith var. *chinensis*（Franch.）Hara的干燥根茎。

生境分布

1. 云南重楼　适于生长温暖、荫蔽而富含有机质、腐殖质沙土和壤土中，尤以河边、箐边和背阴山为宜。分布于云南、贵州、四川。

2. 七叶一枝花　生于山坡林下及灌丛阴湿处。分布于我国华南、华东、西南及陕西、山西、甘肃、河南、湖北、西藏等地。

道地产区　主产于云南、广西、四川、江西等地。

性状特征　根茎呈结节状扁圆柱形，略弯曲。长2～12cm，直径1～4cm。表面灰棕色、黄棕色或黄褐色，外皮脱落处呈白色。顶端具有鳞叶及茎的残基，全体密生层状凸起的粗环纹，一面结节明显，结节上具有茎脱落后呈密集的半圆形凹陷的疤痕；另一面散有稀疏的须根或疣状须根痕。质坚实而脆，断面白色、黄白色至浅棕色，平坦，角质状维管束呈环形。气微，味微苦、辛、麻。

品质优劣　药材以质坚实、断面白色者为佳。

采收加工　野生品夏、秋两季采挖。栽培品在栽培3~5年秋末地上部枯萎后采挖。洗净切片，晒干。

性味归经　苦，微寒；有小毒。归肝经。

功能主治　清热解毒，消肿止痛，凉肝定惊。用于疔疮痈肿，咽喉肿痛，蛇虫咬伤，跌仆伤痛，惊风抽搐。

贮　　藏　本品易虫蛀、发霉，应置阴凉干燥处保存。

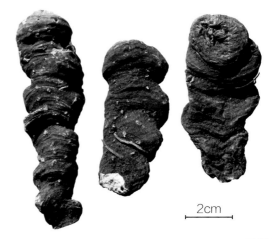

2cm

重楼药材

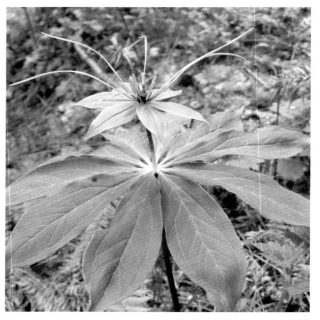

云南重楼

禹州漏芦

Yuzhou Loulu

RADIX ECHINOPSIS

来　　源　为菊科植物蓝刺头*Echinops latifolius* Tausch 或华东蓝刺头*Echinops grijisii* Hance的干燥根。

生境分布

1. 蓝刺头　生于林缘、干燥山坡、草丛向阳处。分布于我国东北及内蒙古、河北、山西、陕西、宁夏、甘肃等地。

2. 华东蓝刺头　生长于海拔120m的地区，常生于山坡草地。分布于广西、山东、河南、福建、台湾、江苏、安徽、辽宁等地。

道地产区　主产于河南、河北、江苏。

性状特征　根呈长圆柱形，稍扭曲，头粗尾细，长1.5～30cm，直径0.5～1.5cm，根头部丛生灰棕色毛状物（叶柄残基），外皮土黄色，粗糙而有皱纹，但无网状裂隙。质坚，不易折断，断面皮部褐色，木部呈黄黑相间的放射状纹理，显纤维性。气弱，味微涩。

品质优劣　药材以根条粗长、外表土棕色、质坚实者为佳。

采收加工　春、秋两季采挖根部，除去须根，洗净晒干。

性味归经　苦、寒。归胃经。

功能主治　清热解毒，消痈，下乳，舒筋通脉。用于乳痈肿痛，痈疽发背，瘰疬疮毒，乳汁不通，湿痹拘挛。

贮　　藏　本品易虫蛀、发霉，应置阴凉干燥处保存，防潮。

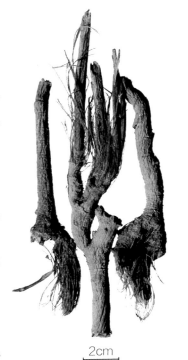

5cm

禹州漏芦（蓝刺头）药材

2cm

禹州漏芦（华东蓝刺头）药材

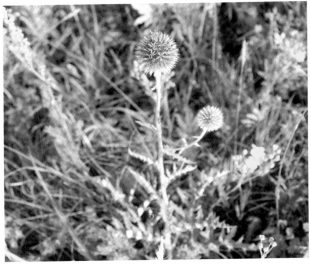

蓝刺头（禹州漏芦）

禹余粮

Yuyuliang

LIMONITUM

来　　源　为氢氧化物类矿物褐铁矿，主含碱式氧化铁〔FeO（OH）〕。

生境分布　形成于地表风化壳中。分布于河北、江苏、浙江、河南、四川等地。

道地产区　主产于江苏、河南。

性状特征　为块状集合体，呈不规则的斜方块状，长5~10cm，厚1~3cm。表面红棕色、灰棕色或淡棕色，多凹凸不平或附有黄色粉末。断面多显深棕色与淡棕色或浅黄色相间的层纹，各层硬度不同，质松部分指甲可划动。体重，质硬。气微，无味，嚼之无沙粒感。

品质优劣　药材以无臭、无味、嚼之无沙粒感者为好。

采收加工　全年可采，挖出后除净杂石、泥土即可。

性味归经　甘、涩，微寒。归胃、大肠经。

功能主治　涩肠止泻，收敛止血。用于久泻久痢，大便出血，崩漏带下。

贮　　藏　置干燥处贮存，防灰尘。

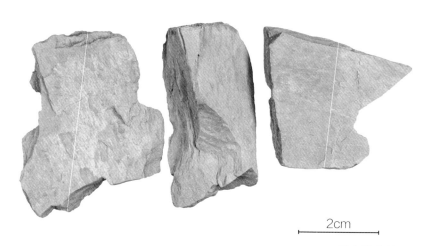

2cm

禹余粮药材

胖大海

Pangdahai

SEMEN STERCULIAE LYCHNOPHORAE

来　　源　为梧桐科植物胖大海 *Sterculia lychnophora* Hance 的干燥成熟种子。

别　　名　通大海、安南子、大洞果、大海子、大发、胡大海。

生境分布　生于热带地区，海南、广西、广东、云南有引种。

道地产区　为进口商品，因产地不同分可为：①安南子产于越南，颗粒大而体质重，长椭圆形，果蒂略歪，外皮皱纹细密，色棕黄微青。②暹罗子产于泰国，颗粒略小、体质轻松，其皱纹较为粗松、色稍黑棕。③新州子产于马来西亚半岛。颗粒小，多圆形，外皮粗松，色稍黑。

性状特征　种子呈椭圆形或长椭圆形，状如橄榄，长2~3cm，直径1~1.8cm。表面棕色、黄棕色或暗棕色，微有光泽。有不规则纵皱纹，先端钝圆，基部略尖，具有直径约0.5cm的浅棕色圆形种脐，时有残留的种柄。种皮外层极薄，易脱落。质松易碎，断面可见散在树脂样小点。种皮内层红棕色、棕褐色或黑棕色，先端有一黄白色圆斑。除去内层种皮后，可见肥厚暗棕色或灰棕色胚乳。子叶2片，菲薄、黄色，紧贴于胚乳内侧。完整者用手摇无响声。气微，味微甘。久嚼有黏液性，种仁麻辣。浸入水中迅速膨胀，呈海绵状而使外层种皮破裂，其间散有很多维管束，膨大体积可相当于原体积的6~8倍。

品质优劣　药材均以个大、棕黄色、表面皱纹细、有光泽、体重、不碎裂、摇之不响者为佳。

采收加工　4~6月由蓇葖果上摘取成熟的种子，晒干。

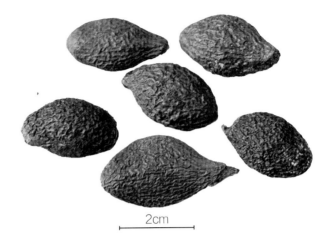

2cm

胖大海药材

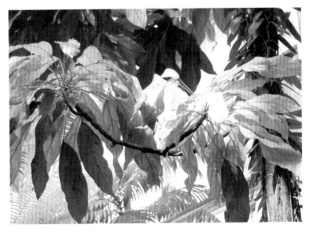

胖大海

性味归经　甘，寒。归肺、大肠经。

功能主治　清热润肺，利咽开音，润肠通便。用于肺热声哑，干咳无痰，咽喉干痛，热结便闭，头痛目赤。

贮　　藏　本品易虫蛀，应置阴凉干燥处保存。

独一味

Duyiwei

HERBA LAMIOPHLOMIS

来　　源　为唇形科植物独一味*Lamiophlomis rotata*（Benth.）Kudo的干燥全草。

生境分布　生于高山碎石滩或石质的高山草地上。分布于四川、云南及西藏。

道地产区　主产于甘肃、青海、四川、西藏等地。

性状特征　本品根及根茎呈圆柱形，长1～4cm，直径0.6～0.7cm；表面黄棕色，具纵沟或皱纹。叶莲座状交互对生，卷缩，展平后呈扇形或三角状卵形，长4～12cm，宽5～15cm；先端钝或圆形，基部浅心形或下延成宽楔形，边缘具圆齿；上表面绿褐色，皱且凹凸不平，下表面灰绿色；脉扇形，小脉网状，突起；叶柄扁平而宽。果序略呈塔形或短圆锥状，长3～6cm；宿萼棕色，管状钟形，具5棱线，萼齿5，先端具长刺尖。小坚果倒卵状三棱形。气微，味微涩、苦。

品质优劣　本品以质嫩、带果穗多、纯净者为佳。

采收加工　9～10月采收，割取地上部分，洗净，晒至足干即成。

性味归经　甘、苦，平。归肝经。

功能主治　活血止血，祛风止痛。用于跌打损伤，外伤出血，风湿痹痛，黄水病。

贮　　藏　置阴凉干燥处保存，防潮。

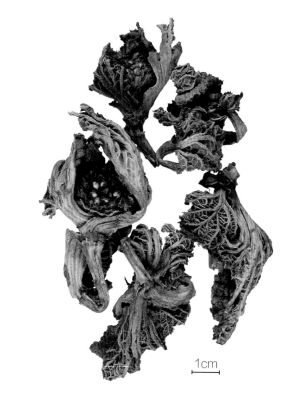

独一味药材

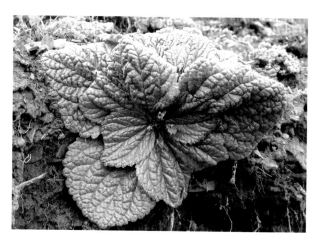

独一味

独活

Duhuo

RADIX ANGELICAE PUBESCENTIS

来　　源　　为伞形科植物重齿毛当归*Angelica pubescens* Maxim. f. *biserrata* Shan et Yuan的干燥根。

生境分布　　生于海拔1 000m以上林缘，多栽培于林间开阔地。分布于浙江、安徽交界的天目山区，湖北、四川、陕西、江西等地有栽培。

道地产区　　主产于四川、陕西、甘肃等地，但以四川的巫山、巫溪、灌县，湖北的恩施、资丘、巴东等地产者质量最优。

性状特征　　本品主根略呈圆柱形，下部有数个分歧。全长10~30cm，顶端直径1.5~4cm，尾端直径0.2~0.3cm。顶端圆平。有密集的环状茎叶残基或下陷的茎痕，有的带有细支根弯曲扭连于一起，支根长短不一。黄褐色或棕褐色，粗糙，有多数纵皱纹及横生突起的皮孔。质坚硬，吸潮后变软，不易折断，断面黄白色或土黄色，木质部颜色稍深，有裂隙，形成层显黄棕色环带，韧皮部可见黄棕色至棕色的小油点（分泌腔）呈环形排列数周。气辛香而较浊，有微麻舌感。

品质优劣　　药材以身干、主根粗壮、支根少、质坚实、香味浓者为佳。

采收加工　　春、秋两季挖取根部，除去地上茎及泥土，晒干。

性味归经　　辛、苦，微温。归肾、膀胱经。

功能主治　　祛风除湿，通痹止痛。用于风寒湿痹，腰膝疼痛，少阴伏风头痛，风寒挟湿头痛。

贮　　藏　　本品易虫蛀、发霉、泛油，应置阴凉干燥处保存。

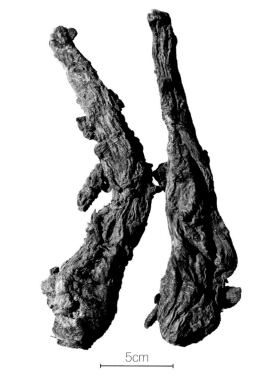

5cm

独活药材

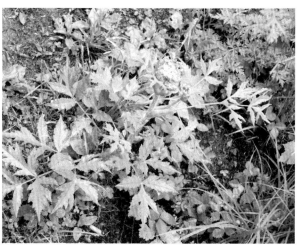

重齿毛当归

急性子

Jixingzi

SEMEN IMPATIENTIS

来　　源　为凤仙花科植物凤仙花*Impatiens balsamina* L. 的干燥成熟种子。

生境分布　全国各地均有栽培。

道地产区　主产于江苏、浙江、河北、天津、安徽等地。

性状特征　种子呈长圆形、扁卵形或卵圆形，少数略有棱角，长2～4mm，宽1.5～2.5mm。表面棕褐色或灰褐色，粗糙，在放大镜下可见表面有稀疏的棕色细密疣状突起，并散有白色或黄棕色短条纹，刮去表皮，则显光泽。种脐位于种子的狭窄端，稍突出。种皮薄，质坚硬。剥去种皮可见灰白色半透明状种仁，子叶2片，肥大富油质，揉搓时显油性。气微，味淡、微苦。

品质优劣　药材以颗粒饱满、棕褐色、纯净者为佳。

采收加工　8～9月果实成熟前，陆续摘下果实，晒干，打出种子，除去果皮等杂质。

性味归经　微苦、辛，温；有小毒。归肺、肝经。

功能主治　破血，软坚，消积。用于癥瘕痞块，经闭，噎膈。

贮　　藏　置干燥处保存。

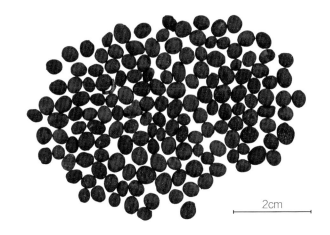

2cm

急性子药材

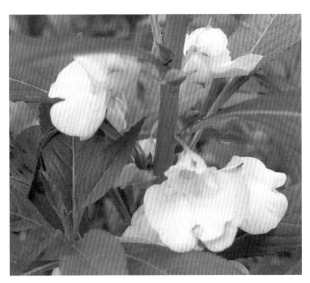

凤仙花

姜黄

Jianghuang

RHIZOMA CURCUMAE LONGAE

来　　源　为姜科植物姜黄*Curcuma longa* L.的干燥根茎。

生境分布　栽培或野生于平原、山间草地以及灌木丛中。分布于福建、台湾、广东、广西、四川、云南及贵州等地；江西、湖北、浙江等地有栽培。

道地产区　主产于四川犍为、双流，广东佛山。

性状特征　根茎呈不规则卵圆形、圆柱形或纺锤形，常弯曲，表面深黄色，粗糙，有皱缩纹理和明显环节，并有圆形分枝痕及须根痕。质坚实，不易折断，断面棕黄色至金黄色，角质样，有蜡样光泽。内皮层环纹明显，维管束呈点状散在。气香特异，味苦、辛。

品质优劣　药材以长圆形、断面橙黄色、质坚实者为佳。

采收加工　一般从当年12月下旬到次年3月上中旬均可进行采挖。收获时可用牛犁或人工采挖块茎，除去根须、泥土和烂姜等，放置在通风处；或拣去杂质，用水稍浸泡，洗净捞起，润透后切片、晾干，不宜曝晒。

性味归经　辛，苦，温。归脾、肝经。

功能主治　破血行气，通经止痛。用于胸胁刺痛，胸痹心痛，痛经经闭，癥瘕，风湿肩臂疼痛，跌仆肿痛。

贮　　藏　置阴凉干燥处保存。

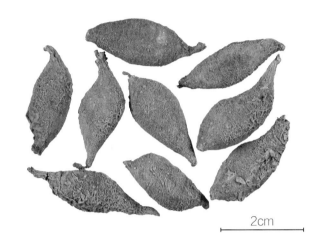

2cm

姜黄药材

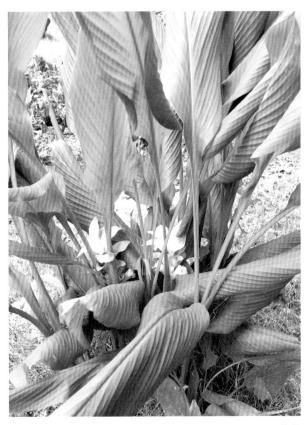

姜黄

前胡

Qianhu

RADIX PEUCEDANI

来　源　为伞形科植物白花前胡 *Peucedanum praeruptorum* Dunn.的干燥根。

生境分布　生于向阳山坡草丛中。主要分布于浙江、湖南、四川、陕西、山东、江苏、安徽、江西、福建、湖北、广西、广东、贵州等地。

道地产区　主产于浙江、四川、湖南。

性状特征　药材多为不规则圆柱形、圆锥形或纺锤形，稍弯曲，支根常被切除，有时带1～2个支根或支根痕。长3～8cm，直径1～1.5cm。根头粗短，周围有叶鞘残留，根外表棕色至暗棕色，近根头部有微细的横环纹，形成"蚯蚓头"。中下部有纵直抽沟、纵纹、横长的皮孔及须根痕。质较柔软，易于折断，断面皮部黄白色或浅棕色，占根的主要部分，约3/5，周边乳白色，内层有黄棕色的圈，中心木质部黄色而较窄，有淡黄色的菊花纹，整个断面有多数散在金黄色油室。气芳香，味先甜而后苦辛。

品质优劣　药材以根条整齐、身长、断面黄白色、香气浓者为佳。

采收加工　在秋末冬初或第2年春芽前均可收获，以秋、冬两季苗枯时采挖最好，挖出根部，去泥、茎叶、细须根，晒干或低温烘干。

性味归经　苦、辛，微寒。归肺经。

功能主治　降气化痰，散风清热。用于痰热喘满，咯痰黄稠，风热咳嗽痰多。

贮　藏　本品易虫蛀、发霉，应置阴凉干燥处保存。

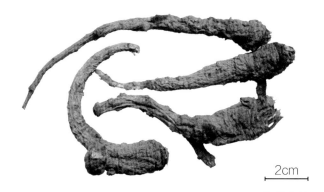

2cm

前胡药材

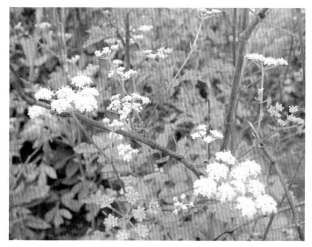

白花前胡花

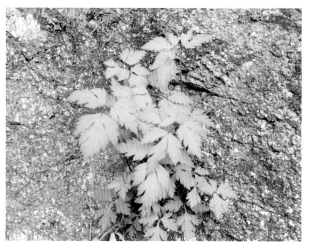

白花前胡

首乌藤

Shouwuteng

CAULIS POLYGONI MULTIFLORI

来　　源　为蓼科植物何首乌 *Polygonum multiflorum* Thunb. 的干燥藤茎。

生境分布　同"何首乌"。

道地产区　同"何首乌"。

性状特征　本品呈长圆柱形，稍扭曲，具分枝，长短不一，直径4～7mm。表面紫红色至紫褐色，粗糙，具扭曲的纵皱纹，节部略膨大，有侧枝痕，外皮菲薄，可剥离。质脆，易折断，断面皮部紫红色，木部黄白色或淡棕色，导管孔明显，髓部疏松，类白色。气微，味微苦、涩。

品质优劣　以枝条粗壮、均匀、外皮棕红色者为佳。

采收加工　夏、秋两季采割带叶藤茎；或秋、冬两季采割藤茎，除去残叶。捆成把，晒干或烘干。

性味归经　甘，平。归心、肝经。

功能主治　养血安神，祛风通络。用于失眠多梦，血虚身痛，风湿痹痛，皮肤瘙痒。

贮　　藏　置干燥处保存。

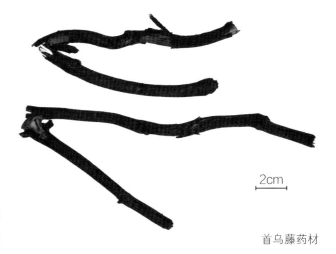

2cm

首乌藤药材

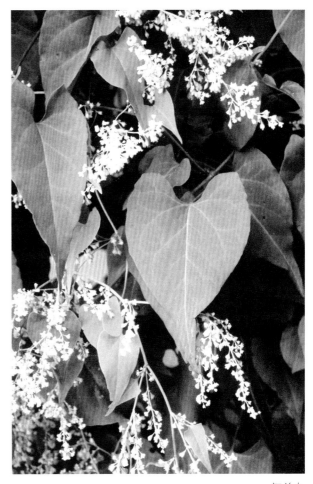

何首乌

洋金花

Yangjinhua

FLOS DATURAE

来　源　为茄科植物白曼陀罗 *Datura metel* L. 的干燥花。

生境分布　生于山坡草地、路边、田边、房前屋后或有栽培。我国大部分地区均有分布。

道地产区　主产于江苏、广东、浙江、福建等地。

性状特征　本品多皱缩成条状，完整者长9～15cm。花萼呈筒状，长为花冠的2/5，灰绿色或灰黄色，先端5裂，基部具纵脉5条，表面微有茸毛；花冠呈喇叭状，淡黄色或黄棕色，先端5浅裂，裂片有短尖，短尖下有明显的纵脉纹3条，两裂片之间微凹；烘干品质柔韧，气特异；晒干品质脆，气微，味微苦。

品质优劣　药材以朵大、不破碎、花冠肥厚者为佳。

采收加工　在7月下旬至8月下旬盛花期，于下午4～5时采摘花冠伸长且露白的花朵，晒干；遇雨可烘干。

性味归经　辛，温；有毒。归肺、肝经。

功能主治　平喘止咳，解痉定痛。用于哮喘咳嗽，脘腹冷痛，风湿痹痛，小儿慢惊；外科麻醉。

贮　藏　本品易虫蛀、发霉，应防潮，置干燥通风处保存。本品有毒，保存中应注意安全。

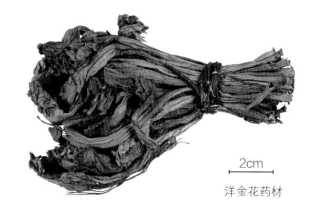

2cm

洋金花药材

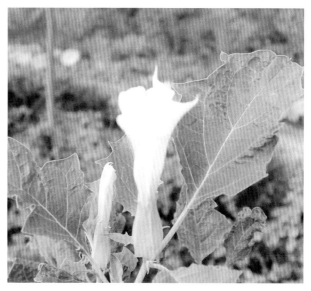

白曼陀罗

穿山龙

Chuanshanlong

RHIZOMA DIOSCOREAE NIPPONICAE

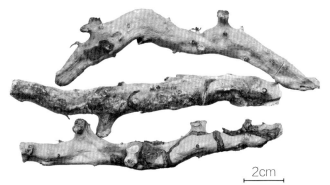

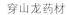
2cm

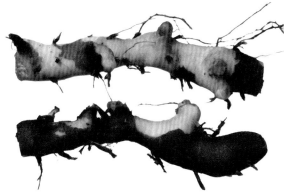

穿山龙药材   穿山龙鲜药材

来　　源　为薯蓣科植物穿龙薯蓣*Dioscorea nipponica* Makino的干燥根茎。

生境分布　生于山野林下或灌木林中。分布于我国东北、华北、华中及四川、陕西、甘肃等地。

道地产区　主产于东北三省及河北、山西、河南等地。

性状特征　根茎类圆柱形，稍弯曲，有分枝，长10～15cm，直径0.3～1.5cm。表面黄白色或棕黄色，有不规则纵沟，具点状根痕及偏于一侧的突起茎痕，偶有膜状浅棕色外皮和细根。质坚硬，断面平坦，白色或黄白色，散有淡棕色维管束小点。气微，味苦涩。

品质优劣　药材以粗壮、坚实、断面色白者为佳。

采收加工　最佳采收期为5～7月，以种子繁殖4年、根茎繁殖3年即可采挖。挖出根茎，去掉外皮及须根，切寸段后晒干或烘干。

性味归经　甘、苦，温。归肝、肾、肺经。

功能主治　祛风除湿，舒筋通络，活血止痛，止咳平喘。用于风湿痹痛，关节肿胀，疼痛麻木，跌仆损伤，闪腰岔气，咳嗽气喘。

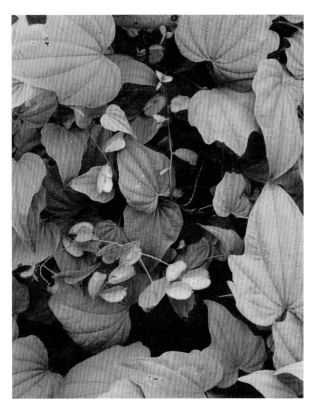

穿龙薯蓣

贮　　藏　本品易发霉、虫蛀。置阴凉干燥处保存。

413

穿山甲

Chuanshanjia

SQUAMA MANIS

来　　源　为鲮鲤科动物穿山甲*Manis pentadactyla* Linnaeus的鳞甲。

生境分布　生长于热带及亚热带地区。一般多栖息于山麓、丘陵，或灌丛杂树林、小石混杂泥地等较潮湿的地方。分布于福建、台湾、广东、广西、云南、四川、江西、湖北、安徽、贵州。

道地产区　主产于广西、广东、贵州等地。

性状特征　本品呈扇面形、三角形、菱形或盾形的扁平状或半折合状，中间较厚，边缘较薄。大小不一，长宽各0.5～5cm。背面黑褐色或黄褐色，有光泽，腹面色较浅，中部有一条明显突起的弓形横向棱线，其下方有数条与棱线相平行的细纹。角质微透明，坚韧而有弹性，不易折断。气微腥，味微咸。

品质优劣　药材以片匀、表面光洁、黑褐色或黄褐色、半透明、无腥气、不带皮肉者为佳。

采收加工　将成年穿山甲屠宰后，剥皮，去净残肉，晒干，即得甲张。将甲张放在沸水锅内煮，待甲片自行脱落后，捞出洗去残肉，晒干，便得成品甲片。或将晒干的甲皮放入石灰水中浸泡3～4天，待皮肉腐蚀后，以清水洗净，晒干为甲片。或捉到后迅速放入沸水中烫，甲片自行脱落，晒干。

性味归经　咸，微寒。归肝、胃经。

功能主治　活血消癥、通经下乳，消肿排脓，搜风通络。用于经闭癥瘕，乳汁不通，痈肿疮毒，风湿痹痛，中风瘫痪，麻木拘挛。

贮　　藏　本品易虫蛀，应置干燥处保存。

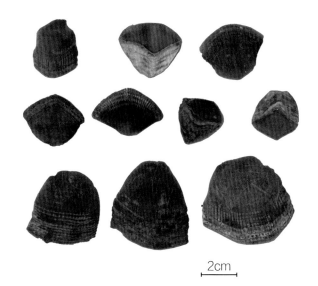

2cm

穿山甲甲片药材

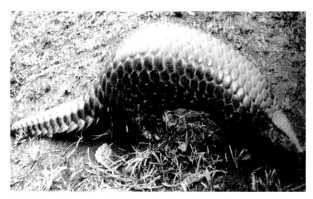

穿山甲

穿心莲

Chuanxinlian

HERBA ANDROGRAPHIS

来　　源　为爵床科植物穿心莲*Andrographis paniculata*（Burm. f.）Nees的干燥地上部分。

生境分布　长江以南温暖地区较普遍种植，尤以广东、海南、广西、福建为多；在北方少数地区亦有引种栽培。

道地产区　主产于广东、福建等地。

性状特征　本品茎呈方柱形，多分枝，长50～70cm，节稍膨大；质脆，易折断。单叶对生，叶柄短或近无柄；叶片皱缩，易碎，完整者展平后呈披针形或卵状披针形，长3～12cm，宽2～5cm，先端渐尖，基部楔形下延，全缘或波状；上表面绿色，下表面灰绿色，两面光滑。气微，味极苦。

品质优劣　本品以色绿、味极苦、纯净者为佳。

采收加工　一般在栽种当年的8～10月，现蕾或开花期采收，收割时齐地面割除全草，晒干。

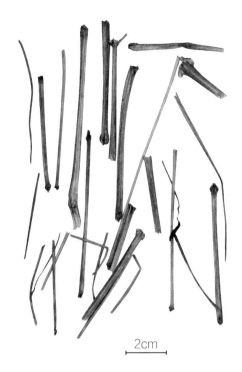

2cm

穿心莲药材

性味归经　苦，寒。归心、肺、大肠、膀胱经。

功能主治　清热解毒，凉血，消肿。用于感冒发热，咽喉肿痛，口舌生疮，顿咳劳嗽，泄泻痢疾，热淋涩痛，痈肿疮疡，蛇虫咬伤。

贮　　藏　置阴凉干燥处保存。

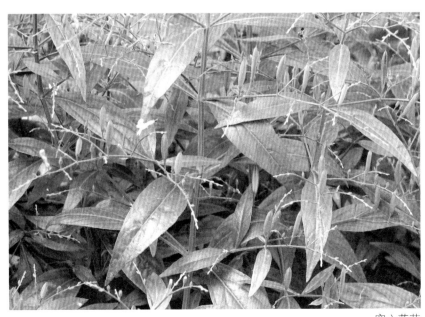

穿心莲花

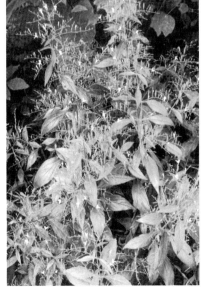

穿心莲

415

络石藤

Luoshiteng

CAULIS TRACHELOSPERMI

来　　源　为夹竹桃科植物络石 *Trachelospermum jasminoides*（Lindl.）Lem. 的干燥带叶藤茎。

生境分布　常附生于岩石、墙壁或其他植物上。分布于辽宁、山东、江苏、浙江、安徽、江西、湖北等地。

道地产区　主产于浙江、江苏、湖北、安徽、江西、山东等地。

性状特征　藤茎圆柱形，多分枝，直径0.2～1cm；表面红棕色，具点状皮孔和不定根；质较硬，折断面纤维状，黄白色，有时中空。叶对生，具短柄，完整叶片呈椭圆形或卵状椭圆形，长2～10cm，宽0.8～3.5cm，先端渐尖或钝，有时微凹，叶缘略反卷，上表面黄绿色，下表面较浅，叶脉羽状，下表面较清晰，稍凸起；革质，折断时可见白色绵毛状丝。气微，味微苦。

品质优劣　药材以身干、条长、叶多、色绿者为佳。

采收加工　秋末冬初叶未脱落前采收，晒干备

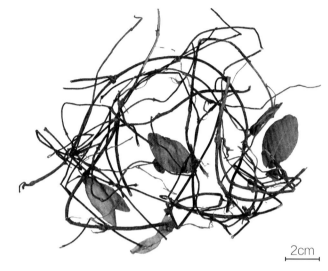

2cm

络石藤药材

用或鲜用。

性味归经　苦，微寒。归心、肝、肾经。

功能主治　祛风通络，凉血消肿。用于风湿热痹，筋脉拘挛，腰膝酸痛，喉痹，痈肿，跌仆损伤。

贮　　藏　置干燥处保存。

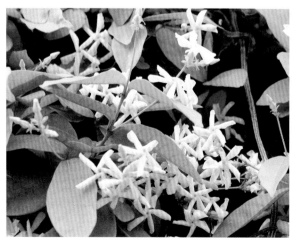

络石藤花

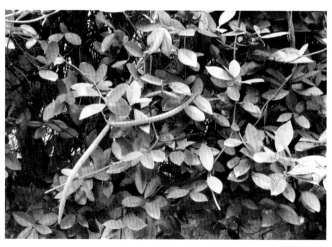

络石藤果实

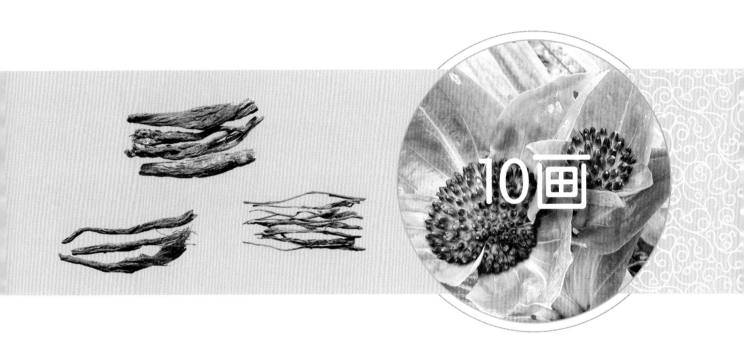

10回

秦艽

Qinjiao

RADIX GENTIANAE MACROPHYLLAE

来　　源　为龙胆科植物秦艽 *Gentiana macrophylla* Pall.、麻花秦艽 *Gentiana straminea* Maxim.、粗茎秦艽 *Gentiana crassicaulis* Duthie ex Burk. 或小秦艽 *Gentiana dahurica* Fisch. 的干燥根。

生境分布

1. 秦艽　生于草地、湿坡。分布于东北、华北、西北及河南、四川等地。

2. 麻花秦艽　生于海拔2 000～5 000m的高山、草地和溪边。分布于宁夏、甘肃、青海、湖北、四川、西藏等地。

3. 粗茎秦艽　生于高山草坪上。分布于四川、云南、西藏等地。

4. 小秦艽　生于高山草丛中。分布于河北、山西、内蒙古、陕西、甘肃、宁夏、青海、新疆、四川、西藏等地。

道地产区

1. 秦艽　主产西北、华北及东北，四川亦产。为甘肃特产药材之一，品质亦以甘肃的德乌鲁市、临潭、靖远、岷县、舟曲、会川、西礼、和政产者为佳。

2. 麻花秦艽　产于四川、甘肃、青海、西藏等地。

3. 粗茎秦艽　产于西南地区。

4. 小秦艽　产于河北、山西、内蒙古、陕西、宁夏、甘肃、新疆、青海、四川、西藏等地。以山西、内蒙古、陕西及宁夏等地产者为佳。

性状特征　按照来源不同分述如下：

1. 秦艽（大叶秦艽）　甘肃称萝卜艽、鸡腿艽；陕西、青海、河北称西大艽、西秦艽、左秦艽、左拧根；河北称大艽、山大艽；山西称曲双。根略呈圆锥形，上粗下细，长10～25cm，直径1～3cm，扭

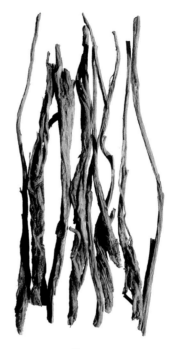

2cm

小秦艽药材

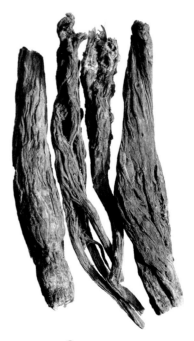

2cm

秦艽药材

曲不直，有的根头部由数个根茎合生，因而可膨大至6cm以上，残存的茎基上有时可见纤维状的残叶维管束。根外表灰黄至棕黄色，有纵向或扭曲的纵沟。质硬而脆，易折断。断面不平坦，显油性，皮部黄白色或棕黄色，木部土黄色。气特殊，味苦而涩。

2. 麻花秦艽　又名麻花艽、辫子艽、扭丝艽。根略呈倒圆锥形，为多数小根相互缠绕交错而成，形如麻花或发辫状。长15～30cm，根头部由数个小根组成，直径可达7cm以上。表面棕褐色，粗糙，具多数旋转扭曲的纹理。独根者往往于主根下部多分枝或多数相互分离后又连合，略成网状或麻花状。体干枯疏松多空隙。质松脆，易折断，断面多呈枯朽状。气微，味苦微涩。

3. 粗茎秦艽　又名川秦艽、萝卜艽、牛尾艽，云南丽江叫大秦艽，大理叫白秦艽。根略呈圆柱形，较粗大，根多为独根不分枝，很少互相扭绕，长12～20cm，直径1～35cm。表面黄棕色或暗棕色，有纵向扭转的皱纹；根头部有淡黄色叶柄残基及纤维状的叶基维管束，外皮松泡，味苦涩而臭。

4. 小秦艽　商品习称兴安秦艽、狗秦艽、狗尾艽、山秦艽。根略成长纺锤形或圆柱形，长8～20cm，直径2～9mm。表面棕黄色或棕褐色，有纵向或扭曲的沟纹，已除去外皮者表面黄色。根头部较细，多为单枝，偶有二分叉者，表面可见明显的横向纹理，顶端残存茎基及短纤维状叶鞘。主根通常1个或于中部以下分成数枝。质轻而松，易折断，断面黄白色。气微，味苦微涩。

品质优劣　药材均以主根粗壮、质实肉厚、色棕黄、气味浓者为佳。

采收加工　野生者，每年秋季采挖；露地栽培秦艽栽植2年后采挖，地膜栽培秦艽栽后当年可

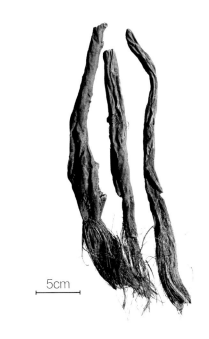

5cm

粗茎秦艽药材

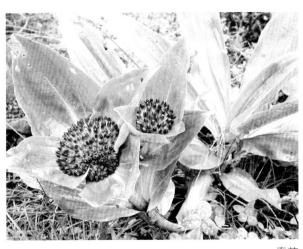

秦艽

采挖，于秋季采挖，挖出的根除掉茎叶、须根和泥土，然后用清水洗干净，使根茎呈乳白色，再晾至灰黄色或黄色时，切去芦头晒至全干。

性味归经　辛，苦，平。归胃、肝、胆经。

功能主治　祛风湿，清湿热，止痹痛，退虚热。用于风湿痹痛，中风半身不遂，筋脉拘挛，骨节酸痛，湿热黄疸，骨蒸潮热，小儿疳积发热。

贮　藏　本品易受潮发霉、易泛油而走失香气，应置阴凉干燥处保存。

秦皮

Qinpi

CORTEX FRAXINI

来　　源　为木犀科植物苦枥白蜡树 *Fraxinus rhynchophylla* Hance、白蜡树*Fraxinus chinensis* Roxb.、尖叶白蜡树*Fraxinus szaboana* Lingelsh.或宿柱白蜡树 *Fraxinus stylosa* Lingelsh. 的干燥枝皮或干皮。

生境分布

1. 苦枥白蜡树　生于山坡、山沟和丛林中。分布于东北及河北、江西、河南等地。城市中常栽培为行道树。东北地区秦皮主要为此种。

2. 白蜡树　生于山间向阳路旁，坡地润湿处，多栽培。分布于南、北各地。本种在我国栽培历史悠久，主要经济用途为放养白蜡虫以生产白蜡，故名白蜡树，尤以西南各地栽培最盛。

3. 尖叶白蜡树　生于海拔1000m以上的山地，分布于黄河、长江流域各地。

4. 宿柱白蜡树　生于海拔1300～3200m的山坡杂木林中。分布于陕西、甘肃、河南、四川。

道地产区　主产于陕西及东北各地。

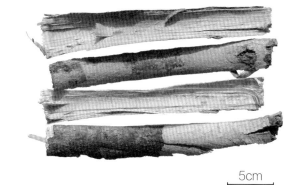

5cm

秦皮（苦枥白蜡树）药材

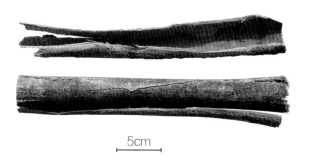

5cm

秦皮（尖叶白蜡树）药材

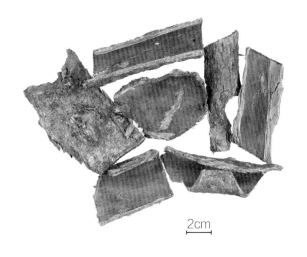

2cm

秦皮（白蜡树）药材

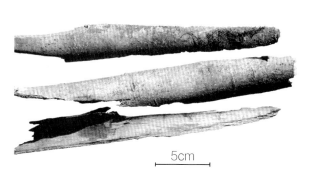

5cm

秦皮（宿柱白蜡树）药材

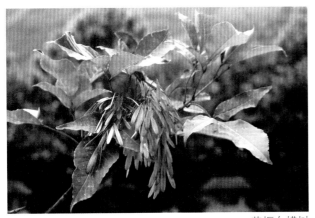

苦枥白蜡树

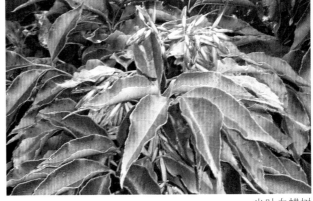

尖叶白蜡树

性状特征　商品分为枝皮和干皮：

1. 枝皮　一般呈卷筒状，长30～100cm，厚1～3mm。外表灰棕色或灰黑色，有细密的纵向皱纹，有时可见灰白色地衣斑及对生的分枝痕，其下沿可见马蹄形或新月形叶痕；皮孔密布，圆点状或横长椭圆形，周边灰白色，中心红棕色；有时可见具环纹并稍增大的年节。内表面较平滑，黄白色至黄棕色。质较坚硬，可折断，断面黄白色，纤维性并显层片状，逐层分离所得之层离片在放大镜下可见网纹及射线干裂后形成的小孔。气微，味苦。

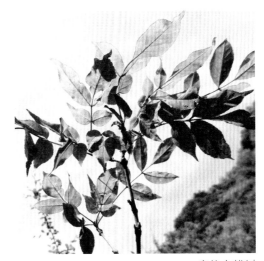

宿柱白蜡树

2. 干皮　多呈槽状，亦有片块，厚2～3mm。外表面皱纹明显，较老的干皮具龟裂皮鳞（落皮层），去除皮鳞者外表较平滑，皮孔处有圆形或椭圆形凹点，有的凹点处残留红棕色物。其余特征与枝皮同。

品质优劣　药材以条长、整齐、色灰白、有斑点者为佳。

采收加工　春、秋季修整树枝时剥取树皮，栽培种待树干直径10cm以上剥取，切丝晒干。

性味归经　苦、涩，寒。归肝、胆、大肠经。

功能主治　清热燥湿，收涩止痢，止带，明目。用于湿热泻痢，赤白带下，目赤肿痛，目生翳膜。

贮　　藏　置阴凉干燥处保存。

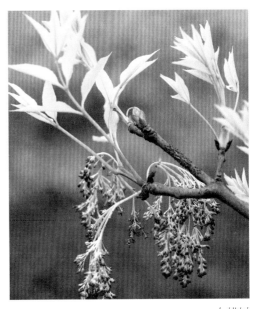

白蜡树

珠子参

Zhuzishen

RHIZOMA PANACIS MAJORIS

来　源　为五加科植物珠子参 *Panax japonicus* C. A. Mey. var. major（Burk.）C. Y. Wu et K. M. Feng 或羽叶三七*Panax japonicus* C. A. Mey. var. bipinnatifidus（seem.）C. Y. Wu et K. M. Feng 的干燥根茎。

生境分布　生于山坡竹林下或杂木林中阴湿处。分布于陕西、甘肃、宁夏、河南、湖北、四川、贵州、云南等地。

道地产区　主产于云南丽江、迪庆、怒江、大理、楚雄、昭通等地。

性状特征　本品略呈扁球形、圆锥形或不规则菱角形，偶呈连珠状，直径 0.5～2.8cm。表面棕黄色或黄褐色，有明显的疣状突起及皱纹，偶有圆形凹陷的茎痕，有的一侧或两侧残存细的节间。质坚硬，断面不平坦，淡黄白色，粉性。气微，味苦、微甘，嚼之刺喉。蒸（煮）者断面黄白色或黄棕色，略呈角质样，味微苦、微甘，嚼之不刺喉。

品质优劣　以质坚硬、块大，蒸品红棕色、透明、角质者为佳。

采收加工　秋季采集，洗净晒干备用。

性味归经　苦、甘，微寒。归肝、肺、胃经。

功能主治　补肺养阴，祛瘀止痛，止血。用于气阴两虚，烦热口渴，虚劳咳嗽，跌仆损伤，关节痹痛，咳血、吐血，衄血，崩漏，外伤出血。

贮　藏　本品易虫蛀、发霉，应置阴凉干燥处保存。

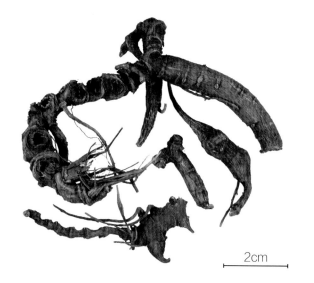

2cm

珠子参药材

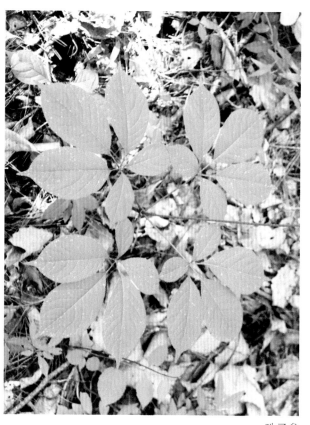

珠子参

莱菔子

Laifuzi

SEMEN RAPHANI

来　　源　为十字花科植物萝卜 *Raphanus sativus* L. 的干燥成熟种子。

生境分布　全国各地均有栽培。

道地产区　全国各地均有生产，但以浙江绍兴、梁湖的产品为优。

性状特征　干燥种子呈椭圆形或近卵圆形而稍扁，长约3mm，宽2.5mm。表面红棕色，一侧有数条纵沟，一端有种脐，呈褐色圆点状突起。用放大镜观察，全体均有致密的网纹。质硬，破开后可见黄白色或黄色的种仁，有油性。无臭，味甘，微辛。

品质优劣　药材以粒大、饱满、坚实、红棕色者为佳。

采收加工　种子成熟后，割取全株，晒干，打下种子，除去杂质即得。

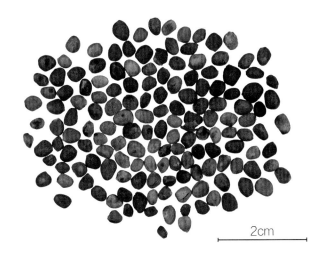

2cm

莱菔子药材

性味归经　辛、甘，平。归肺、脾、胃经。

功能主治　消食除胀，降气化痰。用于饮食停滞，脘腹胀痛，大便秘结，积滞泻痢，痰壅喘咳。

贮　　藏　本品易虫蛀、泛油，应密闭，置阴凉干燥处保存。

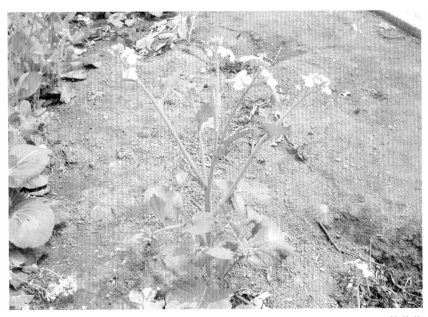

莱菔花

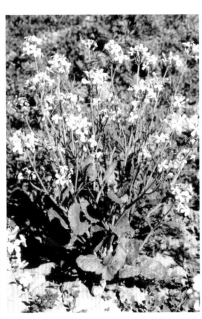

莱菔原植物

莲子

Lianzi

SEMEN NELUMBINIS

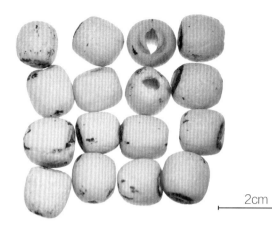

2cm

莲子药材

来　源　为睡莲科植物莲*Nelumbo nucifera* Gaertn. 的干燥成熟种子。

生境分布　生于水泽、池塘、湖泊中。我国南北各地均有栽培。

道地产区　主产于湖南、福建、浙江等地。产于湖南者称"湘莲"，产于福建者称"建莲"，产于浙江、江苏者称"湖莲"。

性状特征　种子呈椭圆形或类球形，长1.2～1.8cm，直径0.8～1.4cm。表面棕色、浅黄棕色或红棕色，有细纵纹及不规则皱纹，有时可见较宽的脉纹。顶端中心呈乳头状突起，深棕色，其周边略下陷。质硬。种皮菲薄，紧贴子叶，不易剥离。子叶2片，黄白色，肥厚，粉质，2子叶间有空隙，包有绿色莲子心。气微，种皮味涩，子叶微甜，莲心极苦。

品质优劣　药材以颗粒大、饱满、肉白、粉性足者为佳。

采收加工　9～10月间果实成熟时，剪下莲蓬，剥出果实，趁鲜用快刀划开，剥去壳皮，晒干。

性味归经　甘、涩，平。归脾、肾、心经。

功能主治　补脾止泻，止带，益肾涩精，养心安神。用于脾虚泄泻，带下，遗精，心悸失眠。

贮　藏　本品易发霉、虫蛀，置阴凉干燥处保存。

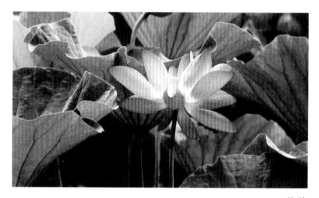

莲花

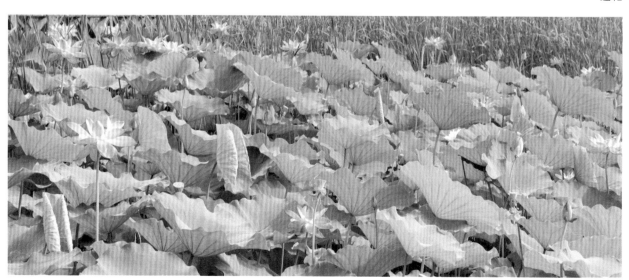

莲

莲子心

Lianzixin

PLUMULA NELUMBINIS

来　　源　为睡莲科植物莲*Nelumbo nucifera* Gaertn. 的成熟种子中的干燥幼叶及胚根。

生境分布　同"莲子"。

道地产区　同"莲子"。

性状特征　本品略呈细圆柱形，长1~1.4cm，直径约0.2cm。幼叶绿色，一长一短，卷成箭形，先端向下反折，两幼叶间可见细小胚芽。胚根圆柱形，长约3mm，黄白色。质脆，易折断，断面有数个小孔。气微，味苦。

品质优劣　本品以色绿、微有光泽、味苦者为佳。

采收加工　将莲子剥开，取出绿色胚（莲心），晒干。

性味归经　苦，寒。归心、肾经。

功能主治　清心安神，交通心肾，涩精止血。用于热入心包，神昏谵语，心肾不交，失眠遗精，血热吐血。

贮　　藏　本品易发霉、虫蛀，置阴凉干燥处保存。

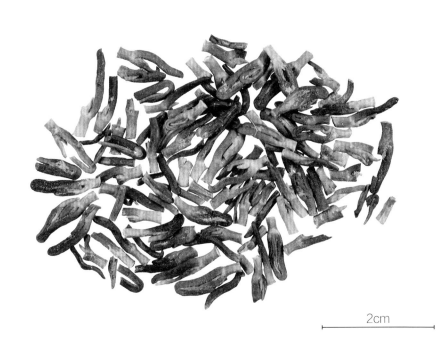

2cm

莲子心药材

莲房

Lianfang

RECEPTACULUM NELUMBINIS

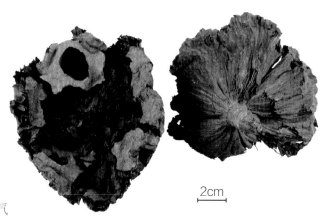

2cm

莲房药材

来　源　为睡莲科植物莲*Nelumbo nucifera* Gaertn. 的干燥花托。

生境分布　同"莲子"。

道地产区　同"莲子"。

性状特征　本品呈倒圆锥状或漏斗状，多撕裂，直径5～8cm，高4.5～6cm。表面灰棕色至紫棕色，具细纵纹及皱纹，顶面有多数圆形孔穴，基部有花梗残基。质疏松，破碎面海绵样，棕色。气微，味微涩。

品质优劣　本品以个大、完整、棕色而不黑者为佳。

采收加工　10月间果实成熟后采集，去掉莲子后晒干。

性味归经　苦、涩，温。归肝经。

功能主治　化瘀止血。用于崩漏，尿血，痔疮出血，产后瘀阻，恶露不尽。

贮　藏　本品易发霉、虫蛀，置阴凉干燥处保存。

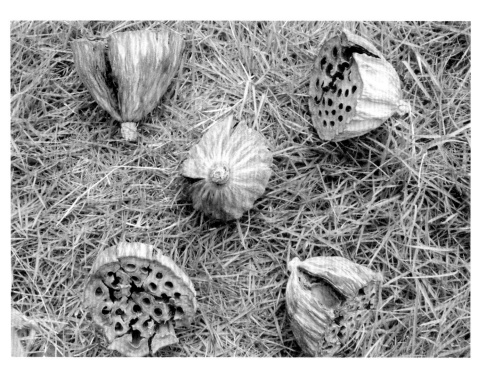

莲房药材

莲须

Lianxu

来　　源　为睡莲科植物莲 *Nelumbo nucifera* Gaertn. 的干燥雄蕊。

生境分布　同"莲子"。

道地产区　同"莲子"。

性状特征　本晶呈线形。花药扭转，纵裂，长1.2～1.5cm，直径约0.1cm，淡黄色或棕黄色。花丝纤细，稍弯曲，长1.5～1.8cm，淡紫色。气微香，味涩。

品质优劣　以粗细均匀，香气浓者为佳。

采收加工　夏季花丌时选晴天采收，盖纸晒干或阴干。

性味归经　甘、涩，平。归心、肾经。

功能主治　固肾涩精。用于遗精滑精，带下，尿频。

贮　　藏　本品易发霉、虫蛀，置阴凉干燥处保存。

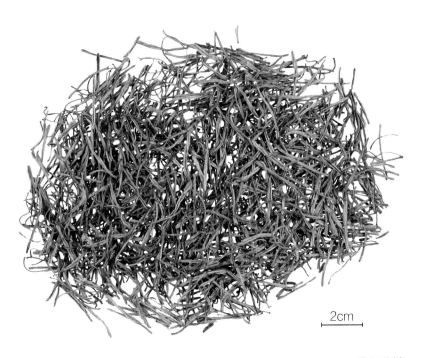

2cm

莲须药材

莪术

Ezhu

RHIZOMA CURCUMAE

来　源　为姜科植物蓬莪术 *Curcuma phaeo-caulis* Val.、广西莪术 *Curcuma Kwan-gsiensis* S. G.Lee et C. F. Liang或温郁金 *Curcuma wenyujin* Y.H. Chen et C. Ling的干燥根茎。

生境分布

1. 蓬莪术　野生或栽培。分布于福建、广东、广西、四川等地。

2. 广西莪术　为栽培品，分布于广西、云南等地。

3. 温郁金　为栽培品，主要分布于浙江。

道地产区　蓬莪术主产于四川温江、乐山；广西莪术主产于广西贵县、大新；温郁金（温莪术）主产于浙江瑞安。

性状特征　根据来源不同分述如下：

1. 蓬莪术　根茎类圆形、卵圆形、长圆形，顶端多钝尖，基部钝圆，长2～5cm，直径1.5～2.5cm。表面土黄色至灰黄色，上部环节明显，两侧各有1列下陷的芽痕和类圆形的侧生根茎痕；体重，质坚实，断面深绿黄色至棕色，常附有棕黄色粉末。皮层与中柱易分离。气微香，味微苦而辛。

2. 广西莪术　根茎类圆形、卵圆形或长卵形，顶端钝尖，基部钝圆，长3.5～6.5cm，直径2～4.5cm。表面土黄色或土棕色，环节明显，有点状须根痕，两侧各有1列下陷的芽痕和侧生根茎痕，侧生根茎痕较大，位于下部。质坚重，断面棕绿或棕黄色，内皮层环纹黄白色，皮层易与中柱分离，可见条状或点状维管束，气香，味微苦、辛。

3. 温郁金（温莪术）　根茎长卵圆形或长圆形，顶端长尖，基部多钝圆，长3.5～8cm，直径2～4cm。表面灰棕色或灰黄色，上部环节凸起，基部有下陷的须根痕，可见短的须根，有刀削痕。

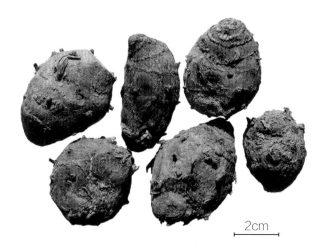

2cm

蓬莪术药材

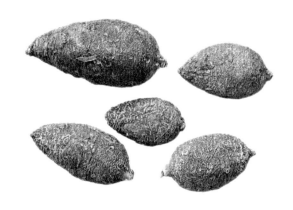

2cm

温郁金药材

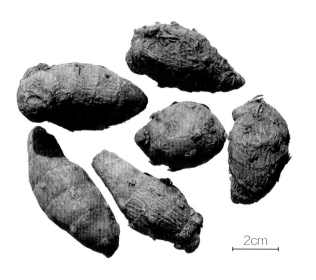

2cm

广西莪术药材

质坚实，断面灰黄色或黄棕色，常附有淡黄色或黄棕色粉末，可见点状或条状维管束。气香，味辛、苦。

品质优劣 药材以个均匀、质坚实、光滑、香气浓者为佳。

采收加工 每年10月份以后，莪术苗完全干枯以后开始采收。用锄头挖起地下部分，清洗干净，用大锅蒸煮1.5h左右，约八九成熟（莪苓用手捏不响，不出水即可），取出晒干。

性味归经 辛、苦，温。归肝、脾经。

功能主治 行气破血，消积止痛。用于癥瘕痞块，瘀血经闭，胸痹心痛，食积胀痛。

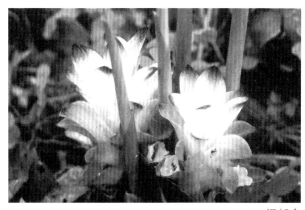

温郁金

贮 藏 本品易发霉、虫蛀，置阴凉干燥处保存。

荷叶

Heye

FOLIUM NELUMBINIS

来 源 为睡莲科植物莲*Nelumbo nucifera* Gaertn. 的干燥叶。

生境分布 同"莲子"。

道地产区 同"莲子"。

性状特征 本品呈半圆形或折扇形，展开后呈类圆形，全缘或稍呈波状，直径20～50cm。上表面深绿色或黄绿色，较粗糙；下表面淡灰棕色，较光滑，有粗脉21～22条，自中心向四周射出；中心有突起的叶柄残基。质脆，易破碎。稍有清香气，味微苦。

品质优劣 以叶大、完整、色绿、无霉菌污染者为佳。

采收加工 秋季采叶，晒至七八成干，去梗，

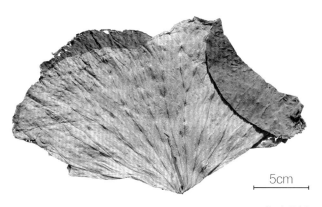

5cm

荷叶药材

对折叠成半圆形，晒至全干，或趁鲜切丝晒干。生用或炒炭用。

性味归经 苦，平。归肝、脾、胃经。

功能主治 清暑化湿，升发清阳，凉血止血。用于暑热烦渴，暑湿泄泻，脾虚泄泻，血热吐衄，便血崩漏。荷叶炭收涩、化瘀、止血。用于出血症及产后血晕。

贮 藏 置干燥处保存。

桂枝

Guizhi

RAMULUS CINNAMOMI

来　　源　为樟科植物肉桂*Cinnamomum cassia* Presl的干燥嫩枝。

生境分布　同"肉桂"。

道地产区　同"肉桂"。

性状特征　本品呈细圆柱形，长15～100cm，直径0.8～1cm，外表棕红色或紫褐色。表面有枝痕、叶痕、芽痕，并有纵棱线、纵纹及横纹。质硬而脆，易折断，断面不平坦。外有棕红色边，中心色较深。粗枝断面呈黄白色。气清香，味甜微辛。

品质优劣　以幼嫩、棕红色、气香者为佳。

采收加工　3～7月间剪取嫩枝，除去叶片，鲜时切片，阴干或晒干。

性味归经　辛、甘，温。归心、肺、膀胱经。

功能主治　发汗解肌，温通经脉，助阳化气，平冲降逆。用于风寒感冒，脘腹冷痛，血寒经闭，关节痹痛，痰饮，水肿，心悸，奔豚。

贮　　藏　本品易受潮而走失香气，应置阴凉干燥处保存。

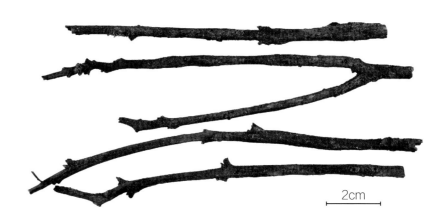

2cm

桂枝药材

桔梗

Jiegeng

RADIX PLATYCODONIS

来　　源　为桔梗科植物桔梗*Platycodon grandiflorum*（Jacq.）A.DC.的干燥根。

生境分布　生于山坡、草丛中或沟旁。我国南北各地均有分布，并有栽培。

道地产区　主产于东北、华北。

性状特征　根呈圆柱形或纺锤形，多单条状少有分枝，略扭曲，长7～22cm，直径0.7～1.6cm。顶端有较短的根茎（芦头），着生数个半月形的茎痕（芦碗），表面白色或淡黄白色，不去外皮者表面棕黄色至灰棕色，根上部有横纹，根下部有不规则的纵沟，并有横向皮孔及支根痕。质硬脆，易折断，断面不平坦，有裂隙，俗称"菊花心"。皮部呈类白色，形成层呈环状淡棕色而明显（即"玉栏"），木质部淡黄色（即"金井"，二者习称"金井玉栏"）。气微，味微甜而后苦。

品质优劣　药材以根条肥大、外表色白、体坚实，味苦者为佳。

采收加工　一般在播种后培育2年收获，同时满足桔梗皂苷总含量不低于6％的要求。于10月中下旬当地上部枯黄时或次年春萌芽前挖取。以秋天采为好：过早产量低，质量差；过迟则不易刮皮。收挖时要深挖，不要伤根，以免汁液外溢，影响桔梗品质。鲜根挖出后，去净泥土、芦头，浸水中用竹刀、木棱、瓷片等刮去外皮（栓皮），洗净，晒干或烘干。晒干时经常翻动，到近干时堆起来发汗一天，使内部水分转移到体外，再晒至全干。阴雨天可用无烟煤炕烘，烘至桔梗出水时出炕摊晾，待回润后再烘，反复至干。

性味归经　苦、辛，平。归肺经。

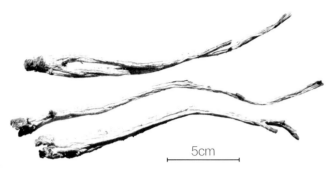

5cm

桔梗药材

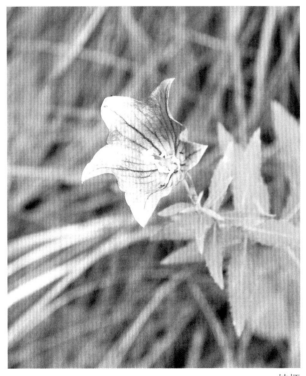

桔梗

功能主治　宣肺，利咽，祛痰，排脓。用于咳嗽痰多，胸闷不畅，咽痛音哑，肺痈吐脓。

贮　　藏　本品易虫蛀、发霉，应置阴凉干燥处保存。

桃仁

Taoren

SEMEN PERSICAE

来　源　为蔷薇科植物桃 *Prunus persica*（L.）Batsch 或山桃 *Prunus davidiana*（Carr.）Franch. 的干燥成熟种子。

生境分布

1.桃　全国普遍栽培。

2.山桃　分布于河北、山西、陕西、甘肃、山东、河南、四川、云南等地。

道地产区　桃仁主产于四川、陕西、山西、河北、山东等地。以山东产质量最佳。山桃仁主产于河北、河南、山东、山西等地。

性状特征　根据来源不同分述如下：

1.桃仁　种子呈扁平长卵形，长1～1.8cm，宽0.8～1.2cm，厚2～4mm。表面黄棕色或红棕色，具有纵脉纹及细小颗粒状突起。顶端尖，中部膨大，底部钝圆而扁斜，自底部散出多数脉纹，棱线状微突起，边缘较薄。近尖端一侧有一短线形种脐，深褐色，圆端有颜色略深不甚明显的合点，自合点处向上散出多数凹陷纵向维管束。种皮菲薄，质脆，除去种皮，种仁乳白色，富含油脂，子叶2片。气微弱，味微苦。

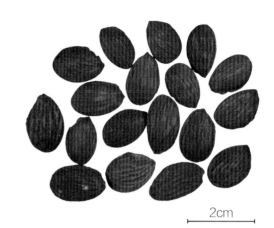

2cm

桃仁药材

2.山桃仁　种子呈扁平类卵圆形，长0.9～1.5cm，宽约7mm，厚约5mm。表面红棕色或黄棕色。较桃仁小而肥厚，边缘不薄，表面颗粒突起较粗而密。

品质优劣　两种药材均以颗粒饱满、色棕红、种仁白者为佳。

采收加工　夏、秋摘取成熟果实，打碎果核，取出种子，晒干。

性味归经　苦、甘，平。归心、肝、大肠经。

功能主治　活血祛瘀，润肠通便，止咳平喘。用于经闭痛经，癥瘕痞块，肺痈肠痈，跌仆损伤，肠燥便秘，咳嗽气喘。

贮　藏　本品易虫蛀、发霉、泛油，应置阴凉干燥处保存。

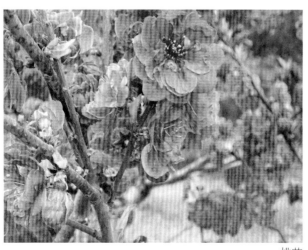

桃花

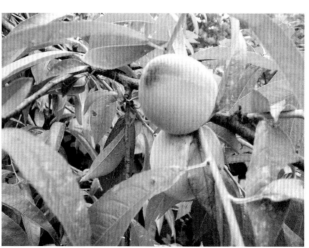

桃

桃枝

Taozhi

PERSICAE RAMULUS

来　　源　为蔷薇科植物桃 *Prunus persica* (L.) Batsch的干燥枝条。

生境分布　同"桃仁"。

道地产区　同"桃仁"。

性状特征　本品呈圆柱形，长短不一，直径0.2~1cm，表面红褐色，较光滑，有类白色点状皮孔。质脆，易折断，切面黄白色，木部占大部分，髓部白色。气微，味微苦、涩。

品质优劣　本品以表面红褐色而光亮、点状皮孔明显者为佳。

采收加工　秋季采割，洗净晾干或鲜用。

性味归经　苦，平。归心、肝经。

功能主治　活血通络，解毒杀虫。用于心腹刺痛，风湿痹痛，跌打损伤，疮癣。

贮　　藏　置干燥处保存。

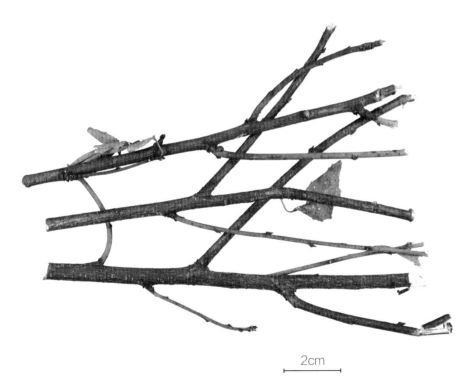

2cm

桃枝药材

433

核桃仁

Hetaoren

SEMEN JUGLANDIS

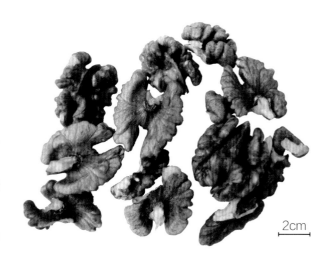

核桃仁药材

来　　源　为胡桃科植物胡桃*Juglans regia* L. 的干燥成熟种子。

生境分布　我国各地广泛栽培，尤以华北最多。

道地产区　主产于河北平山、正定，北京昌平，山西汾阳、阳泉、和顺，山东泰安等地。

性状特征　种子由两片呈脑状的子叶合成，完整者类球形，直径2～3.5cm，凹凸不平，外被淡棕色膜状种皮，具显著脉纹，易剥落。子叶鲜时白色，干后黄白色，富油质。臭微弱，味微香甜。种皮味涩，微苦。

品质优劣　药材以个肥大、不碎、不泛油者为佳。

采收加工　8～10月当青皮绿色渐渐变淡，成为黄绿色或黄色，青皮顶部有裂缝及时采收，采用堆沤脱青皮法、机器脱青法将鲜核桃外面外果皮脱去，洗净，砸破内果皮即为种仁。

性味归经　甘，温。归肾、肺、大肠经。

功能主治　补肾，温肺，润肠。用于肾阳不足，腰膝酸软，阳痿遗精，虚寒喘嗽，肠燥便秘。

贮　　藏　本品易虫蛀、发霉、泛油，应置阴凉干燥处保存。

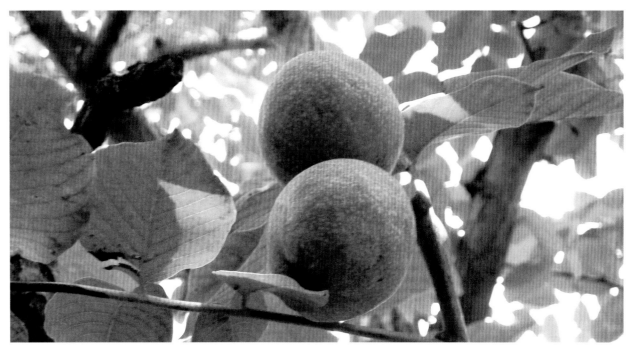

胡桃

夏天无

Xiatianwu

RHIZOMA CORYDALIS DECUMBENTIS

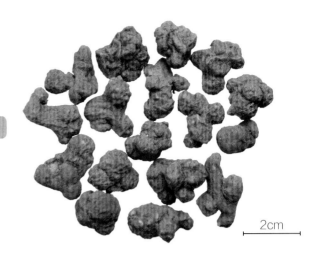

2cm

夏天无药材

来　　源　为罂粟科植物伏生紫堇 *Corydalis decumbens*（Thunb.）Pers. 的干燥块茎。

生境分布　生于丘陵、山脚潮湿的草丛中及水沟边。分布于江苏、安徽、浙江、江西、福建、台湾、湖南等地。

道地产区　主产于江西余江、贵溪、新余、临川。

性状特征　块茎类球形、长圆形或呈不规则块状，长0.5～3cm，直径0.5～2.5cm。表面灰黄色、暗绿色或黑褐色，有瘤状突起和不明显的细皱纹，上端钝圆，可见茎痕，四周有淡黄色点状叶痕及须根痕。质硬，断面黄白色或黄色，颗粒状或角质样，有的略带粉性。气无，味苦。

品质优劣　药材以个大、质坚、断面黄白色者为佳。

采收加工　4月中下旬叶片变黄时开始采收。夏天无块茎露出时用手捡起，除去根须，洗净晾干即可。

性味归经　苦、微辛，温。归肝经。

功能主治　活血止痛，舒筋活络，祛风除湿。用于中风偏瘫，头痛，跌仆损伤，风湿痹痛，腰腿疼痛。

贮　　藏　本品易虫蛀、发霉，应置阴凉干燥处保存。

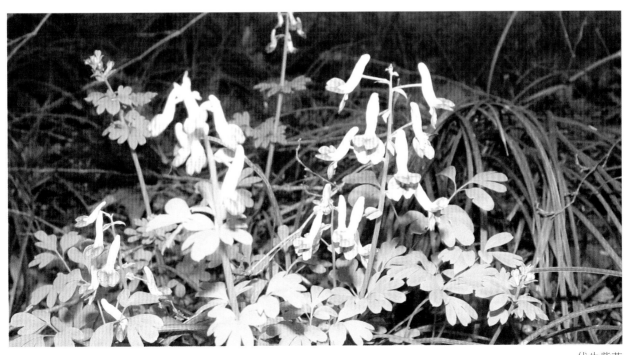

伏生紫堇

435

夏枯草

Xiakucao

SPICA PRUNELLAE

来　　源　为唇形科植物夏枯草 *Prunella vulgaris* L. 的干燥果穗。

生境分布　生于路旁、草地、林边。全国各地多有分布。

道地产区　主产于江苏、浙江、安徽、河南、湖北等地。

性状特征　带花的果序呈扁圆柱形，与去芒的麦穗相似，长3～8cm，直径0.8～1.5cm。红棕色或棕色。全果序由4～13轮宿存的花萼与苞片组成，每轮有对生苞片2片，呈肾形或横椭圆形，呈急尖尾状，外表面有白色细毛。每一苞片内有花3朵，花冠多已脱落，花萼钟状，长10mm，二唇形，上唇扁平，顶端几截平，有3个不明显的短齿，中齿宽大，下唇2裂，裂片披针形。小坚果4枚，矩圆状卵形，黄褐色，略有光泽，尖端有白色突起。体松而轻。气微弱，味淡。

品质优劣　药材以果序粗长、表面红褐色或黄褐色、无叶及梗等杂质者为佳。

采收加工　春播在当年，秋播在第2年采收。当夏季花穗呈半枯时，剪下花穗，晒干。不可遇雨露或潮湿，否则颜色变黑会影响质量。

性味归经　辛、苦，寒。归肝、胆经。

功能主治　清肝泻火，明目，散结消肿。用于目赤肿痛，目珠夜痛，头痛眩晕，瘰疬，瘿瘤，乳痈，乳癖，乳房胀痛。

贮　　藏　置阴凉干燥处保存。

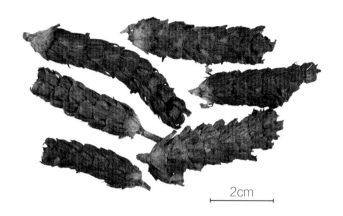

2cm

夏枯草药材

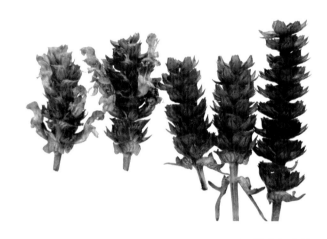

夏枯草鲜药材

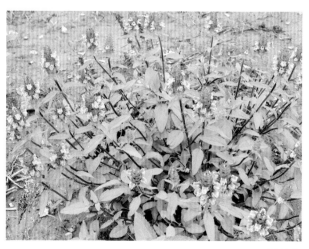

夏枯草

柴胡

Chaihu

RADIX BUPLEURI

来　　源　为伞形科植物柴胡*Bupleurum chinense* DC. 或狭叶柴胡*Bupleurum scorzonerifolium* Willd. 的干燥根。

生境分布

1. 柴胡　生于较干燥的山坡、田野及路旁等处。分布于东北、华北、华东、中南、西南及陕西、甘肃等地。

2. 狭叶柴胡　生于干燥的草原上。分布于我国东北、华北、西北及山东、江苏、安徽、湖北及四川等地。

道地产区　商品药材习惯将柴胡称为"北柴胡"，将狭叶柴胡称为"南柴胡"。北柴胡主产于我国东北、华北、华东及西北诸省。南柴胡主产于我国东北、华北以及浙江、福建、湖北等地。

性状特征

1. 北柴胡　本品为柴胡最主要的品种。干燥的根头部膨大，带少数残茎基，而不带簇生的纤维性毛状物（叶鞘腐烂后的残留物），但时有芽痕。根呈圆柱形至圆锥形，多有分枝，上粗下细，状如鼠尾，长10～20cm，直径6～15cm，外表灰黑色或灰棕色，有纵皱纹、支根痕及多数突起的横长皮孔。质坚硬而韧，不易折断。断面劈破呈纤维性。皮部浅棕色，木部黄色，气微香，不带油腥气，味微苦辛。

2. 南柴胡　本品根呈长圆柱形，少有分枝，长5～14cm，直径3～6cm，常弯曲而不直；表面红棕色或棕褐色；根头顶端常留有多数棕红色或黑棕色纤维性毛状物（枯叶纤维）；近根头处有多数紧密的环纹，皮孔明显。质脆、易折断。断面平坦，淡棕色，不显纤维性，中间有油点。气微香，有较浓的油腥气、味微苦辛。

品质优劣　北柴胡以主根粗大、少分枝、黄褐

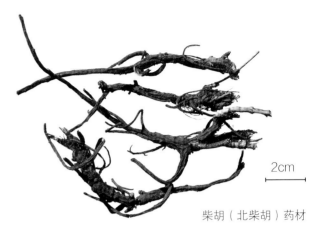

柴胡（北柴胡）药材

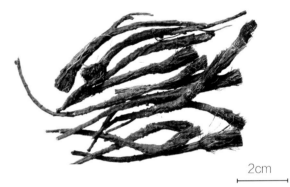

狭叶柴胡（南柴胡）药材

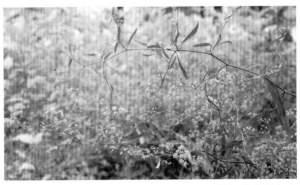

柴胡（北柴胡）

色、微有香气者为佳。南柴胡以根条粗、红棕色、质松脆、油腥气较浓者为佳。

采收加工　柴胡播种后第2年9～10月，植株开始枯萎时采挖，挖取根部，除去泥土、茎叶，晒干即可。

性味归经　辛，苦，微寒。归肝、胆、肺经。

功能主治　疏散退热，疏肝解郁，升举阳气。用于感冒发热，寒热往来，胸胁胀痛，月经不调，子宫脱垂，脱肛。

贮　　藏　本品易虫蛀，置阴凉干燥处保存。

党参

Dangshen

RADIX CODONOPSIS

来　　源　为桔梗科植物党参*Codonopsis pilosula*（Franch.）Nannf.、素花党参*Codonopsis pilosula* Nannf. var. *modesta*（Nannf.）L. T. Shen或川党参*Codonopsis tangshen* Oliv. 的干燥根。

生境分布

1. 党参　生于山地灌木丛间及林缘、林下。主产于辽宁、吉林、黑龙江、山西、陕西、甘肃、宁夏、四川等地；在河北、山西、河南等地有栽培。东北产者称"东党"，西北产者称"西党"，山西五台山野生者称"台党"，山西栽培者称"潞党"。

2. 素花党参　生于山地林下、林边及灌丛中。分布于山西中部、陕西南部、甘肃、青海、四川西北部。

3. 川党参　生于山地林边灌丛中，现有大量栽培。分布于陕西、湖北、湖南、四川、贵州等地。

道地产区　党参以产于山西潞安、长治、壶关、晋城、平顺及河南新乡等地者为佳。素花党参（西党）主产于甘肃岷县、文县、临潭、卓尼、舟曲，四川南坪、平武、松潘、若尔盖等县。川党参主产于四川、湖北及陕西。

性状特征　按来源不同分述如下：

1. 党参　为商品党参的主要品种。其根均为长圆柱形，少有分叉，长8～22cm，直径5～20mm，根头部通常留有蜂窝状多数疣状突起的茎痕及芽，即所谓"狮子盘头芦"。干燥品外皮具环状横纹及纵皱，外表支根脱落处常可见黑褐色的乳汁溢出物。质坚、体轻，有弹性。横断面淡黄棕色，具裂隙，中有黄色圆心。不同地区产者，其外形差异很大。以芦头而言，西党"狮子盘头"明显，而潞党则较小，蜂窝状的茎痕较稀；就外皮环纹而言，以西党

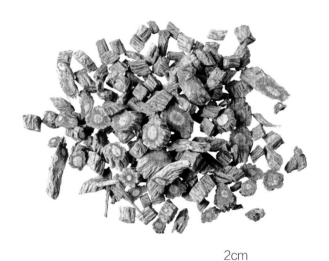

2cm

党参饮片

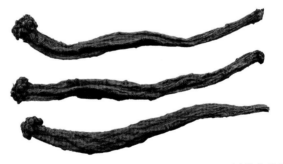

2cm

川党参药材

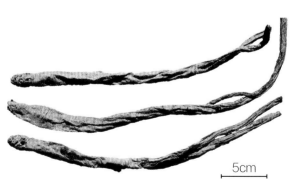

5cm

素花党参药材

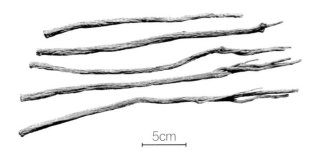

5cm

党参药材

环纹最紧密，且占全长之半，而东党之环纹则较少，潞党则更少；以根的直径而言，西党、东党通常在1cm以上，而潞党（栽培品）则较细，均在1cm左右。台党质较潞党为硬，一般认为台党与西党质地最佳。

2. 素花党参　长10～35cm，直径0.5～2.5cm。表面黄白色至灰黄色，根头下致密的环状横纹常达全长的一半以上。断面裂隙较多，皮部灰白色至淡棕色。其特点是根粗大，条直，大头小尾，纹细，嚼之化渣，味甜。

3. 川党参（川党）　本品的药材性状与党参略相似。大条者，根头也有"狮子盘头芦"，但茎痕较少而小，根呈长圆柱形，多为单文条状，故称"条党"，长20～50cm，直径0.7～2cm，表面黄白色或灰黄色，皮较细致，有明显的纵皱沟，遍体或顶端有较疏的横纹。小条者，根头部都小于正身，俗称"泥鳅头"。体柔润，坚实紧密，断面淡黄白色，裂隙少。气香味甜为其特点。其质量一般认为仅次于西党之野生者。

品质优劣　以有"狮子盘头芦"、根条粗壮而直、无分支或少分支、嚼之无渣或少渣、味甜者为佳。

采收加工　秋季9～10月采挖者质佳，洗净泥土，按大小分别用绳穿起，晒至半干，用手或木板搓揉，使皮部与木部贴紧，然后再晒再搓，如此反复3～4次，最后晒干。

性味归经　甘，平。归脾、肺经。

功能主治　健脾益肺，养血生津。用于脾肺气虚，食少倦怠，咳嗽虚喘，气血不足，面色萎黄，心悸气短，津伤口渴，内热消渴。

贮　藏　本品易虫蛀、发霉、泛油，应置阴凉干燥处保存。

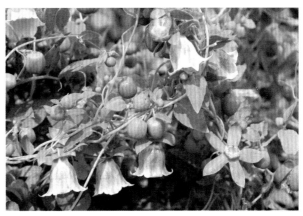

党参

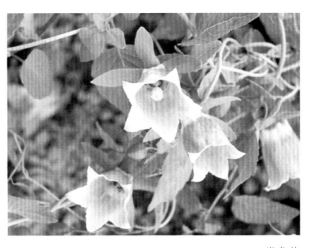

党参花

439

鸭跖草

Yazhicao

HERBA COMMELINAE

来　　源　为鸭跖草科植物鸭跖草 *Commelina communis* L.的干燥地上部分。

生境分布　喜生于阴湿处，如山坡、山涧、水沟附近湿润草地中。我国大部分省区均有分布。

道地产区　主产于我国华东及华南等地。

性状特征　全草长至60cm，黄绿色，老茎略呈方形，表面光滑，具数条纵棱，直径约2mm，节膨大，基部节上常有须根；断面坚实，中部有髓。叶互生，皱缩成团，质薄脆，易碎；完整叶片展平后呈卵状披针形或披针形，长3～9cm，宽1～3cm，先端尖，全缘，基部下延成膜质鞘，抱茎，叶脉平行。聚伞花序，总苞心状卵形，折合状，边缘不相连；花多脱落，萼片膜质，花瓣蓝黑色。气微，味甘、淡。

品质优劣　药材以完整、花序多、色黄绿者为佳。

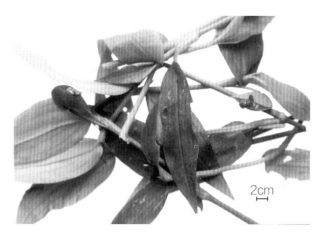

鸭跖草鲜药材

采收加工　一般是采收其嫩梢或在幼苗长至20～30cm时一次性割收。

性味归经　甘、淡，寒。归肺、胃、小肠经。

功能主治　清热泻火，解毒，利水消肿。用于感冒发热，热病烦渴，咽喉肿痛，水肿尿少，热淋涩痛，痈肿疔毒。

贮　　藏　置阴凉、干燥、通风处保存，防霉变。

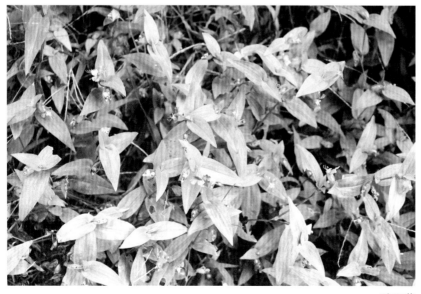

鸭跖草

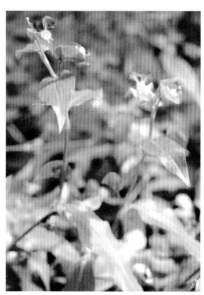

鸭跖草花

铁皮石斛

Tiepishihu

DENDROBII OFFICINALIS CAULIS

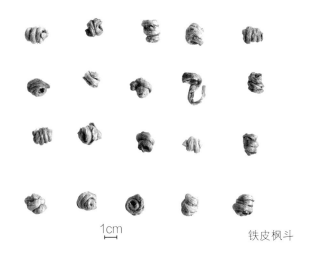

铁皮枫斗

来　源　为兰科植物铁皮石斛 *Dendrobium officinale* Kimura et Migo 的干燥茎。

生境分布　附生于树上。分布于安徽、广西、贵州、云南等地。

道地产区　主产于安徽、贵州、云南。

性状特征　商品分为铁皮枫斗和铁皮石斛两种:

1. 铁皮枫斗　本品呈螺旋形或弹簧状,一般2～6个旋纹,拉直后长3.5～8cm,直径2～4mm,节间长1～3.5cm。表面黄绿色或带有金黄色,有细纵纹,节明显,节上有时可见残留的灰白色叶鞘;一端可见茎基部留下的短须根。有的呈组结状或扭卷成圆形,习称"结子斗"或"圆枫斗"。质坚实,易折断,断面平坦,灰白色或灰绿色,略呈角质状。嚼之有黏性,无渣,气微,味微甘。

2. 铁皮石斛　茎圆柱形或扁圆柱形,长短不等,直径0.4～1.2cm。表面青绿色至墨绿色,光滑或有纵纹,节明显,色较深,节上有膜质叶鞘。易折断。气微,味微苦而回甜。嚼之有黏性。

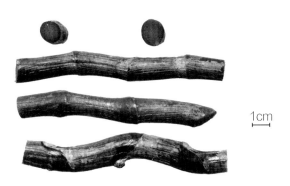

铁皮石斛鲜药材

品质优劣　铁皮枫斗以色黄绿、饱满、结实者为佳;铁皮石斛以表面色绿而深、光滑、嚼之黏性强者为佳。

采收加工　一年四季均可收割。铁皮石斛栽后4年采收。生长年限愈长,茎数愈多,单产愈高。新收的石斛,鲜用者,除去须根及杂质,另行保存。干用者,去根洗净,搓去薄膜状叶鞘,晒干或烘干,也可先将石斛置开水中略烫,再晒干或烘干,即为干石斛。铁皮枫斗是取嫩茎,进行特殊的加工,即以长8cm左右的石斛茎洗净晾干,用文火均匀炒至柔软,搓去叶鞘,趁热将茎扭成螺旋状或弹簧状,反复数次,最后晒干,商品也称为"耳环石斛"。

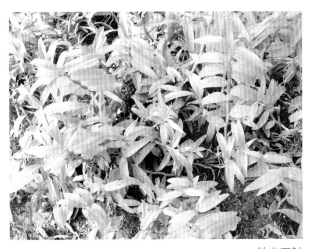

铁皮石斛

性味归经　甘,微寒。归胃、肾经。

功能主治　益胃生津,滋阴清热。用于热病津伤,口干烦渴,胃阴不足,食少干呕,病后虚热不退,阴虚火旺,骨蒸劳热,目暗不明,筋骨痿软。

贮　藏　本品易霉变,置阴凉干燥处保存,防潮。

积雪草

Jixuecao

HERBA CENTELLAE

来　　源　为伞形科植物积雪草 *Centella asiatica* （L.）Urb. 的干燥全草。

生境分布　生于路旁、田埂、沟边及较低湿的草地上。分布于江苏、浙江、江西、福建、台湾、湖北、湖南、广西、广东、四川、贵州、云南等地。

道地产区　主产于江苏、浙江、江西等地。

性状特征　干燥全草多皱缩成团，根圆柱形，长3～4.5cm，直径1～1.5mm，淡黄色或灰黄色，有纹皱纹。茎细长、弯曲、淡黄色，在节处有明显的细根残迹或残留的细根。叶多皱缩破碎，灰绿色，完整的叶圆形或肾形，直径2～6cm，边缘有钝齿，下面有细毛；叶柄长1.5～7cm，常扭曲，基部具膜质叶鞘。气特异，叶淡微辛。

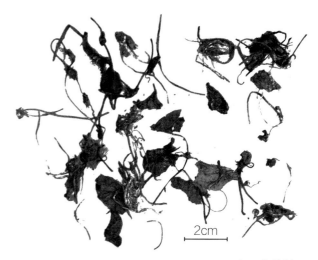

积雪草药材

品质优劣　药材以叶多、色绿、特异香气浓者为佳。

采收加工　全年可采，洗净，鲜用或晒干。

性味归经　苦、辛、寒。归肝、脾、肾经。

功能主治　清热利湿，解毒消肿。用于湿热黄疸，中暑腹泻，石淋血淋，痈肿疮毒，跌仆损伤。

贮　　藏　置干燥处保存，防潮。

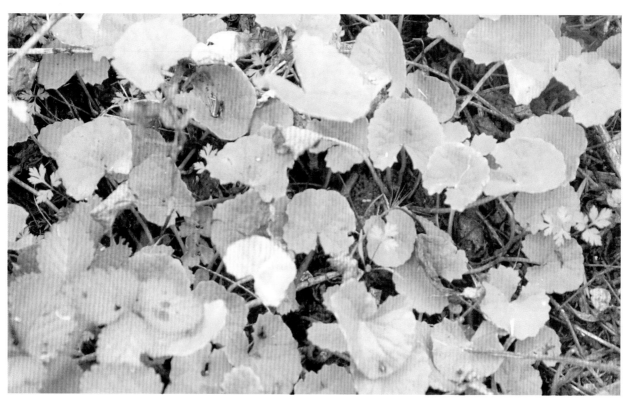

积雪草

臭灵丹草

Choulingdancao

HERBA CENTELLAE

来　源　为菊科植物翼齿六棱菊*Laggera pterodonta*（DC.）Benth.的干燥地上部分。

生境分布　生于林边、路旁、丘陵及山坡草丛中。四川、贵州、云南均有分布。

道地产区　主产于云南、四川、西藏。

性状特征　本品长50～150cm，全体密被淡黄色腺毛及柔毛。茎圆柱形，具4～6纵翅，翅缘锯齿状，易折断。叶互生，有短柄；叶片椭圆形，暗绿色，先端短尖或渐尖，基部楔形，下延成翅，边缘有锯齿。气特异，味苦。

品质优劣　药材以叶多、色绿、气味浓者为佳。

采收加工　夏、秋采收，洗净，鲜用或晒干。

性味归经　辛、苦，寒；有毒。归肺经。

功能主治　清热解毒，止咳祛痰。用于风热感冒，咽喉肿痛，肺热咳嗽。

用法与用量　9～15g。外用适量，鲜全草捣烂敷患处，或水煎浓汁洗患处。

贮　藏　置阴凉干燥处保存。

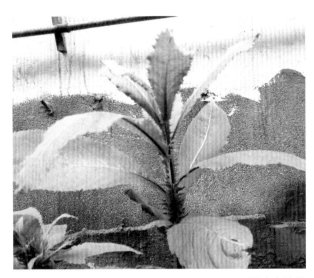

翼齿六棱菊

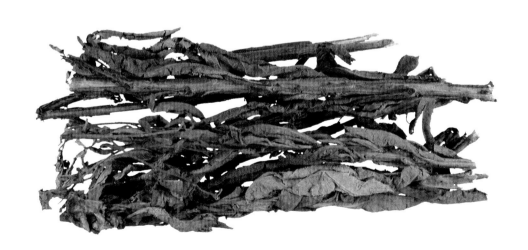

射干

Shegan

RHIZOMA BELAMCANDAE

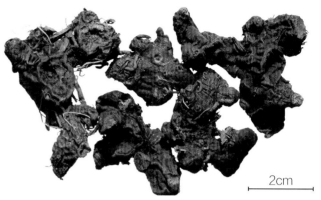

2cm

射干药材

来　源　为鸢尾科植物射干 *Belamcanda chinensis*（L.）DC.的干燥根茎。

生境分布　人工栽培或野生于山坡、草地、田边、林缘等处。分布于全国各地。

道地产区　主产于湖北、河南、浙江、安徽、江苏等地。习惯上认为湖北所产者质健色黄，品种较佳，俗称"汉射干"。

性状特征　呈不规则结节状，长3～10cm，直径1～2cm。偶有分枝，表面黄褐色，其以火燎过的外表呈棕褐色或黑褐色，或有焦斑，皱缩，有排列较密的环纹。上面有数个圆盘状凹陷的茎痕，偶有茎基残存，下面有残留细根及根痕。质硬，断面黄色，颗粒性。气微，味苦，微辛。咀嚼后，唾液变黄。

品质优劣　药材以身干肥壮、断面色黄、无毛须及泥土者为佳。

采收加工　栽后2～3年收获。秋季地上部枯萎后或早春萌芽前挖取地下根茎，剪去残存茎叶，剪下带芽的根状茎作种用，其余根状茎去泥土，进行炮制。洗净泥沙，微泡。取出后沥干水，润一夜，待透心后去掉须根，去芦，切成厚1.5mm的薄片，晒干或烘干即可供药用。

性味归经　苦，寒。归肺经。

功能主治　清热解毒，祛痰，利咽。用于热毒痰火郁结，咽喉肿痛，痰涎壅盛，咳嗽气喘。

贮　藏　本品易虫蛀、霉变，应置阴凉干燥处保存。

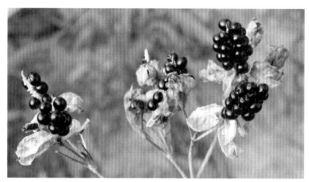

射干果实

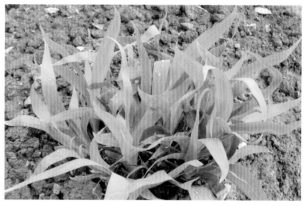

射干

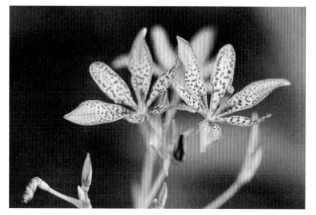

射干花

徐长卿

Xuchangqing

RADIX CYNANCHI PANICULATI

来　源　为萝藦科植物徐长卿 *Cynanchum paniculatum*（Bge.）Kitag. 的干燥根及根茎。

生境分布　生于山坡草丛中。分布于黑龙江、辽宁、河北、山东、江苏、江西、福建、河南、湖北、湖南、广西、广东及西南地区。

道地产区　主产于江苏、浙江、安徽等地。

性状特征　根茎不规则柱状，有盘节，长 0.5～3.5cm，直径 2～4mm；有的顶端附圆柱形残茎，长 1～2cm，断面中空。根簇生于根茎节处，圆柱形，细长而弯曲，长 10～16cm，直径1～1.5mm；表面淡黄棕色至淡棕色，具微细纵皱纹，并有纤细须根；质脆，易折断，断面粉性，皮部类白色或黄白色，形成层环淡棕色，木部细小。气香，味微辛、凉。全草带有根部，茎单一或少有分枝，长20～60cm，直径1～2mm；表面淡黄绿色，基部略带淡紫色，具细纵纹，或被毛；质稍脆，折断面纤维性。叶对生，叶片扭曲，易破碎，完整者长披针形，表面淡黄绿色，具短柄或几无柄。

品质优劣　药材以根粗长、色棕黄、香气浓者为佳。

采收加工　用种子繁殖、育苗移栽的2～3 年后收获，分株繁殖的1～2 年后收获。在秋、春季将徐长卿的地上部分和地下部分别收获。收获后去净泥土、杂质，晒至半干后，扎成小把，再晒干或阴干。

性味归经　辛，温。归肝、胃经。

功能主治　祛风，化湿，止痛，止痒。用于风湿痹痛，胃痛胀满，牙痛，腰痛，跌仆伤痛，风疹、湿疹。

贮　藏　置阴凉干燥处保存。

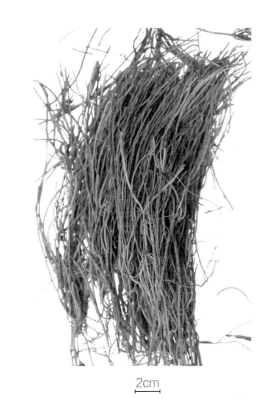

2cm

徐长卿药材

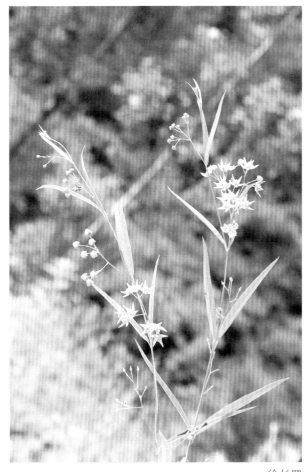

徐长卿

狼毒

Langdu

EUPHORBIAE EBRACTEOLATAE RADIX

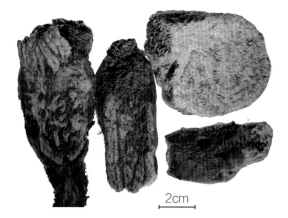

狼毒（月腺大戟）药材

来　　源　为大戟科植物月腺大戟*Euphorbia ebracteolata* Hayata或狼毒大戟*Euphorbia fischeriana* Steud.的干燥根。

生境分布

1. 月腺大戟　生于山坡草地或林下。我国大部分地区皆有分布。

2. 狼毒大戟　生于草原或干燥丘陵坡地草丛中。分布于黑龙江、吉林、辽宁、河北、内蒙古等地。

道地产区　月腺大戟主产于安徽、河南，江苏、山东、湖北等地也产。其中以安徽产量较大，河南所产者质量最佳。狼毒大戟主产于黑龙江、吉林、辽宁、河北、河南、山西、内蒙古等地。

性状特征

1. 月腺大戟　商品常为类圆形或长圆形的块片，直径1.5～8cm。厚0.3～4cm。外皮薄，黄棕色或灰棕色，易剥落而露出黄色皮部。切面黄白色，有黄色不规则大理石纹理或环纹。体轻，质脆，易折断，断面呈粉性。气微，味微辛。

2. 狼毒大戟　直径4～7cm，厚0.5～3cm。表面黄棕色或淡棕色。栓皮成重叠的薄片状，易剥落。切面不平坦，有暗棕色与黄白色相间的明显同心环，偶有环纹不显著者。质轻，易折断，断面粉性，水湿之有黏性，撕开时可见黏丝。气微，味甘，并有刺激性辣味。

品质优劣　两种药材均以身干、片大、肥厚、整齐、质轻、有粉性者质量为佳。

采收加工　春、秋季挖根。除去茎秆，切片晒干。

性味归经　辛，平；有毒。归肝、脾经。

功能主治　散结，杀虫。外用于淋巴结结核、皮癣；灭蛆。

贮　　藏　置阴凉干燥处保存。

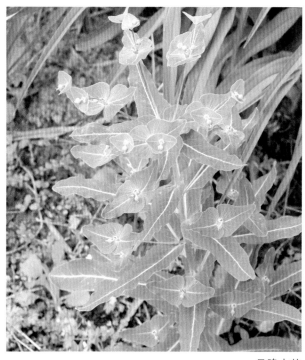

月腺大戟

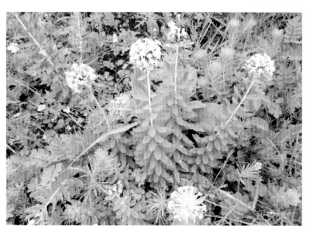

狼毒大戟

凌霄花

Lingxiaohua

FLOS CAMPSIS

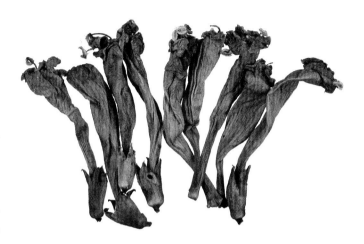

2cm

凌霄花药材

来　　源　为紫葳科植物凌霄*Campsis grandiflora*（Thunb.）K. Schum. 或美洲凌霄*Campsis radicans*（L.）Seem. 的干燥花。

生境分布

1. 凌霄　生于山坡、路旁、水沟边，攀援在其他树上，通常为栽培。分布于长江流域至华北一带各地。

2. 美洲凌霄　江苏、上海、湖南等地有栽培。

道地产区　凌霄全国广大地区均有生产。美洲凌霄原产美洲，现我国广有栽培。主产于上海市、江苏、湖南等地。

性状特征　按来源不同分述如下：

1. 凌霄　干燥的花多破碎或皱缩折叠，长约3.5cm，外表棕褐色或棕黄色，以水浸软化后展开，花萼不等5裂，花冠呈短阔漏斗状钟形，先端5裂，裂片呈半圆形，花瓣表面有棕红色细筋脉与多数腺毛及保护毛。雄蕊4枚，弯曲，2长2短，花药个字形着生，不伸出花冠之外，花盘盘状。子房卵圆形。如商品带有花萼者则花萼筒状，呈暗棕色，中部5裂，裂片披针形，微弯曲，表面有凹起的纵棱5条，萼片薄而无毛，或仅边有茸毛。具香气，味微苦而酸甜。

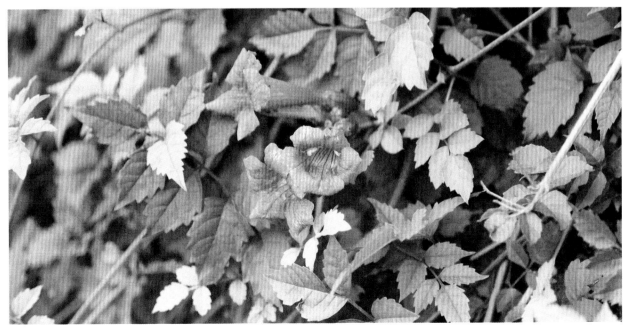

凌霄

2. 美洲凌霄　又称洋凌霄。本品形态与上相似，唯小叶9～11枚，椭圆形至卵状长圆形，先端尾尖。花冠为细长漏斗形，较前种为小，橙红色至深红色，内有明显棕红色的纵纹。筒部为花萼的3倍。花萼5等裂，分裂较浅，约裂至1/3。裂片三角形，向外微卷，无凸起的纵棱。

品质优劣　两种凌霄花的药材均以花朵大、个体完整、色泽棕黄、无花梗者为佳。

采收加工　选择晴天采摘，将要开放的花朵置于筐内晒干或用炭火烘干。

性味归经　甘、酸，寒。归肝、心包经。

功能主治　活血通经，凉血祛风。用于月经不调，经闭，癥瘕，产后乳肿，风疹发红，皮肤瘙痒，痤疮。

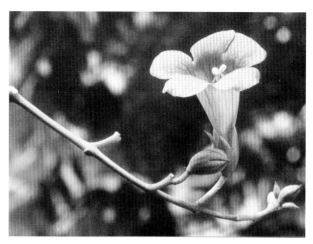

凌霄花

贮　藏　本品易虫蛀、发霉，应密闭，置阴凉干燥处保存。

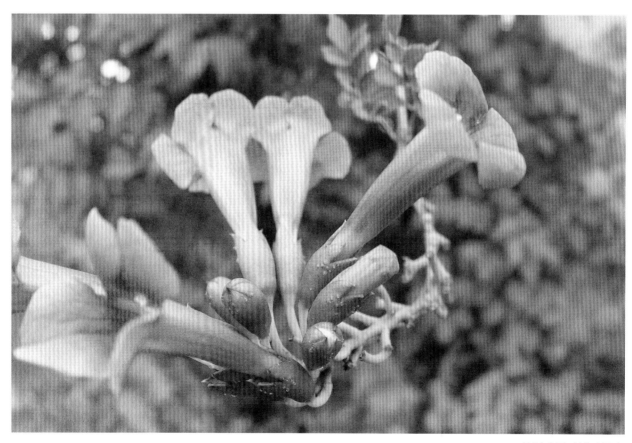

美洲凌霄（洋凌霄）

高良姜

Gaoliangjiang

RHIZOMA ALPINIAE OFFICINARUM

来　源　为姜科植物高良姜*Alpinia officinarum* Hance的干燥根茎。

生境分布　生于山坡草地、灌木丛中，或人工栽培。分布于海南省及雷州半岛、广西、台湾、云南等地。

道地产区　主产于广东、广西。

性状特征　根茎呈圆柱形，多弯曲，有分枝，长5～9cm，直径1～1.5cm。表面棕红色至暗褐色，有细密的纵皱纹及灰棕色的波状环节，节间长0.5～1cm，可见圆形的根痕。质坚韧，不易折断，断面灰棕色或红棕色，纤维性显粉质，粗糙不平。中心环（内皮层）明显。中柱约占直径的1/3。气芳香，味辛酸辣。

品质优劣　药材以色红棕、气味浓、分枝少者为佳。

采收加工　夏末秋初，挖取3年后的根状茎，除去地上茎及须根，洗净，切成小段晒干，制成高良姜片。

性味归经　辛、热。归脾、胃经。

功能主治　温胃止呕，散寒止痛。用于脘腹冷痛，胃寒呕吐，嗳气吞酸。

贮　藏　置阴凉干燥处保存。

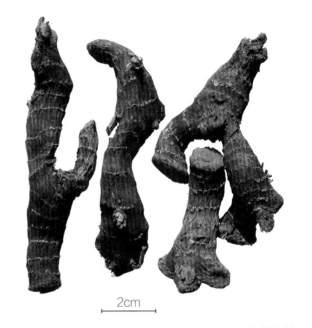

2cm

高良姜药材

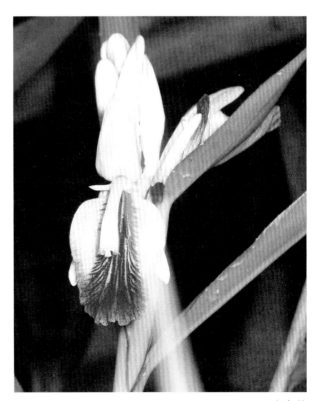

高良姜

拳参

Quanshen

RHIZOMA BISTORTAE

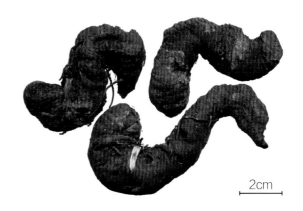

2cm

来　　源　为蓼科植物拳参 *Polygonum bistorta* L.的干燥根茎。

生境分布　生于山野草丛中或林下阴湿处。分布于吉林、辽宁、河北、山西、内蒙古、陕西、甘肃、新疆、山东、江苏、安徽、浙江、福建、河南、湖北、四川及贵州等地。

道地产区　主产于河北、山西、内蒙古、甘肃等地。

性状特征　根茎扁圆柱形，弯曲成虾状，长4～15cm，直径1～2.5cm。表面紫褐色或紫黑色，稍粗糙，有较密环节及残留须根或根痕，一面隆起，另一面较平坦或略具凹槽。质硬，断面近肾形，浅棕红色，黄白色维管束细点排成断续环状。气微，味苦、涩。

品质优劣　药材以身干、根条粗大、质坚实、皮黑、断面浅棕红色、纯净者为佳。

采收加工　春秋两季挖取根状茎，去掉茎、叶及须根，洗净，晒干或切片晒干备用。

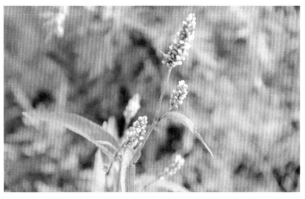

拳参花

性味归经　苦、涩，微寒。归肺、肝、大肠经。

功能主治　清热解毒，消肿，止血。用于赤痢热泻，肺热咳嗽，痈肿瘰疬，口舌生疮，血热吐衄，痔疮出血，蛇虫咬伤。

贮　　藏　置干燥通风处保存。

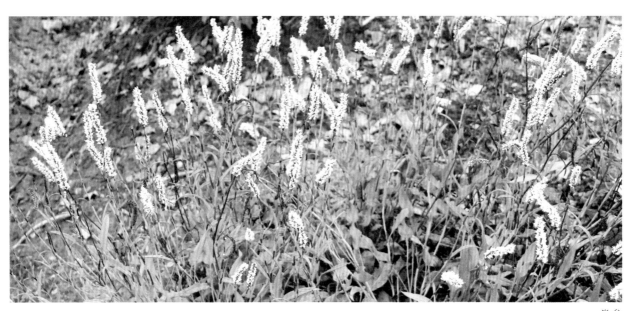

拳参

450

粉萆薢

Fenbixie

RHIZOMA DIOSCOREAE HYPOGLAUCAE

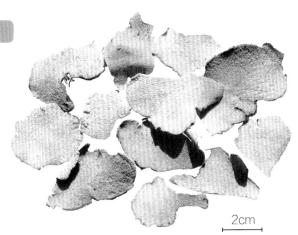

2cm

粉萆薢饮片

来　　源　为薯蓣科植物粉背薯蓣*Dioscorea hypoglauca* Palibin的干燥根茎。

生境分布　生于海拔200～1300m的山腰陡坡、高山密林下或林边。分布于浙江、安徽、江西、湖南、福建、台湾、四川、云南、江西、湖北及广东北部、广西东北部等地。

道地产区　主产于浙江、安徽、江西、湖南等地。

性状特征　商品常为不规则的薄片，边缘不整齐，大小不一，厚约0.5mm。有的有棕黑色或灰棕色的外皮。切面黄白色或淡灰棕色，维管束呈小点状散在。质松，略有弹性，易折断，新断面近外皮处显淡黄色。气微，味辛、微苦。

完整的药材呈竹节状，类圆柱形，有分枝，表面皱缩，常残留有茎枯萎疤痕及未除尽的细长须根。切面黄白色或淡棕灰色，平坦、细腻，有粉性及不规则的黄色筋脉花纹维管束，对光照视极为显著。质松，易折断。

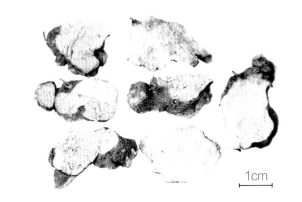

1cm

粉萆薢饮片（有外皮）

品质优劣　药材以身干、色黄白、片大而薄、有弹性、整齐不碎者为佳。

采收加工　秋、冬采挖，洗净，切片，晒干备用。

性味归经　苦，平。归肾、胃经。

功能主治　利湿去浊，祛风除痹。用于膏淋，白浊，白带过多，风湿痹痛，关节不利，腰膝疼痛。

贮　　藏　本品易虫蛀、发霉，应置阴凉干燥通风处保存。

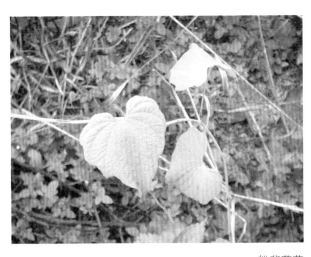

粉背薯蓣

粉葛

Fenge

RADIX PUERARIAE THOMSONII

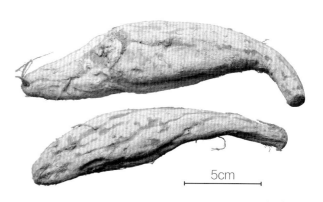

粉葛药材

来　　源　为豆科植物甘葛藤*Pueraria thomsonii* Benth. 的干燥根。

生境分布　生于路旁、山坡草丛或灌木丛中。除新疆、西藏外，我国大部分省区均有分布。

道地产区　主产于广东、广西。

性状特征　本品呈圆柱形、类纺锤形或半圆柱形，长12～15cm，直径4～8cm；有的为纵切或斜切的厚片，大小不一。表面黄白色或淡棕色，未去外皮的呈灰棕色。体重，质硬，富粉性，横切面可见由纤维形成的浅棕色同心性环纹，纵切面可见由纤维形成的数条纵纹。气微，味微甜。

品质优劣　药材以粗壮、质坚实、断面色白、粉性足、纤维少者为佳。

采收加工　栽培3～4年采挖，在冬季叶片枯黄后到发芽前进行。把块根挖出，去掉藤蔓，切下根头作种，除去泥沙，刮去粗皮，切成斜片，晒干或烘干。

性味归经　甘、辛，凉。归脾、胃经。

功能主治　解肌退热，生津止渴，透疹，升阳止泻，通经活络，解酒毒。用于外感发热头痛，项背强痛，口渴，消渴，麻疹不透，热痢，泄泻，眩晕头痛，中风偏瘫，胸痹心痛，酒毒伤中。

贮　　藏　本品易发霉、虫蛀，应置阴凉干燥通风处保存，防潮。

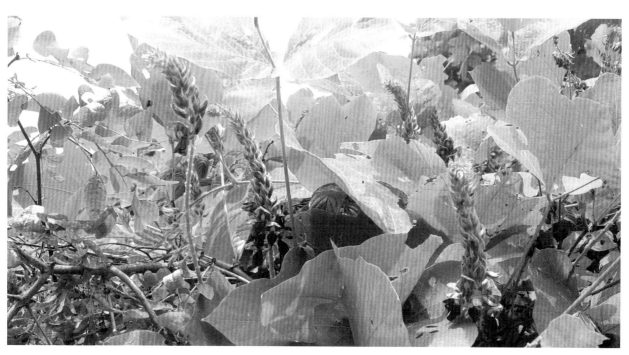

甘葛藤

益母草

Yimucao

HERBA LEONURI

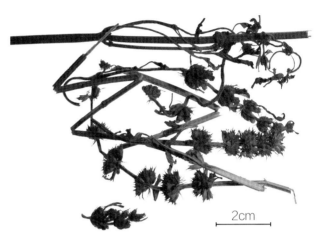

2cm

来　　源　为唇形科植物益母草 *Leonurus japonicus* Houtt. 的新鲜或干燥地上部分。

生境分布　生于山野、河滩草丛中及溪边湿润处。广泛分布于全国各地。

道地产区　主产于我国东北、华北等地。

性状特征　干燥品可见茎四棱形，四面凹下有纵沟，有稀疏的分枝，直径约6mm，表面黄绿色，密被倒生细毛。折断面中心有大形白色的髓部，叶多脱落或残存，顶端的叶呈条形而不分裂，为本种的特点。花生于上部叶腋间成轮状排列，有刺状苞片；萼黄绿色，宿存，先端5齿裂，3短2长；花冠二唇形，淡紫色而皱缩，花萼筒状。小坚果褐色，三棱形，长约2mm，表面平滑。具有青草气，味甘而微苦。

品质优劣　药材以质嫩、叶多、颜色灰绿者为佳。

采收加工　3月中下旬播种的鲜益母草于7月上、中旬收获；8月下旬或9月上旬播种的于12月下旬至翌年1月上旬在植株开花70%左右时收获。采收时，割下地上部分，去除枯叶杂质，洗净泥土，切勿堆放，勿在太阳下暴晒，立即摊放晒干，全干后扎成捆。

性味归经　苦、辛，微寒。归肝、心包、膀胱经。

功能主治　活血调经，利尿消肿，清热解毒。用于月经不调，痛经经闭，恶露不尽，水肿尿少，疮疡肿毒。

贮　　藏　干品置干燥处保存；鲜品置阴凉潮湿处或冰箱保鲜室短期保存。

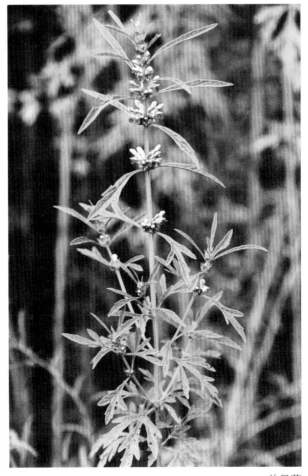

益母草

益智

Yizhi

FRUCTUS ALPINIAE OXYPHYLLAE

来　　源　为姜科植物益智 *Alpinia oxyphylla* Miq. 的干燥成熟果实。

生境分布　生于阴湿的密林或疏林下。分布于海南省和广东阳江、雷州半岛等地。

道地产区　主产于海南及广东湛江、汕头地区。

性状特征　本品呈椭圆形，两端略尖，长1.2～2cm，直径1～1.3cm。表面棕色或灰棕色，有纵向凹凸不平的突起棱线13～20条，顶端有花被残基，基部常残存果梗。果皮薄而稍韧，与种子紧贴，种子集结成团，中有隔膜将种子团分为3瓣，每瓣有种子6～11粒。种子呈不规则的扁圆形，略有钝棱，直径约3mm，表面灰褐色或灰黄色，外被淡棕色膜质的假种皮；质硬，胚乳白色。有特异香气，味辛，微苦。

品质优劣　药材以身干、粒大、饱满、气味浓者为佳。

采收加工　野生品于4～5月采收；栽培品于栽植2～3年后5～6月，当果实呈棕红色、果皮茸毛减少时采收，晒干，除去果穗柄，即成商品。

性味归经　辛，温。归脾、肾经。

功能主治　暖肾固精缩尿，温脾止泻摄唾。用于肾虚遗尿，小便频数，遗精白浊，脾寒泄泻，腹中冷痛，口多唾涎。

贮　　藏　本品易发霉、走油，应防受热，置阴凉干燥处保存。

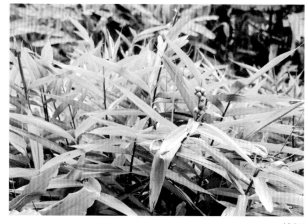

益智

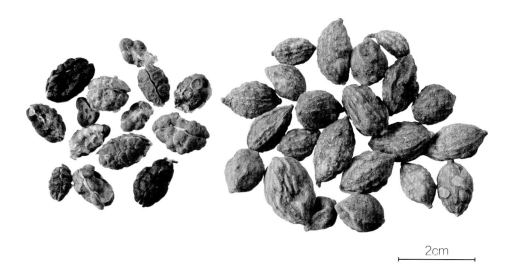

2cm

益智药材

浙贝母

Zhebeimu

BULBUS FRITILLARIAE THUNBERGII

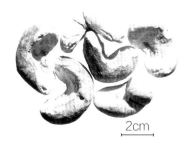

浙贝母药材［大贝（元宝贝）］

来　源　为百合科植物浙贝母 *Fritillaria thunbergii* Miq.的干燥鳞茎。

生境分布　野生于林下或山坡草丛中。多为栽培。分布于浙江、江苏、湖南等地。在浙江宁波有大量栽培。

道地产区　主产于浙江省。

性状特征　因加工方法不同，商品浙贝母又分为大贝、珠贝及浙贝片3种规格，其性状也有所差异。

1. 大贝（元宝贝）　为从鳞茎分离出来的外层肥厚的单瓣鳞叶，一面突出，一面凹入，略呈元宝形，故又有元宝贝之称。长2～4cm，高1～2cm，厚0.6～1.5cm。表面类白色至淡黄色，有时有淡棕色瘢痕，被白色粉末，质硬而脆，易折断，断面白色至黄白色，细腻。气微，味苦。

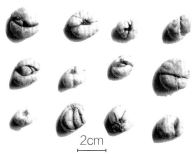

浙贝母药材（珠贝）

2. 珠贝　为完整的鳞茎。全体呈扁球形，直径1～2.5cm，高1～1.5cm。外层鳞叶2枚，较大而肥厚，略呈肾形，互相抱合，表面类白色，其内有2～3枚皱缩的小鳞叶及干缩的残茎。质结实而脆，易折断。断面白色，富粉性。气微，味苦。

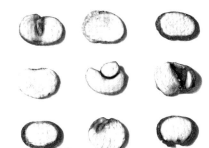

浙贝片

3. 浙贝片　为鳞茎外层的单瓣鳞叶切成的片。椭圆形或类圆形，直径1～2cm，边缘表面淡黄色，切面平坦，粉白色。质脆，易折断，断面粉白色，富粉性。

品质优劣　以身干、色白、粉性足、质坚、不松泡、无僵子者为佳。

采收加工　一般5月上、中旬，当茎叶枯萎后，选晴天小心采挖，尽量做到不伤鳞茎，洗净后即得鲜贝母。将其按大小个分开，大者除去芯芽习称"大贝"；小者不去芯芽，习称"珠贝"。分别置于特制的木桶内，撞去粗皮，每50kg加入熟石灰或贝壳粉1.5～2kg，使均匀涂布于药材的表面，以吸取撞击的浆汁，晒干或烘干。

性味归经　苦，寒。归肺、心经。

功能主治　清热化痰止咳，解毒散结消痈。用于风热咳嗽，痰火咳嗽，肺痈，乳痈，瘰疬，疮毒。

贮　藏　本品易发霉、虫蛀，应置阴凉干燥处保存。

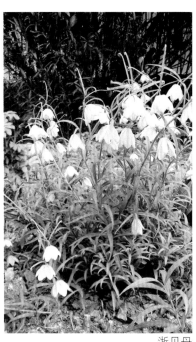

浙贝母

娑罗子

Suolouzi

SEMEN AESCULI

来　　源　为七叶树科植物七叶树 *Aesculus chinensis* Bge.、浙江七叶树 *Aesculus chinensis* Bge. var. *chekiangensis*（Hu et Fang）Fang 或天师栗 *Aesculus wilsonii* Rehd.的干燥成熟种子。

生境分布

1. 七叶树　生于山脚林中或栽培作为行道树。分布于河北、陕西、甘肃、江苏、浙江、江西等地。

2. 浙江七叶树　喜生于温暖湿润之地，不耐严寒。分布于江苏南部及浙江北部。

3. 天师栗　生于山间林中。分布于河南西部、江西、湖北、湖南、广东北部、四川、贵州等地。

道地产区　七叶树主产于河北、陕西、甘肃等地；浙江七叶树主产于浙江、江苏；天师栗主产于河南、江西、湖北、湖南、广东。

性状特征　本品呈扁球形或类球形，似板栗，直径1.5～4cm。表面棕色或棕褐色，多皱缩，凹凸不平，略具光泽；种脐色较浅，近圆形，占种子面积的1/4～1/2；其一侧有1条突起的种脊，有的不明显。种皮硬而脆，子叶2片，肥厚，坚硬，形似栗仁，黄白色或淡棕色，粉性。气微，味先苦后甜。

品质优劣　以大小均匀、饱满、断面黄白色者为佳。

采收加工　秋冬季采收，晒干备用。

性味归经　甘，温。归肝、胃经。

功能主治　疏肝理气，和胃止痛。用于肝胃气滞，胸腹胀闷，胃脘疼痛。

贮　　藏　本品易发霉、虫蛀，应置阴凉干燥处保存。

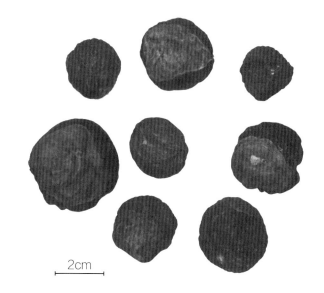

2cm

娑罗子药材

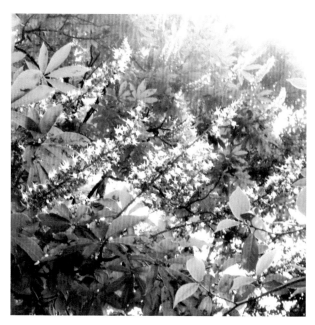

七叶树

海马

Haima

HIPPOCAMPUS

　来　　源　　为海龙科动物线纹海马*Hippocampus kelloggi* Jordan et Snyder、刺海马*Hippocampus histrix* Kaup、大海马*Hippocampus kuda* Bleeker、三斑海马*Hippocampus trimaculatus* Leach或小海马（海蛆）*Hippocampus japonicus* Kaup的干燥体。

　生境分布　　线纹海马多栖息于深海藻类繁茂之处，分布于广东、福建、台湾等沿海地区；刺海马分布于广东及福建沿海地区；大海马分布于广东沿海地区；三斑海马分布于广东及福建沿海地区；小海马多栖息于广东沿海及内湾的中、低潮线一带的海藻丛中。

　道地产区　　同分布地区。

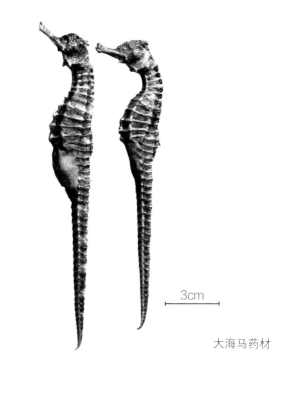

大海马药材

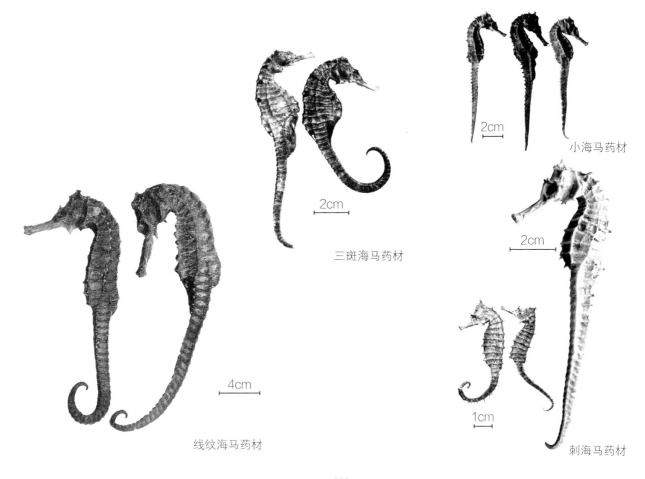

三斑海马药材

小海马药材

线纹海马药材

刺海马药材

性状特征 按照来源不同分述如下：

1. 线纹海马 呈扁长形而弯曲，体长约30cm。表面黄白色。头略似马头，有冠状突起，具管状长吻，口小，无牙，两眼深陷。躯干部十棱形，尾部四棱形，渐细卷曲，体上有瓦楞形的节纹并具短棘。体轻，骨质，坚硬。气微腥，味微咸。

2. 刺海马 体长15～20cm。头部及体上环节间的棘细而尖。

3. 大海马 体长20～30cm。黑褐色。

4. 三斑海马 体侧背部第1、4、7节的短棘基部各有一黑斑。

5. 小海马（海蛆） 体形小，长7～10cm。黑褐色。节纹及短棘均较细小。

品质优劣 均以体大、坚实、头尾齐全、色白、尾卷者为佳。

采收加工 多在夏、秋两季捕捉后，除去内脏，晒干，或除去外部灰黑色膜和内脏后，将尾盘起，晒干，选择大小相似者，用红线缠扎成对。

性味归经 甘、咸，温。归肝、肾经。

功能主治 温肾壮阳，散结消肿。用于肾阳不足，阳痿，遗尿，肾虚作喘，癥瘕积聚，跌仆损伤；外治痈肿疔疮。

贮　藏 本品易虫蛀、变色，应置阴凉干燥处保存。

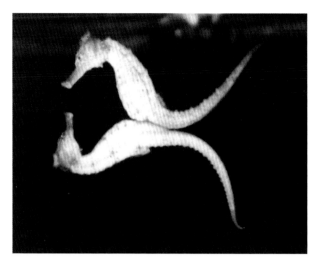

大海马

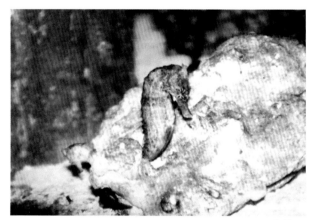

三斑海马

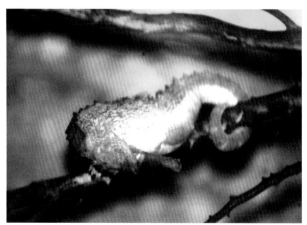

刺海马

海风藤

Haifengteng

CAULIS PIPERIS KADSURAE

　　来　　源　为胡椒科植物海风藤*Piper kadsura*（Choisy）Ohwi的干燥藤茎。

　　生境分布　生于山谷的密林或疏林中，攀援于树上或岩石上。分布于南部各地，尤以台湾、福建、广东为多。

　　道地产区　主产于福建、海南、浙江及台湾等地。

　　性状特征　茎藤扁圆柱形，微弯曲，长短不一，直径0.3~2cm。表面灰褐色或褐色，粗糙，有纵向棱状纹理及明显的节，节间长3~12cm，节部膨大，有不定根。体轻，质脆易折断，断面不整齐，皮部窄，木部宽广，有灰黄色与灰白色相间的放射状纹理及多数小孔，皮部与木部交界处常有裂隙，中心有灰褐色髓。气香，味微苦、辛。

　　品质优劣　药材以身干、质硬、体轻、气味辛香者为佳。

　　采收加工　秋季采割全株，洗净，晒干。

　　性味归经　辛、苦，微温。归肝经。

　　功能主治　祛风湿，通经络，止痹痛。用于风寒湿痹，肢节疼痛，筋脉拘挛，屈伸不利。

　　贮　　藏　置阴凉干燥处保存，防潮、防热。

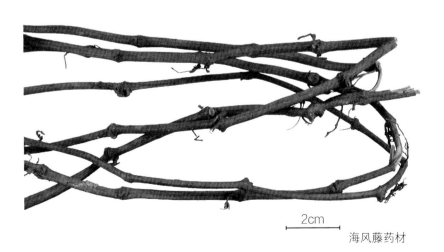

2cm

海风藤药材

海龙

Hailong

SYNGNATHUS

来　　源　为海龙科动物刁海龙*Solenognathus hardwickii*（Gray）、拟海龙*Syngnathoides biaculeatus*（Bloch）或尖海龙*Syngnathus acus* Linnaeus的干燥体。

生境分布　三种海龙均喜栖息于沿海藻类繁茂之处。分布于广东沿海地区，此外福建、台湾等地亦有产。

道地产区　同分布地区。

性状特征　按来源不同分述如下：

1. 刁海龙　体狭长侧扁，全长30～50cm。表面黄白色或灰褐色。头部具管状长吻，口小、无牙，两眼圆而深陷，头部与体轴略呈钝角。躯干部宽3cm，五棱形，尾部前方六棱形，后方渐细，四棱

形，尾端卷曲。背棱两侧各有1列灰黑色斑点状色带。全体被以具花纹的骨环及细横纹，各骨环内有突起粒状棘。胸鳍短宽，背鳍较长，有的不明显，无尾鳍。骨质，坚硬。气微腥，味微咸。

2. 拟海龙　体长平扁，躯干部略呈四棱形，全长20～22cm。表面灰黄色。头部常与体轴成一直线。

3. 尖海龙　体细长，呈鞭状，全长10～30cm，未去皮膜。表面黄褐色。有的腹面可见育儿囊，有尾鳍。质较脆弱，易撕裂。

品质优劣　均以条大、色白、完整者为佳。

采收加工　全年皆可采收，通常4～9月间产量较大，多于夏、秋两季捕捞。刁海龙、拟海龙除去

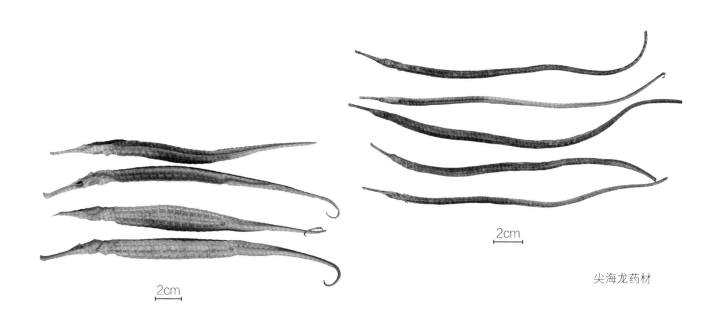

2cm

拟海龙药材

2cm

尖海龙药材

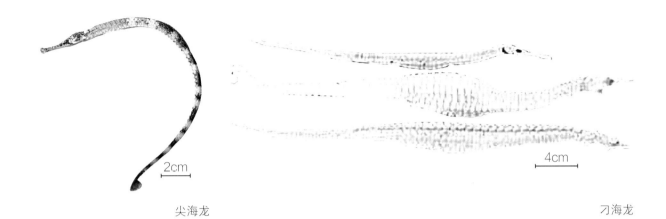

尖海龙　　　　　　　　　　　　　　　　　　　刀海龙

皮膜，洗净晒干，或除去外面黑色皮膜及内脏，洗净晒干；尖海龙直接晒干。

性味归经　甘、咸，温。归肝、肾经。

功能主治　温肾壮阳，散结消肿。用于肾阳不足，阳痿遗精，癥瘕积聚，瘰疬痰核，跌仆损伤；外治痈肿疔疮。

贮　藏　本品易虫蛀，应置阴凉干燥处保存。

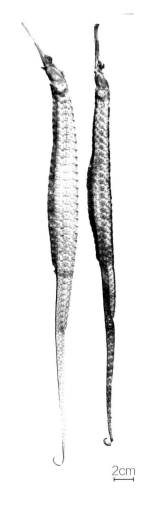

刀海龙药材

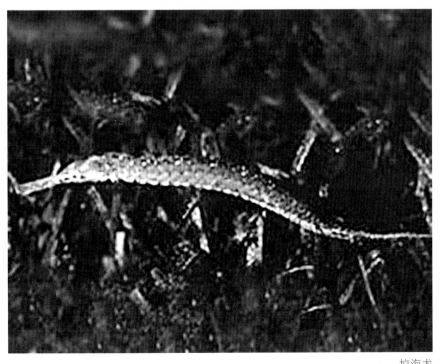

拟海龙

海金沙

Haijinsha

SPORA LYGODII

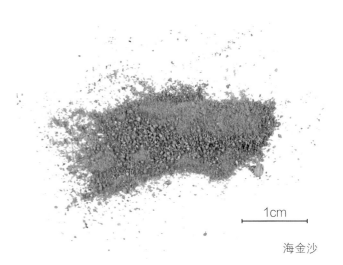

1cm

海金沙

　来　　源　为海金沙科植物海金沙*Lygodium japonicum*（Thunb.）Sw. 的干燥成熟孢子。

　生境分布　多生于山坡林边、灌丛、草地及溪谷丛林中。分布于我国华东、中南、西南地区及陕西、河南等地。

　道地产区　主产于陕西、河南、湖北等地。

　性状特征　孢子粉状，棕黄色或黄褐色。质轻滑润，撒入水中浮于水面，加热后则逐渐下沉，燃烧时发出爆鸣及闪光，无灰渣残留。气微，味淡。

　品质优劣　药材以身干、黄棕色、质轻、光滑、能浮于水、纯净、引燃时有火焰声响者为佳。

　采收加工　立秋前后，打下孢子（即海金沙），用细孔筛筛去碎叶，所得黄或淡棕色的粉末，便是海金沙。

　性味归经　甘、咸，寒。归膀胱、小肠经。

　功能主治　清利湿热，通淋止痛。用于热淋，石淋，血淋，膏淋，尿道涩痛。

　贮　　藏　应密封、防潮，置干燥处保存。

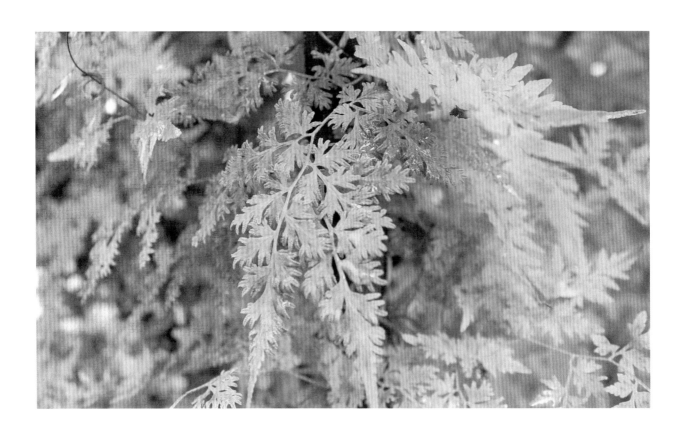

海螵蛸

Haipiaoxiao

ENDOCONCHA SEPIAE

来　　源　为乌贼科动物无针乌贼*Sepiella maindroni* de Rochebrune或金乌贼*Sepia esculenta* Hoyle的干燥内壳。

生境分布　为近海养殖品种，我国沿海地区均有分布。

道地产区　主产于浙江定海、瑞安，江苏赣榆、新海连，广东阳江、雷东，福建莆田、平潭、漳浦等地。

性状特征　根据来源不同分述如下：

1. 无针乌贼　呈扁长椭圆形，中间厚，边缘薄，长9～14cm，宽2.5～3.5cm，厚约1.3cm。背面有磁白色脊状隆起，两侧略显微红色，有不甚明显的细小疣点；腹面白色，自尾端到中部有细密波状横层纹；角质缘半透明，尾部较宽平，无骨针。体轻、质松、易折断，断面粉质，显疏松层纹。气微腥，味微咸。

2. 金乌贼　长13～23cm，宽约6.5cm。背面疣点明显，略呈层状排列；腹面的细密波状横层纹占全体大部分，中间有纵向浅槽；尾部角质缘渐宽，向腹面翘起，末端有一骨针，多已断落。

品质优劣　药材均以身干、块大、色白、完整无杂质者为佳。

采收加工　当个体达到商品规格250g左右，取出乌贼骨，或于4～8月间将漂浮在海边或积于海滩上的乌贼骨捞起，剔除杂质，以淡水漂洗后晒干，或将食用弃去的乌贼骨收集后洗净晒干。

性味归经　咸、涩，温。归脾、肾经。

功能主治　收敛止血，涩精止带，制酸止痛，收湿敛疮。用于吐血衄血，崩漏便血，遗精滑精，赤白带下，胃痛吞酸；外治损伤出血，湿疹湿疮，溃疡不敛。

贮　　藏　置阴凉干燥处保存。

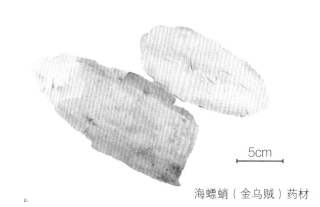

5cm

海螵蛸（金乌贼）药材

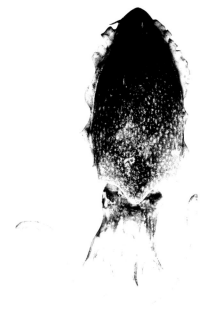

无针乌贼

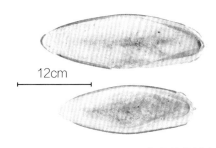

12cm

海螵蛸药材（无针乌贼）

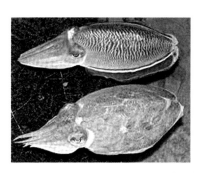

海螵蛸（金乌贼）

海藻

Haizao

SARGASSUM

来　　源　为马尾藻科植物海蒿子*Sargassum pallidum*（Turn.）C. Ag.或羊栖菜*Sargassum fusiforme*（Harv.）Setch.的干燥藻体。

生境分布

1. 海蒿子　生于浅海的岩石上。分布于我国沿海各地。

2. 羊栖菜　生于浅海的岩石上。分布于我国东北至广东沿海各地。

道地产区　商品习惯将海蒿子称为"大叶海藻"，将羊栖菜称为"小叶海藻"。大叶海藻主产于辽宁、山东；小叶海藻主产于辽宁、山东、浙江、福建、广东。

性状特征

1. 大叶海藻　皱缩卷曲，黑褐色，有的被白霜，长30～60cm。主干呈圆柱状，具圆锥形突起，主枝自主干两侧生出，侧枝自主枝叶腋生出，具短小的刺状突起。初生叶披针形或倒卵形，长5～7cm，宽约1cm，全缘或具粗锯齿；次生叶条形或披针形，叶腋间有着生条状叶的小枝。气囊黑褐色，球形或卵圆形，有的有柄，顶端钝圆，有的具细短尖。质脆，潮润时柔软；水浸后膨胀，肉质，黏滑。气腥，味微咸。

2. 小叶海藻　较小，长15～40cm。分枝多，互生，无刺状突起。叶条形或细匙形，先端稍膨大，中空。气囊腋生，纺锤形或球形，囊柄较长。质较硬。

品质优劣　药材均以身干、色黑褐、盐霜少、枝嫩无砂石者为佳。

采收加工　5月下旬至6月上旬，遇有好天气应及时收获。连苗绳一起鲜收上岸晒干，剪收时留下

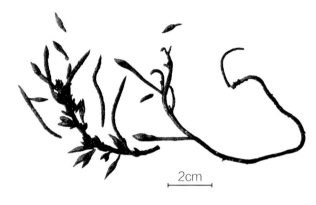

羊栖菜药材（小叶海藻）

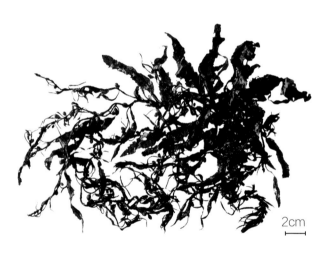

海蒿子药材（大叶海藻）

假根（以便培育假根苗），剪割藻体上岸晒干备用，晒前要预先清除杂物。

性味归经　苦、咸，寒。归肝、胃、肾经。

功能主治　消痰，软坚散结，利水消肿。用于瘿瘤，瘰疬，睾丸肿痛，痰饮水肿。

贮　　藏　应防潮、防热，置阴凉干燥处保存。

浮萍

Fuping

HERBA SPIRODELAE

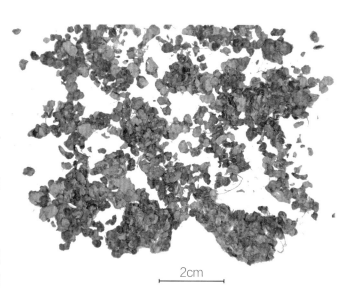

2cm

浮萍药材

来　源　为浮萍科植物紫萍*Spirodela polyr-rhiza*（L.）　Schleid.的干燥全草。

生境分布　生于浅水池塘、水田及水泽。全国各地均有分布。

道地产区　全国大部分地区均产。

性状特征　叶状体呈卵形、卵圆形或卵状椭圆形，直径3～6mm。单个散生或2～5片集生，上表面淡绿至灰绿色，下表面紫绿至紫棕色，边缘整齐或微卷，上表面两侧有一小凹陷，下表面该处生有数条须根。质轻，易碎。气微，味淡。

品质优劣　药材以身干、色绿、背紫、完整而纯净者为佳。

采收加工　夏季从水中捞取，洗净，拣出杂质，自然风干。7～9月份为最佳生长期，产量最高。

6月份和10月份分别为生长初期和末期，产量较低。

性味归经　辛，寒。归肺经。

功能主治　宣散风热，透疹，利尿。用于麻疹不透，风疹瘙痒，水肿尿少。

贮　藏　置通风干燥处保存，防潮。

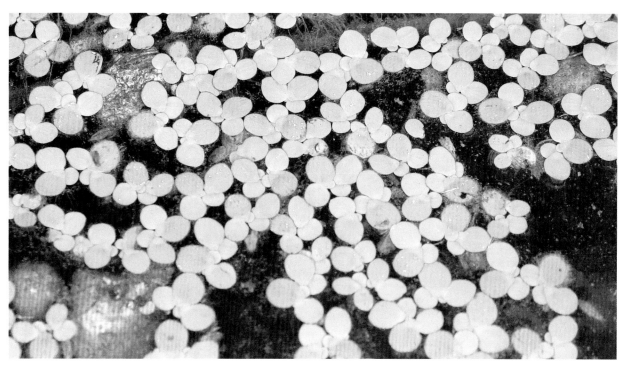

紫萍

通草

Tongcao

MEDULLA TETRAPANACIS

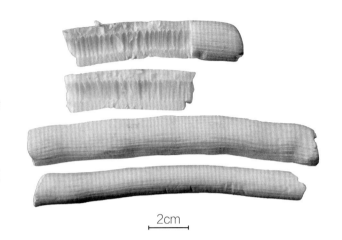

2cm

来　源　为五加科植物通脱木*Tetrapanax papyriferus*（Hook.）K. Koch 的干燥茎髓。

生境分布　生于山坡杂木林中或沟旁潮湿地。分布于福建、台湾、湖北、湖南、广西、广东、四川、贵州、云南等地。

道地产区　主产于南方各地。

性状特征　茎髓呈圆柱形，长20～40cm，直径1～2.5cm。表面白色或淡黄色，有浅纵沟纹。体轻，质松软，稍有弹性，易折断，断面平坦，显银白色光泽，内有直径0.3～1.5cm的空心或半透明的薄膜，纵剖面呈梯状排列，实心者（仅在细小茎髓中的某小段）少见。无臭，无味。

品质优劣　药材以身干、色洁白、无斑点者为佳。

采收加工　中秋后采茎，切段，捅出髓心，晒干。

性味归经　甘、淡，微寒。归肺、胃经。

功能主治　清热利尿，通气下乳。用于湿热淋证，水肿尿少，乳汁不下。

贮　藏　置干燥处保存。

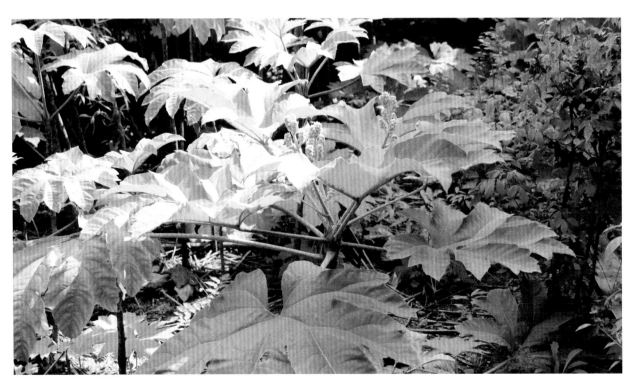

通脱木

466

预知子

Yuzhizi

FRUCTUS AKEBIAE

来　　源　为木通科植物五叶木通 *Akebia quinata*（Thunb.）Decne.、三叶木通*Akebia trifoliata*（Thunb.）Koidz.或白木通 *Akebia trifoliata*（Thunb.）Koidz. var. *australis*（Diels）Rehd.的干燥近成熟果实。

生境分布　生于溪边、山间、林缘或灌木丛中。广布于长江流域，西南至云南，北至河南、山西、陕西等地。

道地产区　主产于安徽、江西、湖南、湖北。

性状特征　本品呈肾形或长椭圆形，稍弯曲，长3～9cm，直径1.5～3.5cm。表面黄棕色或黑褐色，有不规则的深皱纹，顶端钝圆，基部有果梗痕。质硬，破开后，果瓤淡黄色或黄棕色；种子多数，扁长卵形，黄棕色或紫褐色，具光泽，有条状纹理。气微香，味苦。

品质优劣　药材以个大、肉厚、香气浓者为佳。

采收加工　夏末秋初果实绿黄时采收，晒干，或置沸水中略烫后晒干备用。

性味归经　苦，寒。归肝、胆、胃、膀胱经。

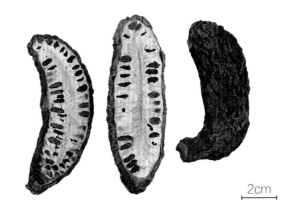

预知子（三叶木通）药材

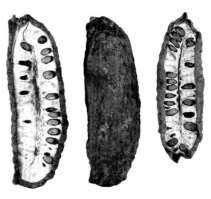

预知子（白木通）药材

功能主治　疏肝理气，活血止痛，散结，利尿。用于脘胁胀痛，痛经经闭，痰核痞块，小便不利。

贮　　藏　本品易虫蛀、霉变，应置阴凉干燥通风保存。

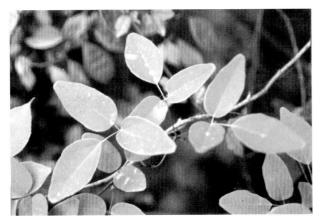

白木通

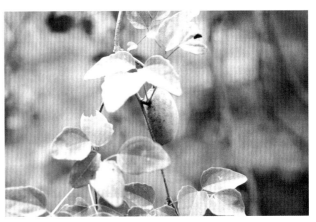

三叶木通

桑白皮

Sangbaipi

CORTEX MORI

　　来　　源　为桑科植物桑*Morus alba* L.的干燥根皮。

　　生境分布　生于村旁、田间、地埂或山坡。分布于全国各地。

　　道地产区　全国大部分地区均有生产。

　　性状特征　根皮呈扭曲的卷筒状、槽状或板片状，长短宽窄不一，厚1~4mm。外表面白色或淡黄白色，较平坦，有的残留橙黄色或棕黄色鳞片状粗皮；内表面黄白色或灰黄色，有细纵纹。体轻，质韧，纤维性强，难折断，易纵向撕裂，撕裂时有粉尘飞扬。气微，味微甘。

　　品质优劣　药材以纯根皮、色白、皮厚、质柔韧、无粗皮、嚼之有黏性、成丝团者为佳。

　　采收加工　春、秋采挖，为了不影响植株生长，每株只能挖取部分侧根，洗净，趁新鲜刮去黄棕色的栓皮，纵向剖开，以木槌轻击，使皮部与木

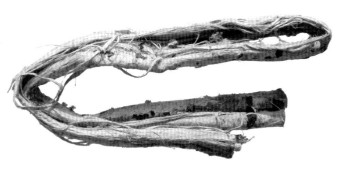

5cm

心分离，取白色内皮晒干切丝用。

　　性味归经　甘，寒。归肺经。

　　功能主治　泻肺平喘，利水消肿。用于肺热咳喘，水肿胀满尿少，面目肌肤浮肿。

　　贮　　藏　本品易虫蛀、发霉，应置阴凉干燥处保存。

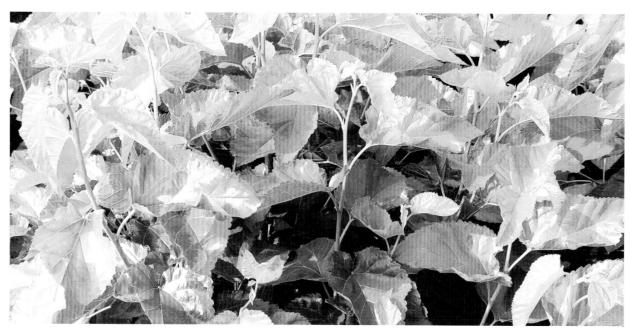

桑

桑叶

Sangye

FOLIUM MORI

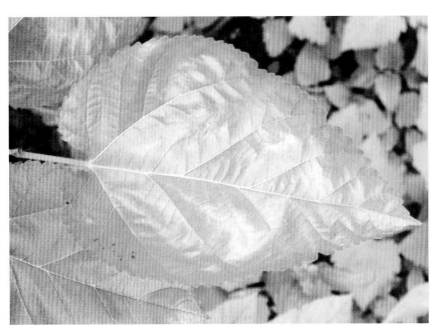

来　　源　为桑科植物桑*Morus alba* L.的干燥叶。

生境分布　同"桑白皮"。

道地产区　同"桑白皮"。

性状特征　本品多皱缩、破碎。完整者有柄，叶片展平后呈卵形或宽卵形，长 8～15cm，宽7～13cm；先端渐尖，基部截形、圆形或心形，边缘有锯齿或钝锯齿，有的不规则分裂。上表面黄绿色或浅黄棕色，有的有小疣状突起；下表面颜色稍浅，叶脉突出，小脉网状，脉上被疏毛，脉基具簇毛。质脆。气微，味淡、微苦涩。

品质优劣　药材以叶片完整、大而厚、色黄绿、质扎手者为佳。

采收加工　于霜降后采集，晾干用。

性味归经　甘、苦，寒。归肺、肝经。

功能主治　疏散风热，清肺润燥，清肝明目。用于风热感冒，肺热燥咳，头晕头痛，目赤昏花。

贮　　藏　置干燥处保存。

2cm

鲜桑叶

桑枝

Sangzhi

RAMULUS MORI

来　源　为桑科植物桑*Morus alba* L.的干燥嫩枝。

生境分布　同"桑白皮"。

道地产区　同"桑白皮"。

性状特征　本品呈长圆柱形，少有分枝，长短不一，直径0.5～1.5cm。表面灰黄色或黄褐色，有多数黄褐色点状皮孔及细纵纹，并有灰白色略呈半圆形的叶痕和黄棕色的腋芽。质坚韧，不易折断，断面纤维性。切片厚0.2～0.5cm，皮部较薄，木部黄白色，射线放射状，髓部白色或黄白色。气微，味淡。

品质优劣　药材以条细嫩、无老枝、断面髓部色白者为佳。

采收加工　春、秋采嫩枝，趁鲜切片晒干用。

性味归经　微苦，平。归肝经。

功能主治　祛风湿，利关节。用于风湿痹病，肩臂、关节酸痛麻木。

贮　藏　置干燥处保存。

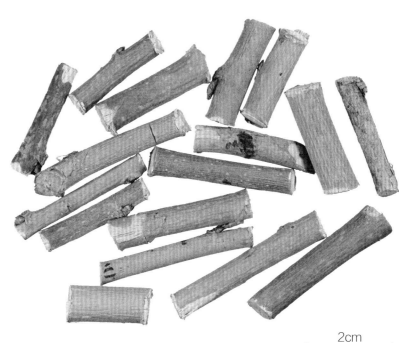

2cm

桑枝药材

桑寄生

Sangjisheng

HERBA TAXILLI

来　　源　为桑寄生科植物桑寄生 *Taxillus chinensis*（DC.）Danser 的干燥带叶茎枝。

生境分布　生于海拔20～400m平原或低山常绿阔叶林中，寄生于桑树、桃树、李树、龙眼、荔枝、杨桃、油茶、油桐、橡胶树、榕树、木棉、马尾松、水松等多种植物上。分布于广西、广东、福建南部。

道地产区　主产于广西、广东、福建等地。

性状特征　本品茎枝呈圆柱形，长3～4cm，直径0.2～1cm；表面红褐色或灰褐色，具细纵纹，并有多数细小突起的棕色皮孔，嫩枝有的可见棕褐色茸毛；质坚硬，断面不整齐，皮部红棕色，木部色较浅。叶多卷曲，具短柄；叶片展平后呈卵形或椭圆形，长3～8cm，宽2～5cm；表面黄褐色，幼叶被细茸毛，先端钝圆，基部圆形或宽楔形，全缘；革质。气微，味涩。

品质优劣　药材以枝细、质嫩、红褐色、叶未脱落者为佳。

采收加工　以早春或12月至翌年1月采收质量为佳。用刀将桑寄生从树上割下，除去粗茎，切段，干燥或蒸后干燥。

性味归经　苦、甘，平。归肝、肾经。

功能主治　祛风湿，补肝肾，强筋骨，安胎元。用于风湿痹痛，腰膝酸软，筋骨无力，崩漏经多，妊娠漏血，胎动不安，头晕目眩。

贮　　藏　本品易虫蛀、发霉，应防潮，置阴凉干燥处保存。

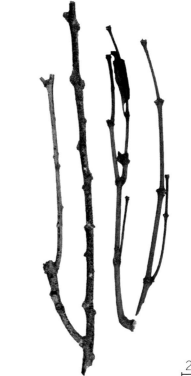

2cm

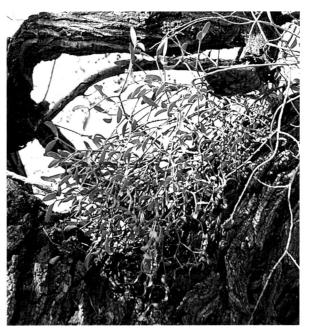

桑寄生

桑椹

Sangshen

FRUCTUS MORI

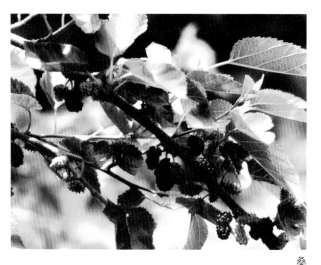

桑

来　　源　为桑科植物桑 *Morus alba* L. 的干燥果穗。

生境分布　同"桑白皮"。

道地产区　同"桑白皮"。

性状特征　本品为聚花果，由多数小瘦果集合而成，呈长圆形，长1～2cm，直径0.5～0.8cm。黄棕色、棕红色至暗紫色，有短果序梗。小瘦果卵圆形，稍扁，长约2mm，宽约1mm，外具肉质花被片4枚。气微，味微酸而甜。

品质优劣　药材以个大、完整、肉厚、色紫红、糖质多、纯净者为佳。

采收加工　于果实成熟时采，晒干用。

性味归经　甘、酸，寒。归心、肝、肾经。

功能主治　滋阴补血，生津润燥。用于肝肾阴虚，眩晕耳鸣，心悸失眠，须发早白，津伤口渴，内热消渴，肠燥便秘。

贮　　藏　本品易虫蛀、发霉，应防潮，置阴凉干燥处保存。

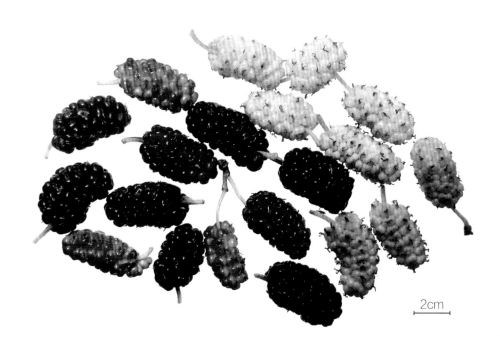

2cm

桑椹鲜药材

桑螵蛸

Sangpiaoxiao

OOTHECA MANTIDIS

来　　源　为螳螂科昆虫大刀螂 *Tenodera sinensis* Saussure 、小刀螂 *Statilia maculata* （Thunberg） 或巨斧螳螂 *Hierodula patellifera*（Serville）的干燥卵鞘。

生境分布　大刀螂常栖息在茂密的草丛中，捕食多种昆虫；小刀螂体细长，比大刀螂稍小，多栖息于向阳背风的灌木、矮小竹丛及草丛处；巨斧螳螂常在瓜架、桑树、灌木上捕食。分布于全国大部分省区。

道地产区　全国大部分地区均生产。

性状特征　商品中习惯将大刀螂、小刀螂和巨斧螳螂的干燥卵鞘，依次称为团螵蛸、长螵蛸和黑螵蛸。

1. 团螵蛸　卵鞘呈短半圆柱形或类圆球形，土黄褐色，外层为海绵状物，内层有许多小室，内有一细小椭圆形卵子，深棕色，有光泽。一般以产在桑树上者质量较佳。

2. 长螵蛸　略呈长条形，一端较细，长2.5~5cm，宽1~1.5cm。表面灰黄色，上面带状隆起明显，带两侧各有一条暗棕色浅沟及斜向纹理。质硬而脆。

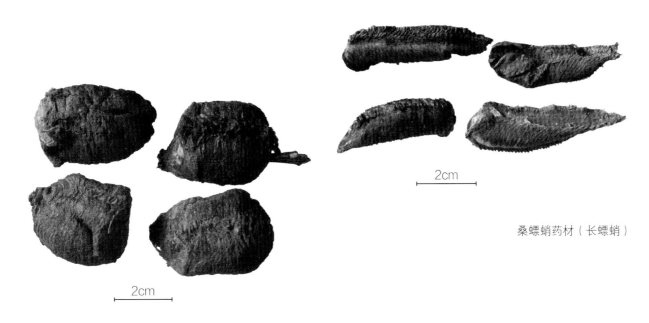

2cm

桑螵蛸药材（长螵蛸）

2cm

桑螵蛸药材（团螵蛸）

3. 黑螵蛸　略呈平行四边形，长2～4cm，宽1.5～2cm。表面灰褐色，上面带状隆起明显，两侧有斜向纹理，近尾端微向上翘。质硬而韧。

品质优劣　药材均以身干、个大、完整、色黄、卵未孵化、无树枝者为佳。一般以桑树上者质量较佳，附着树枝的一面平坦或有凹槽，另一面呈半圆形凸出，或中央凸起一条带状纵棱，故称桑螵蛸。

采收加工　一般在9月至翌年2月间采集，由树上摘下，入蒸笼内蒸约半小时，以杀死其中的虫卵，然后晒干或烘干即得。注意必须将虫卵杀死，否则幼虫孵出，影响药效。

性味归经　甘、咸，平。归肝、肾经。

功能主治　固精缩尿，补肾助阳。用于遗精滑精，遗尿尿频，小便白浊，阳痿早泄。

贮　　藏　本品易虫蛀，应防潮，置干燥通风处保存。

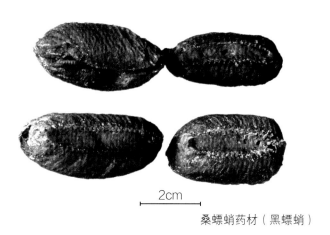

2cm

桑螵蛸药材（黑螵蛸）

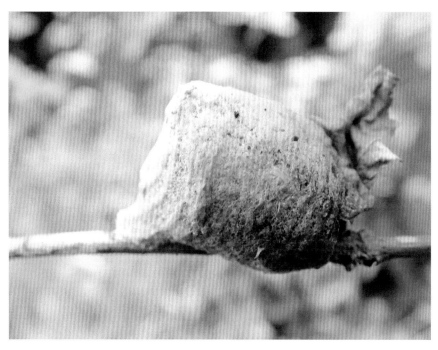

附着在树枝上的桑螵蛸

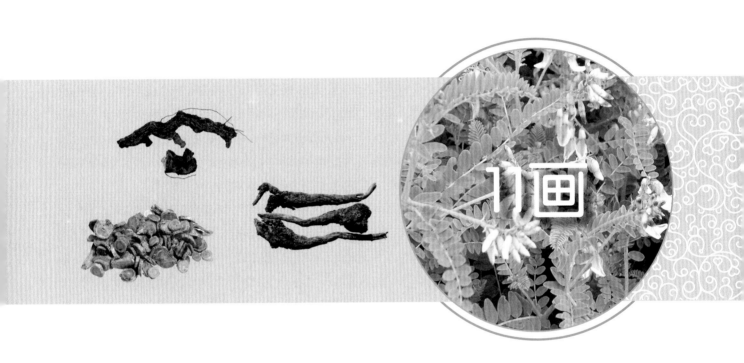

11画

黄山药

Huangshanyao

DIOSCOREA PANTHAICAE RHIZOMA

来　　源　为薯蓣科植物黄山药*Dioscorea panthaica* Prain et Burk. 的干燥根茎。

生境分布　生长于山坡灌丛中、林缘。分布于湖北恩施、湖南西北部、四川西部、贵州西部、云南。

道地产区　主产于湖北、四川、贵州等地。

性状特征　根茎呈圆柱形，有时略弯曲。直径2~3 cm。表皮黄棕色，有纵皱纹，零星散布须根的痕迹，呈深棕色。质硬而韧，折断后断面呈白色茸毛状，并散布很多黄色点状维管束。味微甜。商品常切制成长圆形或不规则的厚片，厚1~5mm。

品质优劣　本品以片大、厚实、断面维管束斑点多者为佳。

采收加工　秋季采集，洗净晒干。

性味归经　苦、微辛，平。归胃、心经。

功能主治　理气止痛，解毒消肿，用于胃痛，吐泻腹痛，跌打损伤；外治疮痈肿毒，瘰疬痰核。

贮　　藏　本品易霉变、虫蛀，应置阴凉干燥处保存。

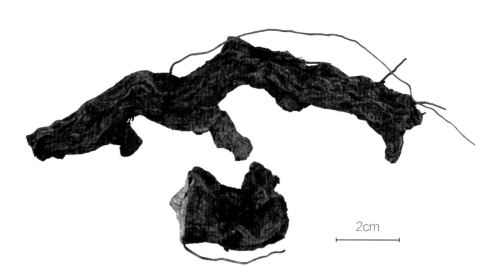

2cm

黄山药药材

黄芩

Huangqin

RADIX SCUTELLARIAE

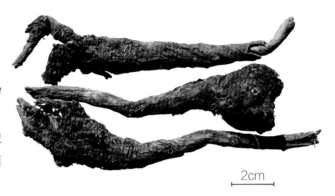

2cm

来　　源　为唇形科植物黄芩*Scutellaria baicalensis* Georgi的干燥根。

生境分布　多生于60～200m的山野阳坡、荒地或路边。分布于长江以北大部分省区及西北和西南地区。

道地产区　主产于河北北部、内蒙古、辽宁、吉林等地。

性状特征　本品呈圆锥形，扭曲，长8～25cm，直径1～3cm。老根有腐朽的木部外露，表面棕黄色或深黄色，有稀疏的疣状细根痕，上部较粗糙，有扭曲的纵皱纹或不规则的网纹，下部有顺纹和细皱。质硬而脆，易折断，断面黄色，中心红棕色；老根中心呈枯朽状或中空，暗棕色或棕黑色。根遇潮湿或冷水则变为黄绿色，气微，味苦。

品质优劣　药材以条长、粗大、粗细均匀、质坚实、空心小、色黄者为佳。

采收加工　家种黄芩2年或3年可以采收。春、秋采挖，而以春季较好；野生者秋季采挖。采挖后，除去茎叶、须根及泥沙，晒后撞去粗皮，晒干或切片晒干。

性味归经　苦，寒。归肺、胆、脾、大肠、小肠经。

功能主治　清热燥湿，泻火解毒，止血，安胎。用于温湿、暑湿，胸闷呕恶，湿热痞满，泻痢，黄疸，肺热咳嗽，高热烦渴，血热吐衄，痈肿疮毒，胎动不安。

贮　　藏　置阴凉干燥通风处保存，防潮。

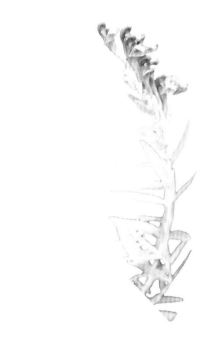

黄芩花

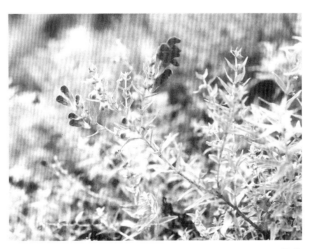

黄芩

黄芪

Huangqi

RADIX ASTRAGALI

来　　源　为豆科植物蒙古黄芪*Astragalus membranaceus*（Fisch.）Bge. var. *mongholicus*（Bge.）Hsiao或膜荚黄芪*Astragalus membranaceus*（Fisch.）Bge. 的干燥根。

生境分布

1. 蒙古黄芪（红蓝芪、白皮芪）　生于山坡、沟旁、疏林下山野。分布于黑龙江、辽宁、吉林、内蒙古、河北、山西和西藏等地。

2. 膜荚黄芪（卜奎芪、口芪）　生于向阳山坡、灌丛边缘及旱坡砂质壤土地区。分布于黑龙江、吉林、辽宁、河北、山西、内蒙古、陕西、甘肃、宁夏、青海、山东、四川和西藏等地。

道地产区　主产于山西浑源、繁峙、山阴（应县）、原平、广灵及晋北地区，甘肃的岷县、宕昌、武都，黑龙江的齐齐哈尔、宁安，内蒙古的赤峰市、乌兰察布盟等地。

性状特征　根呈圆柱形，上端较粗，少数老根的中心木质有枯朽状，灰褐色或呈空洞（习称"胡椒眼"），向下渐细，有少数支根和细根，长20～120cm，直径1.5～3cm。表面淡黄棕色或淡褐色，有纵皱纹或纵沟及横向皮孔。有时可见部分表面脱落的瘢痕，常粗糙有网纹。质坚韧，不易折断，断面纤维性，并显粉性，皮部黄白色，较疏松，有多数放射状弯曲的裂隙，约占半径的1/3，木部淡黄色，有放射状纹理及纵向裂隙，似菊花心。气微，味略甜，嚼之有豆腥气。

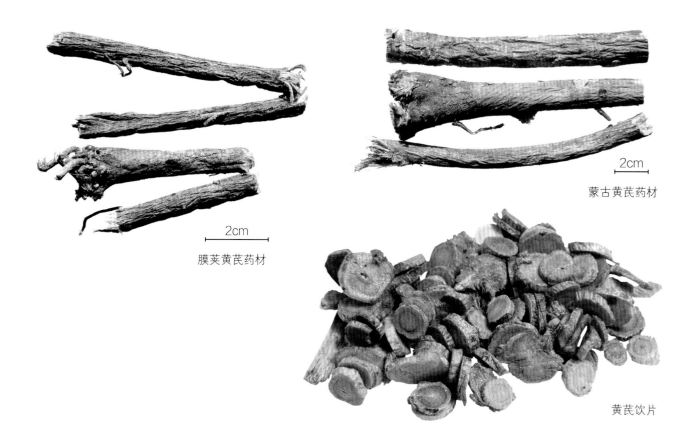

2cm

膜荚黄芪药材

2cm

蒙古黄芪药材

黄芪饮片

品质优劣 药材以身干、条粗长而直、皱纹少、粉性足、质坚实而绵、不易折断、味甜、无黑心者为佳。

采收加工 野生品于秋季采挖根，栽培品于播种后2～3年春季萌芽前或秋季落叶后采挖，除去茎苗及须根，晒干，扎成小捆，即生黄芪。

性味归经 甘，微温。归肺、脾经。

功能主治 补气升阳，固表止汗，利水消肿，生津养血，行滞通痹，托毒排脓，敛疮生肌。用于气虚乏力，食少便溏，中气下陷，久泻脱肛，便血崩漏，表虚自汗，气虚水肿，内热消渴，血虚萎黄，半身不遂，痹痛麻木，痈疽难溃，久溃不敛。

贮　藏 本品易霉变、虫蛀，应置凉爽干燥通风处保存。

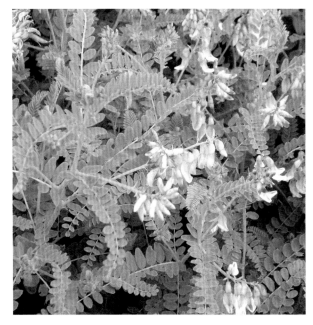

蒙古黄芪

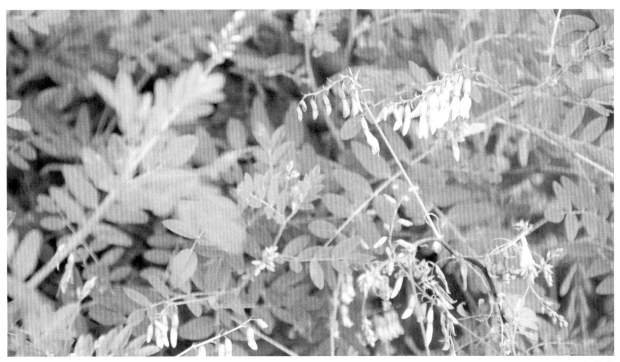

膜荚黄芪

黄连

Huanglian

RHIZOMA COPTIDIS

来　　源　为毛茛科植物黄连*Coptis chinensis* Franch，、三角叶黄连*Coptis deltoidea* C. Y. Cheng et Hsiao或云连*Coptis teeta* Wall. 的干燥根茎。

生境分布

1. 黄连　生于高寒山地林中潮湿处。分布于陕西南部、安徽、浙江、江西、福建、湖北、湖南、广西、广东、四川、贵州等地。在四川、湖北、陕西有较大量栽培。

2. 三角叶黄连　分布于四川西南部，在峨眉、洪雅有大量栽培。

3. 云连　分布于云南西北部和西藏昌都地区南部。

道地产区

1. 味连中的南岸味连主产于川东长江南岸的石柱、南川及湖北恩施、来凤、建始、利川。北岸味连主产于川东长江北岸的城口、巫山、巫溪及湖北的房县、巴东、竹溪、秭归等地。

2. 雅连主产于四川峨嵋、峨边及洪雅。

3. 云连主产于云南的德钦、碧江等地。

性状特征　商品黄连有味连、雅连、云连之分。分述如下：

1. 味连　其原植物为黄连，在四川又有南岸味连与北岸味连之分，二者品种虽同，但南岸味连多呈簇状，形如鸡爪，具"过江枝"（亦称过桥、过桥杆），体较瘦弱，多蜂腰，须根（毛团）较多，外面暗黄色或棕黄色，内色金黄或红黄，可见放射状纹理，中央有红棕色小形的髓，或有时空心。北岸黄连分枝与须根均少，也有呈鸡爪形者，内部黄色鲜艳带红，其经撞皮工序后单条粗壮表面显露黄红色皮部者，特称"大红虫"。此两种为我国商品黄连中产量最大者。味均极苦，嚼之唾液染为红黄色。

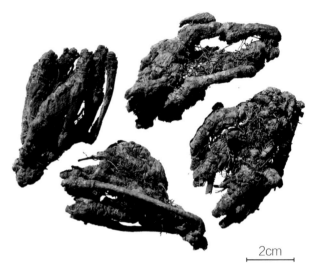

2cm

鸡爪黄连药材

2. 雅连　原植物为三角叶黄连，历史上因其主产于洪雅，又以雅安为集散地，故称雅连。根茎多单枝，偶有分叉或2～3丛生，单枝者，条长而肥实，长5～10cm，直径3～10cm，略呈圆柱形，微弯曲，"过江枝"较长，但较味连少，连珠明显，形似蚕状，全株附有须根或须根痕。质地气味均与味连相同。

3. 云连　原植物为云南黄连。根茎略呈连珠状的圆柱形，多数为单枝瘦小弯曲。长2～8cm，直径2～4mm，节间细密，形如蝎尾，表面棕黄色或黄绿色，有"过江枝"。质轻而脆，易折断，断面较平坦，黄棕色、红黄色或金黄色。外轮色深有红点，内心有菊花心而色浅，中间有空心。味极苦。

品质优劣　①味连以根茎干燥、肥壮、连珠形、残留叶柄及须根少、质坚体重、断面红黄色者为佳。②雅连以根茎粗壮、"过江枝"少者为佳。③云连以根茎干燥、条细节多、须根少、色黄绿者

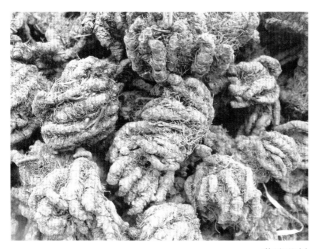

黄连药材

为佳。

采收加工　家连栽培4～6年后均可挖取，但以第5年采挖为好；野生黄连一般是高山地区第5年收，低山地区第4年收。10～12月挖取者，根状茎内涵水分较少，质地结实，品质较佳，将挖出的根状茎，去净泥土并剪去地上部分及须根，晒1～2天后，低温烘干，要勤翻动，干后装在特制的"撞笼"内，来回撞动，以除尽须根和杂物。鲜黄连不能用水洗。

性味归经　苦，寒。归心、脾、胃、肝、胆、大肠经。

功能主治　清热燥湿，泻火解毒。用于湿热痞满，呕吐吞酸，泻痢，黄疸，高热神昏，心火亢盛，心烦不寐，心悸不宁，血热吐衄，目赤，牙痛，消渴，痈肿疔疮；外治湿疹，湿疮，耳道流脓。

贮　藏　置阴凉干燥通风处保存。

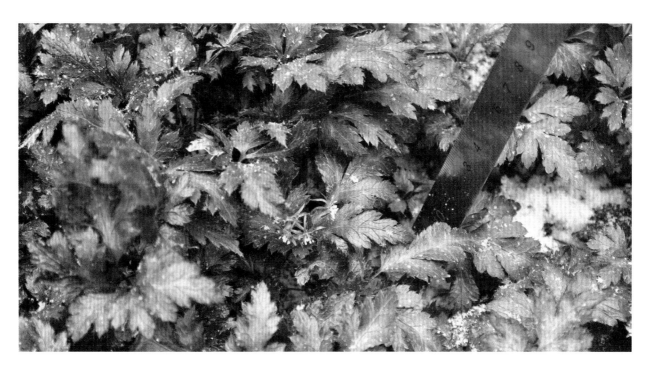

黄连

黄柏

Huangbo

CORTEX PHELLODENDRI CHINENSIS

来　源　为芸香科植物黄皮树*Phellodendron chinense* Schneid. 的干燥树皮。

生境分布　生于山上沟边的杂木林中。分布于陕西、甘肃、浙江、江西、湖北、广西、四川、云南等地。

道地产区　商品中习惯称之为"川黄柏"，主产于湖北、四川、云南、贵州等地。

性状特征　树皮较厚，为3～6mm，木栓层常常除去，外表棕褐色而平坦，时而残存淡灰黄色的栓皮，皮孔明显，内表面呈污黄色至棕色，平滑。用放大镜观察，点状突起不明显。质坚硬，折断面纤维性，切断面边缘整齐，其黄色程度较关黄柏为鲜艳而深，不显绿色。气微香，味苦、嚼之有黏性，可将唾液染成黄色。

品质优劣　药材以皮厚、色鲜黄、无栓皮者为佳。

采收加工　一般栽培10～15年即可采收。5月上旬至6月上旬采收。传统方法：在伐倒的树干上先横切，再纵切，剥下树皮，趁鲜刮去粗皮，晒至半干，再叠成堆，用石板压平，再晒至全干，或切丝晒干。川黄柏的最佳采收树龄在20年左右为宜，采收季节宜在秋季。为保护资源和实现可持续利用，野生者宜采取"剥皮再生法"进行采收，多采用环剥法。

性味归经　苦，寒。归肾、膀胱经。

功能主治　清热燥湿，泻火除蒸，解毒疗疮。用于湿热泻痢，黄疸尿赤，带下阴痒，热淋涩痛，脚气痿躄，骨蒸劳热，盗汗，遗精，疮疡肿毒，湿疹湿疮。

贮　藏　本品易发霉、虫蛀、褪色，应置干燥通风处保存。

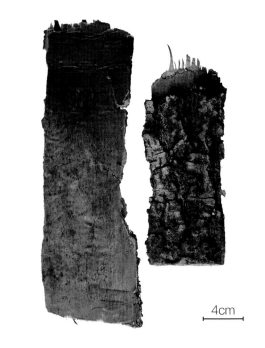

4cm

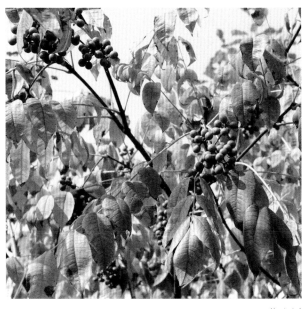

黄皮树

482

黄蜀葵花

Huangshukuihua

ABELMOSCHI COROLLA

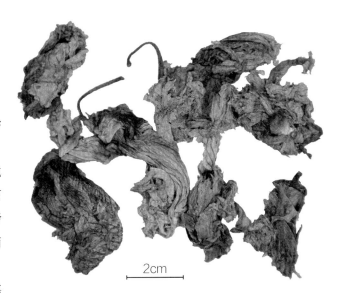

2cm

来　　源　为锦葵科植物黄蜀葵*Abelmoschus manihot*（L.）Medic.的干燥花冠。

生境分布　生于山谷、草丛间，各地多有栽培，原产我国南部，现除东北和西北地区外，广布全国各地。间有半野生品，生于荒山坡、山野路旁灌丛间、宅旁及田边的向阳处。分布于中南、西南及河北、山东、山西、浙江、江西等地。

道地产区　主产于湖北、湖南、河南、河北等地。

性状特征　药材多皱缩破碎，完整的花瓣呈三角状阔倒卵形，长7～10cm，宽7～12cm，表面有纵向脉纹，呈放射状，淡棕色，边缘浅波状；内面基部紫褐色。雄蕊多数，联合成管状，长1.5～2.5cm，花药近无柄。柱头紫黑色，匙状盘形，5裂。气微香，味微淡。

品质优劣　以未完全开放的花蕾、完整、纯净、有香气者为佳。

采收加工　宜在7～9月，分批选择晴天采摘黄蜀葵花蕾，即时阴干，密闭于阴凉处保存。

性味归经　甘、寒。归肾、膀胱经。

功能主治　清利湿热，消肿解毒。用于湿热壅遏，淋浊水肿；外治痈疽肿毒，水火烫伤。

贮　　藏　置阴凉干燥处保存。

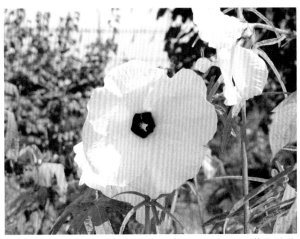

黄蜀葵花

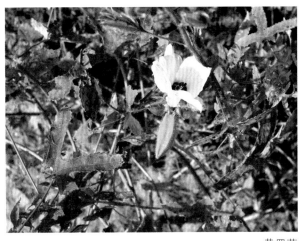

黄蜀葵

黄精

Huangjing

RHIZOMA POLYGONATI

来　源　为百合科植物滇黄精*Polygonatum kingianum* Coll. et Hemsl.、黄精*Polygonatum sibiricum* Red.或多花黄精*Polygonatum cyrtonema* Hua的干燥根茎。

生境分布

1. 滇黄精　生于阴湿山坡灌木丛、林中。分布于广西、四川、贵州、云南等地。

2. 黄精　生于阴湿的山地灌丛中及林边。广布于长江以北各地。

3. 多花黄精　生于山地林中。分布于陕西、河南、湖北、四川、贵州及华东、华南等地。在江苏南京称此为白及黄精。

道地产区　按来源不同，在商品药材中习惯将滇黄精称为"大黄精"，将黄精称为"鸡头黄精"，而将多花黄精称为"姜形黄精"。大黄精主产于西南各地，以产于云南、贵州及广西者为佳。鸡头黄精主产于河北、内蒙古、辽宁、吉林、黑龙江、河南、山东、山西、陕西等地。姜形黄精主产于湖南、湖北、贵州、四川、安徽、浙江、广西、广东、福建、江西等地，以长江以南各地产者为佳。

性状特征

1. 大黄精　即滇黄精，又名德宝黄精、节节高、仙人饭、西南黄精。本品根茎为黄精类中之最为粗大者，故习称"大黄精"。其质量最佳。根茎呈结节肥厚肉质，结节两端突出如翼，形似蝶形块状，又如菱角肉，"年节间"长4～6cm，宽3～4.5cm，厚1～3cm，表面黄棕色至棕褐色，凹凸不平，半透明，顶部正中有一圆盘状地上茎痕，上面散生许多维管束小点，质稍硬而韧，不易折断，质重。微带焦糖气，味甜，有黏性。

2. 鸡头黄精　根茎横走，为粗细不等的圆柱

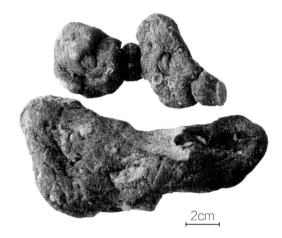

2cm

大黄精（滇黄精）

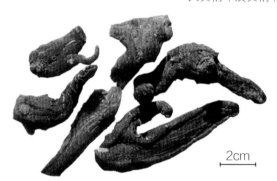

2cm

黄精（鸡头黄精）药材

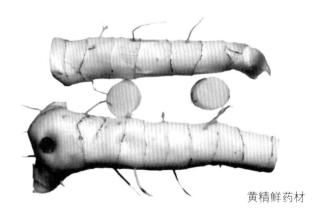

黄精鲜药材

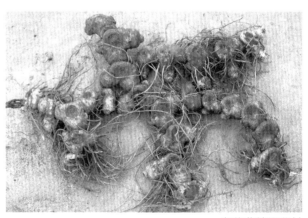

多花黄精鲜药材

形。长3～10cm，直径0.5～1.5cm。在生长期间每年形成一个节间，一头粗，一头细，称为"年节间"，长0.5～1cm。整体亦呈大头小尾状，有短分枝，并有茎痕，黄白色至黄棕色，半透明，有多数细纵皱纹及波状节纹，须根痕呈点状突起，多集中于膨大部分。质坚硬，未全干者质柔韧，折断面淡棕色，角质样。状如鸡头，"鸡头黄精"之名即由此得来。气微，味微甜而有黏性。

3. 姜形黄精 即多花黄精，又名老虎姜、山姜、野山姜、黄精姜、山捣臼、南黄精、囊丝黄精。根茎横生，肉质肥厚，通常稍带结节状或连珠状，结节左右相对分歧，呈不规则块状，药材常形如姜块，分枝少而短粗，长3～18cm，宽2～4cm，厚1～2.5cm，表面粗糙，有明显疣状突起的须根痕，茎痕呈凹陷的圆盘状。节明显呈隆起的环纹，节间长短不等，近茎基及芽痕处较密。质坚硬，未全干者较柔韧，折断面淡棕色，稍带角质。气微，味微甜，有黏性。

品质优劣 三种黄精均以块大、肥厚、柔润、色黄、断面角质透明者为佳。

采收加工 野生品，春、秋两季采挖；栽培品，栽后3～4年秋季地上部分枯萎后采收，挖出根状茎，除去须根、茎杆，洗净，置沸水中略烫或蒸至透心后取出，晾晒，边晒边揉至全干。

性味归经 甘，平。归脾、肺、肾经。

功能主治 补气养阴，健脾，润肺，益肾。用于脾胃气虚，体倦乏力，胃阴不足，口干食少，肺虚燥咳，劳嗽咳血，精血不足，腰膝酸软，须发早白，内热消渴。

贮 藏 本品易发霉、虫蛀，应置阴凉通风干燥处保存。

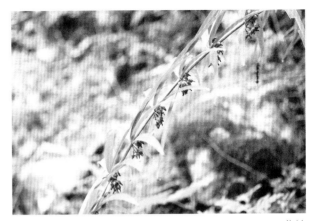

黄精

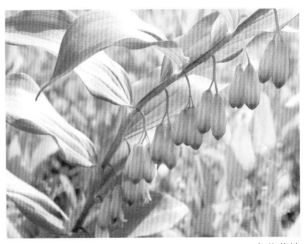

多花黄精

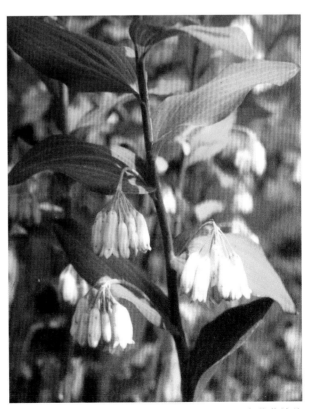

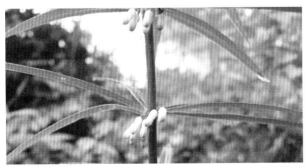

黄精花

多花黄精花

菥蓂

Ximing

THLASPI HERBA

来　　源　为十字花科植物菥蓂*Thlaspi arvense* L.的干燥地上部分。

生境分布　生于旷野路旁、田畔、沟边或小麦田中。广布于全国各地。

道地产区　主产于江苏、浙江、湖南等地。

性状特征　全草常切成段。完整者呈圆柱形，长20～40cm，直径0.2～0.5cm；表面黄绿色或灰黄色，有纵棱线；质脆，易折断，断面髓部白色。茎生叶互生，多脱落，完整叶片短圆状披针形或倒披针形，基部箭形，呈小耳状抱茎，边缘波状或有粗齿。总状花序着生于茎枝顶端和叶腋；果实卵圆形而扁平，直径0.5～1.3cm；表面灰黄色或灰绿色，中央略隆起，边缘有翅，宽约0.2cm，两面中央各有一纵棱线，先端凹陷，基部有细果梗长约1cm；果实内分2室，中间有纵隔膜，每室有种子5～7粒，种子扁圆形，宽约1.5 mm，表面棕黑色，两面各有5～6条突起的偏心性环纹。气微，味淡，具陈败豆酱气味。

品质优劣　本品以色黄绿、果实完整者为佳。

采收加工　春、夏采割全草，切段，晒干备用。

性味归经　辛，微寒。归肝、胃、大肠经。

功能主治　清肝明目，和中利湿，解毒消肿。用于目赤肿痛，脘腹胀痛，胁痛，肠痈，水肿，带下，疮疖痈肿。

贮　　藏　置通风干燥处保存。

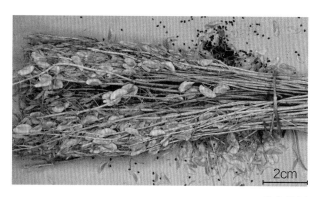

菥蓂药材

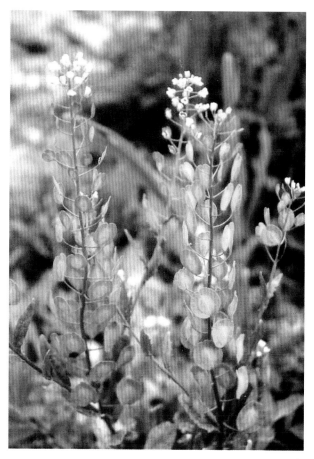

菥蓂

菝葜

Baqia

RHIZOMA SMILACIS CHINAE

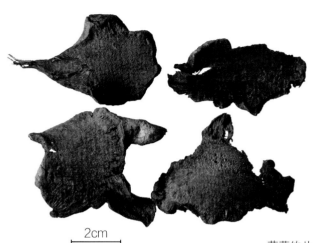

2cm

菝葜饮片

来　　源　为百合科植物菝葜*Smilax china* L. 的干燥根茎。

生境分布　生于海拔2 200m以下的山坡、路旁、河谷、林边或灌木丛中。分布于陕西、山东、安徽、江苏、浙江、江西、河南、湖北、湖南、四川等地。

道地产区　主产于江苏、浙江、安徽。

性状特征　本品为不规则块状或弯曲扁圆柱形，有结节状隆起，长10～20cm，直径2～4cm。表面黄棕色或紫棕色，凹凸不平，具圆锥状突起的茎基痕，并残留坚硬的刺状须根残基或细根；节上有鳞叶。质坚硬，难折断。断面呈棕黄色或红棕色，纤维性，可见点状维管束及多数小亮点。无臭，味甘、微苦、涩。

品质优劣　以根茎粗壮、坚硬、断面色红者为佳。产于江苏的较细而长，俗称"金刚鞭"；产于浙江的较粗壮，俗称"铁菱角"。

采收加工　秋末至次年春采挖，除去须根，洗净，晒干或趁鲜切片，干燥，或用盐水浸泡数小时后蒸熟，晒干。

性味归经　甘、微苦、涩，平。归肝、肾经。

功能主治　利湿去浊，祛风除痹，解毒散瘀。用于小便淋浊，带下量多，风湿痹痛，疔疮痈肿。

贮　　藏　置通风干燥处，防潮保存。

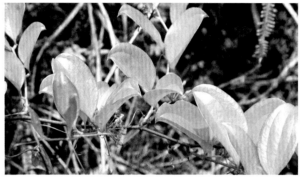

菝葜

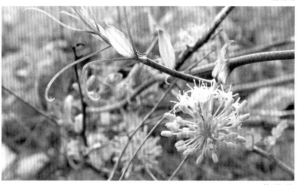

菝葜花

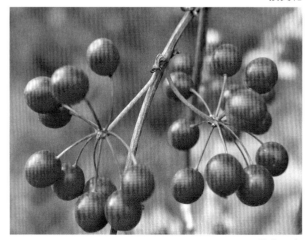

菝葜果实

菟丝子

Tusizi

SEMEN CUSCUTAE

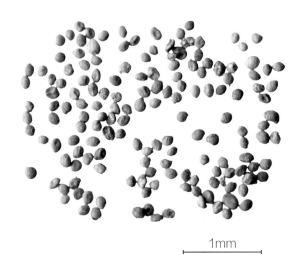

1mm

来源 为旋花科植物菟丝子 *Cuscuta chinensis* Lam. 的干燥成熟种子。

生境分布 生于灌丛、草丛、路旁、沟边等地，多寄生于豆科及菊科植物上。分布于东北、华北及陕西、甘肃、宁夏、江苏、河南、湖北、四川、贵州、西藏等地。

道地产区 主产于吉林、辽宁、山西、河北等地。

性状特征 药材为类圆形或卵圆形，长径约1.5mm，短径约1mm，表面灰棕色或灰黄色，不平，微有凹陷，在放大镜下检视，表面有细密的深色小点而形成网状皱纹，一端有淡色圆点，其中央有线形种脐。质坚实，用手捻微有涩感，破开后仁黄白色，有油性。水浸液呈棕黄色，沸水煮后种皮易破裂，露出黄白色卷须形胚。气无，味微苦涩。

品质优劣 药材以颗粒饱满、纯净者为佳。

采收加工 秋季果实成熟时，同被缠绕的植物（寄主）一起采割，晒干，打下种子，去净杂质备用。

性味归经 辛、甘、平。归肝、肾、脾经。

功能主治 补益肝肾，固精缩尿，安胎，明目，止泻；外用消风祛斑。用于肝肾不足，腰膝酸软，阳痿遗精，遗尿尿频，肾虚胎漏，胎动不安，目昏耳鸣，脾肾虚泻；外治白癜风。

贮藏 本品易生虫，应置干燥通风处，防潮保存，并防鼠害。

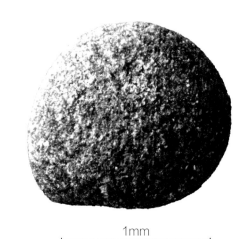

1mm

菟丝子微性状

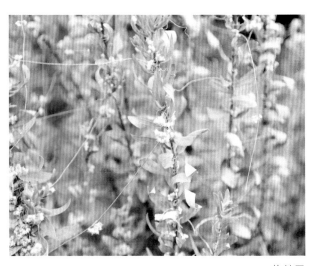

菟丝子

菊苣

Juju

HERBA CICHORII RADIX CICHORII

来　　源　为菊科植物毛菊苣*Cichorium glandulosum* Boiss. et Huet或菊苣*Cichorium intybus* L. 的干燥地上部分或根。

生境分布

1. 毛菊苣　生于平原，主要分布于新疆。

2. 菊苣　生于田野、路旁、草地、山沟。分布于我国中部、东北及新疆等地。

道地产区　毛菊苣主产于新疆阿克苏、且末；菊苣主产于新疆、山西汾阳、黑龙江饶河、辽宁大连等地。

性状特征　根据来源和药用部位不同，分述如下：

1. 毛菊苣　茎呈圆柱形，稍弯曲；表面灰绿色或带紫色，具纵棱，被柔毛或刚毛，断面黄白色，中空。叶多破碎，灰绿色，两面被柔毛；茎中部的完整叶片呈长圆形，基部无柄，半抱茎；向上叶渐小，圆耳状抱茎，边缘有刺状齿。头状花序5～13个成短总状排列。总苞钟状，直径5～6mm；苞片2层，外层稍短或近等长，被毛；舌状花蓝色。瘦果倒卵形，表面有棱及波状纹理，顶端截形，被鳞片状冠毛，长0.8～1mm，棕色或棕褐色，密布黑棕色斑。气微，味咸、微苦。

2. 毛菊苣根　主根呈圆锥形，有侧根及多数须根，长10～20cm，直径0.5～1.5cm。表面棕黄色，具细腻不规则纵皱纹。质硬，不易折断，断面外侧黄白色，中部类白色，有时空心。气微，味苦。

3. 菊苣　茎表面近光滑。茎生叶少，长圆状披针形。头状花序少数，簇生；苞片外短内长，无毛或先端被稀毛。瘦果鳞片状，冠毛短，长0.2～0.3mm。

4. 菊苣根　顶端有时有2～3叉。表面灰棕色至

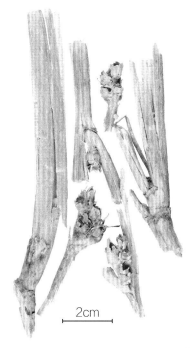

2cm

菊苣药材

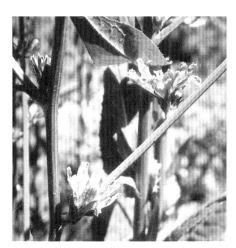

菊苣

褐色，粗糙，具深纵纹，外皮常脱落，脱落后显棕色至棕褐色，有少数侧根及须根。嚼之有韧性。

采收加工　春、夏季采收，晒干。

性味归经　微苦、咸，凉。归肝、胆、胃经。

功能主治　清肝利胆，健胃消食，生津止渴，利尿消肿。用于湿热黄疸，胃痛食少，内热消渴，水肿尿少。

贮　　藏　本品易虫蛀、发霉，应置阴凉干燥处保存。

菊花

Juhua

FLOS CHRYSANTHEMI

来　　源　为菊科植物菊*Chrysanthemum mori-folium* Ramat. 的干燥头状花序。

生境分布　为栽培种，全国各地都有栽培。

道地产区　主产于安徽、河南、浙江、山东、河北等地。以安徽产亳菊、滁菊最负盛名。

性状特征　商品药材按产地和加工方法不同，分为亳菊、滁菊、贡菊、杭菊。

1. 亳菊　为生晒品。呈倒圆锥形或圆筒形，少数压扁呈扇形，直径1.5～4cm。离散，总苞蝶状，总苞片3～4层，外层苞片长三角形，中部黄绿色或褐绿色，卵形或椭圆形，内层矩圆形。外面被柔毛，边缘膜质。花托半球形，无托片和托毛。外围舌状花数层，雌性，类白色，劲直上举，纵向皱缩，散生金黄色腺点。花基部具1枚苞片，匙形。管状花多数，两性，位于中央，为舌状花所隐藏，花冠微带黄色，顶端具3～5齿裂或裂片不明显。瘦果不发育，无冠毛。体轻，质柔润，干时质松脆。气清香，味甘、微苦。

2. 滁菊　为生晒品。呈不规则长扁圆形或扁球形。直径1～2.5cm，总苞片外层呈条状三角形，中层长三角形，内层长卵形。舌状花白色，具不规则扭曲，内卷，边缘皱缩，有时可见淡褐色腺点，长度由外至内逐渐变短，基部无苞片。花托半圆形。管状花大多隐藏或位于头状花序中央，花冠先端5～6裂，雄蕊5枚，聚药，黄色，伸出花冠筒外2mm。气香浓郁。

3. 贡菊　多为烘焙品。呈扁圆形或不规则球形。直径1～2.5cm，总苞片4～5层，外层苞片三角状卵形，革质，绿色，内层长卵形。舌状花白色或黄白色，斜升，上部反折，边缘稍内卷而皱缩，常无腺点，管状花两性，外露，金黄色。雌蕊短于雄

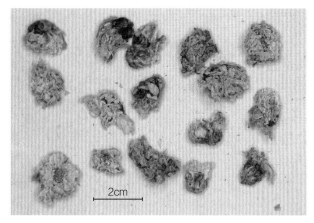

滁菊药材

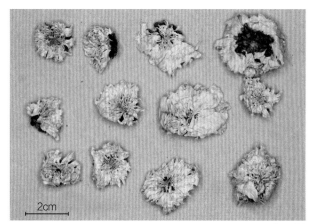

贡菊药材

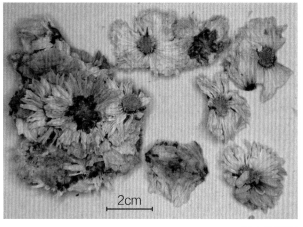

杭白菊药材

蕊或等长。

4. 杭菊 因加工蒸过后而呈压缩状，朵大瓣宽而疏，呈蝶形或扁球形。直径2.5～5.5cm。常数个相连成片状。总苞片外层三角形，中层卵形，内层为基部窄的卵圆形。舌状花类白色或黄白色，平展或微折叠，彼此粘连，通常无腺点，基部无苞片。灰白色或黄白色为杭白菊；黄色或淡棕色者为杭黄菊。管状花多数，外露，均为黄色或深黄色。雌蕊与雄蕊略等长。

品质优劣 药材以花朵完整、颜色新鲜者为佳。

采收加工 秋季霜降前花正开时采摘头状花序，烘干或蒸后晒干或置通风处阴干，也可在花大部开放时采割全株，放入密室吊置，点燃硫磺，熏至花叶绵软后晾晒至花朵将干，即陆续摘花再晒至足干，或9～11月花盛开时分批采收，阴干或焙干，或熏、蒸后晒干。菊花采集后切忌堆放，要及时干燥或薄摊于通风处。

性味归经 甘、苦，微寒。归肺、肝经。

功能主治 疏散风热，平肝明目，清热解毒。用于风热感冒，头痛眩晕，目赤肿痛，目暗昏花，疮痈肿毒。

贮 藏 本品易霉变、虫蛀，应置阴凉干燥处，密闭保存。

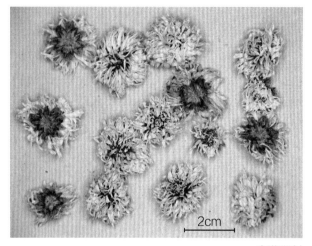

2cm

亳菊药材

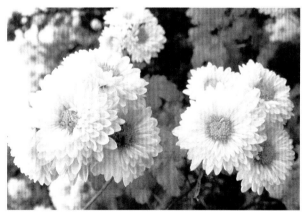

亳菊

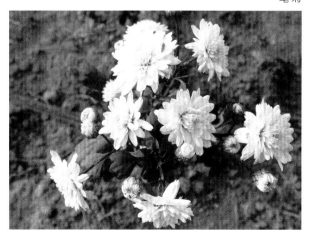

贡菊

梅花

Meihua

FLOS MUME

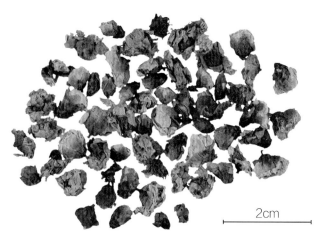

梅花药材

来　　源　为蔷薇科植物梅*Prunus mume*（Sieb.）Sieb. et Zucc.的干燥花蕾。

生境分布　多为栽培。分布于陕西、甘肃、新疆、江苏、安徽、浙江、江西、福建、台湾、广西、广东、四川、贵州和云南等地。

道地产区　主产四川、浙江、福建、湖南、贵州。

性状特征　本品呈类球形，直径3～6mm，有短梗。苞片数层，鳞片状，棕褐色。花萼5，灰绿色或棕红色。花瓣5或多数，黄白色或淡粉红色。雄蕊多数；雌蕊1，子房密被细柔毛。体轻。气清香，味微苦、涩。

品质优劣　本品以含苞未完全开放、花形完整、花梗少、清香浓郁者为佳。

采收加工　当枝条上的花蕾开始透色时即可采收，选择形状匀称、花蕾较密的带叉枝条小心剪下，阴干。

性味归经　微酸，平。归肝、胃、肺经。

功能主治　疏肝和中，化痰散结。用于肝胃气痛，郁闷心烦，梅核气，瘰疬痰核。

贮　　藏　本品易霉变、虫蛀，应置阴凉干燥处，密闭保存。

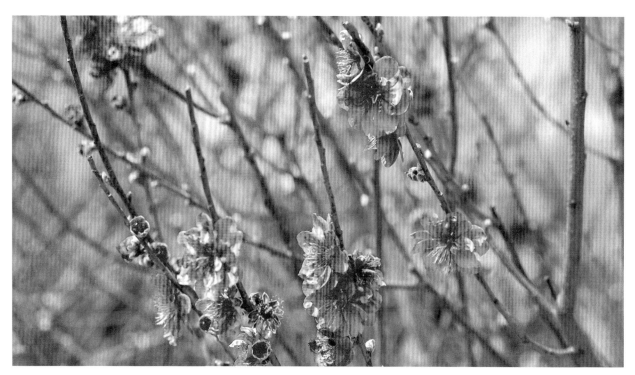

梅花

救必应

Jiubiying

ILICIS ROTUNDAE CORTEX

来　　源　为冬青科植物铁冬青*Ilex rotunda* Thunb.的干燥树皮。

生境分布　生于山下疏林或沟边、溪边、河边或丘陵地带。分布于江苏、安徽、浙江、江西、福建、台湾、湖南、广东、广西、云南。

道地产区　主产于广东、广西。

性状特征　根皮呈卷筒状或略卷曲的板片状，长短不一，厚0.3～0.5（～1）cm。外表面青灰白色、灰黄色或灰褐色，粗糙，常有横皱纹及灰白色斑块；内表面淡褐色或棕褐色，有浅纵向条纹，稍平滑，微具光泽，棕褐色或黑褐色。质坚硬而脆，可折断，断面略平坦，稍呈颗粒性，黄白色或淡黄褐色。气微香，味苦、微涩。

品质优劣　药材以皮厚、苦味浓、纯净者为佳。

采收加工　全年可采，刮去外层粗皮，切碎，鲜用或晒干，根春、秋两季采挖。

性味归经　苦，寒。归肺、胃、大肠、肝经。

功能主治　清热解毒，利湿止痛。用于暑湿发热，咽喉肿痛，湿热泻痢，脘腹胀痛，风湿痹痛，湿疹，疮疖，跌打损伤。

贮　　藏　置干燥处，防潮保存。

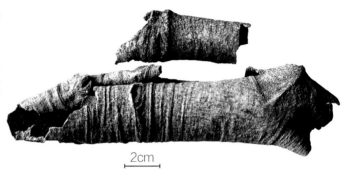

2cm

救必应药材

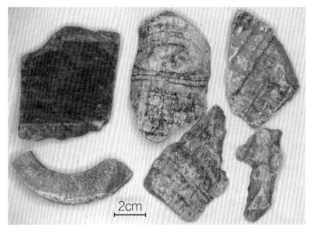

2cm

救必应饮片

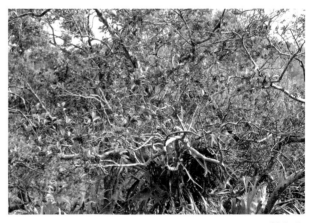

铁冬青

493

常山

Changshan

RADIX DICHROAE

来　　源　为虎耳草科植物常山*Dichroa febri-fuga* Lour.的干燥根。

生境分布　生于海拔500～1200m的林缘、沟边、溪边、湿润的山地、山谷及林下，亦有栽培。分布于陕西、甘肃、浙江、江西、福建、湖北、湖南、广西、广东、四川、贵州、云南、西藏、台湾等地。

道地产区　主产于四川、湖南、贵州等地。以四川产量最大，质量最优。

性状特征　根呈圆柱形，常弯曲扭转，或有分枝，长9～15cm，直径0.5～2cm。表面黄白色、黄色或棕黄色。具细纵纹，外皮菲薄易剥落，剥落处可露出淡黄色木部。枯瘦光滑如鸡骨，俗称"鸡骨常山"。质坚硬，不易折断，折断时有粉尘飞出，断面黄白色，裂片状，并有放射状菊花纹理。气微，味苦。

品质优劣　药材以表面光滑、断面淡黄色、质坚硬者为佳。

采收加工　秋季采挖，除去须根，洗净，晒干。枝叶则于夏季采集，晒干备用。人工栽培，种

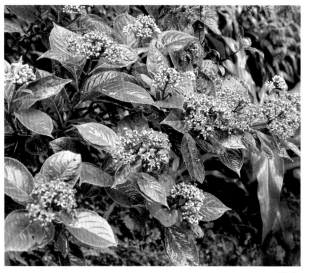

常山

后3～4年8月挖根，洗净晒干。以冬至前产者质量最佳。

性味归经　苦、辛，寒；有毒。归肺、肝、心经。

功能主治　涌吐痰涎，截疟。用于痰饮停聚，胸膈痞塞，疟疾。

贮　　藏　置通风干燥处保存。

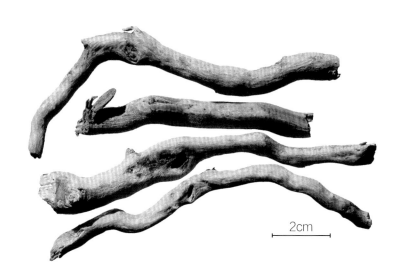

2cm

常山药材

494

野马追

Yemazhui

EUPATORII LINDLEYANI HERBA

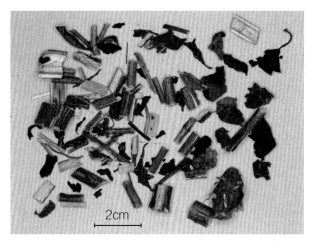
野马追药材

来　源　为菊科植物轮叶泽兰（尖佩兰）*Eupatorium lindleyanum* DC.的干燥地上部分。

生境分布　生于湿润山坡、草地或溪旁。分布于东北、华北、华东、中南等地。

道地产区　主产于江苏、甘肃、山东、湖南等地。

性状特征　本品茎呈圆柱形，长30～90cm，直径可达0.5cm。表面黄绿色或紫褐色，具纵棱，密被灰白色茸毛，嫩枝尤甚；质硬，易折断，断面纤维性，髓部白色，有的老枝中空。叶对生，无柄，叶片皱缩，完整叶片展平后3全裂，似轮生，裂片条状披针形，中间裂片较长，边缘具疏锯齿，上表面绿褐色，下表面黄绿色，两面被毛，具黄色腺点。头状花序顶生，常再排成紧密的伞房花序或大型的复伞房花序。气微，味微苦、涩。

品质优劣　药材以叶多、色绿、带初开的花者为佳。

采收加工　秋季采收，拣净，晒干。

性味归经　苦，平。归肺经。

功能主治　化痰止咳平喘。用于痰多咳嗽气喘。

贮　藏　置阴凉干燥处保存。

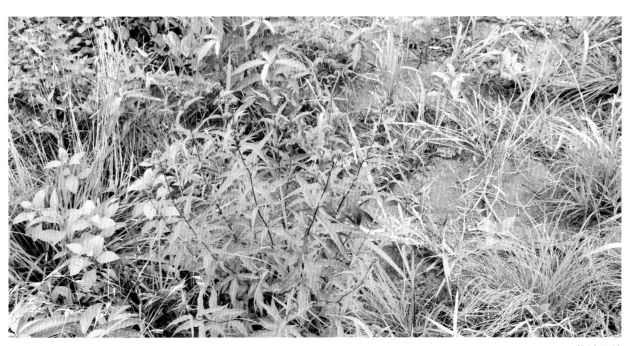
轮叶泽兰

野木瓜

Yemugua

STAUNTONIAE CAULIS ET FOLIUM

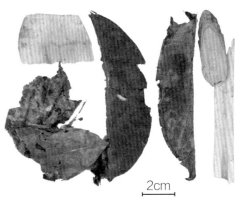

2cm

野木瓜药材

来　　源　为木通科植物野木瓜*Stauntonia chinensis* DC. 的干燥带叶茎枝。

生境分布　生于山野或栽培于庭园间。分布于浙江、江西、福建、湖南、广东、广西、贵州等地。

道地产区　主产于浙江、江西、福建、湖南。

性状特征　茎圆柱形，长3～5cm，直径0.3～2.5cm，表面灰棕色至棕色，有粗纵纹，栓皮常块状脱落而显露内部纤维束；细茎具光泽，纵纹明显，有小枝痕与叶痕。质坚硬，稍带韧性。切断面皮部常与木部分离，皮部狭窄，深棕色，可见灰白色波环状中柱鞘，木部宽广，浅棕黄色，射线致密，导管孔明显；叶片完整或破碎，背面网脉间有白色斑点。气微、味淡、稍苦涩。

品质优劣　以粗壮、坚硬、质重者为佳。

采收加工　秋季采集，切断，晒干。

性味归经　微苦，平。归肝、胃经。

功能主治　祛风止痛，舒筋活络。用于风湿痹痛，腰腿疼痛，头痛，牙痛，痛经，跌打伤痛。

贮　　藏　本品易发霉、虫蛀，应置阴凉干燥处保存。

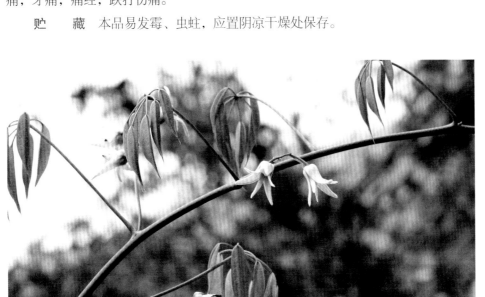

野木瓜

野菊花

Yejuhua

FLOS CHRYSANTHEMI INDICI

来　　源　为菊科植物野菊 *Chrysanthemum indicum* L.的干燥头状花序。

生境分布　生长于路边、丘陵、荒地及林缘。分布于全国大部分地区。

道地产区　主产于长江以南地区。

性状特征　本品呈类球形，直径0.3～1cm，棕黄色。总苞由4～5层苞片组成，外层苞片卵形或条形，外表面中部灰绿色或淡棕色，通常被有白毛，边缘膜质；内层苞片长椭圆形，膜质，外表面无毛。总苞基部有的残留总花梗。舌状花1轮，黄色至棕黄色，皱缩卷曲；管状花多数，深黄色。体轻。气芳香，味苦。

品质优劣　药材以色黄、气香、无梗、不碎、花未全开者为佳。

采收加工　秋末开花时采收，阴干或蒸后晾干。叶、全草在夏、秋季采收，去杂质，鲜用或晒干。

性味归经　苦、辛，微寒。归肝、心经。

功能主治　清热解毒，泻火平肝。用于疔疮痈肿，目赤肿痛，头痛眩晕。

贮　　藏　本品易发霉、虫蛀，应置阴凉干燥处保存。

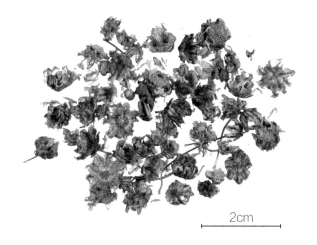

2cm

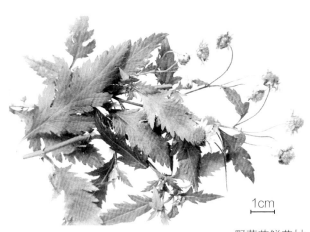

野菊花鲜药材

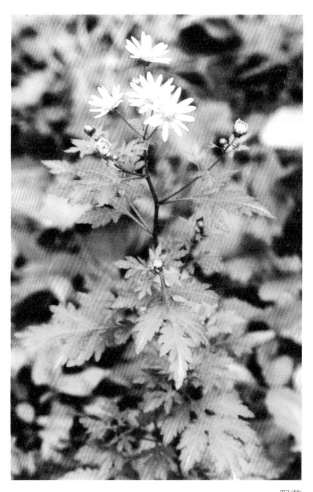

野菊

1cm

蛇床子

Shechuangzi

FRUCTUS CNIDII

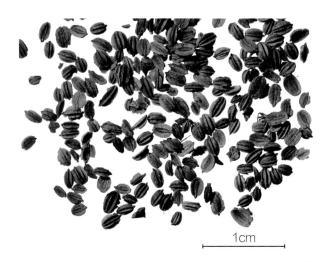

1cm

蛇床子药材

来　　源　为伞形科植物蛇床*Cnidium monnieri*（L.）Cuss.的干燥成熟果实。

生境分布　生于田野、河边、路旁草地等潮湿地方。全国各地广有分布。

道地产区　主产于河北、山东、江苏、浙江、广西、四川等地。

性状特征　果实为双悬果，呈椭圆形，长2～4mm，直径1.2～2mm。表面灰黄色、灰褐色或黄褐色。由2个分果合成，顶端有2枚向外弯曲而又开的花柱残基，基部常有细长果柄。分果半圆形或广椭圆形，每一分果的背面有5条凸起的纵棱及4条纵沟，均显著突起成薄翅状，全体光滑无刺状毛，两分果接合面平坦，可见2条棕色略突起的纵线直达基部，其中有条浅色丝状心皮柄，中央略凹陷。果皮松脆，揉搓后果皮易脱落，露出灰棕色细小种子。长椭圆形，有纵棱。气特异芳香，味微辣。嚼之有辛凉感。

品质优劣　药材以颗粒饱满、色灰黄、香气浓郁者为佳。

采收加工　夏、秋两季采成熟果实，除去杂质，晒干。

性味归经　辛、苦，温；有小毒。归肾经。

功能主治　燥湿祛风，杀虫止痒，温肾壮阳。用于阴痒带下，湿疹瘙痒，湿痹腰痛，肾虚阳痿，宫冷不孕。

贮　　藏　置干燥处保存，防霉，防蛀。

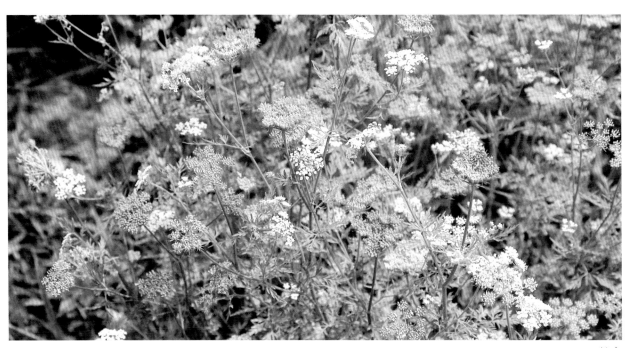

蛇床

蛇蜕

Shetui

PERIOSTRACUM SERPENTIS

来　　源　为游蛇科动物黑眉锦蛇*Elaphe tae-niura* Cope、锦蛇*Elaphe carinata*（Guenther）或乌梢蛇*Zaocys dhumnades*（Cantor）等蜕下的干燥表皮膜。

生境分布

1. 黑眉锦蛇　生活于海拔300～3 000m的平原，丘陵及山地。分布于河北、山西、辽宁、江苏、浙江、安徽、福建、江西、河南、湖北、湖南、广东、海南、四川、贵州、云南、西藏、陕西、甘肃、台湾等地。

2. 锦蛇　生活于山区及丘陵地带，平原亦有分布。分布于华中、西南及江苏、浙江、安徽、福建、江西、广东、广西、陕西、甘肃、台湾。

3. 乌梢蛇　参见"蛇胆"条。

道地产区　主产于浙江、广西、四川、江苏、福建等地。

性状特征　药材为圆筒形半透明的皮膜，多压扁或皱缩，完整者其形似蛇，长短不一，长可达1m以上。背侧银灰色或淡灰棕色，有光泽，鳞迹菱形或椭圆形，衔接处呈白色略抽皱或凹下；腹面乳白色或略显黄色，鳞迹长方形，呈覆瓦状排列。体轻，质微韧，手捏有润滑感和弹性。轻轻揉搓，沙沙作响。气微腥。味淡或微咸。

品质优劣　药材以色白、皮细、条长、粗大、整齐不碎、纯净者为佳。

采收加工　全年均可收集，以3～4月间最多，拾取后，抖去泥沙，晒干。

性味归经　咸、甘，平。归肝经。

功能主治　祛风，定惊，退翳，解毒。用于小儿惊风，抽搐痉挛，翳障，喉痹，疔肿，皮肤瘙痒。

贮　　藏　本品易为鼠食及被虫蛀，应置阴凉干燥处保存。

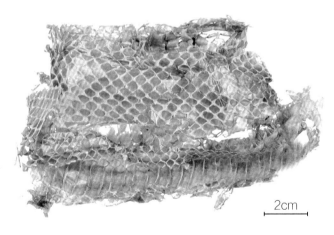

2cm

蛇蜕药材

银杏叶

Yinxingye

FOLIUM GINKGO

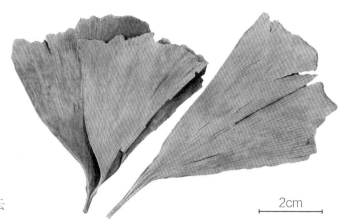

2cm

　来　　源　　为银杏科植物银杏 *Ginkgo biloba* L. 的干燥叶。

　生境分布　　喜生于向阳、湿润肥沃的壤土及砂壤土中，为我国特产，一般均为人工栽培。栽培地区北至辽宁，南达广东，东起江浙，西达陕西、甘肃，西南到四川、贵州、云南等地。

　道地产区　　主产于辽宁、河南、山东、湖北、浙江、安徽等地。

　性状特征　　叶片多皱折或破碎，完整者呈扇形，长3～12cm，宽5～15cm。黄绿色或浅棕黄色，上缘呈不规则的波状弯曲，有的中间凹入，深者可达叶长的4/5。具二叉状平行叶脉，细而密，光滑无毛，易纵向撕裂。叶基楔形，叶柄长2～8cm。体轻。气微，味微苦。

　品质优劣　　以色黄绿、完整者为佳。

　采收加工　　秋季从树上直接采摘，除去杂质，洗净，晒干或鲜用。

　性味归经　　甘、苦、涩，平。归心、肺经。

　功能主治　　活血化瘀，通络止痛，敛肺平喘，化浊降脂。用于瘀血阻络，胸痹心痛，中风偏瘫，肺虚咳喘，高脂血症。

　贮　　藏　　置阴凉干燥通风处保存。

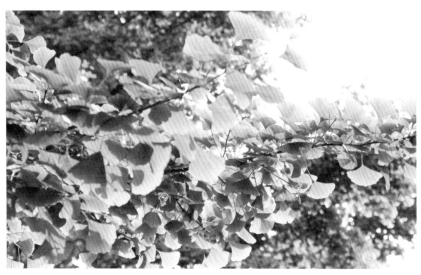

银杏

银柴胡

Yinchaihu

RADIX STELLARIAE

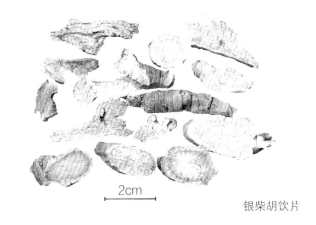

2cm

银柴胡饮片

来　　源　为石竹科植物银柴胡 *Stellaria dichotoma* L. var.lanceolata Bge. 的干燥根。

生境分布　生于干燥草原，在山坡石缝中亦有生长。分布于东北及河北、内蒙古、陕西、甘肃、宁夏等地。

道地产区　主产于宁夏、甘肃、陕西、内蒙古等地。

性状特征　根呈类圆柱形，长15～40cm，直径1～2.5cm，支根多已碎断。表面淡黄色或黄白色，纵皱纹明显，向下渐呈向左扭曲状，疏具孔状凹陷的细根痕点，习称"沙眼"。顶端根头部略膨大，密集灰棕黄色、疣状突起的茎痕及不育芽孢，习称"珍珠盘"。质硬而松脆，易折断，断面粗糙不平整，有裂隙。皮部甚薄，木部有黄白相间的放射状纹理。气微，味甘。

栽培品有分枝，下部多扭曲，直径0.6～1.2cm。表面浅棕黄色或浅黄棕色，纵皱纹细腻明显，细支根痕多呈点状凹陷。几无沙眼。根头部有多数疣状突起。折断面质地较紧密，几无裂隙，略显粉性，木部放射状纹理不甚明显。味微甜。

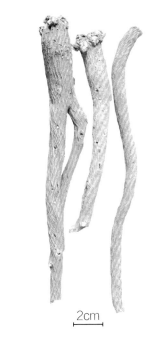

2cm

银柴胡药材

品质优劣　药材以身干、条长而均匀、圆柱形、外皮棕黄色、断面黄白色者为佳。

采收加工　秋季采根、洗净、晒干。栽培品种一般在播种后2～3年后收获，10月底、11月初当地上茎枯萎或春季刚发芽时，刨出根，去掉地上茎、泥土、须根，晒干即可。

性味归经　甘，微寒。归肝、胃经。

功能主治　清虚热，除疳热。用于阴虚发热，骨蒸劳热，小儿疳热。

贮　　藏　置阴凉干燥处保存。

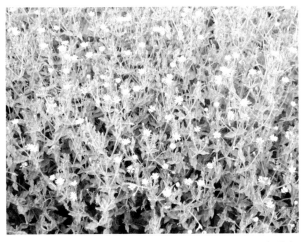

银柴胡

甜瓜子

Tianguazi

SEMEN MELO

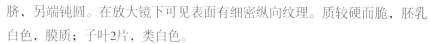

2cm

来　　源　为葫芦科植物甜瓜*Cucumis melo* L.的干燥成熟种子。

生境分布　为栽培品，全国各地均有分布。

道地产区　以东北、西北等地产者为主。

性状特征　种子扁平长卵形，长5～9mm，宽2～4mm，厚约1mm。表面黄白色、浅棕红色或浅棕黄色，平滑，微有光泽。一端稍尖，有不明显的种脐，另端钝圆。在放大镜下可见表面有细密纵向纹理。质较硬而脆，胚乳白色，膜质；子叶2片，类白色。

品质优劣　以身干、饱满充实、色黄白、纯净者为佳。

采收加工　夏、秋两季果实成熟时，收集种子，洗净晒干备用。

性味归经　甘，寒。归肺、胃、大肠经。

功能主治　清肺，润肠，化瘀，排脓，疗伤止痛。用于肺热咳嗽，便秘，肺痈，肠痈，跌打损伤，筋骨折伤。

贮　　藏　本品易发霉、虫蛀，应置通风干燥处保存。

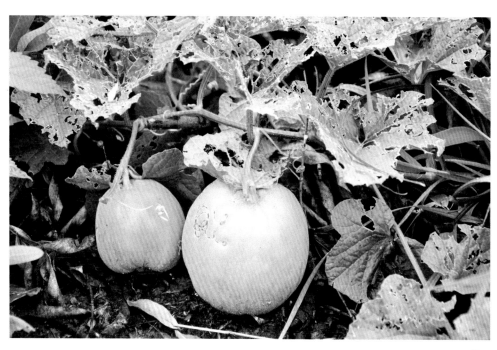

甜瓜

猪牙皂

Zhuyazao

FRUCTUS GLEDITSIAE ABNORMALIS

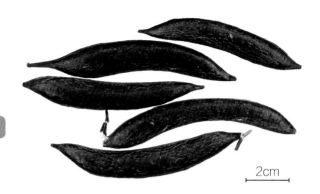

2cm

猪牙皂药材

来　源　为豆科植物皂荚 *Gleditsia sinensis* Lam.的干燥不育果实。

生境分布　生于山野路边、沟旁、住宅附近。分布于陕西、甘肃、山东、江苏、河南、湖北、四川、贵州和云南等地。

道地产区　主产于四川、山东、陕西、河南等地。以四川产川牙皂质量最佳。

性状特征　呈圆柱形或扁圆条形，略扁而似新月形，弯曲作镰刀状，形如野猪獠牙故名"猪牙皂"。长5～12cm，宽5～15mm，厚2～10mm。表面棕红色、紫棕色或紫褐色，被灰白色蜡质粉霜，擦去后有光泽，外果皮革质略光滑，并有细小的疣状突起及线状或网状裂纹。顶端有尖如鸟喙状花柱残基，基部具果柄残痕。质坚硬而脆，易折断，断面棕黄色，外果皮革质，中果皮纤维性，内果皮粉性，有淡绿色或淡棕黄色的丝状物，中间显疏松。

纵向剖开可见整齐的凹窝，无种子或偶有发育不全的种子。气微，有刺激性，味微苦、辛而麻舌。粉尘闻之使人发嚏。

品质优劣　药材以个小、饱满、色紫黑、有光泽、断面淡绿色者为佳。

采收加工　秋季采果，除去杂质，晒干。

性味归经　辛、咸，温；有小毒。归肺、大肠经。

功能主治　祛痰开窍，散结消肿。用于中风口噤，昏迷不醒，癫痫痰盛，关窍不通，喉痹痰阻，顽痰喘咳，咳痰不爽，大便燥结；外治痈肿。

贮　藏　本品易发霉、虫蛀，应置通风干燥处保存。

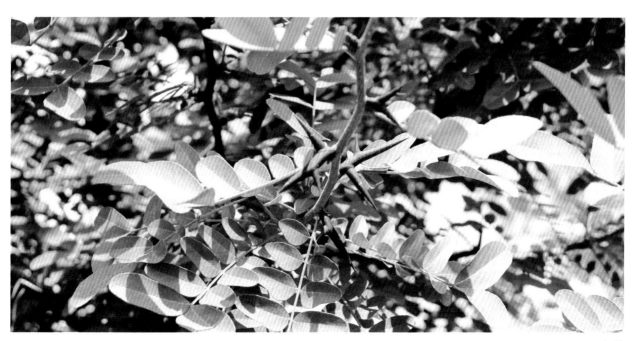

皂荚

猪苓

Zhuling

POLYPORUS

来　　源　为多孔菌科真菌猪苓*Polyporus umbellatus*（Pers.）Fries的干燥菌核。

生境分布　寄生于桦、柞、枫、槭、橡及山毛榉科植物的树根上或腐木旁，性喜松软凸起不易长草的土壤。分布于河北、河南、安徽、浙江、福建、湖南、湖北、四川、贵州、云南、山西、陕西、甘肃、青海、内蒙古及东北等地。

道地产区　主产于陕西、河南、河北、四川和云南。

性状特征　呈不规则块状、条形、类圆形或扁块状，有的有分枝，长5～25cm，直径2～6cm。表面黑色、灰黑色或棕黑色，皱缩或有瘤状突起。体轻，质坚而不实，断面细腻，类白色或黄白色，略呈颗粒状。气微，味淡。

品质优劣　药材以个大、外皮黑色、断面色白、体较重者为佳。

采收加工　在4～10月间，易于春耕和秋翻地时发现，生长本菌的地方，土壤松而凸起，不爱生草。夏季往往在凸起处生出白蘑菇，发现后挖出一层，继续往下挖，常在同一地方生有两三层，趁湿除净泥土，晒干。若培育3年后，在夏秋季采挖，除去泥土，晒干。

性味归经　甘、淡，平。归肾、膀胱经。

功能主治　利水渗湿。用于小便不利，水肿，泄泻，淋浊，带下。

贮　　藏　本品受潮易虫蛀，应置干燥通风处保存。

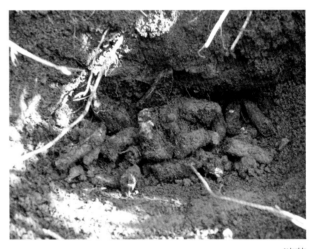

猪苓

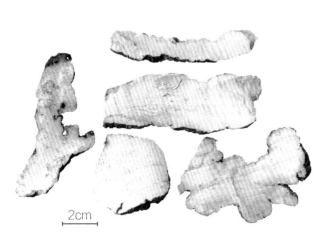

猪苓饮片

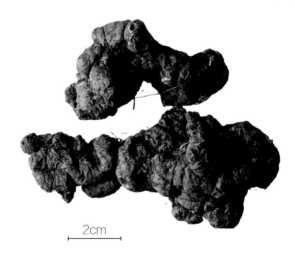

猪苓药材

猫爪草

Maozhaocao

RADIX RANUNCULI TERNATI

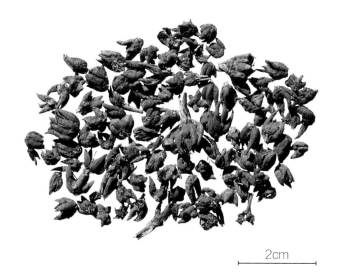

2cm

来　　源　为毛茛科植物小毛茛*Ranunculus ternatus* Thunb. 的干燥块根。

生境分布　多生长于平原湿草地、田边、路旁、河岸、洼地及山坡的草丛中。分布于河南、浙江、江苏、安徽、江西、广西、河南、湖北、湖南、四川、云南、贵州以及台湾等地。

道地产区　主产于河南、浙江、江苏等地。

性状特征　块根呈纺锤形，常3～5个至20多个，簇生在一起成猫爪状，长3～10mm，直径1.5～4mm。表面淡棕色、黄褐色、灰褐色或暗棕色，久存色泽变深。顶端有黄褐色残留茎基或茎痕及叶柄基部。体表平滑或有细纵皱纹，并有点状须根痕和残留须根。质坚实，断面类白色、黄白色或淡棕色，空心或实心，粉性。气微，味淡微辛。

品质优劣　药材以身干、黄褐色、质坚实饱满者为佳。

采收加工　块根繁殖栽培生长1年，种子繁殖生长2~3年时采挖。以春季5月上旬、冬季11月为适期。采挖时，小心将全株挖起，剪去茎部及须根，拐下块根，洗净泥土，晒干即成药用商品。

性味归经　甘、辛，温。归肝、肺经。

功能主治　化痰散结，解毒消肿。用于瘰疬痰核，疔疮肿毒，蛇虫咬伤。

贮　　藏　本品易虫蛀，应置通风干燥处保存。

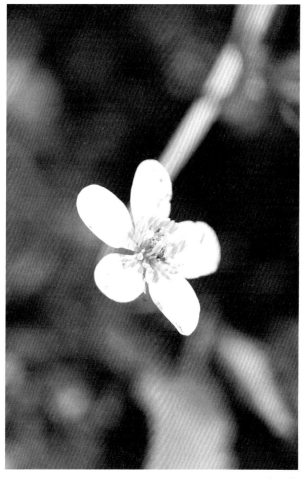

小毛茛

麻黄

Mahuang

HERBA EPHEDRAE

来　　源　为麻黄科植物草麻黄*Ephedra sinica* Stapf、中麻黄*Ephedra intermedia* Schrenk ct C. A. Mey. 或木贼麻黄*Ephedra equisetina* Bge.的干燥草质茎。

生境分布

1. 草麻黄　生于干燥地带，常见于干旱山坡、山岗、干枯河床内。分布于吉林、辽宁、河北、山西、内蒙古、陕西、甘肃、宁夏、山东、河南等地。

2. 中麻黄　生于海拔数百米至2000m的干旱荒漠、沙漠、戈壁、干旱山坡或草地上。分布于华北、西北及辽宁、山东等地，以西北地区最为常见。

3. 木贼麻黄　生于干旱荒漠，多砂石的山脊、山顶或草地。分布于华北、西北、内蒙古、新疆等地。

道地产区　草麻黄主产于河北、山西、新疆、内蒙古；中麻黄主产于甘肃、青海、内蒙古及新疆；木贼麻黄主产于河北、山西、甘肃、陕西。

性状特征　根据来源不同，分述如下：

1. 草麻黄　茎呈细长圆柱形而微扁、少分枝，直径约1～2mm，通常切成长2～3cm的小段。表面淡绿至黄绿色，有细纵走棱线，手触之微有粗糙感，节明显，节间长2.5～6cm。节上有膜质鳞片约2片，上部灰白色，锐长，三角形，尖端反曲，基部棕红色，连合成筒状。茎质脆，易折断，断面略纤维性，外圈为绿黄色，中央髓部呈暗红棕色。气微香，味微苦涩。

2. 中麻黄　呈细长圆柱形，直径为1.5～3mm，全草呈黄绿色，节上的膜质鳞叶分三片轮生、长2～3mm，灰白色，先端锐尖，节间长2～6cm，手触之有粗糙感。

3. 木贼麻黄　茎呈细长圆柱形，多分枝，较草麻黄稍细。表面草绿色至黄绿色，有纵走棱线，手触之

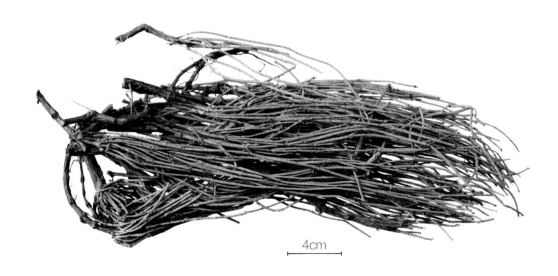

4cm

草麻黄药材

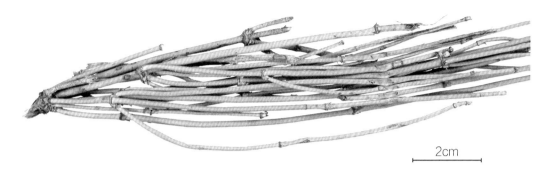

2cm

中麻黄药材

无粗糙感，节间长1.5～3cm，节上有节片硬质鳞叶，长1～2mm，上部为短三角形，灰白色，尖端多不反曲，基部棕红，连合成筒状，其他与草麻黄相似。

品质优劣　以粗壮、身干、表面淡绿色、内心充实、味苦涩者为佳。

采收加工　秋季（9～11月）割取地上部分，去净泥土，把根与茎分开后切段晒干。多于秋季采割绿色的草质茎晾至七八成干，再晒至全干，一般剪成长2～3cm长的小段，捆成小把，即可。

性味归经　辛、微苦，温。归肺、膀胱经。

功能主治　发汗散寒，宣肺平喘，利水消肿。用于风寒感冒，胸闷喘咳，风水浮肿。蜜麻黄润肺止咳，多用于表证已解，气喘咳嗽。

贮　藏　本品受潮易发霉，应置阴凉干燥处保存。

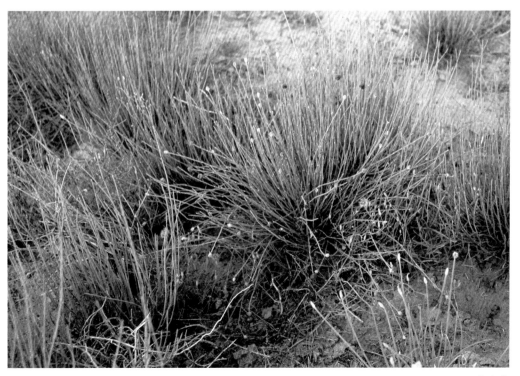

草麻黄

麻黄根

Mahuanggen

RADIX ET RHIZOMA EPHEDRAE

来　　源　为麻黄科植物草麻黄*Ephedra sinica* Stapf或中麻黄 *Ephedra intermedia* Schrenk et C. A. Mey. 的干燥根及根茎。

生境分布　同"麻黄"。

道地产区　主产于辽宁、河北、山西、新疆、内蒙古、甘肃、青海等地。

性状特征　根多圆柱形，略弯曲，长8～25cm，直径0.5～ 1.5cm。表面呈红棕色或灰棕色，有纵皱纹及支根痕，外皮粗糙，易成片状剥落；上端较粗，偶有膨大的根头，下部较细，常扭曲。根茎粗细均匀，具突起的节，节间长0.7～2cm。体轻，质硬脆，易折断，断面皮部黄白色，木部淡黄色或黄色，射线放射状排列，根茎中部有髓。无臭，味微苦。

品质优劣　药材以质硬、外皮色红棕、断面色黄白者为佳。

采收加工　秋季割取地上部分的同时，将根及根茎一同掘起，去除地上部分做麻黄，将根及根茎去净泥土，切段晒干。

性味归经　甘、涩、平。归心、肺经。

功能主治　固表止汗。用于自汗，盗汗。

贮　　藏　本品受潮易发霉，应置阴凉干燥处保存。

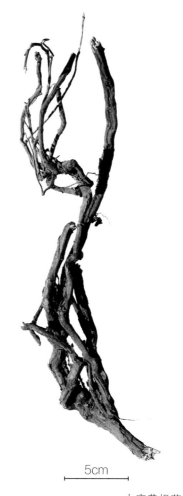

5cm

中麻黄根药材

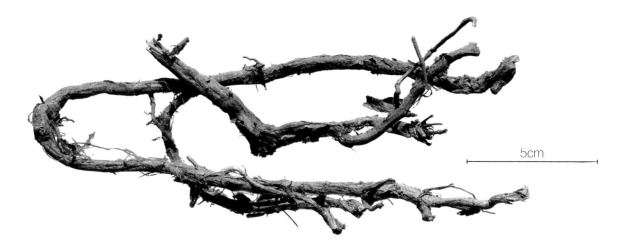

5cm

草麻黄根药材

鹿角

Lujiao

CORNU CERVI

来　　源　为鹿科动物马鹿*Cervus elaphus* Linnaeus或梅花鹿*Cervus nippon* Temminck已骨化的角或锯茸后翌年春季脱落的角基。

生境分布　同"鹿茸"。

道地产区　鹿角主产于我国东北地区及四川、青海、内蒙古、新疆等地。

性状特征　商品分别习称"马鹿角""梅花鹿角""鹿角脱盘"。

1. 马鹿角　呈分枝状，通常分成4～6枝，全长50～120cm。主枝弯曲，直径3～6cm。基部盘状，上具不规则瘤状突起，习称"珍珠盘"，周边常有稀疏细小的孔洞。侧枝多向一面伸展，第一枝与珍珠盘相距较近，与主干几成直角或钝角伸出，第二枝靠近第一枝伸出，习称"坐地分枝"；第二枝与第三枝相距较远。表面灰褐色或灰黄色，有光泽，角尖平滑，中、下部常具疣状突起，习称"骨钉"，并具长短不等的断续纵棱，习称"苦瓜棱"。质坚硬，断面外圈骨质，灰白色或微带淡褐色，中部多呈灰褐色或青灰色，具蜂窝状孔。气微，味微咸。

2. 梅花鹿角　通常分成3～4枝，全长30～60cm，直径2.5～5cm。侧枝多向两旁伸展，第一枝与珍珠盘相距较近，第二枝与第一枝相距较远，主枝末端分成两小枝。表面黄棕色或灰棕色，枝端灰白色。枝端以下具明显骨钉，纵向排成"苦瓜棱"，顶部灰白色或灰黄色，有光泽。

3. 鹿角脱盘　呈盔状或扁盔状，直径3～6cm（珍珠盘直径4.5～6.5cm），高1.5～4cm。表面灰褐色或灰黄色，有光泽。底面平，蜂窝状，多呈黄白

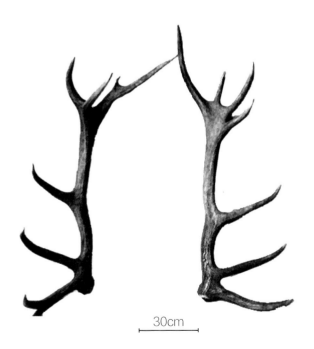

鹿角（马鹿）药材

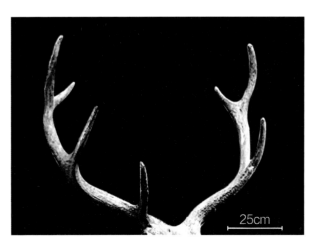

鹿角（梅花鹿）药材

色或黄棕色。珍珠盘周边常有稀疏细小的孔洞。上面略平或呈不规则的半球形。质坚硬，断面外圈骨质，灰白色或类白色。无臭，味微咸。

品质优劣　均以枝头粗壮、有骨钉、表面有光泽、质坚者为佳。

采收加工　一般于冬季或早春连脑骨一起砍下称"砍角"，或自基部锯下，洗净，风干，或在春末拾取自然脱落者，称"退角"。分砍角与脱角二种。砍角一般在10月至翌年2月间，将鹿杀死后，连脑骨砍下风干即成。脱角多在3～4月采收，此时为雄鹿的换角期，鹿角自然脱落，故不带脑骨。

性味归经　咸，温。归肾、肝经。

功能主治　温肾阳，强筋骨，行血消肿。用于肾阳不足，阳痿遗精，腰脊冷痛，阴疽疮疡，乳痈初起，瘀血肿痛。

贮　藏　置干燥处，防尘保存。

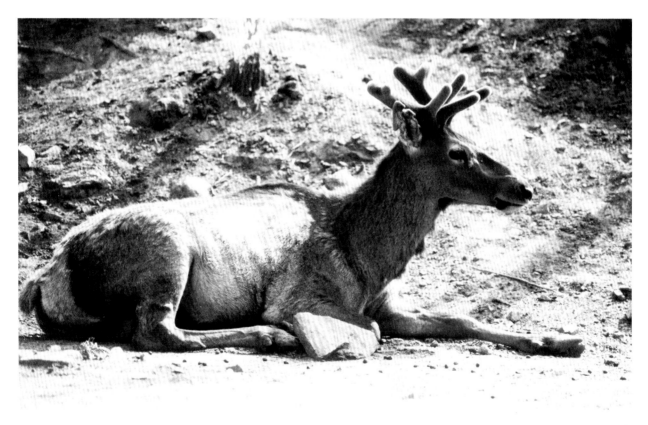

马鹿

鹿角霜

Lujiaoshuang

CORNU CERVI DEGELATINATUM

来　　源　为鹿角去胶质的角块。

生境分布　同"鹿茸"。

道地产区　同"鹿茸"。

性状特征　本品呈长圆柱形或不规则的块状，大小不一。表面灰白色，显粉性，常具纵棱。偶见灰色或灰棕色斑点。体轻，质酥，断面外层较致密，白色或灰白色，内层有蜂窝状小孔，灰褐色或灰黄色，有吸湿性。气微，味淡，嚼之有黏牙感。

品质优劣　药材以块整齐、色灰白、不糟朽者为佳。

采收加工　春、秋两季采割，将骨化角熬去胶质，取出角块，干燥即成。

性味归经　咸，温。归肾、肝经。

功能主治　温肾阳，强筋骨，行血消肿。用于肾阳不足，阳痿遗精，腰脊冷痛，阴疽疮疡，乳痈初起，瘀血肿痛。

贮　　藏　密闭，于阴凉干燥处保存。

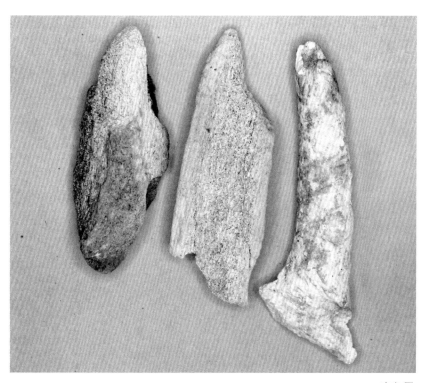

鹿角霜

鹿茸

Lurong

CORNU CERVI PANTOTRICHUM

来　　源　为鹿科动物梅花鹿*Cervus nippon* Temminck或马鹿*Cervus elaphus* Linnaeus的雄鹿未骨化密生茸毛的幼角。

生境分布　野生或饲养，目前入药者以饲养者为主。分布于新疆、青海、内蒙古及东北三省等地。

道地产区　主产于吉林长白山区及东丰、双阳、辉南，辽宁西丰、益平，北京，天津，内蒙古，青海及新疆。

性状特征　商品药材习惯将梅花鹿茸称为"花鹿茸"，将马鹿茸习称为"马鹿茸"。

1. 花鹿茸　呈圆柱状分枝，具一个分枝者习称"二杠"，主枝习称"大挺"，长17～20cm，锯口直径4～5cm，离锯口约1cm处分出侧枝，习称"门庄"，长9～15cm，直径较大挺略细。外皮红棕色或棕色，多光润，表面密生红黄色或棕黄色细茸毛，上端较密，下端较疏；分岔间具1条灰黑色筋脉，皮茸紧贴。锯口黄白色，外围无骨质，中部密布细孔。体轻。气微腥，味微咸。具两个分枝者，习称"三岔"，大挺长23～33cm，直径较二杠细，略呈弓形，微扁，枝端略尖，下部多有纵棱筋及突起疙瘩；皮红黄色，茸毛较稀而粗。二茬茸与头茬茸相似，但挺长而不圆或下粗上细，下部有纵棱筋。皮灰黄色，茸毛较粗糙，锯口外围多已骨化。体较重。无腥气。

2. 马鹿茸　较花鹿茸粗大，分枝较多，侧枝一个者习称"单门"，两个者习称"莲花"，三个者习称"三岔"，四个者习称"四岔"，或更多。按产地分为"东马鹿茸"和"西马鹿茸"。

东马鹿茸"单门"大挺长25～27cm，直径约

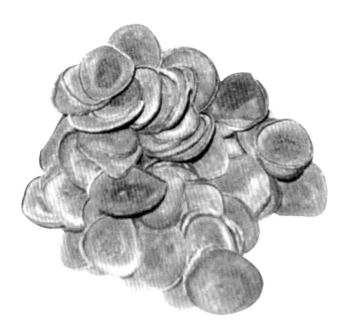

马鹿茸饮片

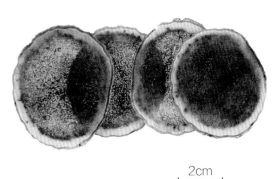

2cm

花鹿茸饮片

3cm。外皮灰黑色，茸毛灰褐色或灰黄色，锯口面外皮较厚，灰黑色，中部密布细孔，质嫩；"莲花"大挺长可达33cm，下部有棱筋，锯口面蜂窝状小孔稍大；"三岔"皮色深，质较老；"四岔"茸毛粗而稀，大挺下部具棱筋及疙瘩，分枝顶端多无毛，习称"捻头"。

西马鹿茸大挺多不圆，顶端圆扁不一，长30～100 cm。表面有棱，多抽缩干瘪，分枝较长且弯曲，茸毛粗长，灰色或黑灰色。锯口色较深，常见骨质。气腥臭，味咸。

品质优劣　花鹿茸以粗壮、挺圆、顶端饱满、毛细柔软色红黄、皮色红棕、油润而光泽者为佳；马鹿茸以饱满、体轻、毛色灰黑或灰黄、下部无棱线者为佳。

采收加工

1. 花鹿茸　每年可采收两茬。鹿茸加工在我国的传统方法为水煮法，近年来又研究出微波及远红外线法，加工产品也分为带血茸和排血茸两种。

花鹿茸加工方法：①排血，将锯取的鲜茸，用吸血器吸出鹿茸体内一部分血液。②洗茸，经吸血后，用碱水或肥皂水洗涮鹿茸表面油污及血迹，擦干。③钉钉扎口，在锯口上方0.6～1cm处，钉4个铁钉，呈十字形，虎口处亦钉2～3个小铁钉，用细麻绳或布带在锯口钉处，紧扎3～4圈，然后固定在烫茸架上。④煮烫，又称烫茸、炸茸。将鹿茸置沸水锅中煮烫（锯口向上，露出水面），每隔30～40s检查1次，煮烫1～1.5min，取出，放通风处晾，并进行排血。⑤干燥，将经上述加工的鹿茸进行干燥，第1次烘烤2～3h，温度控制在60～80℃，取出置室内风干12h。按上述方法进行第2次干燥。使鹿茸先端向内弯曲，呈拳卷状。

2. 马鹿茸　加工方法基本与上相似，不同之处是煮烫时不要求排血，故煮烫之前先用烙铁烫锯口，使血液凝固，堵塞血眼。煮烫和干燥时间比花鹿茸要长。

性味归经　甘、咸，温。归肾、肝经。

功能主治　壮肾阳，益精血，强筋骨，调冲任，托疮毒。用于肾阳不足，精血亏虚，阳痿滑精，宫冷不孕，羸瘦，神疲，畏寒，眩晕，耳鸣，耳聋，腰脊冷痛，筋骨痿软，崩漏带下，阴疽不敛。

贮　藏　本品易虫蛀、生霉，应置阴凉干燥处保存。

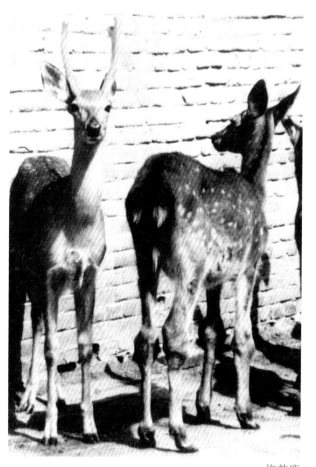

梅花鹿

鹿衔草

Luxiancao

HERBA PYROLAE

来　　源　为鹿蹄草科植物鹿蹄草*Pyrola calliantha* H. Andres或普通鹿蹄草*Pyrola decorata* H. Andres的干燥全草。

生境分布

1. 鹿蹄草　生于海拔300～4100m山地针叶林、针阔叶混交林或阔叶林下。分布于华东、西南及河北、山西、陕西、甘肃、青海、河南、湖北、湖南、西藏等地。

2. 普通鹿蹄草　生于海拔600～3 000m的山地阔叶林或灌丛下。分布于西南及陕西、甘肃、安徽、浙江、江西、福建、台湾、河南、湖北、湖南、广东、广西等地。

道地产区　主产于浙江东阳、缙云、天台、余姚、青天、黄岩，安徽六安、安庆，贵州嵋沄，陕西凤县等地。

性状特征　根据来源不同分述如下：

1. 鹿蹄草　全草长10～30cm。根茎细长，有分枝。基生叶4～7片，叶片椭圆形或卵圆形，稀近圆形，长达5.2cm，宽达3.5cm，叶背面常有白霜，有时带紫色。本品叶的横切面：上、下表皮细胞类方形，外被角质。下表皮可见气孔，内方具厚角细胞5～7列。上表皮内方有，耳角细胞1～3列。栅栏细胞不明显，海绵细胞类圆形，含草酚钙簇晶。主脉维管束外韧型，木质部呈新月形，韧皮部窄。薄壁细胞含红棕色或棕黄色物。

2. 普通鹿蹄草　全草长14～30cm，全体无毛，棕绿色或近浅红棕色。根茎细长，具细根及鳞叶；稍具纵棱，棱间有细纵皱纹。叶互生；基生叶3～6片，叶柄长2～4cm，具棱；叶片革质，较厚，长卵形、椭圆形或长椭圆形，长3.5～7cm，宽2.3～4cm.

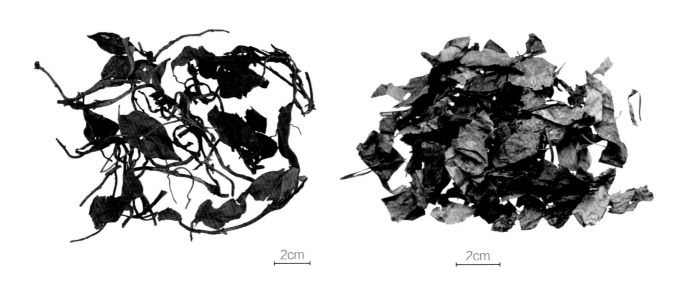

2cm

2cm

普通鹿蹄草药材　　　　　　　　　　　　　　　鹿蹄草药材

先端钝尖，有小突尖头，叶基广楔形，下延至叶柄，叶缘有稀疏小齿；表面枯绿色，背面紫红色。花葶高15～30cm；总状花序具花5～8朵；苞片线状披针形，花广钟状；萼5深裂。蒴果深棕色，扁球形。

品质优劣　药材以紫红色或紫褐色、叶大、纯净者为佳。

采收加工　栽后3～4年采收，在9～10月结合分株进行，采大留小，扯密留稀，每隔6～10cm留苗1株。以后每隔1年，又可采收1次，除去杂草，晒至发软，堆积发汗，盖麻袋等物，待叶片变紫红或紫褐色后，晒干或炕干。

性味归经　甘、苦，温。归肝、肾经。

功能主治　祛风湿，强筋骨，止血，止咳。用于风湿痹痛，肾虚腰痛，腰膝无力，月经过多，久咳劳嗽。

贮　藏　置阴凉干燥处，防潮保存。

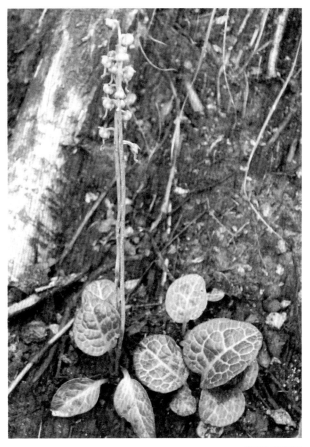

普通鹿蹄草

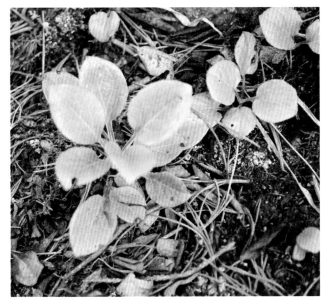

鹿蹄草

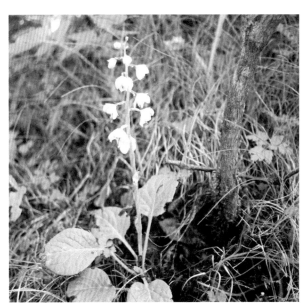

普通鹿蹄草花

515

商陆

Shanglu

RADIX PHYTOLACCAE

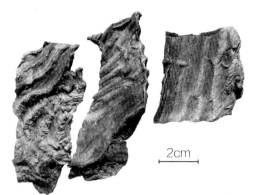

2cm

垂序商陆药材

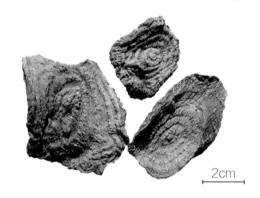

2cm

商陆药材

来　　源　为商陆科植物商陆 *Phytolacca acinosa* Roxb. 或垂序商陆*Phytolacca americana* L. 的干燥根。

生境分布　商陆野生于海拔500～3400m的沟谷、山坡林下、林缘路旁，也栽植于房前屋后及园地中，分布于全国大部分地区。垂序商陆生于林下、路边及宅旁阴湿处，分布于陕西、河北、江苏、山东、浙江、江西、湖北、广西、四川等地。栽培或逸生。

道地产区　商陆主产于河南南阳、安阳，安徽芜湖，湖北恩施等地。垂序商陆主产于山东、浙江、江西等地。

性状特征　根呈圆柱形，多分枝，表面灰棕色或灰黄色，有明显的横向皮孔及纵沟纹。商品为横切或纵切的不规则块片，横切片弯曲不平，边缘皱缩，直径2～8cm，厚0.4～1cm。切断面浅棕色或黄白色，有凹凸不平的同心性环轮，俗称"罗盘纹"。纵切片弯曲或卷曲，长3～9cm，宽2～6cm，有明显纵行筋脉。均带粉性。质硬，不易折断。老者断面色深，呈纤维性，粉性小，质松。气微，味稍甜，久嚼麻舌。

品质优劣　药材以身干、片大、色黄白、粉足、有罗盘纹及筋脉者为佳。

采收加工　野生品于秋季至次年春天采挖；栽培品2～3年后，于9月下旬采挖。挖取根部，除去地上茎、须根及泥沙，洗净，切成块或片，晒干或阴干。

性味归经　苦，寒；有毒。归肺、脾、肾、大肠经。

功能主治　逐水消肿，通利二便，外用解毒散结。用于水肿胀满，二便不通；外治痈肿疮毒。

贮　　藏　置干燥处，防潮保存。

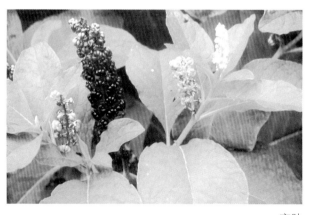

商陆

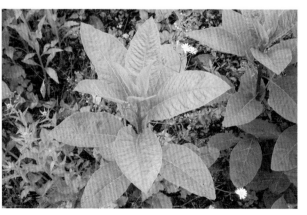

垂序商陆

旋覆花

Xuanfuhua

FLOS INULAE

来　　源　为菊科植物旋覆花 *Inula japonica* Thunb.或欧亚旋覆花 *Inula britannica* L.的干燥头状花序。

生境分布

1. 旋覆花　生于海拔150～2400m的山坡路旁、湿润草地、河岸和田埂上。广布于东北、华北、华东、华中及广西等地。日本也有分布。

2. 欧亚旋覆花　生于河岸、湿润坡地、田埂和路旁。分布于东北、华北及陕西、甘肃、新疆、河南等地。

道地产区　主产于河南、江苏、河北、浙江。

性状特征　根据来源不同，分述如下：

1. 旋覆花　花序球形或扁球形，直径1～1.5cm，总苞球形，总苞片5层，覆瓦状排列，狭披针形；外层苞片上部叶质，下部革质，内层苞片干膜质，较窄。舌状花1轮，黄色，长约1cm，先端具3齿，多卷

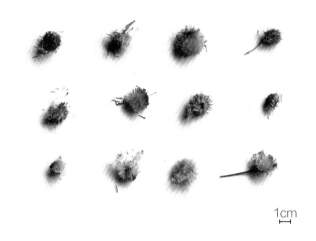

1cm

旋覆花（干药材）

曲，常脱落；管状花多数，棕黄色，长约5mm，先端具5裂片，子房圆柱形，具10条纵棱，棱部被毛。冠毛1轮，22～30条，白色，长4～5mm。气微，味苦、辛、咸。

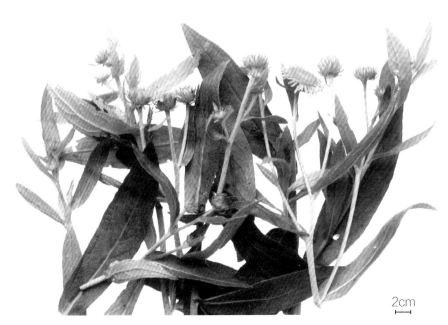

2cm

旋覆花鲜药材

517

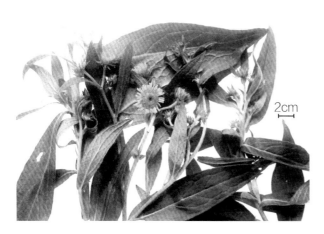

欧亚旋覆花鲜药材

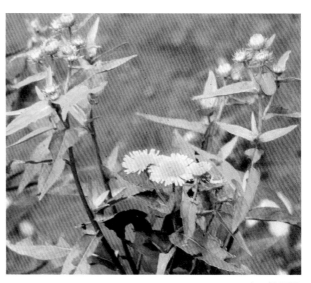

欧亚旋覆花

2. 欧亚旋覆花　花序直径1～2cm，总苞片4～5层，外层苞片上部叶质，下部革质。舌状花花冠长1～2cm，宽1～1.5cm。管状花花冠长4～6mm。冠毛20～25条。

品质优劣　药材以色浅黄、朵大、花丝长、毛多、不散碎、无梗叶等杂质者为佳。

采收加工　7～10月间，花刚开放时采摘头状花序晒干。过早花尚未开放，过晚则花自行脱落，均不适宜。采摘花序后，去掉茎叶等杂质，晒干即可，晒时应平铺，不要重叠，以防霉变。翻动时要轻慢，以免破碎。

性味归经　苦、辛、咸，微温。归肺、脾、胃、大肠经。

功能主治　降气，消痰，行水，止呕。用于风寒咳嗽，痰饮蓄结，胸膈痞闷，喘咳痰多，呕吐噫气，心下痞硬。

贮　藏　置阴凉干燥处，防潮保存。

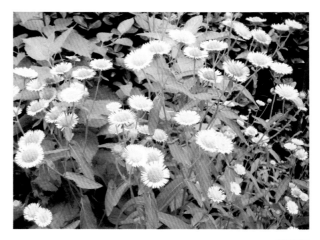

旋覆花

羚羊角

Lingyangjiao

CORNU SAIGAE TATARICAE

来　源　为牛科动物高鼻羚羊*Saiga tatarica Linnaeus*的角。

生境分布　主要栖息于荒漠及半荒漠的开阔地区，分布于新疆西北部的边境地区。

道地产区　国内主产于新疆、青海、甘肃。

性状特征　呈长圆锥形，略呈弓形弯曲，长15～33cm，类白色或黄白色，基部稍呈青灰色。嫩枝透视有血丝或紫黑色斑纹，光滑如玉，无裂纹，老枝则有细纵裂纹。除尖端部分外，有10～16个隆起环脊，中部以上多呈半环，间距约2cm，用手握之，四指正好嵌入凹处。角的基部横截面圆形，直径3～4cm，内有坚硬质重的角柱，习称"角塞"，骨塞长约占全角的1/3或1/2，表面有突起的纵棱与其外面角鞘内的凹沟紧密嵌合，从横断面观，其结合部呈锯齿状。除去骨塞后，角的下半段成空洞，全角呈半透明，对光透视，上半段中央有1条隐约可辨的细孔道直通角尖，习称"通天眼"。质坚硬。气无，味淡。

品质优劣　药材以质坚而嫩、光润、有血丝、无裂纹者为佳。

采收加工　全年均可捕捉，捕得后，将角从基部锯下、晒干、备用。

性味归经　咸，寒。归肝、心经。

功能主治　平肝息风，清肝明目，散血解毒。用于肝风内动，惊痫抽搐，妊娠子痫，高热痉厥，癫痫发狂，头痛眩晕，目赤翳障，温毒发斑，痈肿疮毒。

贮　藏　置干燥处，密闭保存。

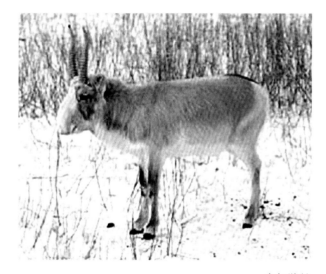

赛加羚羊

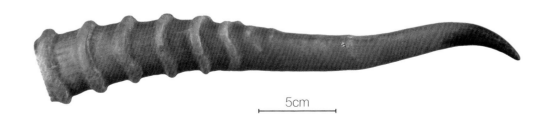

5cm

羚羊角药材

断血流

Duanxueliu

HERBA CLINOPODII

来　　源　为唇形科植物灯笼草（荫风轮）*Clinopodium polycephalum*（Vaniot）C. Y. Wu et Hsuan或风轮菜*Clinopodium chinensis*（Benth.）O. Kuntze的干燥地上部分。

生境分布

1. 灯笼草（荫风轮）　生于山坡、路旁、林下、灌丛或草地。分布于华东、西南及河北、陕西、甘肃、河南、湖北、湖南、广西等地。

2. 风轮菜　生于海拔1000m以下的山坡、路旁、草丛、林下或灌丛。分布于华东及湖北、广东、广西、云南等地。

道地产区　主产于长江流域及其以南地区。

性状特征　根据来源不同，分述如下：

1. 灯笼草（荫风轮）　茎直径2～5.5mm，长80～100cm，节间长4～8cm，具槽，密被粗糙茸毛。叶对生，完整叶片卵形，暗绿色，长2～5.5cm，宽1.2～3.5cm，边缘具粗锯齿，下面被粗糙硬毛。轮伞花序具残存花萼。小坚果卵形，棕色。全体质脆，易折断与破碎。气微香，味微辛。

2. 风轮菜　地上部分多分枝，茎呈四方柱形，直径2～5mm，长70～100cm，节间长3～8cm；表面棕红色或棕褐色，具细纵条纹，密被柔毛，四棱处尤多。易折断，断面淡黄白色，中空。叶对生，有柄，多卷缩破碎，完整者展平后呈卵圆形，长1～5cm，宽0.8～3cm，边缘具锯齿，上表面绿褐色，下表面灰绿色，均被柔毛。轮伞花序具残存花萼，外被茸毛。其内有黄棕色倒卵形小坚果4枚。气微香，味微辛。

品质优劣　本品以棕红色或棕褐色、花叶多、有香气者为佳。

采收加工　7～8月开花期采收地上部分，切段

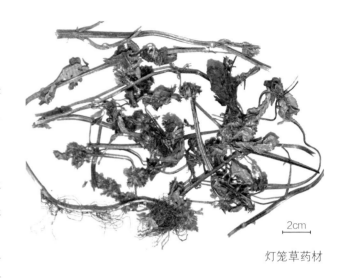

灯笼草药材

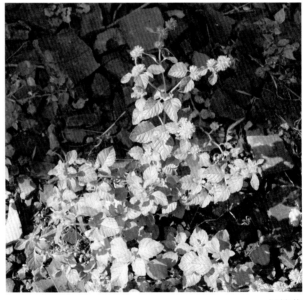

灯笼草

后阴干或鲜用。

性味归经　微苦、涩、凉。归肝经。

功能主治　收敛止血。用于崩漏，尿血，鼻衄，牙龈出血，创伤出血。

贮　　藏　置阴凉干燥处，防潮保存。

淫羊藿

Yinyanghuo

HERBA EPIMEDII

来　源　为小檗科植物淫羊藿*Epimedium brevicornu* Maxim.、箭叶淫羊藿*Epimedium sagittatum*（Sieb. et Zucc.）Maxim.、柔毛淫羊藿*Epimedium pubescens* Maxim.或朝鲜淫羊藿*Epimedium koreanum* Nakai的干燥叶。

生境分布

1. 淫羊藿　生于山坡灌丛下，或山沟及阴湿沟边。分布于陕西、山西、安徽、河南、宁夏、广西等地。

2. 箭叶淫羊藿　生长于海拔200～1 300m的疏林下、灌丛中或水沟边。主要分布于华东、华南各地。

3. 柔毛淫羊藿　生长于海拔300～2000 m的灌丛中、林下、山坡或山沟阴湿处。主要分布于陕西

南部。

4. 朝鲜淫羊藿　生长于海拔200～900m的多荫的林下或灌丛间。主要分布于吉林省东部和辽宁省东部。

道地产区　与分布地区基本相同。

性状特征　根据来源不同，分述如下：

1. 淫羊藿　茎细圆柱形，长约20cm，表面黄绿色或淡黄色，具光泽。茎生叶对生，2回三出复叶；小叶片卵圆形，长3～8cm，宽2～6cm；先端微尖，顶生小叶基部心形，两侧小叶较小，偏心形，外侧较大，呈耳状，边缘具黄色刺毛状细锯齿；上表面黄绿色，下表面灰绿色，主脉7～9条，基部有稀疏细长毛，细脉两面突起，网脉明显；小叶柄长1～5cm。叶片近革质。无臭，味微苦。

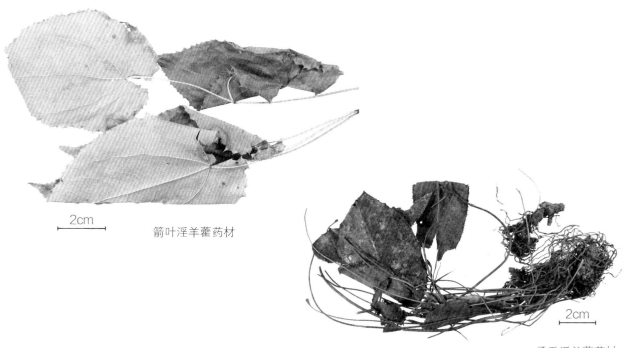

2cm

箭叶淫羊藿药材

2cm

柔毛淫羊藿药材

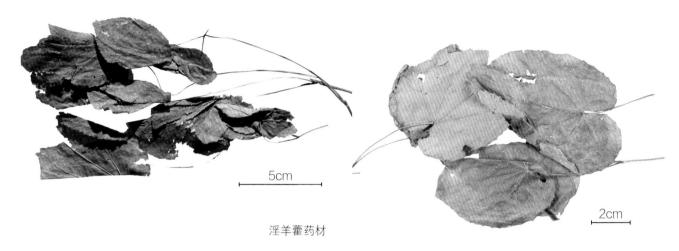

淫羊藿药材

朝鲜淫羊藿药材

2. 箭叶淫羊藿 1回三出复叶,小叶片长卵形至卵状披针形,长4～12cm,宽2.5～5cm;先端渐尖,两侧小叶基部明显偏斜,外侧呈箭形。下表面疏被粗短伏毛或近无毛。叶片革质。

3. 柔毛淫羊藿 叶下表面及叶柄密被茸毛状柔毛。

4. 朝鲜淫羊藿 小叶较大,长4～10cm,宽3.5～7cm,先端长尖。叶片较薄。

品质优劣 以梗少、叶多、色黄绿、不碎者为佳。

采收加工 夏、秋季茎叶茂盛时割取茎叶,除去粗梗及杂质,晒干或阴干备用。

性味归经 辛、甘,温。归肝、肾经。

功能主治 补肾阳,强筋骨,祛风湿。用于肾阳虚衰,阳痿遗精,筋骨痿软,风湿痹痛,麻木拘挛。

贮 藏 置干燥通风处保存。

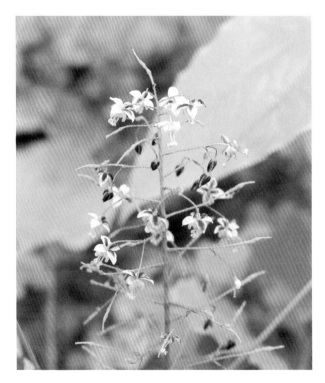

箭叶淫羊藿

淡竹叶

Danzhuye

HERBA LOPHATHERI

来　　源　为禾本科植物淡竹*Lophatherum gracile* Brongn. 的干燥茎叶。

生境分布　淡竹野生于山坡林下或路边、沟边阴湿处，分布于长江流域以南和西南等地。

道地产区　淡竹叶主产于浙江、安徽、湖南、四川、湖北等地，以浙江产量大、质量优，称杭竹叶。

性状特征　商品有大、小淡竹叶之分，均同等入药。

茎圆柱形，长25～30cm，直径1.5～2mm；表面淡黄绿色，有节，节上抱有叶鞘，断面中空。叶多皱缩卷曲，叶片披针形，长5～20cm，宽1～3.5cm；表面浅绿色或黄绿色，叶脉平行，具横行小脉，形成长方形的网格状。下表面尤为明显。叶鞘长约5cm，开裂，外具纵条纹，沿叶鞘边缘有白色长柔毛。体轻，质柔韧。气微，味淡。

品质优劣　药材以叶大、色绿、不带根及花穗者为佳。

采收加工　栽后3～4年开始采收。在6～7月当花未开时，除留种以外，其余一律离地2～5cm处割起地上部分，晒干。理顺扎成小把即成。但在晾晒时，不能间断，以免脱节；夜间不能露天堆放，以免黄叶。

性味归经　甘、淡，寒。归心、胃、小肠经。

功能主治　清热泻火，除烦止渴，利尿通淋。用于热病烦渴，小便短赤涩痛，口舌生疮。

贮　　藏　置阴凉干燥保存。

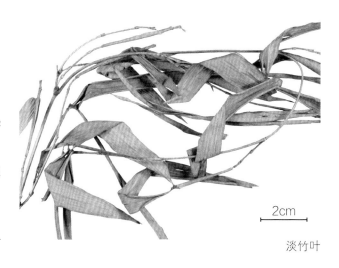

2cm

淡竹叶

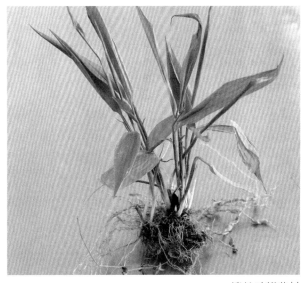

淡竹叶鲜药材

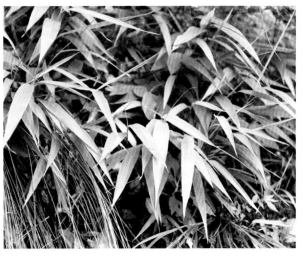

淡竹

密蒙花

Mimenghua

FLOS BUDDLEJAE

来　　源　为马钱科植物密蒙花*Buddleja officinalis* Maxim. 的干燥花蕾及其花序。

生境分布　生于石灰岩坡地、河边灌木丛中。分布于华中、西北及西南等地。

道地产区　主产于湖北的恩施、巴东，四川的金堂、广汉、江油，陕西的安康、紫阳，河南的商城等地。

性状特征　干燥品花序大小不一，小者为聚伞花序，含花蕾数朵至十数朵不等，大者由若干个聚伞花序组成，通常呈团块状，长达3.5cm，含花蕾多至数百朵。外观多呈暗黄色，花轴直径2mm，多平直，绝不钩状弯曲，全部密被黄色短茸毛。

单独散在的花蕾，呈短棒状，上粗下细，长3～7mm，直径1.5mm，为完全花，花梗缺如；萼钟状，4裂；花冠在花蕾时管状，顶端圆，略膨大，外表全部密被黄色或灰白色短茸毛，花冠长度与萼筒的比例随花的成熟期而有所不同，初生的花蕾花冠外露于萼筒的部分极短；接近于成熟期的，其露出部分则往往长于萼筒；成熟的花，则花冠于萼筒的上部，4裂，裂瓣覆瓦状排列，卵形，长2～3mm，顶端钝圆，腹面橙黄色，花冠管部内面紫红棕色或茶棕色，金黄色茸毛较稀疏。花两性，辐射对称；雄蕊4枚，着生于冠管上，与花冠裂瓣相互生；子房上位，花柱单出，柱头2裂；子房2室，内含胚珠多数。本品气味微香辛。

品质优劣　药材以颜色灰绿、花蕾密聚、茸毛多者为佳。

采收加工　密蒙花在移栽后2～3年后可开花。一般在春季花未开放时，摘下花蕾、花序及叶晒干；根全年可采，洗净，切片晒干。贮藏干燥通风处。

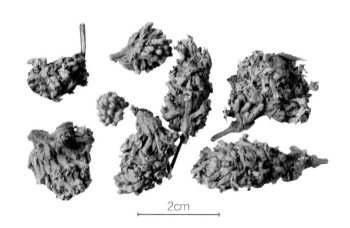

2cm

密蒙花药材

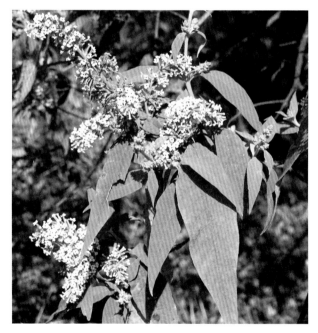

密蒙花

性味归经　甘，微寒。归肝经。

功能主治　清热泻火，养肝明目，退翳。用于目赤肿痛，多泪羞明，目生翳膜，肝虚目暗，视物昏花。

贮　　藏　本品易发霉，应置阴凉干燥处，防潮保存。

续断

Xuduan

RADIX DIPSACI

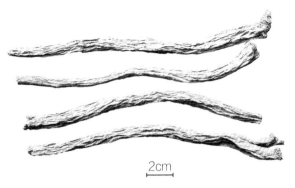

2cm

续断药材

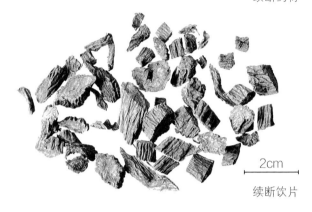

2cm

续断饮片

来　　源　为川续断科植物川续断*Dipsacus asperoides* C. Y. Cheng et T. M. Ai 的干燥根。

生境分布　生于土层深厚的肥沃山坡、草地、沟边。分布于四川、湖北、贵州、云南。

道地产区　主产四川、湖北、云南、贵州等地。在湖北，续断主产于宜昌地区的长阳、资丘和恩施地区的鹤丰和巴东。

性状特征　干燥的药材呈长圆柱形或略扁，有时稍弯曲，长5～15cm，直径0.5～2cm，上端较粗，向下渐细，外皮灰黑色或黄褐色，有显著的凸起纵皱与凹陷的沟纹，皮孔横裂，并有少数根痕。商品多切成段。质软，久置后变得硬而脆，易于破折，破折面不平坦，微带角质，横断面淡褐色，圆形或扁圆形，边缘屈曲不齐，皮部褐色，其厚占木部之半，形成层略呈红棕色。木部淡褐色或灰绿色，维管束呈放射状排列，微显绿色。味甘而微辛、涩，有类似龙眼肉的气味。

品质优劣　药材以根条粗壮、质软、断面绿褐色者为佳。

采收加工　野生品秋季采挖；栽培品秋播第三年收获，春播第二年收获，采挖时间应在秋季霜冻前，除去根头及须根，用微火烘至半干，堆置发汗至内部变绿色时，再烘干。

性味归经　苦、辛，微温。归肝、肾经。

功能主治　补肝肾，强筋骨，续折伤，止崩漏。用于肝肾不足，腰膝酸软，风湿痹痛，跌仆损伤，筋伤骨折，崩漏，胎漏。酒续断多用于风湿痹痛，跌仆损伤，筋伤骨折。盐续断多用于腰膝酸软。

贮　　藏　本品易虫蛀，应置干燥通风处保存。

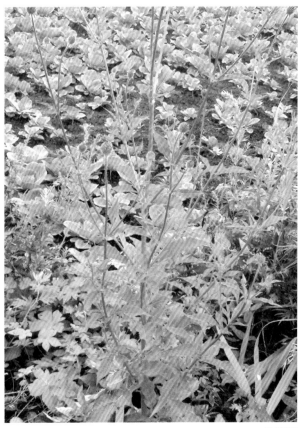

川续断

绵马贯众

Mianmaguanzhong

RHIZOMA DRYOPTERIDIS CRASSIRHIZOMATIS

来　　源　为鳞毛蕨科植物粗茎鳞毛蕨*Dryop-teris crassirhizoma* Nakai的干燥根茎及叶柄残基。

生境分布　生于林下。分布于东北和河北东北部。

道地产区　主产于黑龙江、辽宁、吉林、内蒙古、河北等地。

性状特征　本品呈粗壮圆柱状，中间稍弯曲，上端钝圆或截形，下端稍尖，有的纵剖成两瓣。长10～20cm，直径5～8cm。表面黄棕色至黑棕色，密生排列紧密的叶柄基及鳞片，并有弯曲的细须根。叶柄基呈扁圆柱形，稍弯曲，质硬，折断面棕色，有5～7个黄白色、横长的点状维管束，呈环状排列，内面一对主分柱稍大。每一叶柄基部外侧常有3条须根。鳞片呈条状披针形，全缘，常脱落。剥去叶柄基可见根茎，质坚硬，断面深绿色至棕色，有黄白色长圆形5～13个点状维管束。有特异气味，味初淡而微涩，后渐苦辛。

品质优劣　药材以个大、整齐、质坚实、叶柄断面棕绿色、须根少者为佳。

采收加工　春、秋两季采挖，洗净泥土，削去须根及叶柄（仅留残基），晒干。

性味归经　苦，微寒；有小毒。归肝、胃经。

功能主治　清热解毒，止血，杀虫。用于时疫感冒，风热头痛，温毒发斑，疮疡肿毒，崩漏下血，虫积腹痛。

贮　　藏　置阴凉干燥处保存。

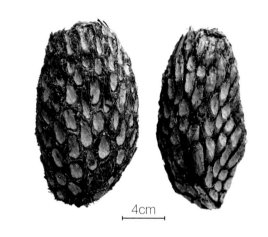

4cm

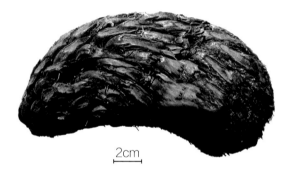

2cm

绵马贯众药材

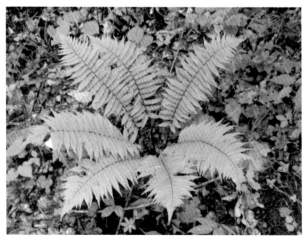

粗茎鳞毛蕨

绵马贯众炭

Mianmaguanzhongtan

RHIZOMA DRYOPTERIDIS CRASSIRHIZOMATIS CARBONISATUM

来　　源　为绵马贯众的炮制加工品。

生境分布　同"绵马贯众"。

道地产区　同"绵马贯众"。

性状特征　本品为不规则的厚片或碎片。表面焦黑色，内部焦褐色。味涩。

品质优劣　本品以炭化度适中、块大、整齐者为佳。

采收加工　取净绵马贯众，照炒炭法炒至表面焦黑色。

性味归经　苦、涩、微寒；有小毒。归肝、胃经。

功能主治　收涩止血。用于崩漏下血。

贮　　藏　置通风干燥处，防潮保存。

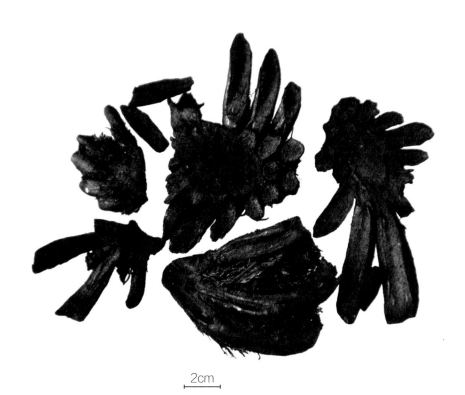

2cm

绵马贯众炭

527

绵萆薢

Mianbixie

RHIZOMA DIOSCOREAE SEPTEMLOBAE

来　源　为薯蓣科植物绵萆薢*Dioscorea septemloba* Thunb. 或福州薯蓣*Dioscorea futschauensis* Uline ex R. Kunth的干燥根茎。

生境分布　生于海拔450～700m的山地疏林或灌丛中。分布于浙江南部、江西、福建、湖南、广东、广西等地。

道地产区　主产于浙江、江西、福建、湖南。

性状特征　本品为不规则的斜切片，边缘不整齐，大小不一，厚2～5mm。外皮黄棕色至黄褐色，有稀疏的须根残基，呈圆锥状突起。质疏松，略呈海绵状，切面灰白色至浅灰棕色，黄棕色点状维管束散在。气微，味微苦。

品质优劣　药材以身干、色白、片子厚薄均匀者佳。

采收加工　秋、冬采挖，洗净晒干，润透，切片备用。

性味归经　苦，平。归肾、胃经。

功能主治　利湿去浊，祛风除痹。用于膏淋，白浊，白带过多，风湿痹痛，关节不利，腰膝疼痛。

贮　藏　本品易虫蛀、发霉，应置阴凉干燥通风处保存。

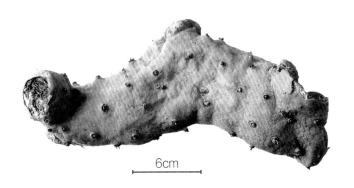

6cm

绵萆薢药材

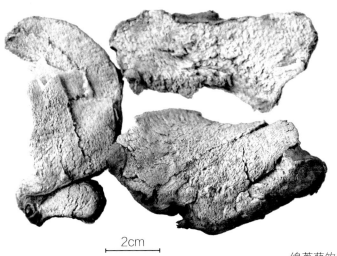

2cm

绵萆薢饮片

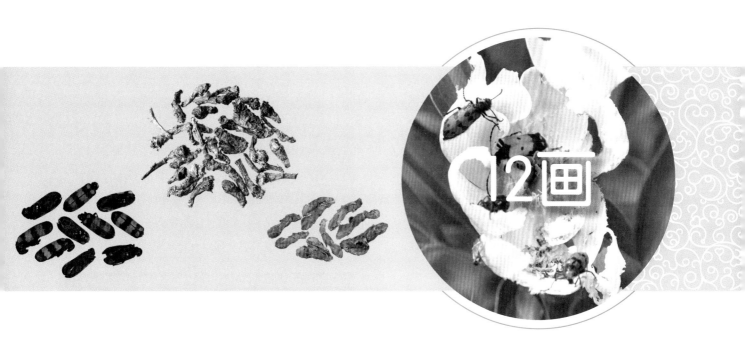

斑蝥

Banmao

MYLABRIS

来　源　为芫青科昆虫南方大斑蝥*Mylabris phalerata* Pallas或黄黑小斑蝥*Mylabris cichorii* Linnaeus的干燥体。

生境分布　喜群集栖息和取食大豆的花、叶，花生、茄子叶片及棉花的芽、叶、花等。我国大部分地区均有分布。

道地产区　主产河南、安徽、江苏、湖南、贵州、广西、云南、四川等地，以河南、广西产量较大。

性状特征　根据来源不同分述如下：

1. 南方大斑蝥　呈长圆形，长1.5~3cm，宽0.5~1cm。头及口器向下垂，有较大的复眼及触角各1对，触角多已脱落。背部具革质翅1对，黑色，有3条黄色或棕黄色的横纹；鞘翅下面有棕褐色薄蜡状透明的内翅2片。胸腹部乌黑色，胸部有足3对。有特殊的臭气，味初腥后苦，刺激性强，不可口尝。

2. 黄黑小斑蝥　比南方大斑蝥小，体长1~1.3cm，每鞘翅中部有1条横贯全翅的横斑，头部无红斑，触角、足已脱落，复眼有的破坏。本品有臭味，不可口尝。

品质优劣　药材以个大、身干、整齐、纯净者为佳。

采收加工　7~8月为捕捉期，一般在清早露水未干前，斑蝥翅湿不易飞起时捕捉，捕捉时最好戴手套及口罩，以免刺激皮肤及黏膜。可用蝇拍打落，用竹筷夹入布袋内，日出后可用纱兜捕捉，提回后，连布袋入沸水中烫死，取出晒干。

性味归经　辛，热；有大毒。归肝、胃、肾经。

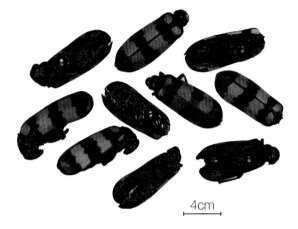

4cm

南方大斑蝥药材

功能主治　破血逐瘀，散结消癥，攻毒蚀疮。用于癥瘕，经闭，顽癣，瘰疬，赘疣，痈疽不溃，恶疮死肌。

贮　藏　本品易虫蛀，应置干燥通风处保存。

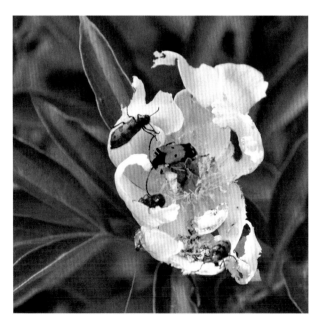

南方大斑蝥

款冬花

Kuandonghua

FLOS FARFARAE

来　　源　为菊科植物款冬*Tussilago farfara* L. 的干燥花蕾。

生境分布　野生于海拔400～3400m的山谷溪流、河滩沙地、渠沟旁边及潮湿山坡。现多栽培。

道地产区　主产于河北蔚县、山西广灵、甘肃灵台及其周边地区。

性状特征　干燥花蕾呈长圆棒状，常2～3个花序连生在一起，长1～2.5cm，直径6～10mm。上端较粗，中部稍丰满，下端渐细或带有短梗。花头外面被有多数鱼鳞状苞片，外表面呈紫红色或淡红色。苞片内表面布满白色絮状茸毛。气清香，味微苦而辛，嚼之显棉絮状。

品质优劣　药材以蕾大、饱满、色紫红鲜艳、无花梗者为佳。

采收加工　野生品或栽培品均于每年10月下旬至12月下旬，在花尚未开时，摘取花蕾，去净花梗及泥土，阴干。采集过程中不宜用手摸或水洗，不宜日晒，以免变色。

性味归经　辛、微苦，温。归肺经。

功能主治　润肺下气，止咳化痰。用于新久咳嗽，喘咳痰多，劳嗽咳血。

贮　　藏　本品易发霉、虫蛀，应置阴凉干燥处保存。

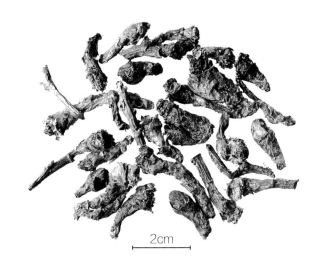

2cm

蜜炙款冬花药材

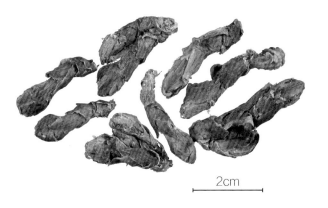

2cm

款冬花药材

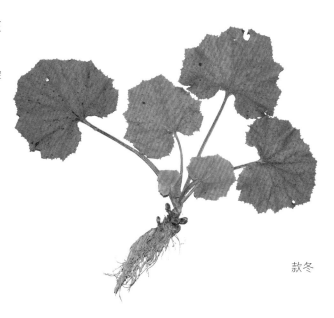

款冬

葛根

Gegen

RADIX PUERARIAE LOBATAE

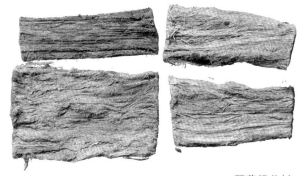

野葛根药材

来　源　为豆科植物葛（野葛）*Pueraria lobata*（Willd.）Ohwi的干燥根。

生境分布　生于路旁、山坡草丛或灌木丛中。除新疆、西藏外，我国大部分省区多有分布。现多栽培。

道地产区　主产于湖南安化、衡阳，河南信阳、洛阳，浙江安吉，四川温江，重庆涪陵等地。

性状特征　新鲜品为长圆柱形或弯曲不直，中间粗，两端稍细，带有侧根，外表灰黄色。由于根太粗大，不易干燥，故产地多趁鲜加工切片，晒干或烘干。商品为纵切片或斜切片，板状，有时为横切片，长5～35cm，直径4～14cm，厚0.5～1cm，类白色或淡棕色，偶见附有残存的棕色栓皮，并可见明显的横长皮孔，切面粗糙，纤维性极强（横切面见筋脉环纹，为由纤维所形成的同心性环层；纵切面有数条明显的筋脉，亦为纤维所在，而与粉质部分相间排列）。顺折易断，富粉性。气微，味甘。

品质优劣　药材以块大、颜色白、质坚实、粉性足、纤维少者为佳。

采收加工　野生者秋冬季采挖，栽培3~4年采挖，在冬季叶片枯黄后到发芽前进行。把块根挖出，去掉藤蔓，切下根头作种，除去泥沙，刮去粗皮，切成斜片，晒干或烘干。

性味归经　甘、辛、凉。归脾、胃、肺经。

功能主治　解肌退热，生津止渴，透疹，升阳止泻，通经活络，解酒毒。用于外感发热头痛，项背强痛，口渴，消渴，麻疹不透，热痢，泄泻，眩晕头痛，中风偏瘫，胸痹心痛，酒毒伤中。

贮　藏　本品易发霉、虫蛀，应置阴凉干燥处，防潮保存。

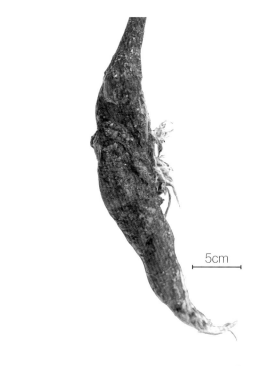

5cm

野葛根鲜药材

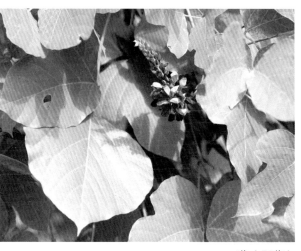

葛（野葛）

葶苈子

Tinglizi

SEMEN LEPIDII SEMEN DESCURAINIAE

来　　源　为十字花科植物播娘蒿*Descurainia sophia*（L.）Webb. ex Prantl. 或独行菜*Lepidium apetalum* Willd.的干燥成熟种子。在商品中习惯将播娘蒿的种子称为"南葶苈子"或"甜葶苈"，而将独行菜的种子称为"北葶苈子"或"苦葶苈"。

生境分布

1. 南葶苈子　生于山坡、田野和农田。分布于东北、华北、西北、华东、西南等地。

2. 北葶苈子　生于路旁、沟边或山坡、田野、住宅附近。分布于华北、西北、华东及四川等地。

道地产区　南葶苈子（甜葶苈）主产于江苏、安徽、山东；北葶苈子（苦葶苈）主产华北与东北、西北。

性状特征

1. 南葶苈子（甜葶苈）　果实具果柄，长角果长2.5～3cm，宽约1mm，无毛，中间隔以白色半透明假隔膜，每室沿边着生种子1列，成熟时自果柄外背腹均裂开。种子长圆形而稍扁，长0.8～2mm，宽0.5mm，一端钝圆，另一端平截或微凹入，种脐位于凹入之部，表面黄棕色，具细密网纹及纵沟两条，胚根背倚，两片叶子重叠。味微辛。湿水后周围一层透明状黏液薄层，厚为种子宽度的1/4～1/5。药材中往往夹杂细叶的碎片和长角果果瓣的破碎物，有助于品种鉴定。

2. 北葶苈子（苦葶苈）　种子略呈扁瓜子形，长1～1.5cm，宽0.5～1mm，深棕黄色，一端钝圆，另一端渐尖而微凹，外表有多数细微颗粒状小突起，形成疣点样网状纹理并有纵沟2条，其中1条较明显，此纵沟系由子叶和胚根的间隙所形成。种皮薄，无胚乳，两片子叶肥厚横叠，背倚胚根。气

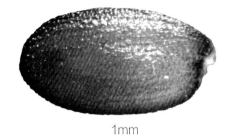

播娘蒿（南葶苈子）低倍观

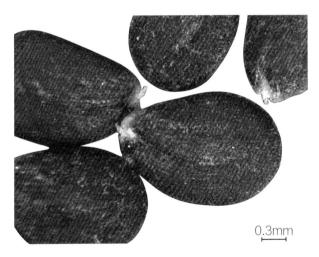

北葶苈子药材微性状

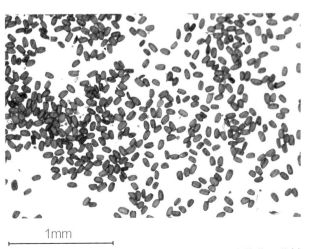

南葶苈子药材

弱，味苦辣，具黏性。湿水后外表形成一层透明的黏液层，厚约为种子宽度1/2以上。药材中往往多有裂成半瓣的短角果夹杂物，有助于品种鉴别。

品质优劣 两种葶苈子药材均以颗粒充实、大小均匀、浅棕色、纯净者为佳。

采收加工 4月底至5月上旬果实成熟呈黄绿色，植株顶端种子变硬时采割植株，晒干，搓出种子，除去茎、叶等杂质。

性味归经 辛、苦，大寒。归肺、膀胱经。

功能主治 泻肺平喘，行水消肿。用于痰涎壅肺，喘咳痰多，胸胁胀满，不得平卧，胸腹水肿，小便不利。

贮　藏 本品受潮易黏结成块、生虫，应置干燥处，防潮保存。

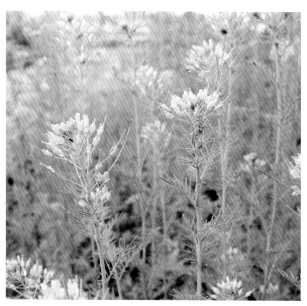

播娘蒿（南葶苈子）

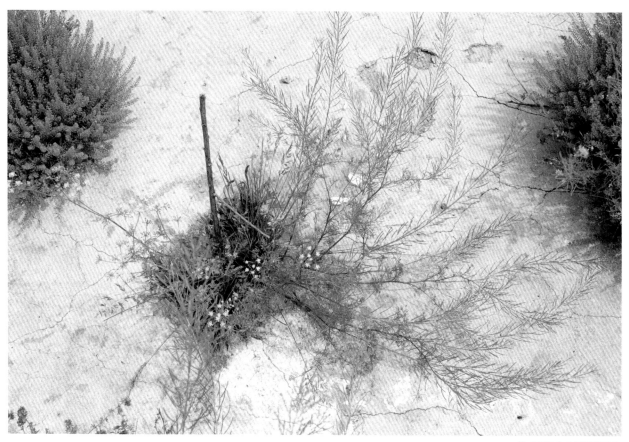

独行菜（北葶苈子）

萹蓄

Bianxu

HERBA POLYGONI AVICULARIS

来　　源　为蓼科植物萹蓄*Polygonum aviculare* L. 的干燥地上部分。

生境分布　生于山坡、田野、路旁等处。分布于全国各地。

道地产区　主产于东北及河北、河南、山西、湖北等地。

性状特征　茎圆柱形而略扁，有分枝，长15~40cm，直径0.2~0.3cm。表面灰绿色或棕红色，有细密微突起的纵纹；节部稍膨大，有浅棕色膜质的托叶鞘，节间长短不一；质硬，易折断，断面髓部白色。叶互生，近无柄或具短柄，叶片多脱落或皱缩、破碎，完整者展平后呈长椭圆形或披针形，长1~4cm，宽约5mm，全缘，两面均呈灰绿色或棕绿色。有时可见具宿存花被的小瘦果，黑褐色，卵状三棱形。气微，味微苦。

品质优劣　药材以色绿、茎叶粗壮者为佳。

采收加工　在播种当年的7~8月生长旺盛时采收，齐地割取全株，除去杂草、泥沙，捆成把，晒干或鲜用。

性味归经　苦，微寒。归膀胱经。

功能主治　利尿通淋，杀虫，止痒。用于热淋涩痛，小便短赤，虫积肿痛，皮肤湿疹，阴痒带下。

贮　　藏　置干燥处保存。

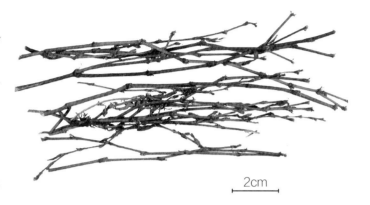

2cm

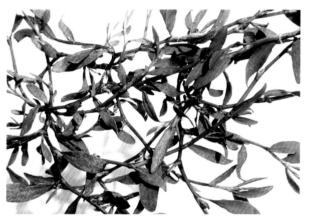

萹蓄鲜药材

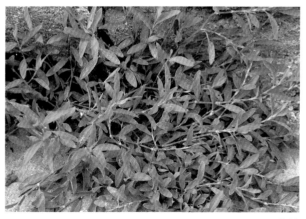

萹蓄

楮实子

Chushizi

FRUCTUS BROUSSONETIAE

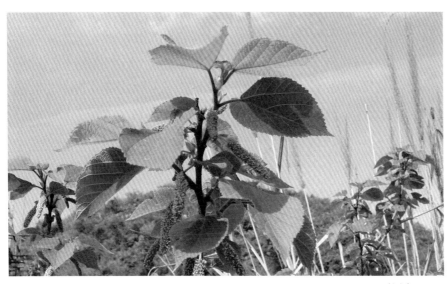

来　　源　为桑科植物构树*Broussoneria pap-yrifera*（L.）Vent.的干燥成熟果实。

生境分布　生于山坡、田野路旁、沟边、墙隙、林中，野生或栽培。我国除内蒙古、黑龙江、宁夏、青海外均有分布，尤其是南方地区极为常见。

道地产区　主产于河南、山西、云南及安徽。

性状特征　干燥果实呈卵圆形至宽卵形，顶端渐尖。外表面黄红色至黄棕色，粗糙，具细皱纹。一侧具凹下的沟纹，另一侧显著隆起，呈脊纹状，基部具残留的果柄，剥落表皮后可见白色充满油脂的胚体。气弱，味淡而有油腻感。

品质优劣　药材以色红、子老者为佳。

采收加工　8~9月间采收果实，洗净，晒干，除去灰白色膜状宿萼及杂质。

性味归经　甘，寒。归肝、肾经。

功能主治　补肾清肝，明目，利尿。用于肝肾不足，腰膝酸软，虚劳骨蒸，头晕目昏，目生翳膜，水肿胀满。

贮　　藏　本品易虫蛀，应置干燥处保存。

构树

棕榈

Zonglu

PETIOLUS TRACHYCARPI

来　源　为棕榈科植物棕榈 *Trachycarpus fortunei*（Hook. f.）H. Wendl. 的干燥叶柄。

生境分布　生于向阳山坡及林间。常栽培于村边、溪边、田边、丘陵地或山地。广泛分布于长江以南各地。

道地产区　主产于海南、广东、广西及福建。

性状特征　本品呈长条板状，一端较窄而厚，另一端较宽而稍薄，大小不等。表面红棕色，粗糙，有纵直皱纹；一面有明显的凸出纤维，纤维的两侧着生多数棕色茸毛。质硬而韧，不易折断，断面纤维性。气微，味淡。

品质优劣　药材以红棕色、片大、质厚、陈久者为佳。

采收加工　一般于9～10月间采收，割取叶柄，

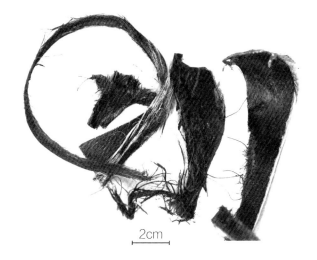

2cm

棕榈药材

削去外面纤维，晒干即为棕骨。采棕时割取旧叶柄下延部分及鞘片，除去两侧纤维状的棕毛，晒干即为棕榈片。

性味归经　苦、涩，平。归肺、肝、大肠经。

功能主治　收敛止血。用于吐血、衄血、尿血、便血、崩漏。

贮　藏　置阴凉干燥处保存。

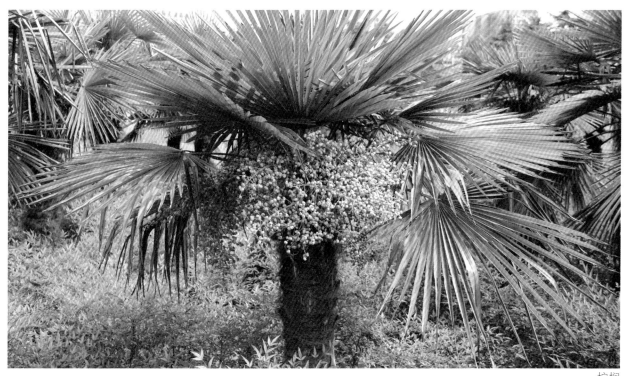

棕榈

硫黄

Liuhuang

SULFUR

来　　源　为自然元素类矿物硫族自然硫，采挖后，加热熔化，除去杂质，或用含硫矿物经加工制得。

生境分布　硫黄常由火山作用产生，常见于温泉、喷泉、火山口区域。主要分布山西、陕西、河南、台湾、湖北、湖南、广东、四川等地。

道地产区　主产于山西、陕西、河南、台湾、湖北、湖南等地。

性状特征　呈不规则块状。大小不一。全体呈黄色或黄绿色。表面不平坦，常有麻纹及多数针眼状小孔，有光泽。质松易碎，断面常呈粗针状结晶形。有特异的臭气，味淡。燃烧易熔融，发蓝色火焰，并有刺激性臭气。

品质优劣　以色黄、光亮、整齐、松脆、纯净者为佳。

采收加工　将采挖的泥块状硫黄矿，放土罐内，加热熔化，除去杂质，倒入模型内，冷后取出打碎。

性味归经　酸，温；有毒。归肾、大肠经。

功能主治　外用解毒杀虫疗疮；内服补火助阳通便。外治用于疥癣，秃疮，阴疽恶疮；内服用于阳痿足冷，虚喘冷哮，虚寒便秘。

贮　　藏　本品遇火易燃烧，且有特异臭气，应单独存放，防火。

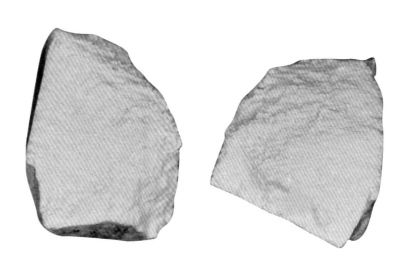

2cm

硫黄药材

雄黄

Xionghuang

REALGAR

来　　源　　为硫化物类矿物雄黄族雄黄，主含二硫化二砷（As_2S_2）。

生境分布　　主要见于低温热液矿床中，亦见于温泉沉积物和硫质喷气孔的沉积物中。分布于贵州、湖南、湖北、甘肃、云南、四川、安徽、陕西、广西。

道地产区　　主产于湖南石门、慈利、津市、常德、浏阳，贵州思南、铜仁、印江，湖北宜昌、长阳、五峰，甘肃武都。

性状特征　　药材为块状或粒状集合体，呈不规则块状。深红色或橙红色，条痕淡橘红色，晶面有金刚石样光泽。质脆，易碎，断面具树脂样光泽。微有特异的臭气，味淡。精矿粉为粉末状或粉末集合体，质松脆，手捏即成粉，橙黄色，无光泽。

品质优劣　　以块大、色红、有光泽者为佳。

采收加工　　采挖后，剔去杂质、泥土即得。

性味归经　　辛，温；有毒。归肝、大肠经。

功能主治　　解毒杀虫，燥湿祛痰，截疟。用于痈肿疔疮，蛇虫咬伤，虫积腹痛，惊痫，疟疾。

贮　　藏　　本品遇火易燃烧，应单独密闭存放，防火。

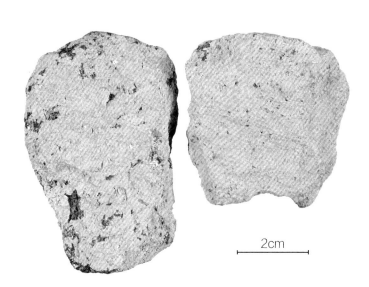

雄黄药材

紫石英

Zishiying

FLUORITUM

来　　源　　为氟化物类矿物萤石族萤石，主含氟化钙（CaF_2）。

生境分布　　在多金属矿脉中常见，花岗岩及碱性岩中亦有之，有时产于石灰岩中。分布于西北、中南及西南各地的大山中。

道地产区　　主产于甘肃、山西、江苏、湖北等地。

性状特征　　本品为块状或粒状集合体。呈不规则块状，具棱角。紫色或绿色，深浅不匀，条痕白色。半透明至透明，有玻璃样光泽。表面常有裂纹。质坚脆，易击碎，断面多不平齐。无臭，味淡。

品质优劣　　以色紫、质坚、纯净者为佳。

采收加工　　全年可采，挖出后，挑选紫色者，除净沙砾及黏土即得。

性味归经　　甘，温。归肾、心、肺经。

功能主治　　温肾暖宫，镇心安神，温肺平喘。用于肾阳亏虚，宫冷不孕，惊悸不安，失眠多梦，虚寒咳喘。

贮　　藏　　置干燥处保存。

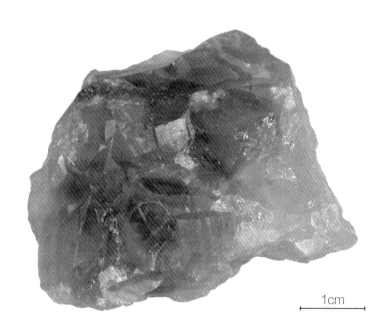

1cm

紫石英药材

紫花地丁

Zihuadiding

HERBA VIOLAE

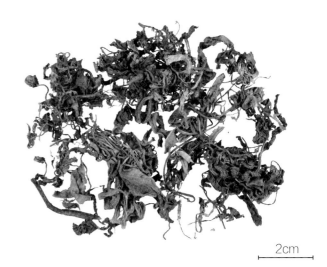

2cm

来　　源　为堇菜科植物紫花地丁*Viola yedoensis* Makino 的干燥全草。

生境分布　生于田间、荒地、山坡草丛、林缘或灌丛中。分布于东北、华北、华东、华中、华南、西南等地。

道地产区　主产于江苏、浙江、安徽等地。

性状特征　本品多皱缩成团。主根长圆锥形，直径1～3mm；淡黄棕色，有细纵皱纹。叶基生，灰绿色，展平后叶片呈披针形或卵状披针形，长1.5～6cm，宽1～2cm；先端钝，基部截形或稍心形，边缘具钝锯齿，两面有毛；叶柄细，长2～6cm，上部具明显狭翅。花茎纤细；花瓣5，紫堇色或淡棕色；花距细管状。蒴果椭圆形或3裂，种子多数，淡棕色。气微，味微苦而稍黏。

品质优劣　药材以色绿、根黄者为佳。

采收加工　春、秋两季采收，5~6月间果实成熟时采收全草，除去杂质，洗净、晒干。

性味归经　苦、辛、寒。归心、肝经。

功能主治　清热解毒，凉血消肿。用于疔疮肿毒，痈疽发背，丹毒，毒蛇咬伤。

贮　　藏　置干燥处保存。

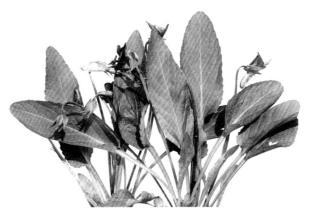

紫花地丁鲜药材

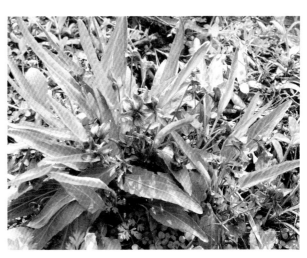

紫花地丁

紫花前胡

Zihuaqianhu

PEUCEDANI DECURSIVI RADIX

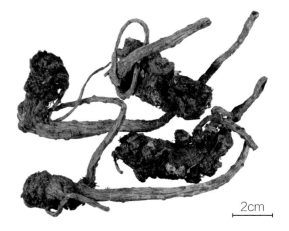

2cm

紫花前胡药材

来　　源　为伞形科植物紫花前胡*Peucedanum decursivum*（Miq.）Maxim.的干燥根。

生境分布　野生于草甸、沟边草丛、灌丛草甸、灌丛中、林缘湿草甸、山坡各处。分布于山东、河南、安徽、江苏、浙江、广西、江西、湖南、湖北、四川、台湾等地。

道地产区　主产于江西修水、都昌、上饶，安徽的宁国、绩溪等地。

性状特征　根呈圆柱形或圆锥形，主根较长，下部有分歧或带侧根。长3～15cm，直径0.8～1.7cm，根头部有茎痕及残留的粗毛（叶鞘）；侧根数条，长7～30cm，直径2～4mm，细圆柱形。根的表面黑褐色或灰黄色，有细纵皱纹和灰白色的横长皮孔。主根质坚实，不易折断，断面不整齐，皮部与木部极易分离，皮部较窄，浅棕色，散生黄色油点或无，接近形成层处较多。中央木质部黄白色，占根的绝大部分。支根质脆软，易折断，木部近白色。气香浓，味淡而后苦辛。

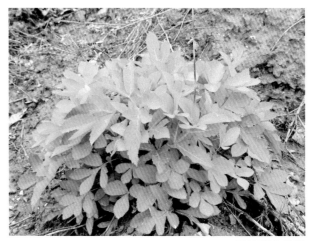

种植紫花前胡

品质优劣　药材以根条整齐、身长、芳香气浓并带有油腥气者为佳。

采收加工　秋、冬地上部分枯萎时采收，挖出主根，除去茎叶、须根、泥土，晒干或炕干。

性味归经　苦、辛，微寒。归肺经。

功能主治　降气化痰，散风清热。用于痰热喘满，咯痰黄稠，风热咳嗽痰多。

贮　　藏　本品易虫蛀、发霉，应置阴凉干燥处保存。

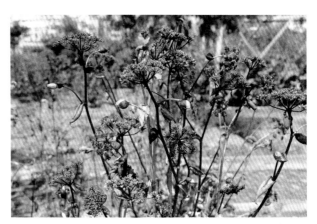

紫花前胡花

紫苏子

Zisuzi

FRUCTUS PERILLAE

来　源　为唇形科植物紫苏 *Perilla frutescens*（L.）Britt.的干燥成熟果实。

生境分布　全国各地广有栽培，长江以南各地有野生，见于村边或路旁。

道地产区　主产于湖北、江苏、河南、浙江。

性状特征　果实呈卵形或类球形，直径约1.5mm。野苏子粒小，家苏子粒大。外表淡紫色至灰褐色或稍发黑，有深色凸起的网状花纹及圆形深色小点，基部稍尖，有灰白色点状果柄痕，果皮薄而脆，种皮膜质，内含类白色子叶2枚，有油质，压碎有香气。味微辛，嚼之有浓香，并有油腻感。

品质优劣　药材以颗粒饱满、表面颜色灰棕、油性足者为佳。

采收加工　果实成熟时，割取全草或果穗，阴干，打落果实，除去杂质，即得。

性味归经　辛，温。归肺经。

功能主治　降气化痰，止咳平喘，润肠通便。用于痰壅气逆，咳嗽气喘，肠燥便秘。

贮　藏　本品易虫蛀，应置通风干燥处保存。

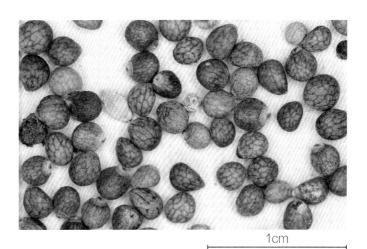

1cm

紫苏子

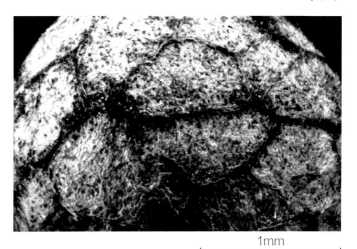

1mm

紫苏子微性状

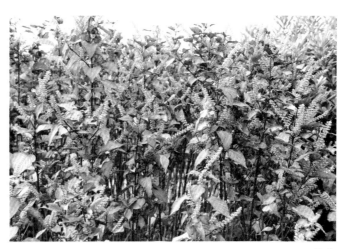

紫苏

紫苏叶

Zisuye

FOLIUM PERILLAE

来　　源　为唇形科植物紫苏 *Perilla frutescens*（L.）Britt的干燥叶（或带嫩枝）。

生境分布　同"紫苏子"。

道地产区　主产于江苏的江宁、高淳、苏州，浙江的新昌、嵊县、绍兴，河北的安国等地。

性状特征　干燥的叶片多皱缩卷曲，破碎，完整者展平后呈卵圆形，长4～11cm，宽2.5～9cm，先端渐尖或急尖，基部圆形或宽楔形，边缘有粗钝圆齿状牙齿，两面深紫色或上表面绿色，下表面紫色，疏生灰白色毛，均平坦，下表面有多数凹点状腺鳞。沿叶脉的毛较密，叶柄长2～7cm，紫色或紫绿色，质脆。带嫩枝者，嫩枝直径2～5mm，断面中部有髓。气清香，味微辛。

品质优劣　药材以叶片完整、颜色紫、香气浓郁者为佳。

采收加工　于6～8月间当花将开叶正茂盛时摘取叶片阴干，或在9月上旬割取全株，倒挂通风阴干后，打下叶片入药。本品也常现采鲜用。

性味归经　辛，温。归肺、脾经。

功能主治　解表散寒，行气和胃。用于风寒感冒，咳嗽呕恶，妊娠呕吐，鱼蟹中毒。

贮　　藏　本品受潮易生霉，应置干燥通风处，防潮保存。

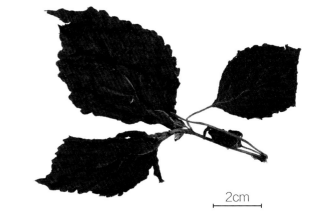

2cm

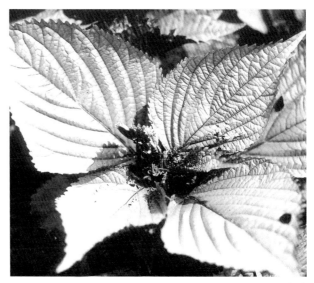

紫苏

紫苏梗

Zisugeng

CAULIS PERILLAE

来　　源　为唇形科植物紫苏 *Perilla frutescens*（L.）Britt. 的干燥茎。

生境分布　同"紫苏子"。

道地产区　主产于江苏、浙江及河北等地。

性状特征　商品苏梗有老嫩之分，在6～8月与紫苏叶同时采收的称"嫩苏梗"，9～10月与紫苏子同时采收的称"老苏梗"。均呈方柱形，长30～60cm，老嫩粗细不等，或横切成长0.5～1cm厚的小段，外表黄紫色，有时剥落。如采自白苏者则为灰绿色。四面均有纵槽及顺纹，节部膨大，具分枝，有对生的枝痕及叶痕，并被稀毛。老苏梗上部的分枝常残存有干燥的花萼。质坚硬、体轻、断面黄白色，呈裂片状，中心有白色疏松的髓部或中空。药材切片常呈斜长方形。微有香气，味淡。

品质优劣　药材以外表色黄紫或紫棕、分枝少、条顺直、香气浓者为佳。

采收加工　6～8月采收者为"嫩苏梗"，9月与紫苏子同时采收者为"老苏梗"，将打下叶片和果实后剩下的主茎切成短段入药。

性味归经　辛，温。归肺、脾经。

功能主治　理气宽中，止痛，安胎。用于胸膈痞闷，胃脘疼痛，嗳气呕吐，胎动不安。

贮　　藏　置阴凉干燥处保存。

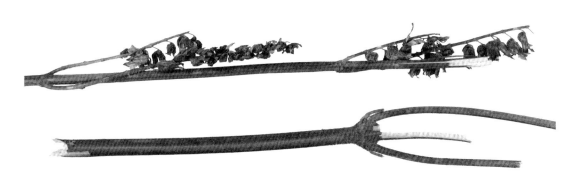

2cm

紫苏梗

紫草

Zicao

RADIX ARNEBIAE

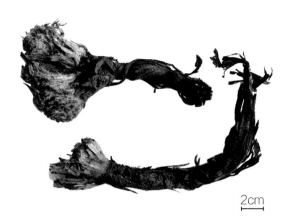

2cm

内蒙紫草药材

来　　源　为紫草科植物新疆紫草 *Arnebia euchroma* （Royle） Johnst. 或内蒙紫草 *Arnebia guttata* Bunge 的干燥根。

生境分布

1. 新疆紫草　生于海拔2500~4200m的砾石山坡、草地及草甸处，分布于新疆、甘肃及西藏西部。

2. 内蒙紫草　生于荒漠草原、戈壁、向阳石质山坡、湖滨砾石砂地，分布于内蒙古、河北北部、宁夏、甘肃西部、新疆、西藏。

道地产区　新疆紫草主产于新疆地区，内蒙紫草主产于内蒙古自治区。

性状特征　按来源不同分述如下：

1. 新疆紫草　药材呈不规则的长圆柱形，多扭曲。长7~20cm，直径1~2.5cm。表面紫红色或紫褐色，皮部极疏松，呈条形片状，层层重叠，易剥落。顶端有的可见分歧的茎残基。体轻，质松软，易折断，断面不整齐，木部较小，黄白色或黄色。气特异，味微苦，涩。

2. 内蒙紫草　药材呈扭曲不直的圆柱形。长10~30cm，直径0.5~2.5cm。表面栓皮呈层片状，紫褐色或紫红色，根皮有时脱落，呈不规则层片状。体轻，质硬，易折断，断面黄白色，较平坦。气微，味淡微酸。

品质优劣　药材均以粗长、肥大、色紫、皮厚而木心小者为佳。

采收加工　春、秋两季采挖，除去泥沙，干燥。

性味归经　甘、咸，寒。归心、肝经。

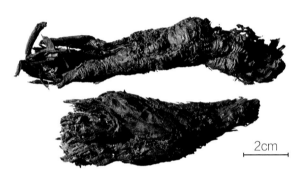

2cm

新疆紫草药材

功能主治　清热凉血，活血解毒，透疹消斑。用于血热毒盛，斑疹紫黑，麻疹不透，疮疡，湿疹，水火烫伤。

贮　　藏　置干燥通风处保存。

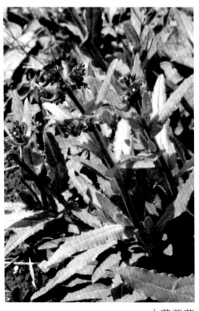

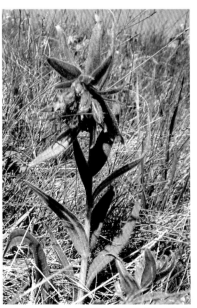

内蒙紫草　　　　　新疆紫草

紫珠叶

Zizhuye

CALLICARPAE FORMOSANAE FOLIUM

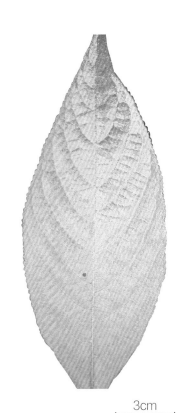

3cm

来　　源　　为马鞭草科植物杜虹花*Callicarpa formosana* Rolfe的干燥叶。

生境分布　生于山坡、路旁或向阳山地、灌木丛中或人工栽培。江苏、浙江、江西、福建、台湾、广西、广东等地有分布。

道地产区　主产于江苏、浙江、江西、福建等地。

性状特征　叶多皱缩卷曲，有的破碎。完整叶片展平后呈卵状椭圆形，长4~19cm，宽2.5~9cm；先端渐尖或钝圆，边缘有细锯齿，近基部全缘，上表面灰绿色或棕绿色，在放大镜下可见星状毛和短粗毛，下表面淡绿色或淡棕绿色，被棕黄色分枝茸毛，主脉和侧脉突起，侧脉8~12对，小脉深入齿端；叶柄长0.5~1.5cm。气微，味微苦涩。

品质优劣　本品以叶片大而完整、灰绿色者为佳。

采收加工　春、夏、秋季采叶及嫩茎，干燥。

性味归经　苦、涩，凉。归肝、肺、胃经。

功能主治　凉血收敛止血，散瘀解毒消肿。用于衄血，咯血，吐血，便血，崩漏，外伤出血，热毒疮疡，水火烫伤。

贮　　藏　置通风干燥处保存。

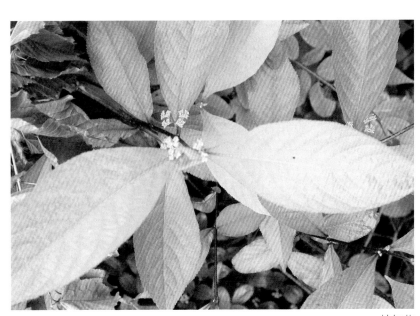

杜虹花

紫萁贯众

Ziqiguanzhong

OSMUNDAE RHIZOMA

来　源　为紫萁科植物紫萁*Osmunda japonica* Thunb.的干燥根茎和叶柄残基。

生境分布　生于林下或溪边强酸性土中。我国华北、华东、中南、西南及陕西、甘肃等地均有分布。

道地产区　主产于河南、甘肃、山东等地。

性状特征　根茎呈圆锥形、近纺锤形、类球形或不规则长球形，稍弯曲，先端钝，有时具分枝，下端较尖，长10～30cm，直径4～8cm。表面棕褐色，密被斜生的叶柄基及黑色须根，无鳞片。叶柄残基呈扁圆柱形，长径0.7cm，短径0.35cm，背面稍隆起，边缘钝圆，耳状翅易脱落，多已不存或呈撕裂状。质硬，折断面呈新月形或扁圆形，多中空，可见一条U字形的中柱。气微弱而特异，味淡、微涩。

品质优劣　根茎以整齐、须根少、纯净者为佳；叶柄残基以质硬而不易折断者为佳。

采收加工　春、秋季采根状茎，削去叶柄、须根，洗净晒干；绵毛（老虎台衣）在幼叶初出时采集。

性味归经　苦，微寒；有小毒。归肺、胃、肝经。

功能主治　清热解毒，止血，杀虫。用于疫毒感冒，热毒泻痢，痈疮肿毒，吐血，衄血，便血，崩漏，虫积腹痛。

贮　藏　本品易霉变、虫蛀，应置阴凉干燥处保存。

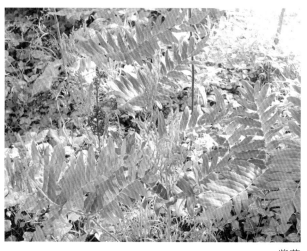

紫萁

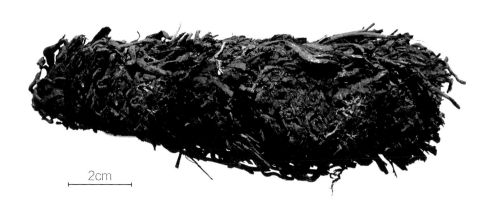

2cm

紫萁贯众药材

紫菀

Ziwan

RADIX ASTERIS

来　　源　为菊科植物紫菀 *Aster tataricus* L. f.的干燥根及根茎。

生境分布　生长于山坡或河边草地。分布于东北、华北、陕西、甘肃南部及安徽北部、河南西部。

道地产区　主产于河北、河南、安徽、山西、黑龙江等地。

性状特征　根茎呈不规则的块状，长2～6cm，直径1～3cm，顶端有茎及叶柄残基，底部常留有未除尽的母根，常具节，直或稍弯曲，淡黄棕色，纤维性，质稍硬。根茎周围簇生多数须根，形如马尾，须根长3～15cm，直径0.1～0.3cm，多条结成辫状，表面紫红色或灰红色，具细条纹及纵皱纹，质较柔韧，不易折断，断面灰白色或灰棕色，边缘带紫色。气微香，味甜、微苦；嚼后微有麻辣感。

品质优劣　药材以身干、条长、色紫、质柔软、残茎叶去除干净者为佳。

采收加工　秋后至翌年春初采挖根部，去杂质，将细根编成小辫状晒干。

性味归经　辛、苦，温。归肺经。

功能主治　润肺下气，消痰止咳。用于痰多喘咳，新久咳嗽，劳嗽咳血。

贮　　藏　本品受潮易虫蛀、发霉、泛油，应置阴凉干燥通风处，防潮保存。

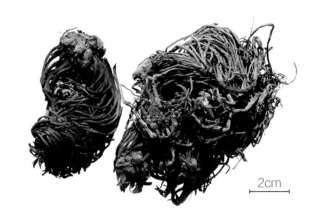

2cm

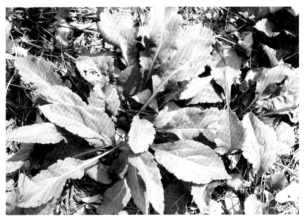

紫菀基生叶

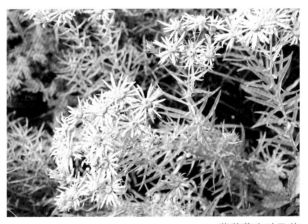

紫菀茎生叶及花

蛤壳

Geqiao

CONCHA MERETRICIS SEU CYCLINAE

来　　源　为帘蛤科动物文蛤*Meretrix meretrix* Linnaeus或青蛤*Cyclina sinensis* Gmelin的贝壳。

生境分布

1. 文蛤　生活于浅海泥沙中，我国沿海均有分布。能分泌胶质带或囊状物，使身体悬浮，借潮流而迁移。

2. 青蛤　生活于近海的泥沙质海底，我国沿海均有分布。

道地产区　主产于山东、江苏、浙江、福建、广东。

性状特征　根据来源不同分述如下：

1. 文蛤　扇形或类圆形，背缘略呈三角形，腹缘呈圆弧形，长3~10cm，高2~8cm。壳顶突出，位于背面，稍靠前方。壳外面光滑，黄褐色，同心生长纹清晰，通常在背部有锯齿状或波纹状褐色花纹。壳内面白色，边缘无齿纹，前后壳缘有时略带紫色，铰合部较宽，右壳有主齿3个及前侧齿2个；左壳有主齿3个及前侧齿1个。质坚硬，断面有层纹。无臭，味淡。

2. 青蛤　类圆形，长3.6~5.6cm，高与长几相等，宽2.5~3.5cm。壳顶突出，位于背侧近中部，歪向一方。壳外面淡黄色或棕红色，同心生长纹突出壳面略呈环肋状，沿此纹或有数条灰蓝色轮纹，腹缘细齿状。壳内面乳白色或青白色，光滑无纹，边缘常带紫色并有整齐的小齿纹，铰合部左右两侧均具齿3枚，无侧齿。质地细腻，薄而脆，锯时易从纵斜纹处及生长纹处断裂，断面厚0.5~1.5mm。层纹不明显。无臭，味淡。

品质优劣　以个大、平滑、纯净者为佳。

采收加工　4~10月间捕捉，将肉取出供食用，收集贝壳，洗净晒干。

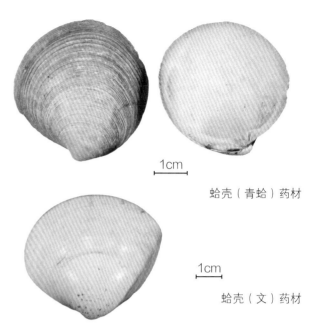

蛤壳（青蛤）药材

蛤壳（文）药材

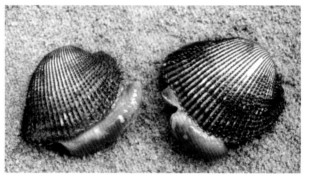

青蛤

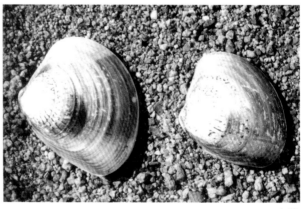

文蛤

性味归经　苦、咸，寒。归肺、肾、胃经。

功能主治　清热化痰，软坚散结，制酸止痛，外用收湿敛疮。用于痰火咳嗽，胸胁疼痛，痰中带血，瘰疬瘿瘤，胃痛吞酸；外治湿疹，烫伤。

贮　　藏　置干燥处保存。

蛤蚧

Gejie

GECKO

来　　源　为壁虎科动物蛤蚧*Gekko gecko* Linnaeus的干燥体。

生境分布　居于山岩坡壁、石洞裂缝或树洞中。昼伏夜出。分布于江西、福建、广东、广西、贵州、云南等地。

道地产区　主产于江西、福建、广东、广西等地。

性状特征　本品呈扁片状，头颈部及躯干部长9～18cm，头颈部约占三分之一，腹背部宽6～11cm，尾长6～12cm。头略呈扁三角状，两眼多凹陷成窟窿，口内有细齿，生于颚的边缘，无异型大齿。吻部半圆形，吻鳞不切鼻孔，与鼻鳞相连，上鼻鳞左右各1片，上唇鳞12～14对，下唇鳞（包括颏鳞）21片。腹背部呈椭圆形，腹薄。背部呈灰黑色或银灰色，有黄白色或灰绿色斑点散在或密集成不显著的斑纹，脊椎骨及两侧肋骨突起。四足均具5趾；趾间仅具蹼迹，足趾底有吸盘。尾细而坚实，微显骨节，与背部颜色相同，有6～7个明显的银灰色环带。全身密被圆形或多角形微有光泽的细鳞，气腥，味微咸。

品质优劣　药材以体大、肥壮、尾全、不破碎者为佳。

采收加工　全年均可捕捉。主要捕捉方法如下：①光照，在晚间趁蛤蚧出外觅食时，灯火照射，蛤蚧见光立即不动，即可捕捉。②引触，用小竹竿扎发，伸向石缝或大树洞中引触，乘其来咬，迅速拉出（因蛤蚧咬物不放），放入笼中。③针刺，在竹竿头上扎一铁针，趁蛤蚧夜出刺之。将捕捉的蛤蚧击毙，剖开腹部，除去内脏，将血液抹干，不可水洗，用竹片撑开，使蛤蚧身体及四肢顺直，用白色纸条缠尾使与竹片紧密附贴，以防尾部脱落，然后用微火焙干，两只合成一对即得。入药时选择有尾的（无尾者不入药），除去头足及鳞，切成小方块。

性味归经　咸，平。归肺、肾经。

功能主治　补肺益肾，纳气定喘，助阳益精。用于肺肾不足，虚喘气促，劳嗽咳血，阳痿，遗精。

贮　　藏　本品易虫蛀、发霉、泛油，应用木箱严密封装，常用花椒拌存，置阴凉干燥处，防蛀。

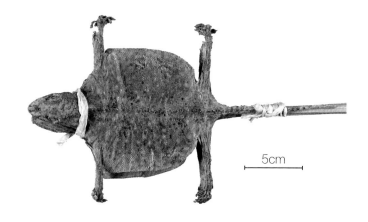

5cm

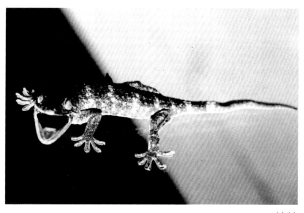

蛤蚧

黑芝麻

Heizhima

SEMEN SESAMI NIGRUM

来　　源　为胡麻科植物脂麻 *Sesamum indicum* L. 的干燥成熟种子。

生境分布　为栽培种。全国各地广有栽培。

道地产区　主产于山东、黑龙江、河南、四川、山西等地。

性状特征　本品呈扁卵圆形，长约3mm，宽约2mm。表面黑色，平滑或有网状皱纹。尖端有棕色点状种脐。种皮薄，子叶2，白色，富油性。气微，味甘，有油香气。

品质优劣　以色黑、饱满、粒匀、味香浓、纯净者为佳。

采收加工　秋季采收成熟种子，去杂质，晒干。

性味归经　甘，平。归肝、肾、大肠经。

功能主治　补肝肾，益精血，润肠燥。用于精血亏虚，头晕眼花，耳鸣耳聋，须发早白，病后脱发，肠燥便秘。

贮　　藏　置阴凉干燥处保存。

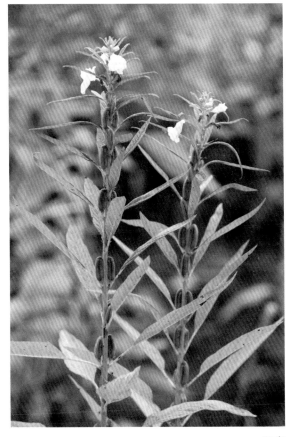

脂麻

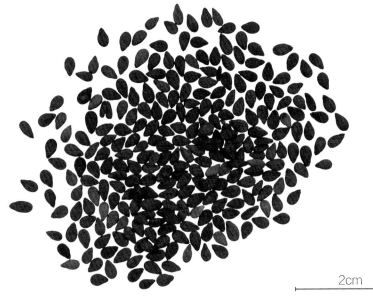

2cm

黑豆

Heidou

SOJAE SEMEN NIGRUM

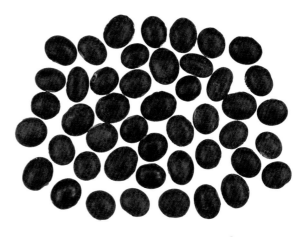

2cm

来　源　为豆科植物大豆*Glycine max*（L.）Merr.的干燥成熟种子。

生境分布　为栽培种，全国各地均有栽培。

道地产区　主产于我国东北、华北。

性状特征　为椭圆形而略扁，长6～10mm，直径5～7mm，厚1～6mm。表面黑色，略有光泽，有时具横向皱纹，一侧边缘具长圆形种脐。种皮薄，内表面呈灰黄色，除去种皮，可见到2片子叶，黄绿色，肥厚。质较坚硬。气微，具豆腥味。

品质优劣　以色黑、有皱褶、坚硬者为佳。

采收加工　秋季果实成熟后采收，晒干，碾碎果壳，拣取黑色种子。

性味归经　甘，平。归脾、肾经。

功能主治　益精明目，养血祛风，利水，解毒。用于阴虚烦渴，头晕目昏，体虚多汗，肾虚腰痛，水肿尿少，痹痛拘挛，手足麻木，药食中毒。

贮　藏　本品易发霉、虫蛀，应置干燥通风处保存。

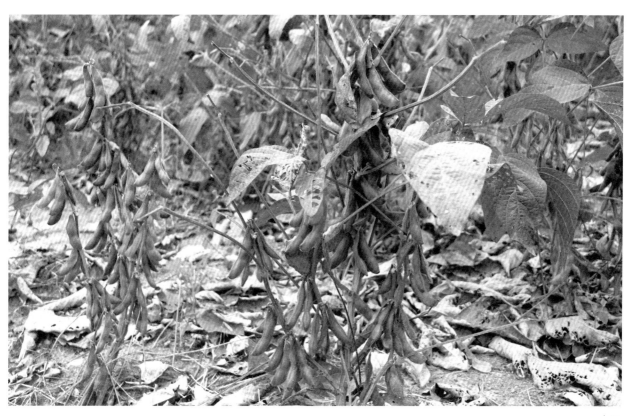

大豆

黑种草子

Heizhongcaozi

SEMEN NIGELLAE

来　　源　为毛茛科植物腺毛黑种草*Nigella glandulifera* Freyn的干燥成熟种子。

生境分布　分布于新疆，云南、西藏有栽培。

道地产区　主产于新疆、云南。

性状特征　本品呈三棱状卵形，长 2.5～3mm，宽约 1.5mm。表面黑色，粗糙，顶端较狭而尖，下端稍钝，有不规则的突起。质坚硬，断面灰白色，有油性。气微香，味辛。

品质优劣　以表面黑色、坚硬、油性足者为佳。

采收加工　8月初当大部分蒴果由绿变黄时收割。如收获过晚，种子散落，减少产量。收后晒干，碾去果壳，取种子簸去杂质。

性味归经　甘、辛，温。归肝、肾经。

功能主治　补肾健脑，通经，通乳，利尿。用于耳鸣健忘，经闭乳少，热淋，石淋。

贮　　藏　置阴凉干燥处保存。

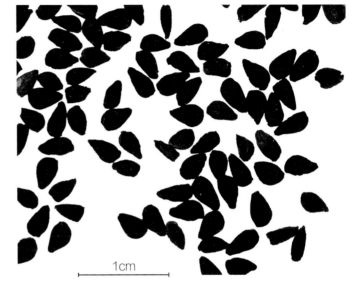

1cm

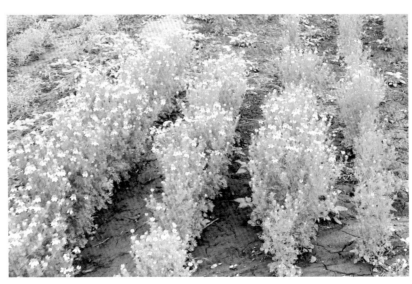

腺毛黑种草

锁阳

Suoyang

HERBA CYNOMORII

来　　源　为锁阳科植物锁阳 *Cynomorium songaricum* Rupr.的干燥肉质茎。

生境分布　生于多沙地区，寄生于蒺藜科植物白刺的根上。分布于内蒙古及陕西、山西、青海等地。

道地产区　主产于甘肃河西走廊、内蒙阿拉善盟、新疆阿勒泰、青海海西等地。

性状特征　呈扁圆柱形或一端略细，长8～21cm，直径2～5cm。表面红棕色至深棕色，皱缩不平，形成粗大的纵沟或不规则的凹陷，有时可见三角形的鳞片，有部分花序存在。质坚硬，不易折断，断面略显颗粒性，棕色而柔润。气微香，味微苦而涩。锁阳片为横切或斜切成的厚约1cm的片段，往往用绳穿串。

品质优劣　药材以个肥大、色红、坚实、断面粉性、不显筋脉者为佳。

采收加工　春、秋两季采收，以春季产者质量佳。挖出后，除去花序，切片，晒干。

性味归经　甘，温。归肝、肾、大肠经。

功能主治　补肾阳，益精血，润肠通便。用于肾阳不足，精血亏虚，腰膝痿软，阳痿滑精，肠燥便秘。

贮　　藏　本品易虫蛀、发霉，应置阴凉干燥通风处，密闭保存。

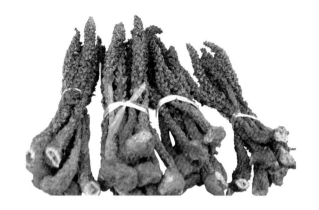

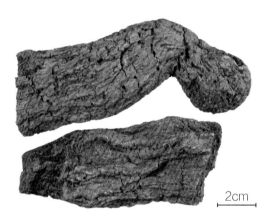

2cm

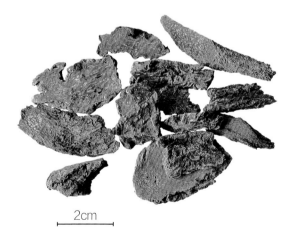

2cm

锁阳药材及饮片

筋骨草

Jingucao

AJUGAE HERBA

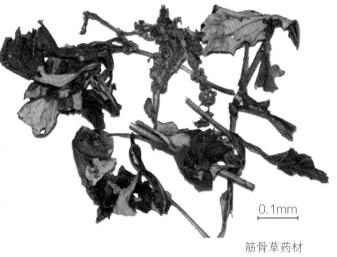

0.1mm

筋骨草药材

来　　源　为唇形科植物筋骨草*Ajuga decum-bens* Thunb.的干燥全草。

生境分布　生于路旁、林边、草地、村庄附近及沟边较阴湿肥沃的土壤上。分布于华东、中南、华南及西南地区。

道地产区　主产于江苏、安徽、浙江、上海、四川等地。

性状特征　全草长10～25cm。根细小，暗黄色。地上部分灰黄色或暗绿色，密被白柔毛。茎细，具四棱，质地较柔韧，不易折断。叶对生，多皱缩、破碎，完整叶片展平后呈匙形或倒卵状披针形，长3～6cm，宽1.5～2.5cm，绿褐色，两面密被白色柔毛，边缘有波状锯齿；叶柄具狭翅。轮伞花序腋生，小花二唇形，黄褐色。气微，味苦。

品质优劣　药材以色绿、花多者为佳。

采收加工　野生品春、夏、秋三季均可采集。洗去泥沙，晒干备用，亦可鲜用。栽培品于6月种子成熟时，将茎、叶割下晒干，打下种子后入药。

性味归经　苦，寒。归肺经。

功能主治　清热解毒，凉血消肿。用于咽喉肿痛，肺热咯血，跌打肿痛。

贮　　藏　置阴凉干燥处保存。

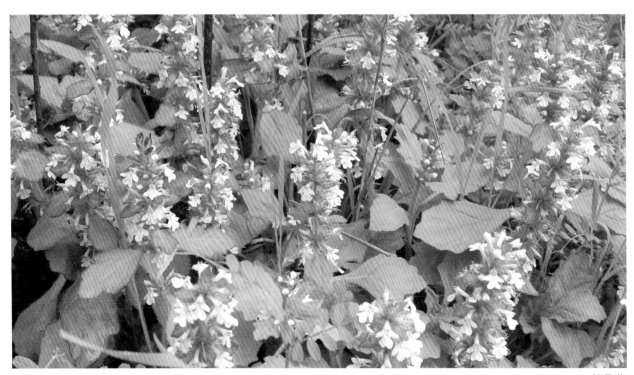

筋骨草

鹅不食草

Ebushicao

HERBA CENTIPEDAE

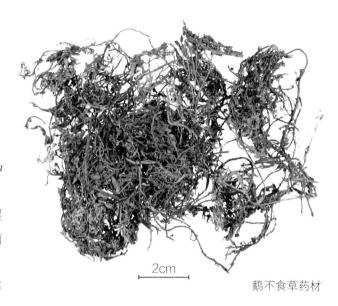

2cm

鹅不食草药材

来　　源　为菊科植物鹅不食草*Centipeda minima*（L.）A. Br. et Aschers. 的干燥全草。

生境分布　生于山地、湿润草地及路边阴湿处。分布于东北、华北、华东、华中、华南及西南地区。

道地产区　主产于浙江、湖北、江苏、广东等地。

性状特征　全草根纤细，淡黄色。茎、叶多扭缠成团，茎细，有不规则细皱纹，直径约1mm，多分枝，质脆，易折断，断面黄白色。叶互生，叶片小，叶片皱缩，多破碎，易脱落。完整者展平后呈匙形，长约5mm，宽约3mm，表面灰绿色或棕褐色，边缘有3～5个锯齿，近无柄。头状花序小，直径0.5～1.0mm，黄色或黄褐色，小花管状。气微香，久闻有刺激感，味苦、微辛。

品质优劣　药材以色灰绿、刺激性气味强者为佳。

采收加工　夏季开花时采收，洗净泥沙，拣去杂质，筛净灰屑，切成1cm长的短段，晒干。

性味归经　辛，温。归肺经。

功能主治　发散风寒，通鼻窍，止咳。用于风寒头痛，咳嗽痰多，鼻塞不通，鼻渊流涕。

贮　　藏　置通风干燥处保存。

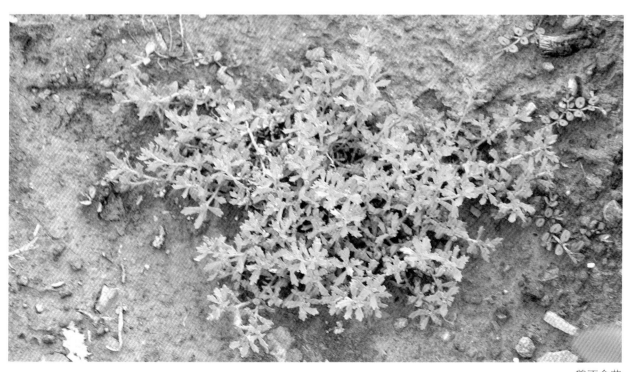

鹅不食草

番泻叶

Fanxieye

FOLIUM SENNAE

来　　源　为豆科植物狭叶番泻*Cassia angustifolia* Vahl或尖叶番泻*Cassia acutifolia* Delile的干燥小叶。

生境分布

1. 狭叶番泻　野生或栽培于热带地区岛屿上。分布于热带非洲，阿拉伯南部及印度西北部和南部，我国台湾、广西、云南有引种栽培。

2. 尖叶番泻　在湿润和疏松土壤上生长较好。分布于埃及，我国台湾、海南、云南有引种栽培。

道地产区　狭叶番泻叶主产于印度南部红海等地。尖叶番泻叶主产于埃及等地。

性状特征　根据来源不同分述如下：

1. 狭叶番泻叶　小叶片多完整平坦，呈长卵形、卵状披针形或线状披针形，长2～6cm，宽0.4～1.5cm。上表面浅绿色或黄绿色，下表面灰黄绿色。全缘，叶端急尖而有锐刺，叶基稍不对称，两面均有稀茸毛。叶脉处较多，下表面主脉突出，有叶脉及叶片迭压线纹（加压打包所成）。叶片革质，略具韧性。气微弱而特异，味微苦而稍有黏性。

2. 尖叶番泻叶　小叶片略卷曲或有破碎。叶片呈广披针形、长卵形或长椭圆形，长1.5～4cm，宽0.5～1.2cm。上表面绿色或浅绿色，下表面灰绿色。全缘，叶端尖或微凸，基部不对称，茸毛稀少，无叠压线纹。叶片质薄而脆，微呈革质状。其他与狭叶番泻叶相似。

品质优劣　药材以叶片大、完整、色绿者为佳。

采收加工　在开花前的生长盛期选晴天采下叶片，阴凉处及时摊开，经常翻动，至干燥。晒时勿堆积过厚，以免叶色变黄，或用40～50℃烘干。

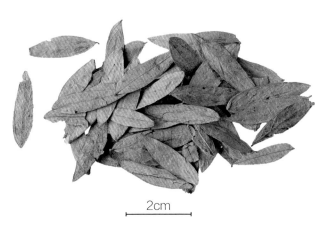

2cm

尖叶番泻叶药材

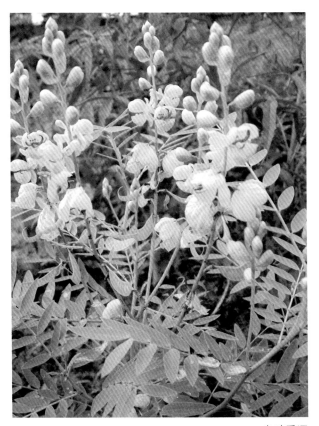

尖叶番泻

性味归经　甘、苦，寒。归大肠经。

功能主治　泻热行滞，通便，利水。用于热结积滞，便秘腹痛，水肿胀满。

贮　　藏　置通风干燥处，避光保存。

湖北贝母

Hubeibeimu

BULBUS FRITILLARIAE HUPEHENSIS

来　　源　为百合科植物湖北贝母*Fritillaria hupehensis* Hsiao et K.C.Hsia的干燥鳞茎。

生境分布　为栽培品，分布于湖北、湖南、江西、四川、重庆等地。

道地产区　主产于湖北、四川及重庆市。

性状特征　鳞茎呈扁圆形或圆锥形，直径1～3.5cm，高1～2cm。表面淡黄色或淡黄棕色，稍粗糙，有时可见黄棕色斑点或斑块。外层两瓣鳞叶肥厚，略呈肾形，通常一大一小，少见大小相等，大瓣紧抱小瓣。顶端平，常开裂，中央有2～3枚小鳞叶及干缩的残茎，基部凹陷。气微，味微苦。

品质优劣　药材以个匀、色白、粉性足而味苦者为佳。

采收加工　夏初植株枯萎后采挖，用石灰水浸泡或清水浸泡，干燥。

性味归经　微苦，凉。归肺、心经。

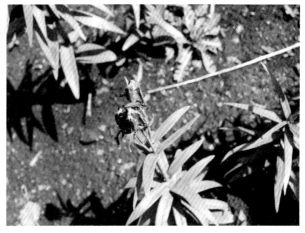

湖北贝母

功能主治　清热化痰，止咳，散结。用于痰热咳嗽，瘰疬痰核，痈肿疮毒。

贮　　藏　本品易发霉、虫蛀，应置阴凉干燥通风处保存。

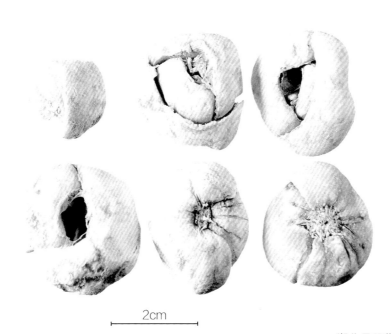

2cm

湖北贝母药材

滑石

Huashi

TALCUM

来　　源　为硅酸盐类矿物滑石族滑石，主含含水硅酸镁〔$Mg_3(Si_4O_{10})(OH)_2$〕。

生境分布　常产于变质的超基性（含铁、镁很高的硅酸盐岩石）和白云质石灰岩中，系由热水溶液与岩石中的镁和硅化合而成。分布于辽宁、山西、山东、江苏、江西等地。

道地产区　主产于山东莱阳、栖霞、掖县，辽宁本溪、海城，江西鹰潭。

性状特征　商品滑石中其原矿物有两种：硬滑石即矿物学中的滑石，软滑石为高岭石。现2010版《中国药典》只收载前者——硅酸盐类矿物滑石，即硬滑石。

本品呈不规则块状、层片块状，大小不一。全体白色、蛋清色或黄白色，表面有蜡样光泽，半透明或微透明。质较软而坚实，手摸有滑腻感，用指甲即可刮下白粉。以石块书写，见有白色条痕。体较重而易砸碎。无臭，无味而有微凉感。不溶于水、稀酸及碱，对通常化学试剂不起反应。

品质优劣　药材以整洁、色白、滑润、无杂石者为佳。

采收加工　挖采后，去净泥土及杂质。

性味归经　甘、淡，寒。归膀胱、肺、胃经。

功能主治　利尿通淋，清热解暑，外用祛湿敛疮。用于热淋，石淋，尿热涩痛，暑湿烦渴，湿热水泻；外治湿疹，湿疮，痱子。

贮　　藏　置干燥处保存。

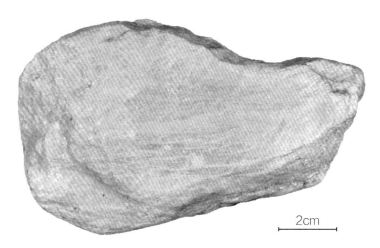

2cm

滑石药材

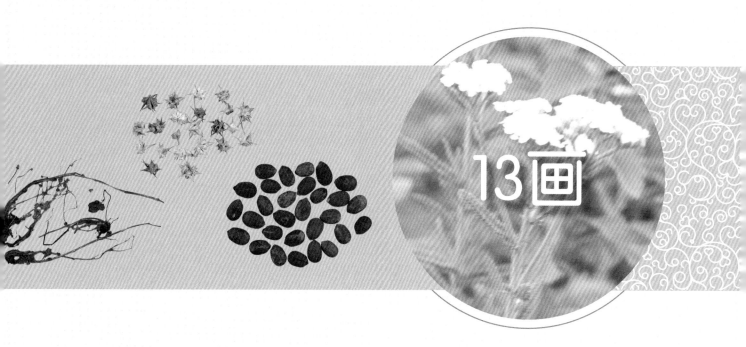

13回

蓍草

Shicao

ACHILLEAE HERBA

来　　源　为菊科植物蓍*Achillea alpina* L.的干燥地上部分。

生境分布　多生于沟谷、山坡湿草地或灌木丛中。分布于东北、华北及内蒙古、甘肃、宁夏、陕西、江西等地。

道地产区　主产于东北、华北。

性状特征　茎呈圆柱形，长30～100cm，直径1～5mm，上部有分枝。表面黄绿色至黄棕色，被白色柔毛，具纵棱，质脆，易折断，断面白色，中部有髓或中空。叶互生，无柄；叶片常卷缩，多破碎，完整者展平后呈长线状披针形，羽状深裂，裂片线形，长2～6cm，宽0.5～1.5cm；表面灰绿色至黄棕色，两面均被柔毛，叶基半抱茎。头状花序密集成复伞房状，黄棕色；总苞片卵形或长圆形，覆瓦状排列。气微香，味微苦。

品质优劣　以完整、花叶多、表面茸毛明显者为佳。

采收加工　夏、秋季采收，洗净，晒干备用或鲜用。

性味归经　苦、酸、平。归肺、脾、膀胱经。

功能主治　解毒利湿，活血止痛。用于乳蛾咽痛，泄泻痢疾，肠痈腹痛，热淋涩痛，湿热带下，蛇虫咬伤。

贮　　藏　置阴凉干燥处保存。

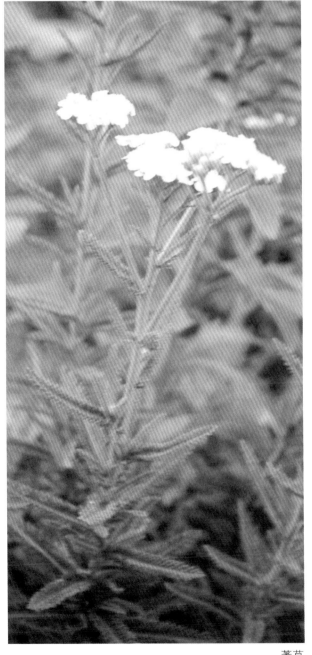

蓍草

蓝布正

Lanbuzheng

GEI HERBA

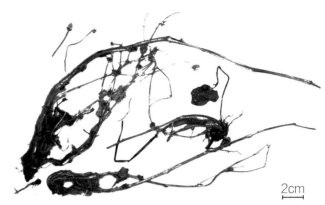

蓝布正药材

来　　源　为蔷薇科植物路边青*Geum aleppicum* Jacq.或柔毛路边青 *Geum japonicum* Thunb. var. *chinense* Bolle 的干燥全草。

生境分布　生于海拔200～2 300m 阴坡湿处、岩脚沟边、灌丛或疏林下。分布于华东、华中、华南、西南地区及甘肃东部、陕西东南部、新疆北部等地。

道地产区　主产于山东、河南、安徽、江苏、浙江等地。

性状特征　本品长20～100cm。主根短，有多数细根，褐棕色。茎圆柱形，被毛或近无毛。基生叶有长柄，羽状全裂或近羽状全裂，顶裂片较大，卵形或宽卵形，边缘有大锯齿，两面被毛或几无毛；侧生裂片小，边缘有不规则的粗齿；茎生叶互生，卵形，3浅裂或羽状分裂。花顶生，常脱落。聚合瘦果近球形。气微，味辛、微苦。

品质优劣　以完整、带花或果实多者为佳。

采收加工　夏、秋采收，洗净，切段，晒干或阴干，鲜用四季可采。

性味归经　甘、微苦，凉。归肝、脾、肺经。

功能主治　益气健脾，补血养阴，润肺化痰。用于气血不足，虚劳咳嗽，脾虚带下。

贮　　藏　置阴凉干燥处保存。

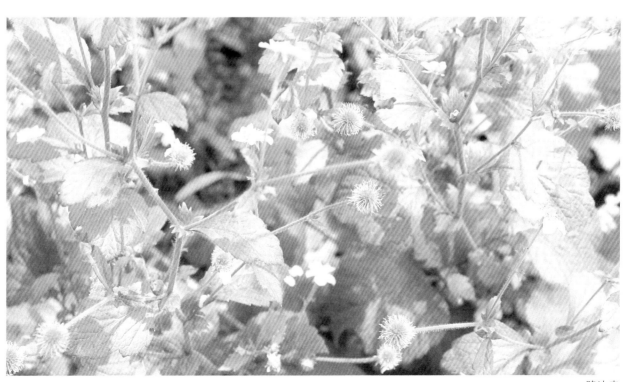

路边青

蓖麻子

Bimazi

SEMEN RICINI

　　来　　源　为大戟科植物蓖麻*Ricinus communis* L.的干燥成熟种子。

　　生境分布　全国各地广为栽培，少有野生者。野生品仅分布于南部亚热带地区。

　　道地产区　全国各地均产。

　　性状特征　本品呈椭圆形或卵形，稍扁，长0.9～1.8cm，宽0.5～1cm。表面光滑，有灰白色与黑褐色或黄棕色与红棕色相间的花斑纹。一面较平，一面较隆起，较平的一面有1条隆起的种脊；一端有灰白色或浅棕色突起的种阜。种皮薄而脆。胚乳肥厚，白色，富油性，子叶2，菲薄。气微，味微苦辛。

　　品质优劣　以粒大、饱满、光亮者为佳。

　　采收加工　秋季采摘成熟果实，拣去杂质，晒干，除去果壳，收集种子。

　　性味归经　甘、辛，平；有毒，归大肠、肺经。

　　功能主治　泻下通便，消肿拔毒。用于大便燥结，痈疽肿毒，喉痹，瘰疬。

　　贮　　藏　置阴凉干燥处保存。

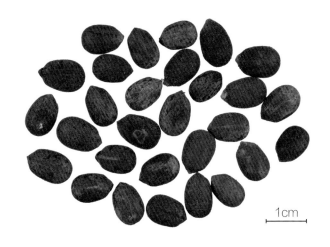

1cm

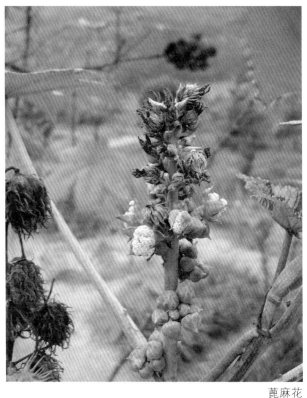

蓖麻花

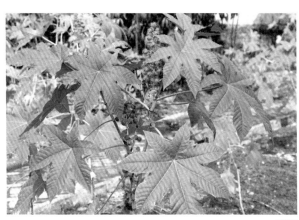

蓖麻

蒺藜

Jili

FRUCTUS TRIBULI

来　　源　为蒺藜科植物蒺藜 *Tribulus terrestris* L. 的干燥成熟果实。

生境分布　生于旷野田间、路旁、山坡或河边草丛。分布于全国各地，长江以北地区最为普遍。

道地产区　主产于北方大部分地区。

性状特征　果实为分果，由4～5个果瓣组成，呈放射状五角形。但商品多已脱开为单个的小分果，每分果瓣呈斧状三角形或橘瓣状。新鲜时呈青绿色，干后为黄白色或淡绿黄色。长3～6cm，背面隆起。中间有无数小短刺，中部两侧有1对长刺，基部有1对短刺，呈八字分开，或已残缺不全，只留下尖刺的断痕；两侧有网纹。果皮坚硬，触之刺手。切开后内有种子2～4粒，白色或黄白色，有油性。气微，味苦辛而淡。此果实即为药用的蒺藜。

品质优劣　药材以颗粒均匀、坚实饱满、色黄白而带绿色者为佳。

采收加工　秋季果实成熟时采割植株，晒干，打下果实，除去杂质，碾去硬刺，簸净晒干生用或

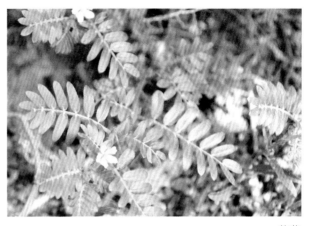

蒺藜

盐水炒用。

性味归经　辛、苦，微温；有小毒。归肝经。

功能主治　平肝解郁，活血祛风，明目，止痒。用于头痛眩晕，胸胁胀痛，乳闭乳痈，目赤翳障，风疹瘙痒。

贮　　藏　本品受潮易发霉，应置阴凉干燥处，防潮保存。

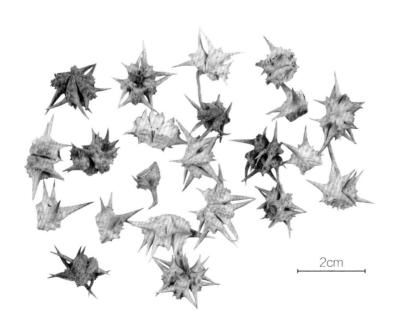

2cm

蒲公英

Pugongying

HERBA TARAXACI

来　　源　为菊科植物蒲公英*Taraxacum mongolicum* Hand.－Mazz.、碱地蒲公英*Taraxacum sinicum* Kitag.或同属数种植物的干燥全草。

生境分布　生于山坡草地、路旁等处。全国大部分地区均有分布。

道地产区　主产于河北、山东、河南。

性状特征　本品呈皱缩卷曲的团块。根呈圆锥状，多弯曲，长3～7cm；表面棕褐色，抽皱；根头部有棕褐色或黄白色的茸毛，有的已脱落。叶基生，多皱缩破碎，完整叶片成倒披针形，绿褐色或暗灰色，先端尖或钝，边缘浅裂或羽状分裂，基部渐狭，下延呈柄状，下表面主脉明显。花茎1至数条，每条顶生头状花序，总苞片多层，内面一层较长，花冠黄褐色或淡黄白色。有的可见多数具白色冠毛的长椭圆形瘦果。气微，味微苦。

品质优劣　以叶多、色灰绿、根粗长者为佳。

采收加工　春至秋季花初开时连根采，洗净，晒干或鲜用。

性味归经　苦、甘、寒。归肝、胃经。

功能主治　清热解毒，消肿散结，利尿通淋。

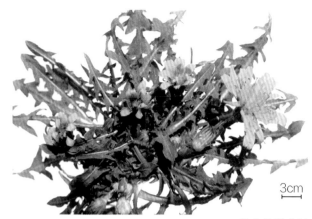

3cm

蒲公英鲜药材

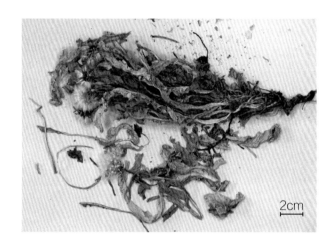

2cm

用于疔疮肿毒、乳痈、瘰疬、目赤、咽痛、肺痈、肠痈、湿热黄疸、热淋涩痛。

贮　　藏　本品易生霉、虫蛀，应置阴凉干燥通风处，防潮保存。

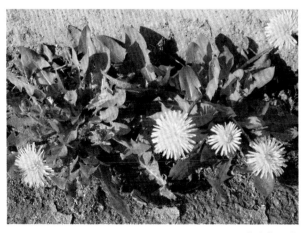

碱地蒲公英

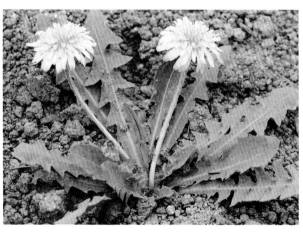

蒲公英

蒲黄

Puhuang

POLLEN TYPHAE

来　　源　为香蒲科植物水浊香蒲*Typha angustifolia* L.、东方香蒲*Typha orientalis* Presl或同属植物的干燥花粉。

生境分布　生于池沼、水边及浅沼泽中。广布于我国南北各地。

道地产区　主产于江苏宝应，河南郑州、商丘，黑龙江肇东，内蒙古集宁等地。

性状特征　商品也称为"净蒲黄"。本品为黄色粉末。体轻，放水中则飘浮水面。手捻有滑腻感，易附着手指上。气微，味淡。

品质优劣　以色鲜黄、质轻、粉细光滑、纯净者为佳。

采收加工　夏季花刚开放时采收，剪下蒲棒的顶端（雄花序部）晒干、碾碎、除去杂质，用细筛筛得纯花粉。

性味归经　甘、平。归肝、心包经。

功能主治　止血，化瘀，通淋。用于吐血，衄血，咯血，崩漏，外伤出血，经闭痛经，胸腹刺痛，跌仆肿痛，血淋涩痛。

贮　　藏　本品易生霉、虫蛀、变色、结块，应置阴凉干燥通风处，防潮保存。

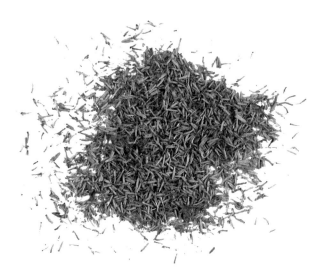

蒲黄药材

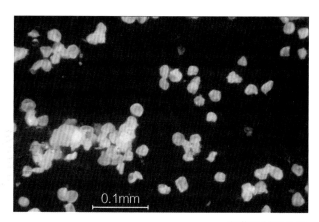

蒲黄药材微性状

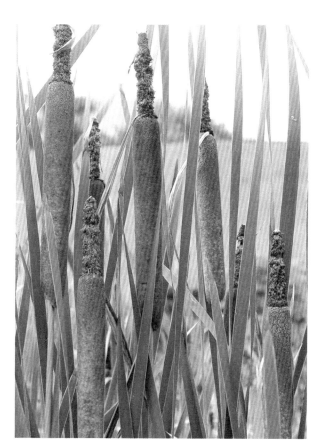

水浊香蒲

椿皮

Chunpi

CORTEX AILANTHI

来　源　为苦木科植物臭椿*Ailanthus altissima* (Mill.) Swingle的干燥根皮或干皮。

生境分布　生于山间路旁或村边。常栽培。全国大部分地区都有分布。

道地产区　主产于浙江、江苏、湖北、河北等地。

性状特征

1. 根皮　为不整齐片状或长卷片形或扁平块状，长短厚薄不一，厚0.3~1cm。外表面灰黄色或者黄褐色，可见多数突起的菱形皮孔及不规则的纵横裂纹，除去粗皮者显黄白色。内表面淡黄色，密布细小梭形小点或小孔。质地坚重而脆，断面粗糙，断面内层显颗粒性，内层纤维性，易与外层剥离。臭微，味苦。

2. 干皮　呈扁平的块片状，长短大小不一，厚3~5mm。外表灰色至灰褐色，附有类白色地衣斑点，具浅细的横或纵向裂缝，外表面呈凹凸不平，内表面黄白色，较平坦，密布细小的芝麻点。质坚硬，断面黄色，粗糙，呈纤维性。气臭；味苦，嚼

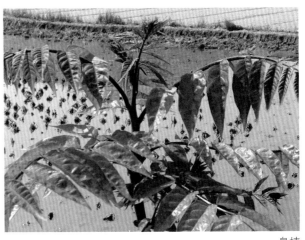

臭椿

之似沙。

品质优劣　药材以肉厚、无粗皮、色黄白者为佳。

采收加工　春、夏采根，去净外面粗皮和其中木心，切丝晒干。

性味归经　苦、涩，寒。归大肠、胃、肝经。

功能主治　清热燥湿，收涩止带，止泻，止血。用于赤白带下，湿热泻痢，久泻久痢，便血，崩漏。

贮　藏　本品易霉变、虫蛀，应置阴凉干燥处，防潮保存。

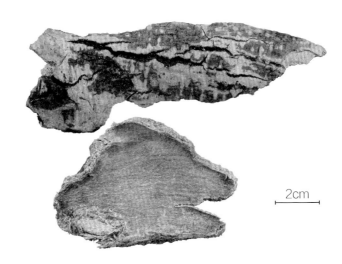

2cm

槐花

Huaihua

FLOS SOPHORAE

来　　源　为豆科植物槐*Sophora japonica* L. 的干燥花及花蕾。

生境分布　生于山坡原野，南北各地均多栽培，尤以黄土高原及华北平原最为常见。

道地产区　主产于河北、北京郊区、山东、河南等地。

性状特征　商品中习惯将花称为"槐花"，将花蕾称为"槐米"。

1. 槐花　皱缩而卷曲，花瓣多散落。完整者花萼钟状，黄绿色，先端5浅裂；花瓣5，黄色或黄白色，1片较大，近圆形，先端微凹，其余4片长圆形。雄蕊10，其中9个基部连合，花丝细长。雌蕊圆柱形，弯曲。体轻。气微，味微苦。

2. 槐米　卵形或椭圆形，长2～6mm，直径约2mm，花萼下部有数条纵纹，萼的上方为黄白色未开放的花瓣。花梗细小。体轻，手捻即碎。无臭，味微苦。

品质优劣　槐花以花初开、完整、色黄白者为

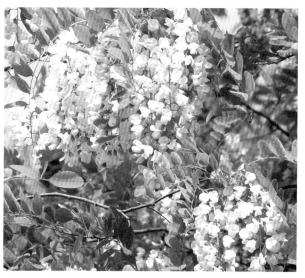

槐

佳；槐米以粒大、紧缩、色黄绿者为佳。

采收加工　夏季采摘花蕾（槐米）或初开放的花（槐花），晒干。

性味归经　苦、微寒。归肝、大肠经。

功能主治　凉血止血，清肝泻火。用于便血，痔血，血痢，崩漏，吐血，衄血，肝热目赤，头痛眩晕。

贮　　藏　本品易霉变、虫蛀，应置阴凉干燥处，防潮保存。

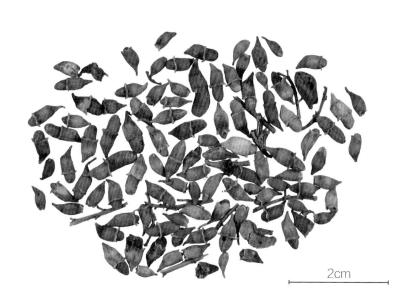

2cm

槐米药材

槐角

Huaijiao

FRUCTUS SOPHORAE

来　源　为豆科植物槐*Sophora japonica* L. 的干燥成熟果实。

生境分布　同"槐花"。

道地产区　主产于河北、山东、江苏、辽宁等地。

性状特征　果实形似豆荚，但不开裂，呈圆柱形，有时弯曲，种子间缢缩呈念珠状。长3～8cm，直径0.6～1cm。表面黄绿色、黄棕色或黄褐色，略有光泽，皱缩而粗糙。背腹线一侧边缘有黄色带状，先端有明显突起的残留柱基，基部常有残留果柄，长1～2cm，棕黄色。质柔润而黏，果肉干后皱缩，棕黑色或黄绿色，呈黏胶样或半透明角质状，有光泽，内含种子1～6粒。种子缢缩处易折断。断面黄绿色，有黏性。种子呈扁椭圆形，似黑豆，长8～10mm，宽5～8mm，其一侧有下凹的灰白色椭圆形种脐，长约2mm，表面光滑，棕褐色，一端与线状种脊相连，质坚硬。剖开后有子叶2片，黄绿色。果肉臭微弱，有焦糖味。气微，味苦，种子嚼之有

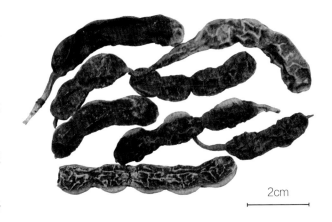

2cm

豆腥气。

品质优劣　药材以饱满、色黄绿，质柔润者为佳。

采收加工　秋季摘取成熟的果实，晒干。

性味归经　苦，寒。归肝、大肠经。

功能主治　清热泻火，凉血止血。用于肠热便血，痔肿出血，肝热头痛，眩晕目赤。

贮　藏　本品易霉变、虫蛀，应置阴凉干燥处，防潮保存。

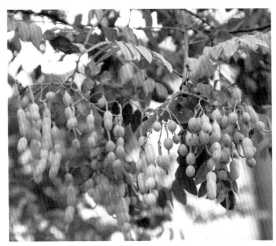

槐角果实

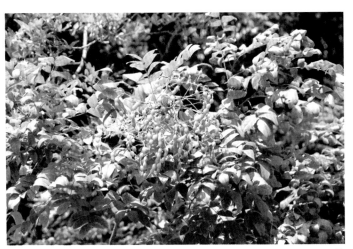

槐

雷丸

Leiwan

OMPHALIA

来　　源　为白蘑科真菌雷丸*Omphalia lapidescens* Schroet. 的干燥菌核。

生境分布　多腐生于竹林下。分布于甘肃、江苏、浙江、福建、河南、湖北、广东、广西、四川、贵州、云南等地。

道地产区　主产于四川涪陵、合江，云南凤庆、昭通、文山、思茅，湖北恩施、宜昌、襄阳及广西、陕西、贵州等地。

性状特征　本品为类球形或不规则团块，直径1～3cm。表面黑褐色或灰褐色，有略隆起的网状细纹。质坚实，不易破裂，断面不平坦，白色或浅灰黄色，似粉状或颗粒状，常有黄棕色大理石样纹理。气微，味微苦，嚼之有颗粒感，微带黏性，久嚼无渣。

品质优劣　以颗粒均匀、坚实饱满、外表黑褐色、内部白色者为佳。

采收加工　接种后2~3年秋季可挖，小的作种，大的洗净，晒干；野生者春、秋、冬三季均可采挖。

性味归经　微苦，寒。归胃、大肠经。

功能主治　杀虫消积。用于绦虫病，钩虫病，蛔虫病，虫积腹痛，小儿疳积。

贮　　藏　本品易发霉、虫蛀，应置阴凉干燥处，防潮保存。

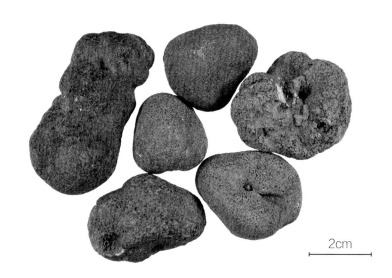

2cm

雷丸药材

路路通

Lulutong

FRUCTUS LIQUIDAMBARIS

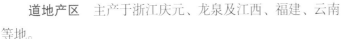

来　　源　为金缕梅科植物枫香树*Liquidambar formosana* Hance的干燥成熟果序。

生境分布　生于土壤湿润而肥沃的林边、坡地或村旁疏林中。分布于全国大部分省区，北自河南，南至福建、广东，东至台湾，西至西南诸省。

道地产区　主产于浙江庆元、龙泉及江西、福建、云南等地。

性状特征　本品为聚花果，由多数小蒴果集合而成，呈球形，直径2～3cm。基部有总果梗。表面灰棕色或棕褐色，有多数尖刺及喙状小钝刺，长0.5～1mm，常折断，小蒴果顶部开裂，呈蜂窝状小孔。体轻，质硬，不易破开。气微，味淡。

品质优劣　以个大、色黄、纯净、无果柄者为佳。

采收加工　11～12月将树上的果序打落或将落于地上的果序拾起，洗净、晒干，并除去杂质、果梗。

性味归经　苦，平。归肝、肾经。

功能主治　祛风活络，利水，通经。用于关节痹痛，麻木拘挛，水肿胀满，乳少，经闭。

贮　　藏　置阴凉干燥处保存。

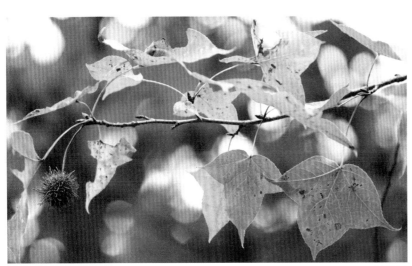

枫香树

蜈蚣

Wugong

SCOLOPENDRA

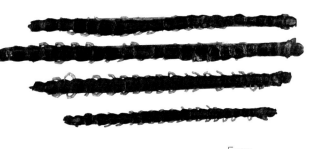

5cm

来　　源　为蜈蚣科动物少棘巨蜈蚣*Scolopendra subspinipes mutilans* L. Koch的干燥体。

生境分布　为夜行性肉食动物，喜栖于潮湿阴暗的地方。主要分布于华东、华中、华南、西南及陕西等地。

道地产区　主产于陕西、江苏、安徽、浙江等地。

性状特征　本品呈扁平长条形，长9～15cm，宽0.5～1cm。由头部和躯干部组成，全体共22个环节。头部暗红色或红褐色，略有光泽，有头板覆盖，头板近圆形，前端稍突出，两侧贴有颚肢1对，前端两侧有触角1对。躯干部第一背板与头板同色，其余20个背板为棕绿色或墨绿色，具光泽，自第四背板至第二十背板上常有两条纵沟线；腹部淡黄色或棕黄色，皱缩；自第二节起，每节两侧有步足1对；步足黄色或红褐色，偶有黄白色，呈弯钩形，最末1对步足尾状，故又称尾足，易脱落。质脆，断面有裂隙。气微腥，有特殊刺鼻的臭气，味辛、微咸。

品质优劣　以虫体条大、完整、腹干瘪者为佳。

采收加工　4～6月或夏季捕捉，用两端削尖的长竹片插入头尾两部，晒干，或先用沸水烫死后，插入长竹片，晒干或烘干。

性味归经　辛，温；有毒。归肝经。

功能主治　息风镇痉，通络止痛，攻毒散结。用于肝风内动，痉挛抽搐，小儿惊风，中风口㖞，半身不遂，破伤风，风湿顽痹，偏正头痛，疮疡，瘰疬，蛇虫咬伤。

贮　　藏　本品易发霉、虫蛀、泛油，应置阴凉干燥通风处保存。

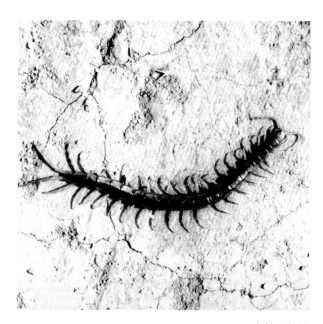

少棘巨蜈蚣

蜂房

Fengfang

NIDUS VESPAE

来　源　为胡蜂科昆虫果马蜂*Polistes olivaceous*（DeGeer）、日本长脚胡蜂*Polistes japonicus* Saussure或异腹胡蜂*Parapolybia varia* Fabricius的巢。

生境分布　全国大部分地区均有分布。

道地产区　主产河北、四川、内蒙古、新疆、广西等地。

性状特征　本品完整者呈盘状、莲蓬状或重叠形似宝塔状，商品多破碎呈不规则的扁块状，大小不一，表面灰白色或灰褐色。腹面有多数整齐的方角形房孔，孔径3～4mm或6～8mm，背面有1个或数个黑色突出的柄。体轻，质韧，略有弹性。气微，味辛、淡。

品质优劣　质酥脆或坚硬者不可供药用。

采收加工　采收方法一般分两种。其一是当蜂已离巢越冬时，将蜂房取下，略蒸或烘烤，除去死蜂、死蛹，晒干即可。其二是蜂仍在活动时期，采集时先点燃草木，以烟将蜂熏散，然后摘下蜂房，晒干或将蜂房微熏微蒸后，取出死蜂、死蛹，再晒干即得。

性味归经　甘，平。归胃经。

功能主治　攻毒杀虫，祛风止痛。用于疮疡肿毒，乳痈，瘰疬，皮肤顽癣，鹅掌风，牙痛，风湿痹痛。

贮　藏　本品易发霉、虫蛀，应置阴凉干燥通风处，防挤压保存。

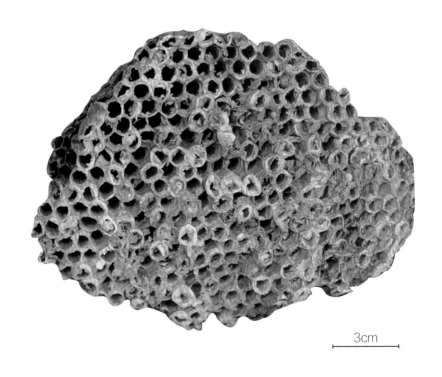

3cm

蜂房药材

锦灯笼

Jindenglong

CALYX SEU FRUCTUS PHYSALIS

来　源　为茄科植物酸浆*Physalis alkekengi* L. var. *franchetii* (Mast.)Makino的干燥宿萼或带果实的宿萼。

生境分布　生于村旁、路边、田野草丛中。我国除西藏外，各地均有分布。

道地产区　主产于东北、华北。

性状特征　本品略呈灯笼状，多压扁，长3～4.5cm，宽2.5～4cm。表面橙红色或橙黄色，有5条明显的纵棱，棱间有网状的细脉纹。顶端渐尖，微5裂，基部略平截，中心凹陷有果梗。体轻，质柔韧，中空，或内有棕红色或橙红色果实。果实球形，多压扁，直径1～1.5cm，果皮皱缩，内含种子多数。气微，宿萼味苦，果实味甘、微酸。

品质优劣　以身干、个大、整齐、外皮红色、纯净者为佳。

采收加工　秋季果实由绿变红时采收，采后洗净，晒干。根或全草于夏、秋采集，鲜用或晒干。

性味归经　苦，寒。归肺经。

功能主治　清热解毒，利咽化痰，利尿通淋。用于咽痛音哑，痰热咳嗽，小便不利，热淋涩痛；外治天疱疮，湿疹。

贮　藏　本品易虫蛀，应置阴凉干燥处保存。

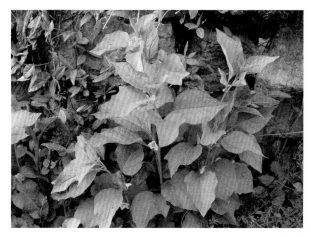

酸浆

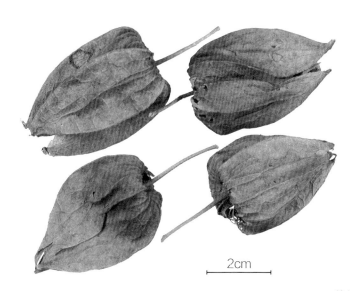

2cm

锦灯笼药材

矮地茶

Aidicha

HERBA ARDISIAE JAPONICAE

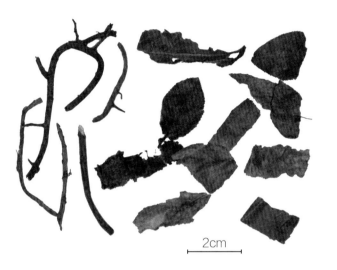

来　　源　为紫金牛科植物紫金牛*Ardisia japonica* (Thunb.) Blume的干燥全草。

生境分布　生于低山区较稀疏的林下或竹林下。分布于陕西及华东、中南、西南等地。

道地产区　主产于湖南益阳、安北、桃江、平江等县以及华东、华中、西南各地。

性状特征　本品根茎呈圆柱形，疏生须根。茎略呈扁圆柱形，稍扭曲，长10～30cm，直径0.2～0.5cm；表面红棕色，有细纵纹、叶痕及节；质硬，易折断。叶互生，集生于茎梢；叶片略卷曲或破碎，完整者展平后呈椭圆形，长3～7cm，宽1.5～3cm；灰绿色、棕褐色或浅红棕色；先端尖，基部楔形，边缘具细锯齿；近革质。茎顶偶有红色球形核果。气微，味微涩。

2cm

品质优劣　以叶繁密、果多、表面红棕色者为佳。

采收加工　栽后3~4年在8~9月收采，宜用挖密留稀的办法，或每隔25cm留2~3株不挖，过2~3年又可收获。挖后除去杂质，洗净，捞出，沥干，切段，干燥。

性味归经　辛、微苦，平。归肺、肝经。

功能主治　化痰止咳，清利湿热，活血化瘀。用于新久咳嗽，喘满痰多，湿热黄疸，经闭瘀阻，风湿痹痛，跌打损伤。

贮　　藏　置阴凉干燥处保存。

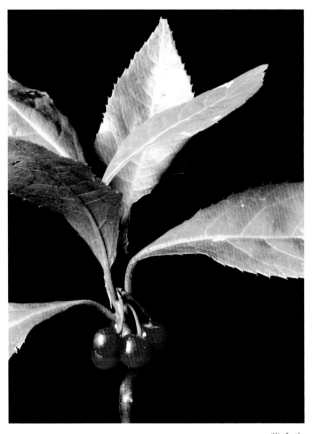

紫金牛

满山红

Manshanhong

FOLIUM RHODODENDRI DAURICI

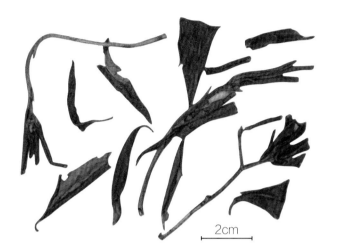

2cm

来　　源　为杜鹃花科植物兴安杜鹃 *Rhododendron dauricum* L的干燥叶。

生境分布　生于干燥石质山坡、山脊灌木丛中。分布于黑龙江、吉林、辽宁、内蒙古、河北等地。

道地产区　主产于东北和华北地区。

性状特征　本品多反卷成筒状，有的皱缩破碎，完整叶片展平后呈椭圆形或长倒卵形，长2～7.5cm，宽1～3cm。先端钝，基部近圆形或宽楔形，全缘；上表面暗绿色至褐绿色，散生浅黄色腺鳞；下表面灰绿色，腺鳞甚多；叶柄长3～10mm。近革质。气芳香特异，味较苦、微辛。

品质优劣　药材以完整、厚实、特异香气浓者为佳。

采收加工　夏、秋采叶，晒干或阴干备用。

性味归经　辛、苦，寒。归肺、脾经。

功能主治　止咳祛痰。用于咳嗽气喘痰多。

贮　　藏　本品受潮易生霉，应置阴凉干燥处，防潮保存。

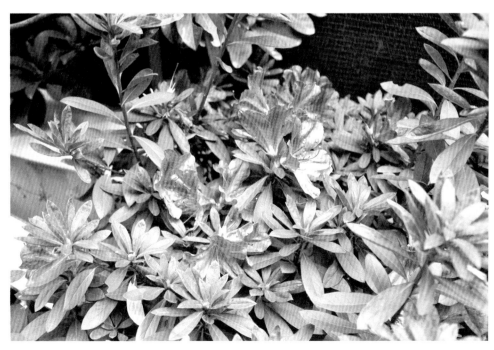

兴安杜鹃

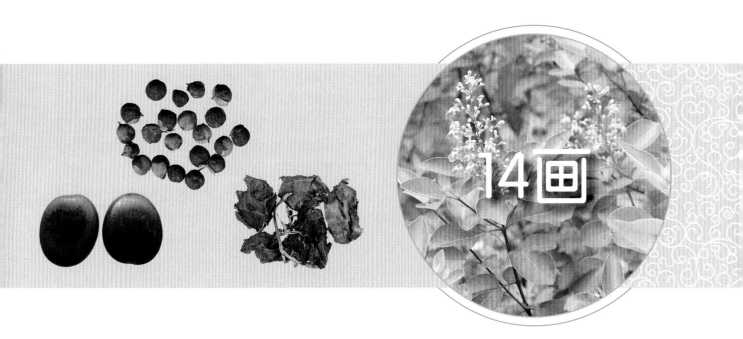

14回

蔓荆子

Manjingzi

FRUCTUS VITICIS

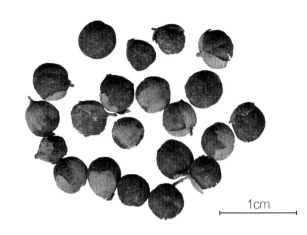

1cm

来　　源　为马鞭草科植物单叶蔓荆*Vitex trifolia* L. var. *simplicifolia* Cham. 或蔓荆*Vitex trifolia* L. 的干燥成熟果实。

生境分布

1. 单叶蔓荆　生于海滨、沙滩及湖畔。分布于辽宁、河北、山东、江苏、江西、浙江、安徽、福建、台湾、广东等地。

2. 蔓荆　生于旷野、山坡、河边、沙地草丛及灌木丛中。福建、台湾、广西、广东、云南等地有分布。

道地产区　主产山东、浙江、江西、福建、江苏等地。

性状特征　果实呈球形。直径4~6mm。表面黑色、黑褐色或棕褐色，被灰白色粉霜状茸毛，有纵向浅沟4条。在放大镜下可观察到密布淡黄色小点。顶端微凹，有脱落花柱痕，基部有灰白色宿萼包被及短小果柄。宿萼包被果实的1/3~2/3，边缘5齿裂，常常深裂成瓣，密被细茸毛。体轻，质坚韧，不易破碎。横切面果皮外层灰黑色，内层黄白色，两层间有棕褐色油点排列成环。内分4室，每室有种子1枚或不育。种仁白色或黄白色，有油性。气特异芳香，味微辛略苦。

品质优劣　药材以粒大、饱满、气香者为佳。

采收加工　秋季果实成熟时采收，去净杂质晒干。

性味归经　辛、苦，微寒。归膀胱、肝、胃经。

功能主治　疏散风热，清利头目。用于风热感冒头痛，牙龈肿痛，目赤多泪，目暗不明，头晕目眩。

贮　　藏　置阴凉干燥处保存。

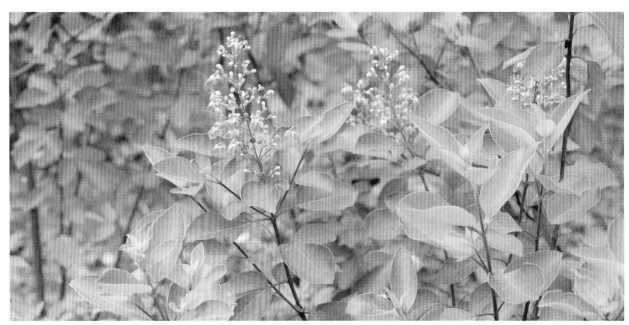

单叶蔓荆

蓼大青叶

Liaodaqingye

FOLIUM POLYGONI TINCTORII

来　　源　为蓼科植物蓼蓝 *Polygonum tinctorium* Ait.的干燥叶。

生境分布　野生于旷野水沟边，多为栽培或为半野生状态。分布于辽宁、河北、陕西、山东等地，现东北至广东均有野生或种植。

道地产区　主产于河北、山东、山西、辽宁、黑龙江等地。

性状特征　本品多皱缩、破碎，完整者展平后呈椭圆形，长3～8cm，宽2～5cm。蓝绿色或黑蓝色，先端钝，基部渐狭，全缘。叶脉浅黄棕色，于下表面略突起。叶柄扁平，偶带膜质托叶鞘。质脆。气微，味微涩而稍苦。

品质优劣　以身干、叶完整、色青黑者为佳。

采收加工　夏、秋两季枝叶茂盛时采收，除去杂质，晒干用或鲜用。

性味归经　苦，寒。归心、胃经。

功能主治　清热解毒，凉血消斑。用于温病发热，发斑发疹，肺热咳喘，喉痹，痄腮，丹毒，痈肿。

贮　　藏　本品受潮易发霉，应置阴凉干燥处，防潮保存。

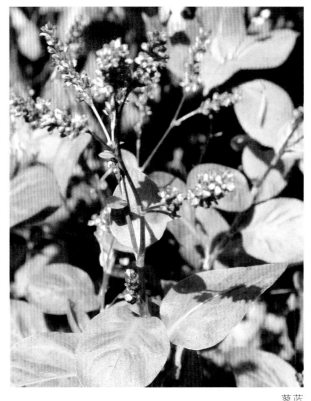

蓼蓝

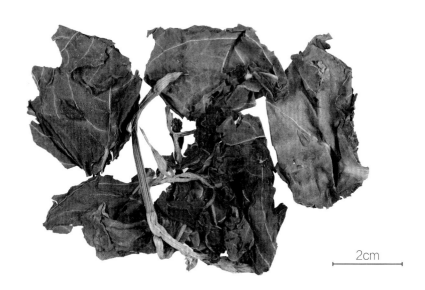

2cm

榧子

Feizi

SEMEN TORREYAE

来　　源　为红豆杉科植物榧 *Torreya grandis* Fort.的干燥成熟种子。

生境分布　生于排水良好的沙质土壤、背阴山坡及湿润山谷常绿林内。分布于江苏、安徽、浙江、江西、福建、湖北、湖南及四川东部。

道地产区　主产于浙江、江苏、安徽、江西、福建、湖南等地。

性状特征　种子呈椭圆形、卵圆形或长卵圆形，长2～4cm，中部直径1.3～2.5cm。表面黄棕色或深黄棕色，微有纵棱，深浅不一。一端钝圆，有一椭圆形种脐脱落的疤痕，色稍淡而较平滑，在其两侧各有一个小突起，另一端略尖。外壳质硬而脆，内面红棕色，有麻纹，厚约1mm。易砸碎，破开后可见种仁1枚，卵圆形或长卵圆形，外胚乳膜质，灰棕色或灰褐色，呈波纹环状，极皱缩，内胚乳黄白色，肥厚，大而坚实，富油性。气微有香气，味微甜而涩。炒熟后具香气。

品质优劣　药材以个大、壳薄不破、种仁黄白色、不泛油、无虫蛀者为佳。

采收加工　秋季采集，晒干。

性味归经　甘，平。归肺、胃、大肠经。

功能主治　杀虫消积，润肺止咳，润肠通便。用于钩虫病，蛔虫病，绦虫病，虫积腹痛，小儿疳积，肺燥咳嗽，大便秘结。

贮　　藏　本品易虫蛀，应置阴凉干燥处保存。

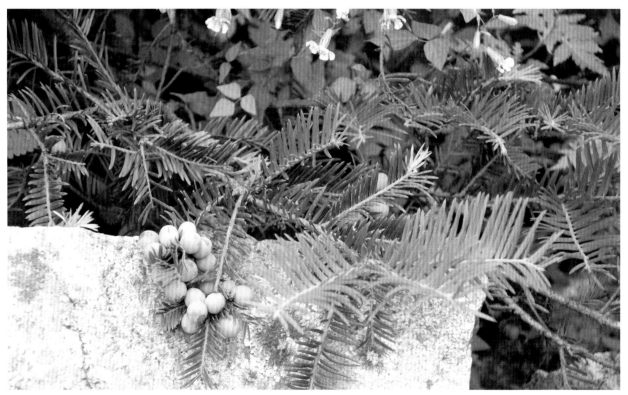

榧

榼藤子

Ketengzi

ENTADAE SEMEN

来　　源　为豆科植物榼藤子*Entada phaseoloides*（Linn.）Merr.的干燥成熟种子。

生境分布　生于海拔600～1 600m的山涧或山坡灌木丛、混交林中，攀援于大乔木上。分布于台湾、福建、广东、广西、云南及喜马拉雅山东部等地。

道地产区　主产于福建、广东、广西等地。

性状特征　种子为扁圆形或扁椭圆形，直径4～6cm，厚10～18mm。表面棕红色至紫褐色，具光泽，少数中间微凹，被棕黄色粉状物，除去后可见细密的网状纹理。种脐长椭圆形，种皮极坚硬，难破碎，破开后，厚1～2mm，种仁乳白色，子叶两片，甚大，厚5～7mm，子叶间中央部分常有空腔，近种脐处有细小的胚。气微、味淡，嚼之有豆腥味。

品质优劣　药材以个大、饱满、质硬者为佳。

采收加工　秋、冬两季采摘成熟果实，取出种子，晒干备用。

性味归经　微苦，凉；有小毒。入肝、脾、胃、肾经。

功能主治　补气补血，健胃消食，除风止痛，强筋硬骨。用于气血不足，面色苍白，四肢无力，脘腹疼痛，纳呆食少，风湿，肢体关节痿软疼痛，性冷淡。

贮　　藏　置阴凉干燥处保存。

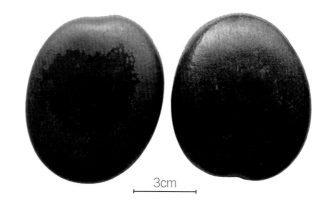

3cm

榼藤子药材

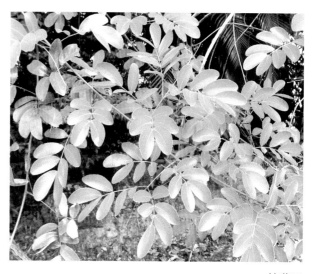

榼藤子

槟榔

Binglang

SEMEN ARECAE

来　　源　为棕榈科植物槟榔 *Areca catechu* L. 的干燥成熟种子。

生境分布　生于热带地区，常栽植于阳光充足、湿度大的林间地上。我国福建、台湾南部、广东、广西、海南、云南南部等地均有栽培，原产于马来西亚。

道地产区　主产于广东、广西、云南、海南、福建、台湾等地。

性状特征　种子呈扁球形或近圆锥形，高 1.5 ～ 3.5cm，底部直径 1.5 ～ 3cm。表面淡黄棕色、黄棕色或淡红棕色。稍凹下处有颜色较浅的网状沟纹，表面常附着少量灰白色内果斑片或中果皮纤维，底部截平，中央有圆形凹陷的珠孔，其旁边有一明显疤痕状种脐呈新月形或三角形。质极坚硬，不易破碎。剖面有红棕色种皮向内伸入与乳白色的胚乳相互交错形成的大理石花纹。纵剖面珠孔部位内侧有空隙，藏有细小干缩的胚。气微，味涩而微苦。

品质优劣　药材以个大、体重、坚实、断面色鲜艳者为佳。

采收加工　春末夏初槟榔成熟时采收果实，用水煮后，剥去果皮，取出种子，晒干或低温烘干。

性味归经　苦、辛，温。归胃、大肠经。

功能主治　杀虫，消积，行气，利水，截疟。用于绦虫病，蛔虫病，姜片虫病，虫积腹痛，积滞泻痢，里急后重，水肿脚气，疟疾。

贮　　藏　本品易虫蛀，应置干燥通风处，防潮保存，并防挤压破碎。

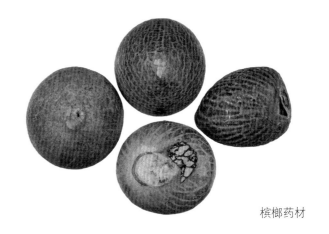

槟榔药材

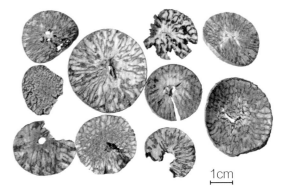

1cm

槟榔饮片

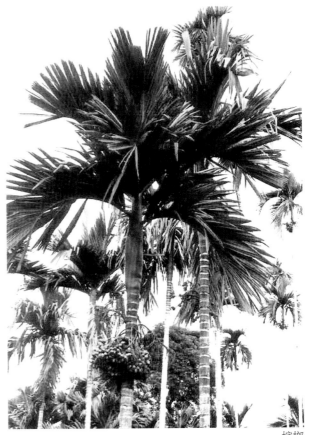

槟榔

（焦槟榔）

Jiaobinglang

SEMEN ARECAE PRAEPARETA

来　　源　　为槟榔的炮制加工品。

生境分布　　同"槟榔"。

道地产区　　同"槟榔"。

性状特征　　本品呈类圆形薄片，直径1.5～3cm，厚1～2mm。表面焦黄色，可见大理石样花纹。质脆，易碎。气微，味涩、微苦。

品质优劣　　以片大、体重、坚实、焦黄色者为佳。

采收加工　　将槟榔片或颗粒放锅内炒至焦黄色，取出晾凉。

性味归经　　苦、辛，温。归胃、大肠经。

功能主治　　消食导滞。用于食积不消，泻痢后重。

贮　　藏　　同"槟榔"。

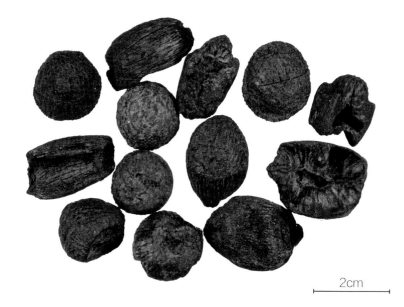

2cm

焦槟榔药材

酸枣仁

Suanzaoren

SEMEN ZIZIPHI SPINOSAE

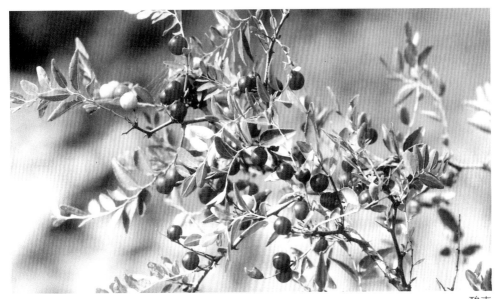

酸枣仁药材

来　　源　为鼠李科植物酸枣 *Ziziphus jujuba* Mill. var. *spinosa* (Bunge) Hu ex H. F.Chou的干燥成熟种子。

生境分布　生于向阳或干燥的山坡、山谷、丘陵、平原及路旁，常形成灌木丛。分布于辽宁、河北、山西、内蒙古、陕西、甘肃、山东、江苏、安徽、河南、湖北、四川等地。

道地产区　主产于我国北部地区。

性状特征　种子生品呈扁圆形或长圆形，长5~8mm，宽4~6mm，厚2~3mm。表面棕红色或紫红色，微有光泽，一面较平坦，中央有微隆起的纵线，另一面隆起，种子一端有小凹陷，为种脐部位，另一端有点状突起的合点，种脊位于侧边，但不明显。种皮硬剥开后可见半透明的胚乳附于内方，子叶2片，黄白色，富油性。气微，味微苦。

品质优劣　药材以粒大、饱满、外皮紫红色、纯净者为佳。

采收加工　秋季果实成熟红软后采收，除去枣肉，晒干，碾去核壳，取净仁，生用或炒用。

性味归经　甘、酸，平。归肝、胆、心经。

功能主治　养心补肝，宁心安神，敛汗，生津。用于虚烦不眠，惊悸多梦，体虚多汗，津伤口渴。

贮　　藏　本品易虫蛀，应置干燥通风处保存。

酸枣

磁石

Cishi

MAGNETITUM

来　　源　为氧化物类矿物尖晶石族磁铁矿，主含四氧化三铁（Fe_3O_4）。

生境分布　磁铁矿是一种很普通的铁矿物，见于许多岩浆岩和变质岩中。分布于河北、山东、江苏、湖北、广东、福建、四川、云南等地。

道地产区　主产江苏南京，辽宁鞍山、辽阳、本溪，广东阳春、新丰、佛冈、和平，安徽铜陵等地。

性状特征　本品呈不规则块状，多具棱角。大小不一。铁黑色。条痕黑色。不透明。半金属光泽。表面不光滑，粗糙。体重，质坚硬，难砸碎，断面不平坦。具磁性。有土腥气，味淡。

品质优劣　药材以铁黑色、有光泽、吸铁能力强、纯净者为佳。

采收加工　全年可采。采挖后，除去杂质，选择吸铁能力强者，砸碎，过筛，即得磁石。

性味归经　咸，寒。归肝、心、肾经。

功能主治　镇惊安神，平肝潜阳，聪耳明目，纳气平喘。用于惊悸失眠，头晕目眩，视物昏花，耳鸣耳聋，肾虚气喘。

贮　　藏　置干燥处保存。

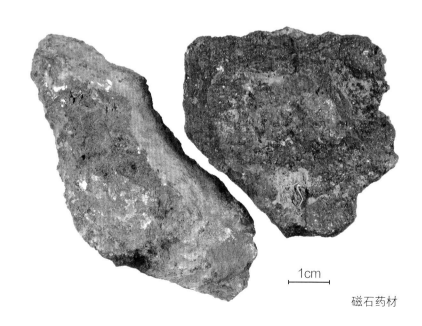

1cm

磁石药材

豨莶草

Xixiancao

HERBA SIEGESBECKIAE

来　源　为菊科植物豨莶*Siegesbeckia orientalis* L.、腺梗豨莶*Siegesbeckia pubescens* Makino或毛梗豨莶Siegesbeckia glabrescens Makino的干燥地上部分。

生境分布

1. 豨莶　生于山坡、林缘及路旁。分布于秦岭及长江以南。

2. 腺梗豨莶　野生于山坡或路边，较常见。分布于东北、华北、中南、西南及河北、陕西、甘肃、宁夏等地。

3. 毛梗豨莶　生路边、旷野荒草地和山坡灌丛中。分布于浙江、福建、安徽、江西、湖北、湖南、四川、广东及云南等地。

道地产区　豨莶主产于秦岭及长江以南各地；腺梗豨莶、毛梗豨莶全国大部分地区均产。

性状特征　三种来源的豨莶草，其商品特征基本一致。略呈方圆柱形，多分枝，长30～110cm，直径0.3～1cm；表面灰绿色、黄棕色或紫棕色，有纵沟及细皱纹，枝对生，节略膨大，密被白色短柔毛；质轻而脆，易折断，断面有明显的白色髓部。叶对生，多脱落或破碎；完整的叶片三角状卵形或卵状披针形，长4～10cm，宽1.8～6.5cm，先端钝尖，基部宽楔形，下延成翅柄，边缘有不规则浅裂或粗齿；两面被毛，下表面有腺点。有时在茎顶或叶腋可见黄色头状花序。气微，味微苦。

品质优劣　药材以枝嫩、叶多、色深绿者为佳。

采收加工　夏、秋花苞未开时，割取地上部分，除去杂质，切段，晒至半干后，再置于通风处晾干。

性味归经　辛、苦，寒。归肝、肾经。

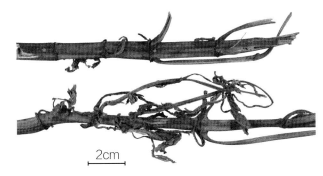

腺梗豨莶药材

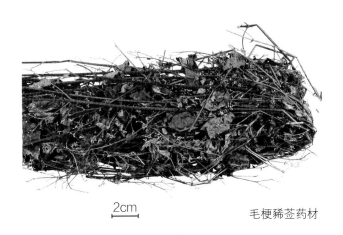

毛梗豨莶药材

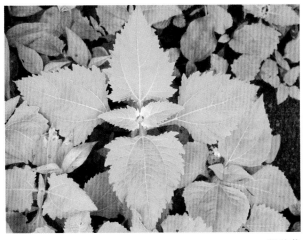

豨莶草

功能主治　祛风湿，利关节，解毒。用于风湿痹痛，筋骨无力，腰膝酸软，四肢麻痹，半身不遂，风疹湿疮。

贮　藏　本品易发霉，应置阴凉干燥处，防潮保存。

蜘蛛香

Zhizhuxiang

VALERIANAE JATAMANSI RHIZOMA ET RADIX

来　　源　为败酱科植物蜘蛛香*Valeriana jatamansi* Jones的干燥根茎和根。

生境分布　生于溪边、疏林或灌木林较潮湿处。分布于河南、湖北、四川、贵州、云南等地，陕西有栽培。

道地产区　主产于河南、湖北、四川，贵州、云南等地。

性状特征　本品根茎呈圆柱形，略扁稍弯曲，具分枝，长2～7cm，直径0.5～2cm；表面灰褐色或灰棕色，有紧密的环节及突起的点状根痕，有的顶端膨大，具茎叶残基，质坚不易折断，断面较平整，灰棕色，可见维管束断续排列成环。根多数，细稍弯曲。气特异，味微苦辛。

品质优劣　药材以粗壮、坚实、香气浓者为佳。

采收加工　野生品秋冬采挖，栽培品于栽培3～4年后收获。每年10～11月，将全株挖起，剪去残叶，洗净，晒干或晾干。

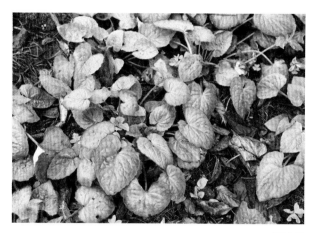

蜘蛛香

性味归经　微苦、辛，温。归心、脾、胃经。

功能主治　理气止痛，消食止泻，祛风除湿，镇惊安神。用于脘腹胀痛，食积不化，腹泻痢疾，风湿痹痛，腰膝酸软，失眠。

贮　　藏　本品易虫蛀，应置阴凉干燥处，防尘、防潮保存。

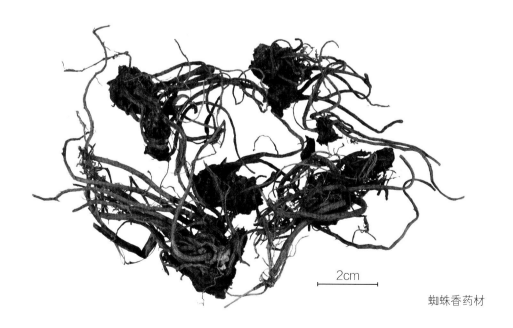

2cm

蜘蛛香药材

蝉蜕

Chantui

PERIOSTRACUM CICADAE

来　　源　为蝉科昆虫黑蚱*Cryptotympana pustulata* Fabrieius的若虫羽化时脱落的皮壳。

生境分布　全国大部分地区均有分布。

道地产区　主产山东、河南、河北、湖北、江苏、四川等地。

性状特征　全形似蝉而中空，稍弯曲，长3～4cm，宽约2cm。表面黄棕色，半透明，有光泽。头部有丝状触角1对，多已断落，复眼突出。颈部先端突出，口吻发达，上唇宽短，下唇伸长成管状。胸部背面呈十字形裂片，裂口向内卷曲，脊背两旁具小翅2对；腹面有足3对，被黄棕色细毛。腹部钝圆，共9节。体轻，中空，易碎。无臭，味淡。

品质优劣　药材以身干、色黄亮、体轻、完整、纯净者为佳。

采收加工　夏、秋收集后，去净泥土及杂质，晒干。

性味归经　甘，寒。归肺、肝经。

功能主治　疏散风热，利咽，透疹，明目退

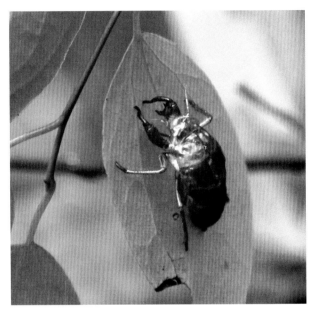

蝉蜕

翳，解痉。用于风热感冒，咽痛音哑，麻疹不透，风疹瘙痒，目赤翳障，惊风抽搐，破伤风。

贮　　藏　置阴凉干燥处，防挤压。

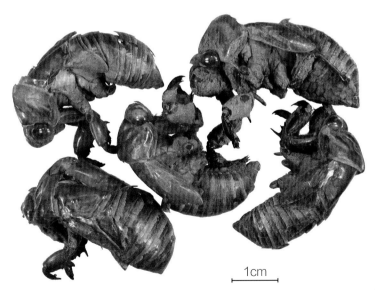

1cm

蝉蜕药材

罂粟壳

Yingsuqiao

PERICARPIUM PAPAUERIS

来　　源　为罂粟科植物罂粟*Papaver somniferum* L.的干燥成熟果壳。

生境分布　由国家指定农场进行栽培，严格管理。原产南欧，印度、缅甸、老挝及泰国北部也有栽培。

道地产区　由国家指定农场供应。

性状特征　本品呈椭圆形或瓶状卵形，基部缢缩呈壶状，多已破碎成片状，直径1.5～5cm，长3～7cm。外表面黄白色、浅棕色至淡紫色，平滑，略有光泽，有纵向或横向的割痕；顶端有6～14条放射状排列呈圆盘状的残留柱头；基部有短柄。内表面淡黄色，微有光泽；有纵向排列的假隔膜，棕黄色，上面密布略突起的棕褐色小点。体轻、质脆。气微清香，味微苦。

品质优劣　以个大、质坚、果皮厚、浅棕色、气清香者为佳。

采收加工　秋季将已割取浆汁后的成熟果实摘

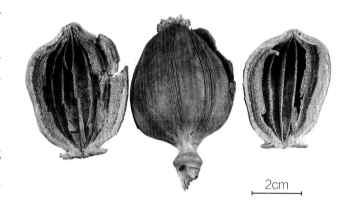

2cm

下，破开，除去种子及短梗，干燥。

性味归经　酸、涩，平；有毒。归肺、大肠、肾经。

功能主治　敛肺，涩肠，止痛。用于久咳，久泻，脱肛，脘腹疼痛。

贮　　藏　本品易发霉、虫蛀，应置阴凉干燥处保存。

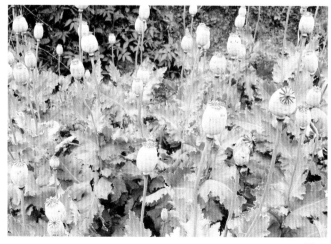

罂粟

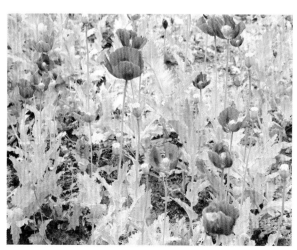

罂粟花

辣椒

Lajiao

CAPSICI FRUCTUS

来　　源　为茄科植物辣椒*Capsicum annuum* L.或其栽培变种的干燥成熟果实。

生境分布　我国各地广有栽培。

道地产区　主产于山东、陕西、四川等地。

性状特征　果的形状、大小因品种而异。一般为长圆锥形而稍有弯曲，基部微圆，常有绿棕色，具5裂齿的宿萼及稍粗壮而或细直的果柄。表面光滑或有沟纹，橙红色、红色或深红色，具沟泽，果肉较厚。质较脆，横切面可见中轴胎座，有菲薄的隔膜将果实分2～3室，内含多数黄白色的扁平圆形或倒卵形种子。干品果皮皱缩，暗红色，果肉干薄。气特异，味辛辣如灼。

品质优劣　以身干、色红、辛辣气浓者为佳。

采收加工　6～7月果红熟时采收，晒干。

性味归经　辛，热。归心、脾经。

功能主治　温中散寒，开胃消食。用于寒滞腹痛，呕吐，泻痢，冻疮。

贮　　藏　置干燥处保存。

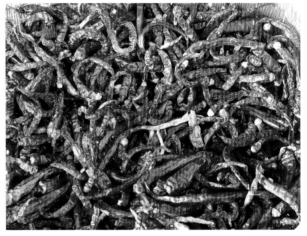

辣椒药材

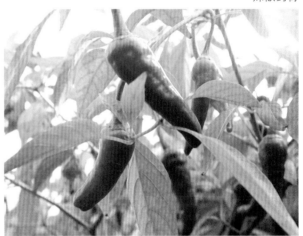

辣椒果实

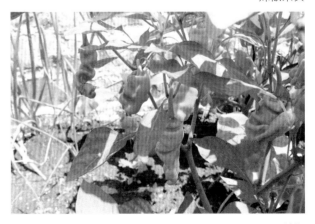

辣椒

漏芦

Loulu

RADIX RHAPONTICI

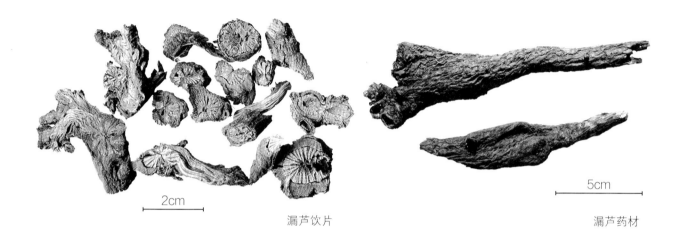

漏芦饮片

漏芦药材

来　源　为菊科植物祁州漏芦*Rhaponticum uniflorum* (L.) DC. 的干燥根。

生境分布　生于海拔390~2700 m的山坡丘陵地、松林下或桦木林下。分布于东北及内蒙古、河北、河南、山西、山东、陕西、甘肃、宁夏、西藏、四川等地。

道地产区　主产于河北、山东、甘肃、陕西等地。

性状特征　主根粗大，干燥品呈单条的圆柱形，或破裂呈扁块状，多扭曲不直，长短不一，完整者长10~30cm，直径1~2.5cm，偶有分歧。根头膨大，带有白茸毛。外表呈不规则片状，灰黑色或暗棕色，粗糙，具不规则纵沟及菱形的网状裂隙。体轻，质脆，易折断，断面不整齐，灰黑色，有灰黄色菊花纹及裂隙，中心常糟朽显灰黑色或棕黑色。气特异而腥，味不苦而咸。

品质优劣　药材以根条粗长、整齐不碎、外表色黑、坚实、中心不糟朽者为佳。

采收加工　春、秋采挖根部，除去须根，洗净晒干。

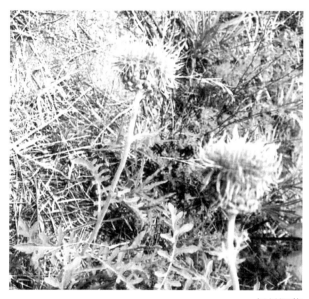

祁州漏芦

性味归经　苦，寒。归胃经。

功能主治　清热解毒，消痈，下乳，舒筋通脉。用于乳痈肿痛，痈疽发背，瘰疬疮毒，乳汁不通，湿痹拘挛。

贮　藏　本品受潮易发霉，应置干燥通风处保存。

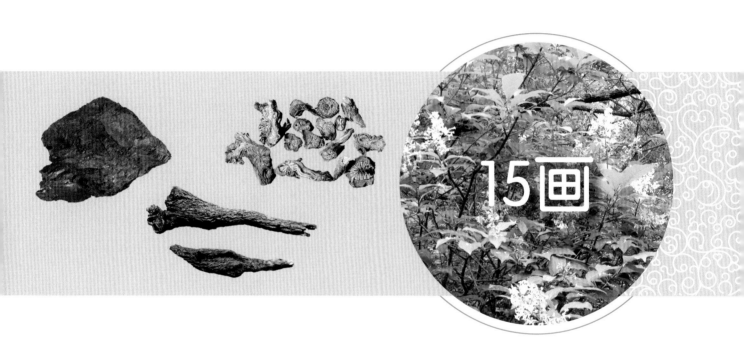

15画

赭石

Zheshi

HAEMATITUM

来　源　为氧化物类矿物刚玉族赤铁矿，主含三氧化二铁（Fe_2O_3）。

生境分布　赤铁矿是自然界分布很广的铁矿物之一，可以形成于各种地质作用中，但以热液作用、沉积作用或区域变质作用为主。分布于河北、山西、山东、河南、湖南、广东、四川等地。

道地产区　主产于山西、河北、河南。

性状特征　为鲕状、豆状、肾状集合体。多呈不规则厚板状或块状，有棱角。棕红色至暗棕红色或铁青色。条痕樱红色或棕红色。半金属光泽。一面分布较密的"钉头"，呈乳头状，另一面与突起相对应处有同样大小的凹窝。体重，质坚硬，断面层叠状或颗粒状。无臭。无味。

品质优劣　药材以色棕红、有"钉头"、断面层叠状者为佳。

采收加工　全年可采。挖出后，选取表面有乳头状突出（习称"钉头"）的部分，除去杂石。

性味归经　苦，寒。归肝、心、肺、胃经。

功能主治　平肝潜阳，重镇降逆，凉血止血。用于眩晕耳鸣，呕吐，噫气，呃逆，喘息，吐血，衄血，崩漏下血。

贮　藏　置干燥处保存。

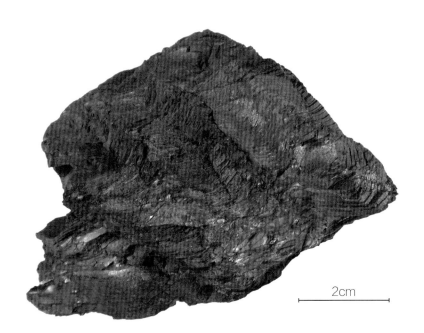

2cm

赭石药材

蕤仁

Ruiren

NUX PRINSEPIAE

来　　源　为蔷薇科植物蕤核*Prinsepia uniflora* Batal.或齿叶扁核木 *Prinsepia uniflora* Batal. var. serrata Rehd.的干燥成熟果核。

生境分布　生于山坡、河谷等处的稀疏灌丛中或干旱沙丘上。分布于山西、内蒙古、陕西、甘肃、宁夏等地。

道地产区　主产于山西、内蒙古、陕西、甘肃、河南、四川等地。

性状特征　本品呈扁心脏形或扁卵形，两侧略不对称，顶端尖，长7~10mm，宽7~8mm，厚3~5mm。表面淡棕色至暗棕色，有深色而明显的网状沟纹，常有灰棕色果肉黏附。质坚硬，敲开果核（内果皮）后，可见种子为扁平的类圆形，种皮薄，浅棕色或红棕色，易剥落；子叶2，乳白色，有油脂。气微，味微苦。

品质优劣　以完整、色淡黄、仁饱满者为佳。

采收加工　秋季果实成熟后采收。除去果肉，

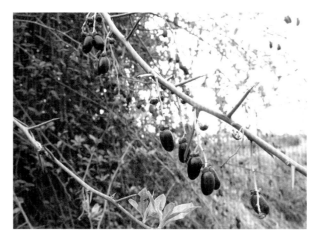

蕤核

晒干，用时打碎硬壳，取出种仁用。

性味归经　甘，微寒。归肝经。

功能主治　疏风散热，养肝明目。用于目赤肿痛，睑弦赤烂，目暗羞明。

贮　　藏　置阴凉干燥处保存。

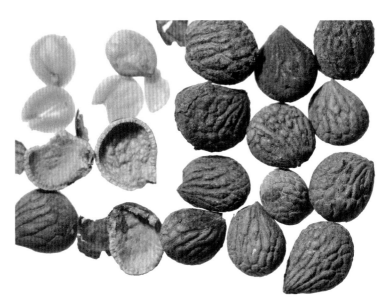

蕤仁药材

蕲蛇

Qishe

AGKISTRODON

来　　源　为蝰科动物五步蛇 *Agkisrrodon acutus* (Guenther)的干燥体。

生境分布　多生活于高山森林区，但低山区亦有，分布于浙江、福建、台湾、湖北、湖南、广东、广西等地。

道地产区　主产于浙江、江西、广东、广西等地。

性状特征　本品卷曲成圆盘形，盘径17~34cm，体长可达2m。头在中央稍向上，呈三角形而扁平，吻端向上，习称"翘鼻头"。上腭有管状毒牙，中空尖锐。背部两侧各有黑褐色与浅棕色组成的"∧"形斑纹17~25块，其"∧"形的顶端在背中线上相接，习称"方胜纹"，有的左右不相接，呈交错排列。腹部撑开或不撑开，灰白色，鳞片较大，有黑色圆形的斑点，习称"连珠斑"，腹内壁黄白色，脊椎骨的棘突较高，呈刀片状上突，前后椎体下突基本同形，多为弯刀状，向后倾斜，尖端明显超过椎体后隆面。尾部骤细，末端有三角形深灰色的角质鳞片1枚，习称"指甲尾"。气腥，味微咸。

品质优劣　以条大（每条100g以上）、头尾齐全、花纹斑明显、腹内洁白者为佳。

采收加工　多于夏季捕捉，剖腹，除去内脏，用竹片撑开腹部，盘成圆形，烘干。用时剁去头尾，切成块即可。

性味归经　甘、咸，温；有毒。归肝经。

功能主治　祛风，通络，止痉。用于风湿顽痹，麻木拘挛，中风口眼㖞斜，半身不遂，抽搐痉挛，破伤风，麻风疥癣。

贮　　藏　本品易虫蛀、泛油，应密封，置阴凉干燥处保存。

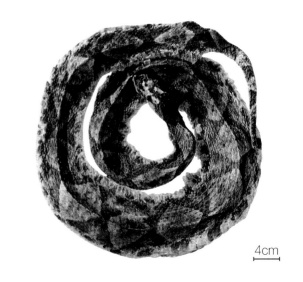

4cm

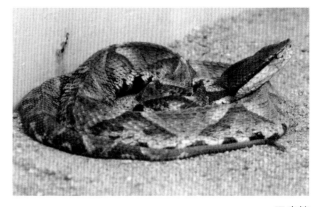

五步蛇

槲寄生

Hujisheng

HERBA VISCI

来　　源　为桑寄生科植物槲寄生 *Viscum coloratum* (Komar.) Nakai 的干燥带叶茎枝。

生境分布　生于海拔200～300m的阔叶林中，寄生于榆树、桦树、柑树、柳树、桐树、桑树、柿树、梨树、栎树等树上。分布于黑龙江、吉林、辽宁、河北、内蒙古、陕西、江苏、湖北、湖南、四川等地。

道地产区　主产于河北、辽宁、吉林、内蒙古等地。

性状特征　本品茎枝呈圆柱形，2～5叉状分枝，长约30cm，直径0.3～1cm；表面黄绿色、金黄色或黄棕色，有纵皱纹；节膨大，节上有分枝或枝痕；体轻，质脆，易折断，断面不平坦，皮部黄色，木部色较浅，射线放射状，髓部常偏向一边。叶对生于枝梢，易脱落，无柄；叶片呈长椭圆状披针形，长2～7cm，宽0.5～1.5cm；先端钝圆，基部楔形，全缘；表面黄绿色，有细皱纹，主脉5出，中间3条明显。革质。浆果球形，皱缩。气微，味微苦，嚼之有黏性。

品质优劣　药材以枝嫩、色黄绿、叶多者为佳。

采收加工　通常于冬季采集，用刀割下，除去粗枝，切段，晒干备用。

性味归经　苦，平。归肝、肾经。

功能主治　祛风湿，补肝肾，强筋骨，安胎元。用于风湿痹痛，腰膝酸软，筋骨无力，崩漏经多，妊娠漏血，胎动不安，头晕目眩。

贮　　藏　本品易虫蛀，置阴凉干燥处保存。

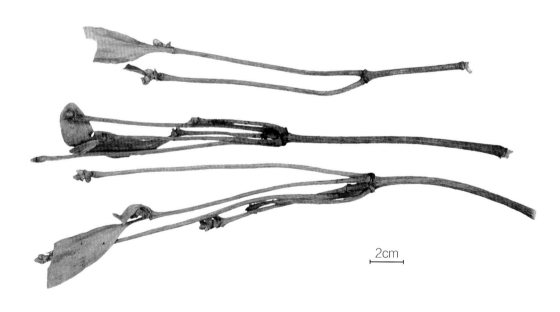

2cm

槲寄生药材

暴马子皮

Baomazipi

SYRINGAE CORTEX

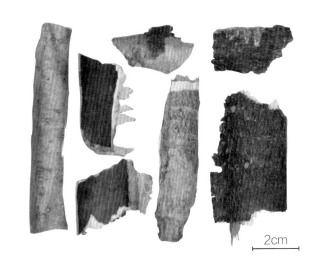

2cm

来　　源　为木犀科植物暴马丁香*Syringa reticulata*（Bl.）Hara var. *mandshurica*（Maxim.）Hara的干燥干皮或枝皮。

生境分布　生于山坡灌丛、河岸、林缘及针阔叶混交林内，也有栽培。分布于东北及内蒙古、河北、陕西、宁夏、甘肃等地。

道地产区　主产于黑龙江、辽宁、吉林、河北等地。

性状特征　本品呈浅槽状或板状，微凹，长短不一，厚2～7mm。外表面暗灰褐色，嫩皮平滑，有光泽，老皮粗糙，有龟裂纹；横向皮孔椭圆形，淡棕色，栓皮薄而韧，可横向剥离，脱落处显浅黄色至浅黄绿色，微带光泽。内表面淡黄色至淡黄褐色。质脆，易折断，断面不齐。气微香，味苦。

品质优劣　以嫩皮、平滑、有光泽者为佳。

采收加工　全年均可砍伐，以10月至次年3月采伐为好。剥取干皮或枝皮，切成段，晒干用或鲜用。

性味归经　苦，微寒。归肺经。

功能主治　清肺祛痰，止咳平喘。用于咳喘痰多。

贮　　藏　本品易发霉，应置阴凉干燥处，防潮保存。

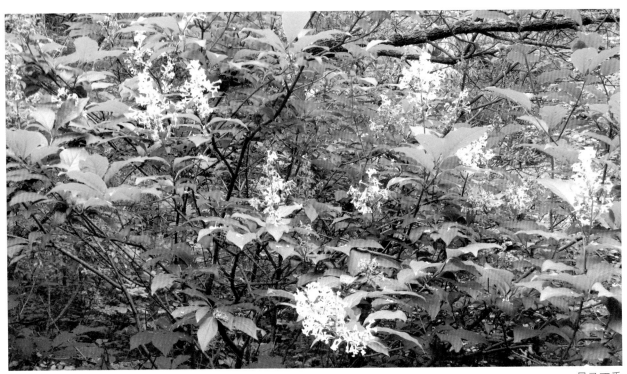

暴马丁香

墨旱莲

Mohanlian

HERBA ECLIPTAE

来　　源　为菊科植物鳢肠*Eclipta prostrata* L.
的干燥地上部分。

生境分布　野生于沟边草丛、水田埂、墙角缝
等较阴湿处。分布于辽宁、河北、陕西及华东、中
南、华南、西南等地。

道地产区　主产于江苏、浙江、江西、湖北、
广东等地。

性状特征　全株被白色粗毛。主根细长，微弯
曲。茎基部常匍匐着地生根，上部直立，圆柱形，
绿色或带紫红色。叶对生，无柄或短柄，叶片披针
形、椭圆状披针形或条状披针形，长3～10cm，宽
0.5～2.5cm，先端渐尖，基部渐窄，全缘或具细锯
齿，两面均密被白色粗毛。夏、秋开花，头状花序
顶生或腋生，扁圆形，有长梗或近乎无梗；总苞钟
状，5～6枚，绿色，二层，外层大，内层小，被小
粗毛；外围有舌状花2层，白色，雌性，多数发育，
中部为管状花，黄绿色，两性，全育。瘦果长方椭
圆形而扁，无冠毛。

品质优劣　药材以新鲜或身干、色绿、叶多、
无杂质者为佳。

采收加工　夏秋季枝叶茂盛时割取全草，去杂
质洗净，鲜用或晒干备用。

性味归经　甘、酸，寒。归肾、肝经。

功能主治　滋补肝肾，凉血止血。用于肝肾阴
虚，牙齿松动，须发早白，眩晕耳鸣，腰膝酸软，
阴虚血热吐血，衄血，尿血，血痢，崩漏下血，外
伤出血。

贮　　藏　本品易发霉，应置阴凉干燥处，防
潮保存。

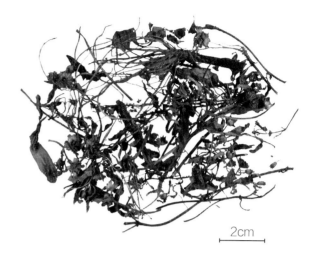

2cm

墨旱莲药材

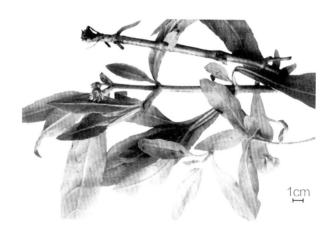

1cm

墨旱莲鲜药材

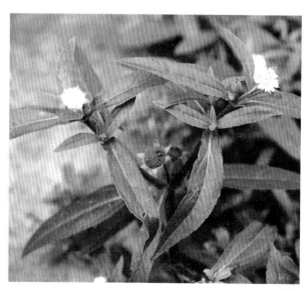

鳢肠

稻芽

Daoya

FRUCTUS ORYZAE GERMINATUS

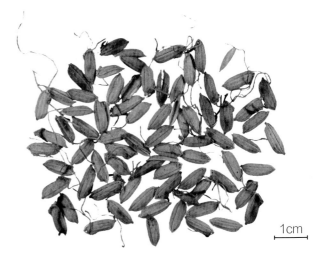

1cm

稻芽

来　源　为禾本科植物稻*Oryza sativa* L. 的成熟果实经发芽干燥而得。

生境分布　水生或陆生，全国各地均有栽培。

道地产区　主要产于南方的水稻产区。

性状特征　本品呈长椭圆形而扁，两端略尖，长7～10mm，宽约3.3mm。两侧面各有2条凸出的纵棱，外壳黄色粗糙，放大镜下可见白色细茸毛。一端生有两个浆片，由其中一个浆片的内侧生出1～3条淡黄色弯曲的细须根（初生根），长3～7mm。剥去外壳，内含白米一粒。质坚，断面白色，有粉性。未发芽者不可入药。

品质优劣　本品以根芽均衡、饱满者为佳。

采收加工　将水稻种子用水浸泡后，保持适当的温、湿度，待须根长至约1cm时，干燥即得。

性味归经　甘，温。归脾、胃经。

功能主治　消食和中，健脾开胃。用于食积不消，腹胀口臭，脾胃虚弱，不饥食少。

贮　藏　本品易发霉、虫蛀，应置阴凉干燥处，防潮保存。

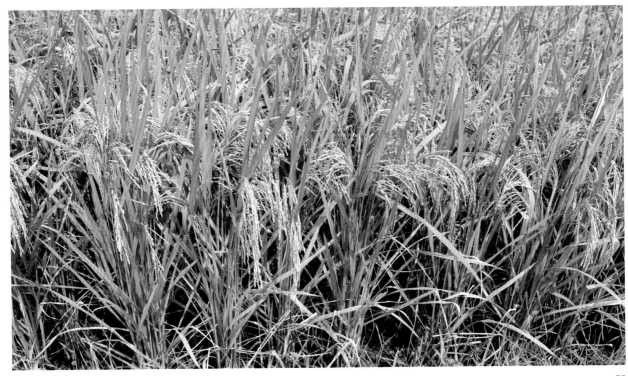

稻

僵蚕

Jiangcan

BOMBYX BATRYTICATUS

来　　源　为蚕娥科昆虫家蚕*Bombyx mori* Linnaeus 4～5龄的幼虫感染(或人工接种)白僵菌*Beauveria bassiana* (Bals.)Vuillant而致死的干燥体。

生境分布　过去均为养蚕区自然病死者。近年为保障蚕丝的发展，多为在非蚕区进行人工培养，专为药用生产。分布于江苏、浙江、四川、广东、陕西等地。

道地产区　主产江苏、浙江、四川、广东等地。

性状特征　本品呈圆柱形，多弯曲皱缩，长2~5cm，直径0.5~0.7cm。表面灰黄色，被有白色粉霜状的气生菌丝和分生孢子。头部较圆。足8对，体节明显，尾部略呈二分歧状。质硬而脆，易折断，断面平坦，外层白色，显粉性，中间有亮棕色或亮黑色，习称"胶口镜面"，内有丝腺环4个，呈亮圈状。气微腥，味微咸。

品质优劣　本品以条直肥壮、质硬色白、断面明亮者为佳。

采收加工　养蚕时自然病死的僵蚕或人工培育

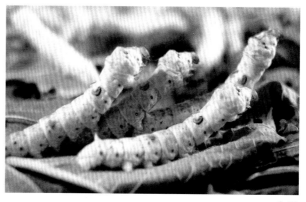

家蚕

的僵蚕倒入石灰中拌匀，吸去水分后，晒干或微火烘干。

性味归经　咸、辛，平。归肝、肺、胃经。

功能主治　息风止痉，祛风止痛，化痰散结。用于肝风夹痰，惊痫抽搐，小儿急惊，破伤风，中风口㖞，风热头痛，目赤咽痛，风疹瘙痒，发颐痄腮。

贮　　藏　本品易发霉、虫蛀，应置阴凉干燥处保存。

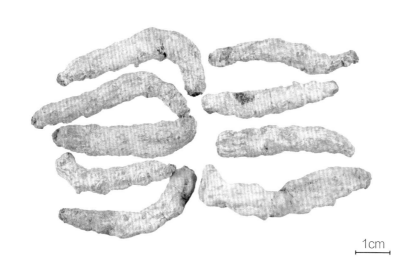

1cm

鹤虱

Heshi

FRUCTUS CARPESII

来　　源　为菊科植物天名精 *Carpesium abrotanoides* L. 的干燥成熟果实。

生境分布　生于山坡、路旁或草坪上。全国各地均有分布。

道地产区　主产于贵州的铜仁、安顺、都匀，陕西的安康等地。

性状特征　呈圆柱状，细小，长3～4mm，直径不到1mm。表面黄褐色或暗褐色，具多数纵棱。一端收缩呈细喙状，先端扩展成灰白色圆环；另一端稍尖，有着生痕迹。果皮薄，纤维性，种皮菲薄透明，子叶2，类白色，稍有油性，嚼之有黏性。气特异，味微苦。

品质优劣　药材以粒匀、充实、触之有黏性、发亮者为佳。

采收加工　9～10月当果实成熟时采收，晒干，除去杂质即成。

性味归经　苦、辛、平；有小毒。归脾、胃经。

功能主治　杀虫消积。用于蛔虫病，蛲虫病，绦虫病，虫积腹痛，小儿疳积。

贮　　藏　置阴凉干燥处保存。

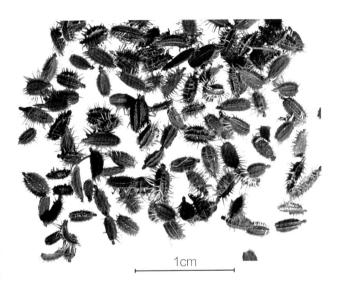

1cm

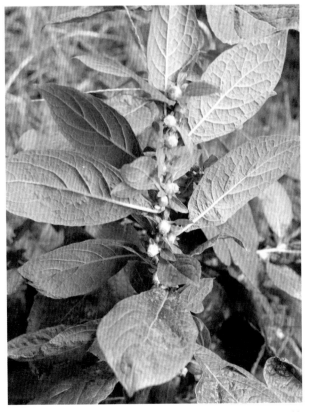

天名精

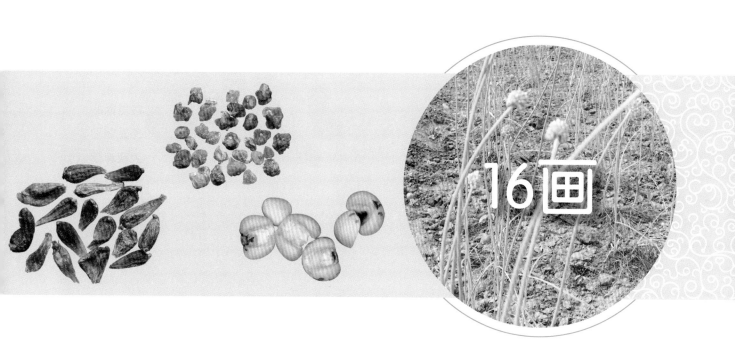

16回

薤白

Xiebai

BULBUS ALLI MACROSTEMONIS

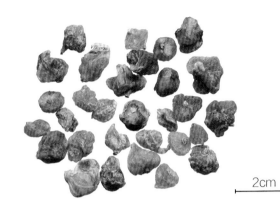

薤白（小根蒜）药材

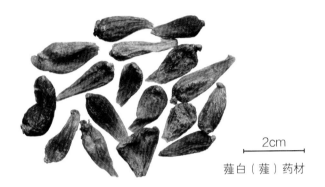

薤白（薤）药材

来　　源　为百合科植物小根蒜 *Allium macrostemon* Bge.或薤 *Allium chinensis* G. Don的干燥鳞茎。

生境分布　生于山地较阴湿处，我国长江流域和南部各地常有栽培。分布于我国南北各地。

道地产区　小根蒜主产于东北及河北等地；薤（藠头）主产于长江流域和南部各地。

性状特征　根据来源不同分述如下：

1. 小根蒜　药材呈不规则卵圆形，高0.5～1.5cm，直径0.5～1.8cm，似小蒜头样。表面黄白色或淡黄棕色，因加工程度不同而颜色深浅不一，半透明。全体凹凸不平，具皱纹及纵沟，有类白色膜质鳞被包被，底部钝圆，有小而突起的鳞茎盘，为须根着生处，顶端较尖而细，为连生茎苗处。外表有软质白皮，易于剥落。质硬，角质样，断面黄白色。有蒜样异臭，味微辣。

2. 薤（藠头）　鳞茎数枚聚生，狭卵状，粗（0.5～）1～1.5（～2）cm；鳞茎外皮白色或带红色，膜质，不破裂。叶基生，2～5枚，具3～5棱的圆柱状，中空，近与花葶等长。十月开花，花葶侧生，高20～40cm，总苞膜质，2裂，宿存，伞形花序半球形，松散，花梗为花被的2～4倍长，具苞；花淡紫色至蓝紫色，花被片6，长4～6mm，宽椭圆形至近圆形，钝头；花丝为花被片的2倍长，长7.3～9mm，仅基部合生并与花被贴生，内轮的基部扩大，两侧各具1齿，外轮的锥形无齿；子房宽倒卵形，基部具3个有盖的凹穴；花柱伸出花被。

品质优劣　药材以身干、个大、质坚、饱满、色黄白、半透明者为佳。

采收加工　4～5月采挖，洗净，去茎及须根即得。

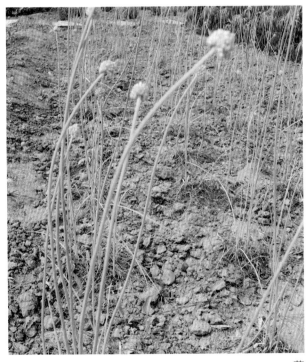

薤

性味归经　辛、苦，温。归心、肺、胃、大肠经。

贮　　藏　本品易虫蛀，应置阴凉干燥处保存。

薏苡仁

Yiyiren

SEMEN COICIS

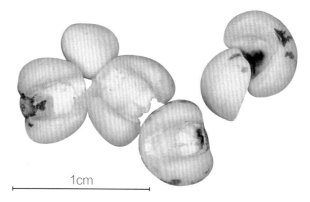

薏苡仁药材

来　　源　为禾本科植物薏苡 *Coix lacryma-jobi* L. var. *ma-yuen* (Roman.) Stapf的干燥成熟种仁。

生境分布　生于河边、溪涧边或阴湿山谷中，全国大部分地区有分布，一般为栽培供药用。

道地产区　主产于福建、江苏、河北、辽宁等地。

性状特征　种仁宽卵形或长椭圆形，长4~8mm，宽3~6mm。表面乳白色，光滑，偶有残存的黄褐色种皮。一端钝圆，另一端较宽而微凹，有一淡棕色点状种脐。背面圆凸，腹面有1条较宽而深的纵沟。质坚实，断面白色，粉质。气微，味微甜。

品质优劣　药材以粒大充实、色白、无破碎者为佳。

采收加工　南方8~9月，北方9~10月，当果实呈褐色大部分成熟后，选择晴天割去植株，集中竖放3~4天后，脱粒晒干，碾去种壳，簸净。

性味归经　甘、淡，凉。归脾、胃、肺经。

功能主治　利水渗湿，健脾止泻，除痹，排脓，解毒散结。用于水肿，脚气，小便不利，脾虚泄泻，湿痹拘挛，肺痈，肠痈，赘疣，癌肿。

贮　　藏　本品易虫蛀，应置阴凉干燥处保存。

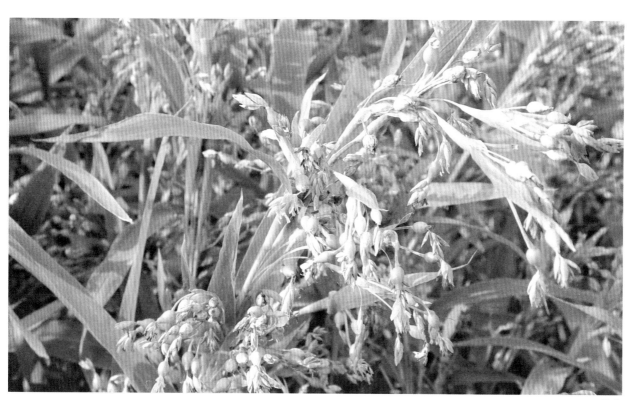

薏苡

薄荷

Bohe

HERBA MENTHAE

来　源　为唇形科植物薄荷*Mentha haplocalyx* Briq. 的干燥地上部分。

生境分布　生于溪沟旁，路边及山野湿地，海拔可高达3 500m。分布于华北、华东、华中、华南、西南各地。

道地产区　主产于江苏、湖南、江西等地。

性状特征　茎呈方柱形，有对生分枝，长60～90cm，直径2～8mm，表面紫棕色或淡绿色，棱角处具茸毛，节间长2～5cm，有对生分枝，质脆，断面白色，髓部中空。叶对生，有短柄，叶片皱缩卷曲。完整叶展开后呈宽披针形、卵状披针形、长圆状披针形或长椭圆形，长2～7cm，宽1～3cm，侧脉5～6对，上表面深绿色，下表面灰绿色，两面均有柔毛及腺鳞（放大镜下观察呈凹点状）。茎上部轮伞花序，腋生，花萼钟状，先端5齿裂，花冠多数存在，黄棕色或淡紫色。揉搓后有特殊清凉香气，味辛凉。

品质优劣　药材以叶多、色深绿、气浓者为佳。

采收加工　北方每年收割两次，第1次7月上旬，第2次9月下旬，分别割取地上部分，阴干。南方在6月上旬，7月下旬和10月中下旬，共割取3次，当植株普遍现蕾，开花10%左右，天气连续晴5～7天，气温较高，地面干燥时进行收割。

性味归经　辛，凉。归肺、肝经。

功能主治　疏散风热，清利头目，利咽，透疹，疏肝行气。用于风热感冒，风温初起，头痛，目赤，喉痹，口疮，风疹，麻疹，胸胁胀闷。

贮　藏　本品易发霉，散失香气，应防潮，置阴凉干燥处避光、避风保存。

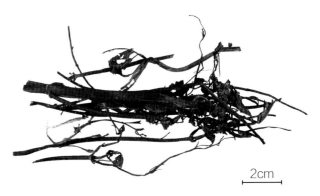

2cm

薄荷药材

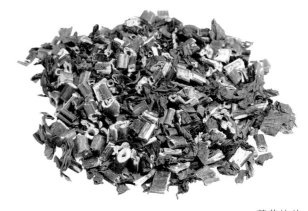

薄荷饮片

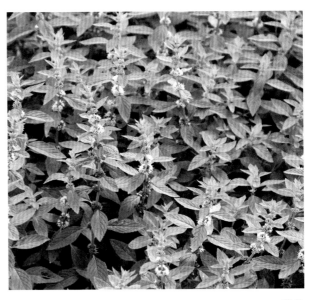

薄荷

颠茄草

Dianqiecao

HERBA BELLADONNAE

来　　源　为茄科植物颠茄*Atropa belladonna* L. 的干燥全草。

生境分布　均为引进栽培品种，在山东、浙江等地有栽培。

道地产区　主产于山东、浙江。

性状特征　根圆柱形，稍扭曲。直径5～15mm，表面浅灰棕色，具纵皱纹，偶有支根痕。老根较硬，木质；细根质脆易折断，断面平坦，皮部狭，灰白色，木部宽广，棕黄色，形成层环纹明显；髓部白色。茎扁圆柱形，直径3～6mm，表面黄绿色，有细纵皱纹，皮孔点状，稀疏分布，断面中空，嫩茎有毛。叶互生，常大小两片集生于一处，多皱缩破碎，完整者广卵形或卵状椭圆形，长5～22cm，宽3.5～11cm，先端渐尖，基部渐狭，全缘，表面黄绿色至深棕色，两面均有少数茸毛，沿叶脉处较多，用放大镜检察叶面，有时可见浅色砂晶细胞小点；叶柄长0.5～4cm。质薄而脆。叶腋常有花功幼果。花长2.5～3.5cm，花萼5裂，花冠近钟形，5裂，暗紫色或暗黄色。浆果球形，绿色或棕色，直径5～8mm，具

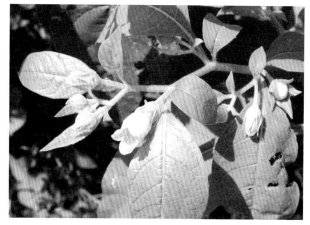

颠茄

长梗；种子多数，扁肾形。气微，味微苦、辛。

品质优劣　本品以叶多、带花或果实者为佳。

采收加工　从初花期至结果期都可采挖，除去粗茎及泥沙后，切段，干燥。

功能主治　镇痉，镇痛，止分泌，扩瞳。适用于盗汗，流涎，支气管分泌过多，胃酸过多以及因泻药而引起的腹绞痛等。

贮　　藏　置干燥处保存。

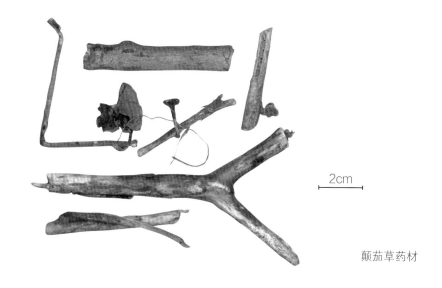

2cm

颠茄草药材

橘红

Juhong

EXOCARPIUM CITRI RUBRUM

来　　源　为芸香科植物橘 *Citrus reticulata* Blanco 及其栽培变种的干燥外层果皮。

生境分布　栽培于丘陵、低山地带、江河湖泊沿岸或平原。江苏、安徽、浙江、江西、福建、台湾、湖北、湖南、广东、广西、海南、四川、贵州、云南等地均有栽培。

道地产区　主产于江苏、浙江、福建、江西、四川。

性状特征　本品呈长条形或不规则薄片状，边缘皱缩向内卷曲。外表面黄棕色或橙红色，存放后呈棕褐色，密布黄白色突起或凹下的油室。内表面黄白色，密布凹下透光小圆点，俗称"棕眼"。质脆易碎。气芳香，味微苦、辛。

品质优劣　以皮薄、片大、色红、油润者为佳。

采收加工　将鲜橘皮除去中果皮，晒干或晾干即成。

性味归经　辛、苦，温。归肺、脾经。

功能主治　理气宽中，燥湿化痰。用于咳嗽痰多，食积伤酒，呕恶痞闷。

贮　　藏　本品易虫蛀、发霉，散失香气，应防潮，置阴凉干燥处保存。

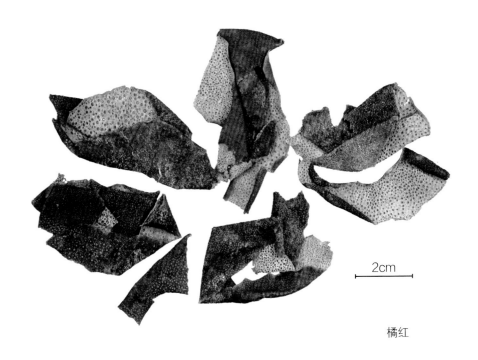

2cm

橘红

橘核

Juhe

SEMEN CITRI RETICULATAE

来　　源　为芸香科植物橘 *Citrus reticulata* Blanco 及其栽培变种的干燥成熟种子。

生境分布　同"橘红"。

道地产区　同"橘红"。

性状特征　本品略呈卵形，长0.8～1.2cm，直径0.4～0.6cm。表面淡黄白色或淡灰白色，光滑，一侧有种脊棱线，一端钝圆，另一端渐尖成小柄状。外种皮薄而韧，内种皮菲薄，淡棕色，子叶2，黄绿色，有油性。气微，味苦。

品质优劣　以粒大、均匀、质硬而油润者为佳。

采收加工　除去果皮、果肉，取出种子，晒干或晾干即成。

性味归经　苦，平。归肝、肾经。

功能主治　理气，散结，止痛。用于疝气疼痛，睾丸肿痛，乳痈乳癖。

贮　　藏　本品易虫蛀、发霉，置阴凉干燥处保存。

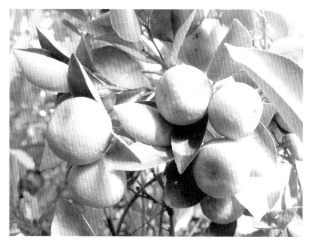

橘

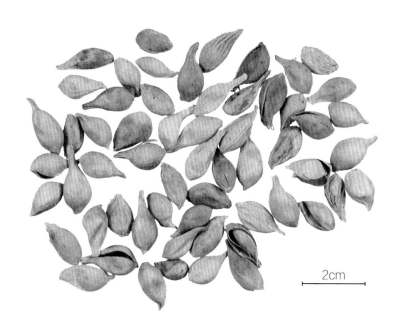

2cm

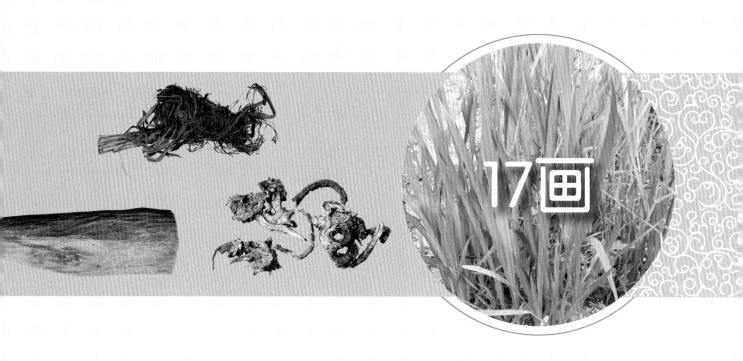

17回

藏菖蒲

Zangchangpu

BHIZOMA ACORI CALAMI

来　源　为天南星科植物藏菖蒲 *Acorus cala-mus* L. 的干燥根茎。

生境分布　野生于山涧、夹石缝隙中，全国各地均有分布。

道地产区　主产于西藏。

性状特征　本品呈扁圆柱形，略弯曲，长4～20cm，直径0.8～2cm，表面灰棕色至棕褐色，节明显，节间长0.5～1.5cm，具纵皱纹，一面具密集圆点状根痕；叶痕呈斜三角形，左右交互排列，侧面茎基痕周围常残留有鳞片状叶基和毛发状须根。质硬，断面淡棕色，内皮层环明显，可见众多棕色油细胞小点。气浓烈而特异，味辛。

品质优劣　药材以根茎粗大、表面色黄白、去尽鳞片及须根者为佳。

采收加工　秋、冬两季采挖，除去鳞片、须根及泥沙，晒干。

性味归经　苦、辛，温、燥、锐。

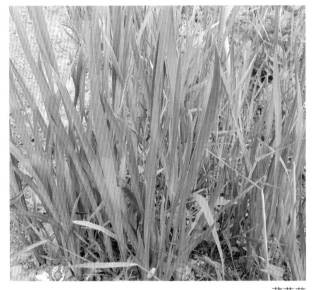

藏菖蒲

功能主治　温胃，消炎止痛。用于补胃阳，消化不良，食物积滞，白喉，炭疽等。

贮　藏　本品受潮易霉变、虫蛀。应置干燥通风处保存。

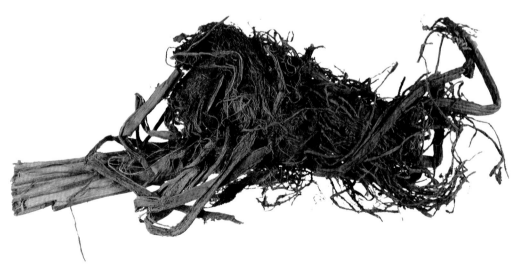

2cm

藁本

Gaoben

RHIZOMA ET RADIX LIGUSTICI

来　　源　为伞形科植物藁本*Ligusticum sinense* Oliv. 或辽藁本Ligusticum jeholense Nakai et Kitag. 的干燥根茎及根。

生境分布

1. 藁本　生于山坡草丛中或水滩边，也有栽培。分布于我国长江以南，主产于湖北、湖南、四川、陕西等地。

2. 辽藁本　生于阴坡草丛中及山地缘和多石山坡林下。分布于东北、华北、华东地区，部分地区有栽培。

道地产区　藁本主产四川与湖北，多为栽培，是藁本的主流品种。其道地产区主要分布在四川的阿坝，川东的巫山、巫溪，鄂西的巴东、兴山、长阳等县以及湖南的茶陵、陕西的安康等地。辽藁本主产东北、华北诸省及山东等地。

性状特征　根据来源不同分述如下：

1. 藁本　为商品川藁本的主要来源。干燥的根茎呈不规则结节状，侧根与须根大多已除去而留下圆形的根痕。全体长5～9cm，直径0.7～2cm，常弯曲不直，外表黑褐色，有纵皱纹，根头膨大，顶端留有一至数个凹陷的圆形茎基痕，下侧有多数点状突起的根痕或有长短不等的根。中空，土黄色，具纵直沟纹，节膨大，节间中空而扁，皮部破碎。侧根直径1～5mm，外表黄棕色，亦具不规则纵直沟纹。本品质韧而不易折断，断面纤维性，黄白色。气香，味辛麻。

2. 辽藁本　根茎呈不规则柱状或团块状，有分歧，长1.5～5cm，直径0.5～1.5cm，外表土棕色至暗棕色，粗糙不平，并有横皱，顶端有茎基残留时或下陷呈凹洞状。两侧与下端密生多数土棕色细长而弯曲并具纵横皱纹的须根。本品质松，折断面类

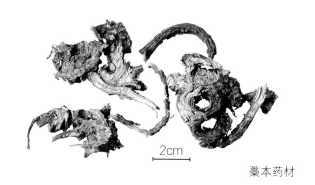

2cm

藁本药材

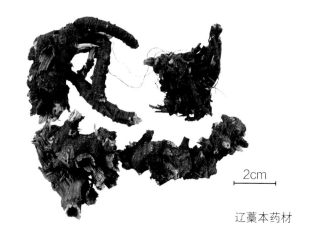

2cm

辽藁本药材

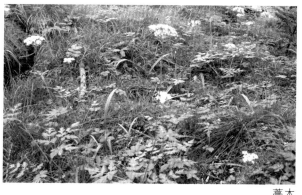

藁本

黄色，纤维性。气特殊而芳香，味辛而微苦。

品质优劣　两种藁本均以身干、体长、根苗少、整齐、香气浓者为佳。

采收加工　栽种2年即可收获。在9～10月倒苗后，挖取地下部分，去掉泥土及残茎，晒干或炕干。

性味归经　辛，温。归膀胱经。

功能主治　祛风，散寒，除湿，止痛。用于风寒感冒，巅顶疼痛，风湿痹痛。

贮　　藏　本品受潮易霉变、虫蛀，应置干燥通风处保存。

檀香

Tanxiang

LIGNUM SANTALI ALBI

来　　源　为檀香科植物檀香 *Santalum album* L.树干的心材。

生境分布　野生或栽培。分布于印度、澳大利亚及印度尼西亚等地区。我国台湾、广东亦有引种栽培。

道地产区　主产于印度孟买、澳大利亚悉尼、印度尼西亚马来半岛等地，国内广东、海南也有出产。

性状特征　本品为长短不一的圆柱形木段，有的略弯曲，一般长约1m，直径10～30cm。外表面灰黄色或黄褐色，光滑细腻，有的具疤节或纵裂，横截面呈棕黄色，显油迹；棕色年轮明显或不明显，纵向劈开纹理顺直。质坚实，不易折断。气清香，燃烧时香气更浓；味淡，嚼之微有辛辣感。

商品也常为饮片。饮片为卷曲或破碎的刨片，厚0.5～1mm；表面淡棕色，较粗糙，有细致的刨裂纹，似海绵状。

品质优劣　以体重、质坚、香气浓郁、燃之其烟可直线上升者为佳。一般以干材老檀香为最佳。

采收加工　采伐木材后，切成段，除去边材即成。在加工檀香器具时，所剩下的碎材亦可作药用。

性味归经　辛，温。归脾、胃、心、肺经。

功能主治　行气温中，开胃止痛。用于寒凝气滞，胸膈不舒，胸痹心痛，脘腹疼痛，呕吐食少。

贮　　藏　本品易散失香气，应置阴凉干燥处密闭保存，防潮、防风吹。

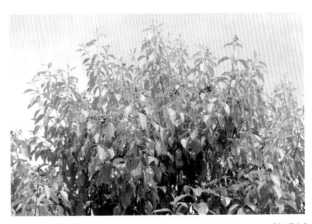

檀香树

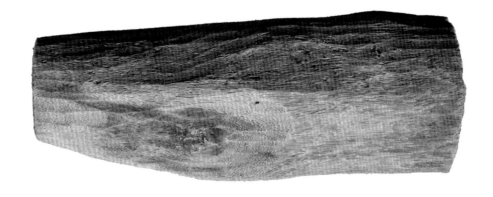

4cm

檀香药材

翼首草

Yishoucao

PTEROCEPHALI HERBA

来　　源　为川续断科植物匙叶翼首草*Pterocephalus hookeri*（C. B. Clarke）Hoeck的干燥全草。

生境分布　生于3 000m以上高山草丛、路边及石隙等处。分布于四川、云南及西藏等地。

道地产区　主产于四川、云南及西藏等地。

性状特征　本品根呈类圆柱形，长5～20cm，直径0.8～2.5cm；表面棕褐色或黑褐色，具扭曲的纵皱纹和黄白色点状须根痕，外皮易脱落；顶端常有数个麻花状扭曲的根茎丛生，有的上部密被褐色叶柄残基。体轻、质脆，易折断，断面不平坦，木部白色。叶基生，灰绿色，多破碎，完整叶片长披针形至长椭圆形，全缘，基部常羽状浅裂至中裂，两面均被粗毛。花茎被毛，头状花序近球形，直径0.8～2.5cm；花白色至淡黄色，萼片为羽毛状，多数。气微，味苦。

品质优劣　本品以枝叶完整、花蕾多而大者为佳。

采收加工　7月末在花蕾期间挖取全草，洗净、切断、晒干备用。

性味归经　苦，寒；有小毒。

功能主治　解毒除瘟，清热止痢，祛风通痹。

贮　　藏　置阴凉干燥处保存。

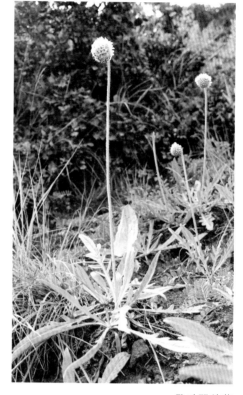

匙叶翼首草

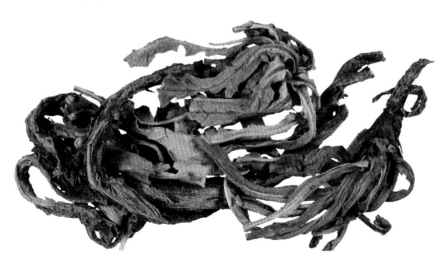

5cm

翼首草药材

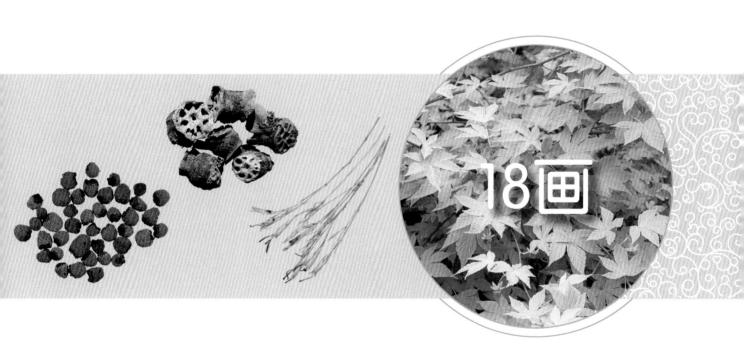

18回

藕节

Oujie

NODUS NELUMBINIS RHIZOMATIS

来　源　为睡莲科植物莲 *Nelumbo nucifera* Gaertn. 的干燥根茎节部。

生境分布　同"莲子"。

道地产区　同"莲子"。

性状特征　本品呈短圆柱形，中部稍膨大，长 2～4cm，直径约2cm。表面灰黄色至灰棕色，有残存的须根及须根痕，偶见暗红棕色的鳞叶残基。两端有残留的藕，表面皱缩有纵纹。质硬，断面有多数类圆形的孔。气微，味微甘、涩。

品质优劣　以身干、体重、无须根者为佳。

采收加工　挖取根茎（藕），洗净泥土，切下节部，晒干即成。

性味归经　甘、涩，平。归肝、肺、胃经。

功能主治　收敛止血，化瘀。用于吐血，咯血，衄血，尿血，崩漏。

贮　藏　本品易发霉、虫蛀，应置阴凉干燥处保存。

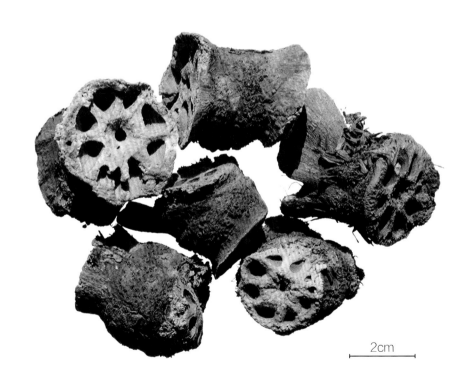

2cm

藕节药材

覆盆子

Fupenzi

FRUCTUS RUBI

来　　源　为蔷薇科植物华东覆盆子*Rubus chingii* Hu的干燥果实。

生境分布　生于林下、溪边、山坡、路旁。分布于江苏、安徽、浙江、江西、福建、广西等地。

道地产区　主产于浙江、福建。

性状特征　聚合果由众多核果聚合而成，略呈圆锥形或类球形，上端钝圆，底部较平坦，高0.6～1.3cm，直径0.5～1.2cm。表面灰绿色或淡棕色，密被灰白色或灰绿色短茸毛，宿萼棕色，5裂，先端多折断，上有多数残存花丝，下有果柄痕或连有细果柄。小核果略呈半月形，背面隆起，腹面有突起棱线；表面棕色，背面及先端有灰白色毛，腹面及两侧有网状凹纹。质硬，内含棕色种子1粒。气清香，味微酸涩。

品质优劣　药材以颗粒完整、饱满、色黄绿、具酸味者为佳。

采收加工　7～8月间果实饱满呈绿色未成熟时采收，将摘下的果实拣去梗、叶，用沸水烫

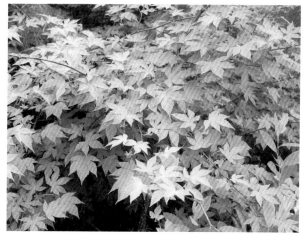

华东覆盆子

1～2min，取出置烈日下晒干。

性味归经　甘、酸，温。归肝、肾、膀胱经。

功能主治　益肾固精缩尿，养肝明目。用于遗精滑精，遗尿尿频，阳痿早泄，目暗昏花。

贮　　藏　本品受潮易发霉，应防潮，置干燥处保存。

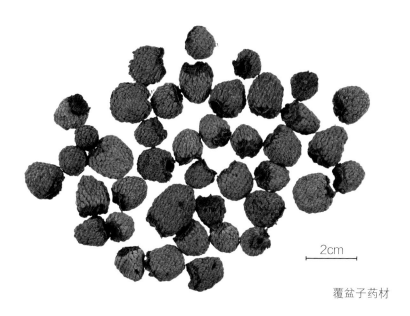

2cm

覆盆子药材

瞿麦

Qumai

HERBA DIANTHI

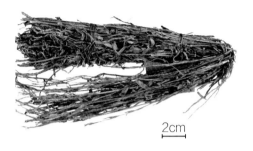

2cm

瞿麦（石竹）药材

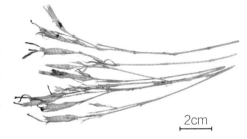

2cm

瞿麦药材

来　　源　为石竹科植物瞿麦 *Dianthus superbus* L. 或石竹 *Dianthus chinensis* L.的干燥地上部分。

生境分布

1. 瞿麦　生于山坡疏林边及溪边草丛中，有栽培。分布于全国各地。

2. 石竹　生于山坡杂草丛中，有栽培。分布于全国各地。

道地产区　两种均主产于河北、湖北、湖南、四川等地。

性状特征　根据来源不同分述如下：

1. 瞿麦　茎呈圆柱形，上部有分枝，长30～60cm。表面淡绿色或黄绿色，光滑无毛，节明显，略膨大，断面中空。叶对生，多皱缩，展平叶片呈条形至条状披针形。枝端具花及果实，花全长3～4cm，花萼筒状，长2.7～3.7cm；萼下小苞片4～6片，宽卵形，长约为萼筒的1/4，先端急尖或渐尖。花瓣棕紫色或棕黄色，卷曲，先端深裂成丝条状或流苏状。蒴果长筒形与宿萼等长。种子细小，多数。气微，味微甜。

2. 石竹　全草长30～50cm。茎呈圆柱形，有分枝，表面淡绿色或黄绿色，基部微带紫色，光滑无毛，节处稍膨大，节间长3～7cm。茎中空，质坚脆，易折断，断面髓部中空。叶对生，线形或线状披针形，长3～5cm，宽3～5mm。枝顶有2～3个宿萼，黄绿色，表面具有纵细纹，时有残存皱缩破碎的花瓣，棕紫色或棕黄色，先端浅裂呈锯齿状，完整者，全花长约3cm，萼筒长1.4～1.8cm，萼下有4～6片小苞片，排成2～3轮，约为萼筒的1/2。花瓣5枚，先端浅细裂，呈齿牙状，花有红、紫、白等色，极美丽。蒴果长圆形，稍似麦粒。气微，味微甜。

品质优劣　药材以色黄绿、花未开放者为佳。

采收加工　一般在花开放前割取全草，晒干捆成小把，或趁鲜切段晒干。

性味归经　苦，寒。归心、小肠经。

功能主治　利尿通淋，活血通经。用于热淋，血淋，石淋，小便不通，淋沥涩痛，经闭瘀阻。

贮　　藏　应置通风干燥处保存。

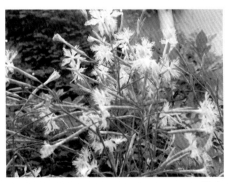

瞿麦

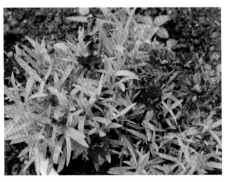

石竹

翻白草

Fanbaicao

POTENTILLAE DISCOLORIS HERBA

来　　源　为蔷薇科植物翻白草*Potentilla discolor* Bge.的干燥全草。

生境分布　生于山坡草丛中。全国绝大部分地区有分布。

道地产区　主产河北、北京、安徽等地。

性状特征　全草为带根的全草。根肥厚，呈纺锤形、窄圆锥形或圆柱形，有时有分枝，长4～8cm。表面黄棕色、暗红棕色或棕黑色。两端稍尖，少数瘦长，有不规则扭曲的纵槽纹，栓皮较平坦。质硬而脆，折断面灰白色或黄白色。茎短不明显。基生叶丛生，叶为单数羽状复叶皱缩而扭曲，小叶3～9片，狭长椭圆形或窄长圆形，长1～2.5cm，宽0.5～1.5cm，顶端小叶片较大，稍尖，边缘有缺刻状粗锯齿，皱缩，多自中脉向内对折，上面暗绿色，有长柔毛或近无毛，下面灰白色，密生白色茸毛。叶柄长3～15cm，密生白色茸毛。茎生叶为三出小叶。质脆，易碎。气微弱，味甘微涩。

品质优劣　药材以根肥大、叶灰绿色为佳。

采收加工　采收期宜在夏、秋季，将全草连块根挖出，抖去泥土，洗净，晒干或鲜用。

性味归经　甘、微苦，平。归肝、胃、大肠经。

功能主治　清热解毒，止痢，止血。用于湿热泻痢，痈肿疮毒，血热吐衄，便血，崩漏。

贮　　藏　本品易发霉、虫蛀，应防潮，置干燥处保存。

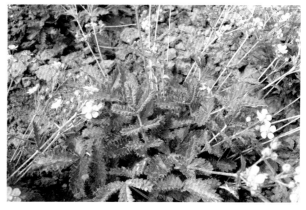

翻白草

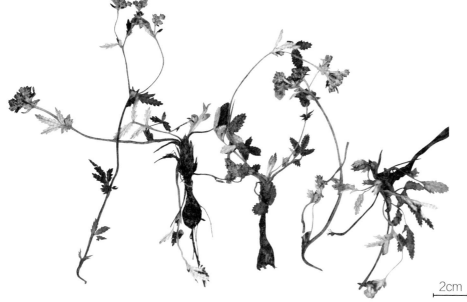

2cm

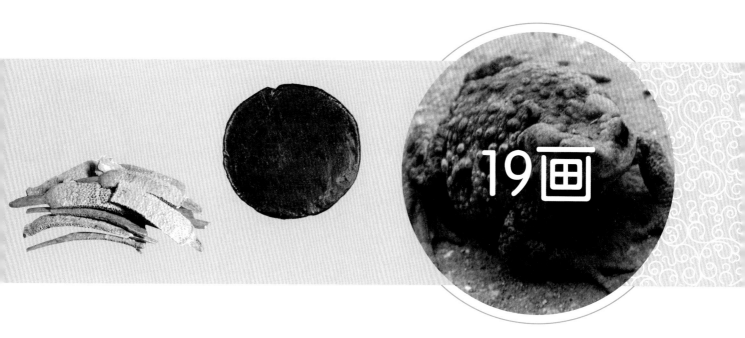

19画

蟾酥

Chansu

VENENUM BUFONIS

来　　源　为蟾蜍科动物中华大蟾蜍 *Bufo bufo gargarizans* Cantor或黑眶蟾蜍*Bufo melanostictus* Schneider的干燥分泌物。

生境分布

1. 中华大蟾蜍　除生殖季节外，多穴居在泥土中，或栖居在石下或草丛中，冬季多在水底泥中。分布于东北、华北、华东、中南及陕西、甘肃、四川等地。

2. 黑眶蟾蜍　多穴居于泥土、石下或草丛中，夜间或雨后常见。分布于江苏、浙江、江西、福建、台湾、广西、广东及贵州、云南等地。

道地产区　中华大蟾蜍主产于黑龙江、吉林、辽宁、宁夏等地。黑眶蟾蜍主产于江苏、浙江等地。

性状特征　本品呈扁圆形团块状或片状。棕褐色或红棕色。团块状者质坚，不易折断，断面棕褐色，角质状，微有光泽，片状者质脆，易碎，断面红棕色，半透明。气微腥，味初甜而后有持久的麻辣感，粉末嗅之作嚏。

品质优劣　药材以外表及断面质皆明亮、紫红色、沾水即呈乳白色隆起者为佳。

采收加工　每年夏、秋季(5～8月)为取酥季节。将捕获到的蟾蜍用水洗净体表，晾干。用金属夹从耳后腺及身体上的大小疣粒取酥，每只可取

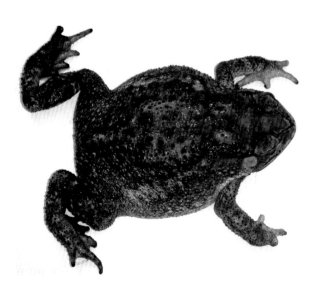

黑眶蟾蜍

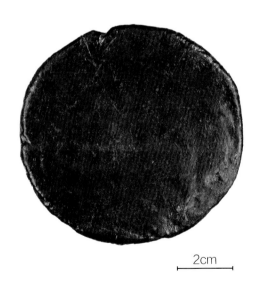

2cm

蟾酥（中华大蟾蜍）药材

0.05～0.06g鲜浆。取酥方法如下：

1. 挤浆法　一只手捏住蟾蜍，另一只手用特制的金属夹挤耳后腺，将乳白色的浆液挤到容器内，力量要适度，不要挤出血液或损伤皮肤，引起发炎、溃疡。操作得当可每周挤1次。

2. 刮浆法　用一只手握住蟾蜍，头朝下，另一只手用竹夹钳或铜镊在蟾蜍耳后腺上刮取白色浆液，放入容器中。1～2次即可刮净。

无论挤浆或者刮浆之后，需注意将蟾蜍放置在干净的陆地上或器具上，切忌放入水中或污染之处.否则易引起耳后腺发炎，造成蟾蜍死亡。

挤出并收集好的蟾蜍液要用80～100目铜丝筛或60～80目尼龙丝筛过滤，也可加入15％清洁水或乙醇稀释后再过滤，经脱水或脱乙醇后，再放入60℃烘箱内烘干，干燥后的成品酥要用密封缸保存。用牛皮纸包好，防止吸潮。各地产区制酥形式有不同的传统，大致有"棋（圆）酥""饼酥"和"片酥"之分。皆为不同形式、大小不同的薄片。

性味归经　辛，温；有毒。归心经。

功能主治　解毒，止痛，开窍醒神。用于痈疽疔疮，咽喉肿痛，中暑神昏，痧胀腹痛吐泻。

贮　　藏　本品易发霉、黏结，应密闭，置干燥处防潮保存。

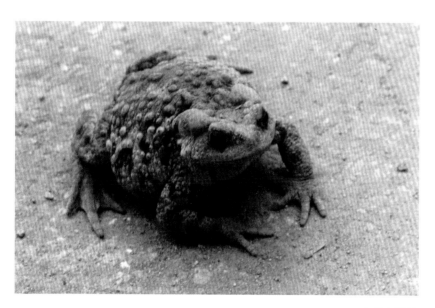

中华大蟾蜍

鳖甲

Biejia

CARAPAX TRIONYCIS

来　　源　为鳖科动物鳖*Trionyx sinensis* Wiegmann的背甲。

生境分布　野生，多生活于大淀、小河和池塘旁的泥沙里，目前也有人工养殖。全国大部分地区均有分布。

道地产区　主产于江苏、安徽、浙江、江西、河南、湖北、湖南、四川等地。

性状特征　本品呈椭圆形或卵圆形，背面隆起，长10～15cm，宽9～14cm。外表面黑褐色或黑绿色，略有光泽，具细网状皱纹及灰黄色或灰白色斑点，中间有1条纵棱，侧各有左右对称的横凹纹8条，外皮脱落后，可见锯齿状嵌接缝。内表面类白色，中部有突起的背椎骨，颈骨向内卷曲，两侧各有肋骨8条，伸出边缘。质坚硬。气微腥，味淡。

品质优劣　药材以身干、无残肉、无明显腥臭味者为佳。

采收加工　在春、夏、秋季捕鳖，用刀割下头，割取背甲，去净残肉，晒干。亦可将鳖体置于沸水中煮1～2h，烫至背甲上的皮能剥落时取出，剥下背甲，去净肉，洗净晒干。

性味归经　咸，微寒。归肝、肾经。

功能主治　滋阴潜阳，退热除蒸，软坚散结。用于阴虚发热，骨蒸劳热，阴虚阳亢，头晕目眩，虚风内动，手足瘛疭，经闭，癥瘕，久疟疟母。

贮　　藏　本品易虫蛀，应置干燥处，防尘保存。

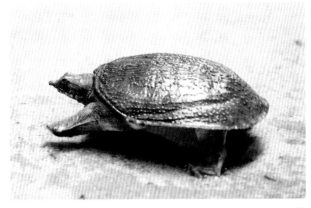

鳖

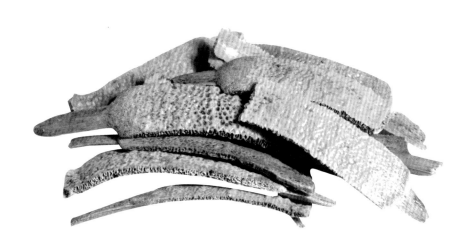

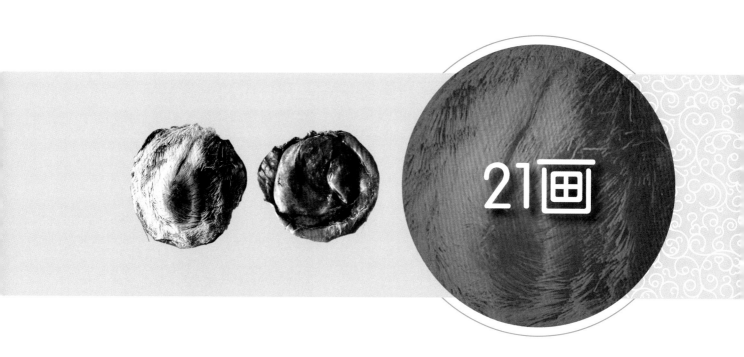

21画

麝香

Shexiang

MOSCHUS

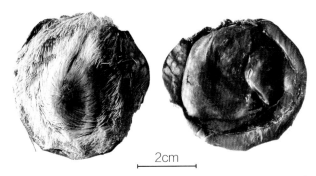

2cm

麝香药材

来　源　为鹿科动物林麝 *Moschus berezovskii* Flerov、马麝 *Moschus sifanicus* Przewalski 或原麝 *Moschus moschiferus* Linnaeus 成熟雄体香囊中的干燥分泌物。

生境分布

1. 林麝　栖息于针叶林或针阔混交林中，性喜干燥，行动敏捷，能在险峻的峭壁上行走。以嫩枝、树叶、地衣、杂草等为食。分布新疆、西藏、青海、甘肃、宁夏、陕西、山西及湖北、四川、贵州等地区。马麝生活习性、食性等，均与林麝相似。林麝为国家一级保护动物，主要分布于青藏高原的邻近各地。

2. 原麝　栖息于多岩石或针叶林针阔叶混交林中，多在晨昏活动，不喜群居。主要以树叶、嫩枝、各种野果、蕈类等为食。分布于黑龙江、吉林、河北等地。马麝、原麝为国家二级保护动物，均已濒危，禁止捕猎。目前各地均有人工养殖。

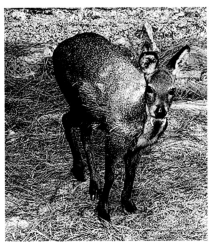

道地产区　主产于西藏、四川、云南等地。

性状特征　药材常分为正麝香及麝香仁两类：

1. 正麝香（毛香、毛壳麝香）　呈球形、扁圆形或柿子形，直径3～9cm。开口面略扁平，密生灰白色或棕褐色而细短的毛，成漩涡状排列，中央有径2～3mm的小孔即囊口，小孔四周的毛较细短，去毛后可见一层棕褐色的革质皮，内膜极薄，经烘烤可剥离成数层。背面系一层较柔软的内皮，呈棕褐色略带紫。囊内贮有颗粒状及粉状的麝香，具特异香气。

2. 麝香仁　其中呈颗粒状者习称"当门子"，为不规则圆形或扁平状，多呈紫褐色，微有麻纹，油润光亮。粉末状者多成棕黄色或紫红色，并偶尔夹有细毛。质柔，有油性，有强烈而特异的香气，

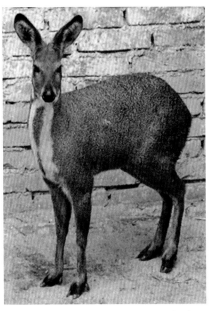

麝（林麝）

并经久不散，味微苦而稍辣。取麝香少许，用火烧之，开裂，香气浓烈四溢，燃烧后油点似珠，灰为灰白色。

品质优劣 正麝香药材以饱满、皮薄、有弹性、香气浓烈者为佳；麝香仁以颗粒色紫黑、粉末色棕褐、质柔、油润、香气浓烈者为佳。

采收加工 活体取香：适用于人工饲养者。活体取香的用具有取香瓢（用银瓢或医院胆囊刮匙代替）2个，接香器1个。取香瓢先用碘酒、酒精消毒。取香后囊口常充血或破裂，用青霉素或消炎油膏涂上即可。通过长期观察，从1岁的雄麝开始分泌麝香，但无香气，乳白色；1岁半香囊内开始有香气，呈浅咖啡色的细小颗粒；深咖啡色，有豆瓣香出现。每年在5~8月生香。成年雌麝在6月份排出香粒、香水，经3~4天，发生停食，香囊和睾丸发生水肿，一般经过4~5天自愈，有的长达9天，此为生香初期正常现象。平均每头雌麝年产生干香4.5~6g（湿重9~12g），每年于冬末春初取1次，取香后不但能再生，而且生长良好，并能参加配种。雌麝泌香是性周期活动的结果。在非泌香期，肌注丙酸睾丸素5~7天，能使睾丸阴囊肿大，腺素大而泌香，这种二次产香量为当年自然产香量的39.5%~57.5%，质量相同。

性味归经 辛，温。归心、脾经。

功能主治 开窍醒神，活血通经，消肿止痛。用于热病神昏，中风痰厥，气郁暴厥，中恶昏迷，经闭，癥瘕，难产死胎，胸痹心痛，心腹暴痛，跌仆伤痛，痹痛麻木，痈肿瘰疬，咽喉肿痛。

贮　　藏 本品易生霉、虫蛀，应置阴凉干燥处，密闭、遮光保存。

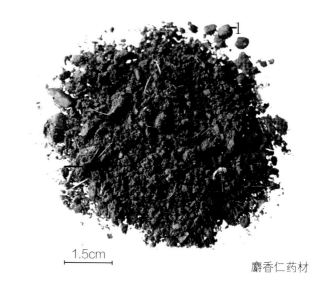

1.5cm

麝香仁药材

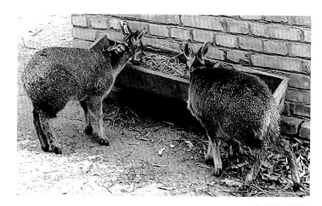

麝（马麝）

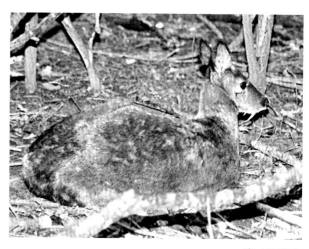

麝（原麝）

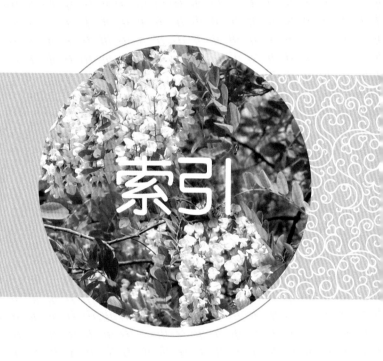

索引

中文药名索引

（汉语拼音为序）

拉丁学名索引